ZHONGGUO ZHONGYAO
ZIYUAN FENBU YU DILI HUANJING

秦文清

著

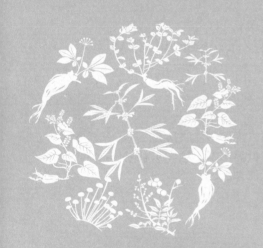

中国中药
资源分布与地理环境

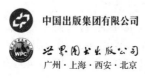

中国出版集团有限公司

世界图书出版公司
广州·上海·西安·北京

图书在版编目（CIP）数据

中国中药资源分布与地理环境 / 秦文清著. —广州：
世界图书出版广东有限公司，2024.4
ISBN 978-7-5232-0881-6

Ⅰ. ①中… Ⅱ. ①秦… Ⅲ. ①中药资源—资源
分布—地理环境—中国 Ⅳ. ①R281.4

中国国家版本馆CIP数据核字（2023）第199000号

书　　名	中国中药资源分布与地理环境
	ZHONGGUO ZHONGYAO ZIYUAN FENBU YU DILI HUANJING
著　　者	秦文清
责任编辑	刘　旭
责任技编	刘上锦
装帧设计	书窗设计
出版发行	世界图书出版有限公司　世界图书出版广东有限公司
地　　址	广州市海珠区新港西路大江冲25号
邮　　编	510300
电　　话	（020）84460408
网　　址	http://www.gdst.com.cn/
邮　　箱	wpc_gdst@163.com
经　　销	新华书店
印　　刷	广州今人彩色印刷有限公司
开　　本	787 mm × 1 092 mm　1/16
印　　张	24.5
字　　数	496千字
版　　次	2024年4月第1版　2024年4月第1次印刷
审 图 号	GS粤（2023）750号
国际书号	ISBN 978-7-5232-0881-6
定　　价	188.00元

前 言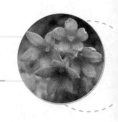

中药资源主要由可再生的动植物和不可再生的矿物组成。动植物再生，必须在适宜的地理环境条件下才能正常生长，并获得优质高产。由此可见，中药资源的分布与地理环境有着密切的关系。

本书依据我国辽阔的地域、复杂多样的地理环境以及中药资源分布的现状，应用地理学的基本理论和研究方法，从水平地带中药资源的自然分布、山地中药资源的垂直分布，以及我国各省（区、市）中药资源的分布三个方面做介绍。

一、水平地带中药资源的自然分布，是按我国陆域范围的重大地区差异分为东部季风区、西北干旱半干旱区和青藏高寒区

1. 东部季风区：自南往北，随纬度地带，气候由炎热、温暖逐渐转寒冷，中药资源也从喜热性、暖温性向耐寒性品种分布。

2. 西北干旱半干旱区：从东南沿海往西北内陆，随经度地带，气候由湿润逐渐变为干旱，中药资源也从湿润性、半湿半干旱性向耐干旱性品种分布。

3. 青藏高寒区：高海拔地区，绝大部分范围气候严寒、干旱，空气稀薄，日照强烈。由于受复杂多样的地形影响，该地区形成了独特的气候环境，西部及北部严寒干旱，东南部有小部分地区温暖湿润，从东南往西北依次有热带、亚热带、高原温带、高原亚寒带、高原寒带，药用植物也从喜热、喜湿润，喜温、喜半湿润到耐寒、耐旱的植物品种分布。在南部地区的高山，山麓四季常青，山腰森林茂密，山顶积雪终年不化。

二、山地中药资源的垂直分布

我国不同的地域，都有不同的海拔高度和形态各异的山地。山地从山麓到山顶，随海拔升高，热、水、光、风、气、土各个气候资源要素都会出现差异。由于各种自然因子逐渐改变，动植物的品种和种群也会有所不同，而且这种变化呈垂直性，并具有一定顺序的演替系列——山地垂直带。

三、我国各省（区、市）中药资源的分布

主要包括：

1. 各省（区、市）中药资源的自然、社会地理环境概况。

2. 主要的道地药材与各种中药资源。

3. 中药资源开发利用与保护状况。

本书可供地理工作者、中医药工作者、中药营销部门、药用动植物种养场、药农专业户等学习参考。

在编写本书前，作者曾经到我国东北、华东、华北、华中、华南、西南、西北一些省（区、市）中药资源主要分布地区进行实地考察，并收集了一些资料。在编写本书时，作者又参考了有关学科最近发表的研究成果及报纸、杂志、论文登载的信息。但由于调查经费有限，对药材基地的考察还不够，加上水平有限，本书或有一些错误和不足之处，恳请大家批评指正，有待今后专题研究及再版时更正、充实。

目 录

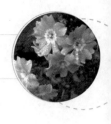

第一章

概　述

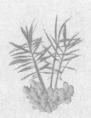

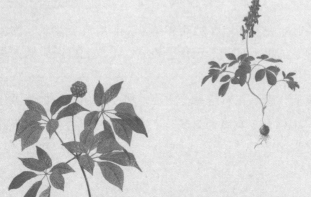

第一节　中药资源的概念

中药资源是发展中医药的重要物质基础，由植物药、动物药和矿物药构成。植物药、动物药为生物药，属于可再生的资源。植物药包括野生药用植物和人工栽培药用植物。动物药包括野生药用动物和人工饲养药用动物。矿物药大多来自天然的矿物，其次有部分为史前化石，还有部分来自天然矿物的加工品。

依据全国第四次中药资源普查统计资料，全国中药资源种类有1.8万余种，包括传统中药资源、民间药资源和民族药资源三个方面的体系。传统中药是指在中医理论指导下，用来防病治病、康复保健的药物及其人工加工品；民间药是草药医生根据实践经验和祖传偏方，用来防病治病的药物，但缺乏医药理论指导；民族药是除汉族以外，在少数民族独居地区，应用本地区的天然药物和加工品，在具有民族特色的医药体系下用来防病治病的药物，如藏药、维药、蒙药、傣药、苗药、壮药等。这些民族医药体系的存在，既丰富了我国的医药体系，也促进了中医药事业的发展。

第二节　我国中药资源的地理分布特点

 一　中药资源的分布

我国中药资源主要分布在西部地区12个省（区、市），包括新疆、内蒙古、甘肃、宁夏、陕西、西藏、青海、四川、云南、贵州、重庆和广西，约占全国中药资源蕴藏量的63%。

中药动植物资源有野生及人工种养两个方面。野生药用动植物资源分布以西部为主，品种虽不多，但稀有、贵重药材多；人工种养的中药动植物资源主要分布在东部，以常用药材为主。

中药资源的栽培与养殖

中药资源栽培面积大多小而分散，近年来正在向连片集中的规模化方向发展。

我国栽培药用植物主要集中在东部地区，而东部地区人多地少，可以用来栽培药用植物的土地面积少而分散，其中84%以上面积由专业药农投资种植，种植面积一般在100亩以下，多的几十亩，少的十几亩、几亩。一些大中型制药工业为保证原料药的产量和质量，由企业直接投资，连片集中几千亩、万亩以上土地，建立规模化药材生产基地。例如，天津天士力制药公司在陕西商洛建万亩丹参基地；河南豫西药业在福建建宁建立建泽泻基地。

动物药以往主要靠捕捉和猎杀野生动物，现在由专业动物饲养场集中养殖，并供应原料。

中药资源分布的地域性

我国从南到北，由热带、亚热带高温地区向温带、寒温带低温地区过渡，中药资源的品种也从喜热性、暖温性向耐低温、抗寒性强过渡。

中药资源适于生长的地貌类型

我国国土辽阔，地貌类型多种多样，既有山地、高原、丘陵、盆地、平原，还有喀斯特、黄土地、沙漠、沙地、草原、湖泊、沼泽、江河、滩涂等。这些不同的地貌类型，由于所处地理位置、环境各异，生长着各种药用植物和栖息着不同的药用动物。这些地区的中药资源与林木、农作物、牧草、果树、水生植物等共生。有的中药资源是自然生长其中，有的是人工栽培间作套种，也有的既是果树也是药用资源，如银杏、核桃、红枣，水产品中的龟、鳖都是药食两用的动物。

五 中药资源分布的地理环境变迁

城市扩张、野生药材资源过度开采、新的药材产区的出现，都会导致中药资源基地变迁、消失或新老产区的分布同时出现。例如，广东广州市的石牌村原处于广州市郊，是全国著名的广藿香药材基地，因广州城市的扩展成为城市用地，广藿香基地已迁移至肇庆市的高要县（现为高要区）。我国东北地区原是野生甘草产区，因过度开采，该地区野生甘草一度几乎完全消失。宁夏的发菜被自治区列为五宝之一，因过度采挖破坏了环境而造成一些草场沙漠化。宁夏是枸杞老产区，历史悠久，中外著名。20世纪中期，新疆博乐引种枸杞，因其独特的气候与土壤条件而生产出具有地方特色的枸杞子，所产枸杞子的质量和产量可与宁夏老产区相媲美，形成新老产区并列的分布格局。

第三节　中药资源与地理学

中药资源主要由99%的药用动植物品种所组成。药用动植物是有生命的物种，属可再生的中药资源。中药资源必须在适宜的环境条件下，才能正常地开花结果，我们才能获得优质、高产的药材，因而中药资源与地理学之间有着密切的关系。

当前我国因人口增长、人民生活质量提高，以及对外贸易扩大和制药工业原料需要量增加而使得中药资源需求量日渐增加。而我国现有的中药资源种类、品种的分布情况和储存量仍不清楚，为此我国开展了大规模的普查，力求弄清楚现有野生药用资源和栽培药用资源的生产量与需要量之间的差额，将数量不足的品种纳入生产规划中，以解决供需之间的矛盾。

地理学是研究一个国家或一个地区的自然地理环境和社会地理环境的学科。可以针对一些常用短缺的品种，按其生长所需的自然环境和社会环境条件，将一些地区划分为最适宜、适宜、较适宜三个等级。对于那些疗效显著、稀有、珍贵的药材品种，特别是适宜生长范围小、生长条件苛刻的品种，要调查研究其原产地变种、丢荒改种的原因。如果该地区现在环境变化不大，经调查研究后，可复种的应进行试种，对这些稀有、珍贵、生长环境要求苛刻品种的原产地进行保护。

第 二 章
中药资源与地理环境

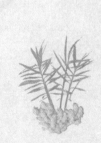

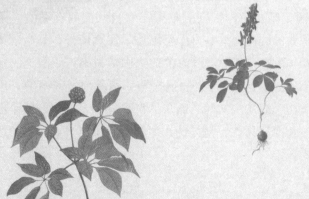

第一节　我国地理位置与疆域

　　我国位于亚洲东部，东南濒临太平洋，西北部深入大陆的内部。疆域北起北纬53°37′漠河镇的黑龙江主航道中心线，南到北纬3°52′海南省南沙群岛的曾母暗沙，南北跨纬度近50°，南北延伸约5 500千米。西起东经73°40′的帕米尔高原，东至东经135°05′的黑龙江省黑瞎子岛，东西跨经度61°25′，东西延伸约5 200千米。

　　我国的陆地疆界长约2.2万千米，毗邻的国家东有朝鲜，北有蒙古，东北面有俄罗斯，西北面有哈萨克斯坦、吉尔吉斯斯坦、塔吉克斯坦，西面和西南面有阿富汗、巴基斯坦、印度、尼泊尔、不丹等，南面有缅甸、老挝和越南，东面和东南面还与韩国、日本、菲律宾、文莱、马来西亚、印度尼西亚隔海相望。我国与这些毗邻国家在中药品种引进与边境小额贸易来往有着悠久的历史。

　　早在汉唐时期，有的相邻国家已经与我国有密切来往。例如，2 000多年前，汉朝派张骞出使西域，将红花种子带回我国，后该种子在黄河流域栽种，逐渐移种到全国各地。在唐代，印度、马来西亚、缅甸产的诃子传入我国，现在云南有大量的野生资源。20世纪60年代，我国从南亚、东南亚等邻国引进许多种子、种苗，如白豆蔻、南肉桂、公丁香、肉豆蔻、大风子、马钱子、檀香等20个品种，在广东、广西、云南、福建、海南等省（区）适宜地区试验栽培，大多获得成功并有一定生产能力。

　　我国大陆海岸线，自中朝边境鸭绿江到中越边境的北仑河口，全长18 000多千米，岛屿海岸线总长14 000多千米。海岸线除石岸外，也有沙岸、泥岸，土壤为沙土、泥土、盐碱土，生长着的药用植物有北沙参、南沙参，还有莎草、白茅、蒺藜、蒲公英、益母草、马齿苋等。在沿海潮间带滩涂生长有红树林，可药用的有木榄、秋茄、桐花等。我国大陆濒临海洋，自北向南有渤海、黄海、东海、南海，其中渤海是我国的内海。在几个海域中，除南海外，其余都为大陆架浅海。沿海岸有150多个海港，其中部分海港成为中药材出口集散地。沿海还有7 000多个岛屿。这些岛屿是我国海洋生物捕捞与养殖基地。养殖的药用生物主要有牡蛎、珍珠贝、海马、海龙、文蛤、石决明、珊瑚虫、昆布、紫菜等。在南海的东沙、中沙、西沙及南沙岛礁，海洋药用生物资源丰富，有海龟、海参、海底螺、海藻等。

第二节 中药资源与自然地理环境

自然环境是由地形、气候、水文、土壤和生物等多个自然要素共同构成的，其中对药用动植物影响最大的是气候条件。气候条件决定药用动植物能获得多少热量与水分，影响着植物能取得多少太阳辐射能，以及动植物的分布和数量。

 中药资源与气候

（一）我国的气候特点

1. 显著的季风气候

我国绝大多数地区，一年中风向有着规律性的季节更替，这是由我国所处的地理位置及海陆分布所决定的。由于陆地的热容量较海洋的小，当太阳辐射减弱或消失时，陆地比海洋更容易降温，因此，陆地的温差比海洋的大，这种特性称为大陆性。由于陆地与海洋的热容量有明显的差异，引起地面气压形势随季节而转换，盛行风向也相应产生周期性的变化。夏季陆地热于海洋，冬季则又冷于海洋，海陆的冷热变化影响了上空大气温度与气压的变化。空气密度越大气压就越高。所以冬季亚洲大陆形成一个冷性的高气压，东方和南方海洋上形成热性的低气压；夏季情况恰好相反，亚洲大陆上形成热性低气压，而海洋上则形成冷性高气压，高气压区的空气不断流向低气压区。这是我国冬季盛行偏北风、夏季盛行偏南风的主要原因。这种一年中风向发生规律性的季节更替现象，就称之为"季风"。我国大陆性季风气候显著，表现如下：①大多数地区冬季寒冷干燥，夏季暖热多雨；②与同纬度其他地区相比，冬温偏低，夏温偏高，气温年较差大；③气温年较差和降水的季节变化、年际变化较大。这一特点在大兴安岭—阴山—贺兰山—乌鞘岭—巴颜喀拉山—唐古拉山—冈底斯山一线以东地区比较明显。此线以西的地区大陆性气候比较突出。

2. 雨热同季

夏季，我国绝大部分地区得到太阳光热多。此时盛行夏季风，从海洋带来丰富的水汽，所以我国夏季5～9月绝大部分地区降雨量最多，占全年降雨总量的

60%～80%。这种雨热同季现象，既是我国气候的一大特点，也是一大优点，有利于药用植物的生长。

3. 气候类型复杂多样

我国国土辽阔，从东到西，从南到北，各地区之间气候差异很大，气候类型复杂多样。由南至北，从南面南海的岛礁，到北面的黑龙江，依次出现赤道带、热带、亚热带、暖温带、中温带、寒温带。从沿海向内陆有湿润地区、半湿润地区、半干旱地区和干旱地区。在各温度带地区内，由于海陆位置、大气环流和地形等因素影响的不同，出现降水量、干湿度的不同，从而形成多种多样的气候类型。如在中温带，有中温带湿润地区、中温带半湿润地区、中温带半干旱地区、中温带干旱地区。我国地形复杂多样，山脉纵横，气候垂直变化明显，这又增添了气候的复杂多样性，适合多种动植物生长，为我国发展多种多样的中药资源提供了有利条件。

（二）气候因子

气候是支配植物生长、决定植物分布的最重要的自然因素。气候因子包括温度、水、光照、空气和风等，它们之间相互影响，某一因子的变化往往导致其他因子产生相应的变化。热、水、光是药用植物的三大气候要素，其中，热量又起着主导的作用。植物本身不能产生热量，必须从自然界中吸取热量，其中最主要的来源是太阳辐射热。太阳辐射热主要保存在大气里，太阳辐射量的多少决定了气温的高低，因此，气温高低就成为影响植物生长发育过程的主要因素之一，同时也是植物衡量热量资源的一个重要指标。

1. 温度

药用植物种类繁多，每一种药用植物的生长发育各自需要不同的热量，因此，它们只能生活在一定的温度界限里，即满足药用植物生长发育的最低、最高和最适宜的温度。在最适宜温度时，植物生长最快、最好；温度过低或过高都不适宜生长。温度过低，植物会遭受寒害以至冻死；温度过高，则会影响植物的光合作用、呼吸作用和蒸腾作用等重要生理过程，不利于植物的生长发育，甚至使其死亡。因此，气温也就成为影响药用植物分布的主要因素之一。

（1）我国各地的气温概况

从年平均温度来说，我国地区温度差异很大。我国南端的海南岛三亚市年平均气温约为25.5℃，最北端的黑龙江漠河仅有-4.9℃，地区间温差超过30℃；在我国东部的上海市年平均气温约为15.7℃，西部的新疆温泉县年平均气温仅3.7℃，地区间温差也有12℃。

（2）药用植物与温度的适应

有些药用植物是喜热的，需要在温度终年较高的条件下才能正常生长发育；

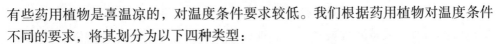

有些药用植物是喜温凉的，对温度条件要求较低。我们根据药用植物对温度条件不同的要求，将其划分为以下四种类型：

①耐热药用植物：一般生长在低纬度地区，那里长夏无冬或长夏短冬。植物生长发育需要较高的温度，最适宜温度在30℃左右，个别接近40℃仍能生长，如槟榔、砂仁等。

②喜温药用植物：一般生长在南方低纬度稍高海拔地区或低海拔地区。植物的种子萌芽、苗期、生长期、开花结果仍需要较高温度，最适宜温度在21～30℃，温度低于15℃则不利于授粉，易引起落果，如三七、川芎、枳壳、金银花等。

③半耐寒药用植物：通常生长在中纬度和中海拔地区，最适宜生长温度在17～20℃，能短暂耐-2～-1℃低温，如枸杞、黄连、连翘等。

④耐寒药用植物：通常生长在高纬度高海拔地区，最适宜生长温度在15～20℃，一般能耐-2～-1℃低温，可以忍耐短时间的-10～-5℃低温，如人参、当归、五味子、刺五加、细辛、百合、黄柏等。

（3）温度对药用植物生长发育的影响

植物在不同生长发育期，从种子萌芽、苗期、生长期到开花结果各个时期，对温度要求是不同的。例如，种子在萌芽期要求稍高的温度，到苗期的温度比萌芽期可稍低些，进入生长期及开花结果时又需要较高的温度。如喜热作物槟榔，生长在海南岛琼中、屯昌等地，在种子萌芽期要求温度在35℃，在拔节期和开花期平均适宜生长温度在24～26℃，但12月至次年2月温度降到5℃时，植株易受到冻害。但对一年生的植物来说，从种子萌芽到开花结果所需的温度，一般恰好和自然界从春季到秋季的气温相吻合。如在江苏种植一年生药用植物益母草、墨旱莲、马齿苋等，到开花期前后7～10月可采收，不受冬季寒流低温的影响；而原产于温凉气候条件下的多年生药用植物山杏、枣等，需要经过一定的冬季低温期，才能打破芽及种子的休眠，否则来年不会萌芽或萌芽不齐。

植物的不同器官对温度的要求也不同，植物的地上部分生长受气温影响较大，地下部分则受地温制约。根及根茎类植物地下部分在20℃时生长最快，低于15℃则生长速度缓慢。适宜温度有利于种子灌浆，促进种子成熟；温度过高，种子颗粒不饱满；温度过低，则种子瘦小，成熟推迟。在适宜温度下，植物营养积累最快，植株也比较健壮。

（4）低温和高温对药用植物的危害

低温会使药用植物遭受寒害或冻害。0℃以上所产生的危害称为寒害，0℃以下所产生的危害称为冻害。危害程度会因植物种类的不同而不同，即使是同一品种，其不同组织器官及生长发育时期，抗寒性能也有所差异。寒害低温的程度与降温持续时数、速度、强度也有不同关系。另外，多年生植物经过若干年从入秋到越冬的锻炼，其抗寒性能也会得到加强。因此，在布置药用植物生产基地时，要依据植物品种抗寒性能，选择一些避寒条件较好的地形，以降低寒害、冻害。此外，要留意气象预报预警，在寒害、冻害到来之前，做好防寒防冻措施，如盖草、灌水、熏烟等。

到夏季，气温较高时蒸腾作用强烈，植物体内水分蒸腾速率大于吸收速率，使药用植物萎蔫，影响代谢活动，则要及时采取灌溉降温措施，降低地面温度，也可提前做好遮阴防晒措施。

（5）气温带与药用植物分布

由于太阳照射到地球的角度不同，地球上各纬度位置所受热量有很大的差异，从而自南往北形成不同温度带有规律的分布。大气温度不仅关系到药用植物的生长发育，而且对药用植物的分布起着决定性的影响。依据热量分布状况的不同，我国大致细分为8个不同温度带和一个气候区。

①赤道带：它的范围位于北纬10°以南，包括南沙群岛的岛礁。这地带年平均气温 > 26 ℃，最冷月均温22.9 ℃，最热月均温 > 29.5 ℃，全年无霜，10 ℃以上年积温达9 600 ℃。在珊瑚礁上生长着特有的肉质常绿阔叶灌丛草海桐（又名羊角树）的矮林，海滨珊瑚滩内则生长草海桐、银毛树、海岸桐等灌丛、小乔木。

②热带：它的范围包括海南省及其所属南海诸岛（南海北纬10 ℃以北的中沙、东沙、西沙群岛等），广东的雷州半岛，云南的西双版纳、河口—元江谷地，台湾的南部，西藏的墨脱。这温度带年平均气温在22～26 ℃，10 ℃以上年积温在8 000～9 600 ℃，最冷月均温约16 ℃，历年冬季绝对最低温度为2 ℃，终年无霜；植被为热带常绿阔叶林雨林、季雨林，主要药用植物有益智、槟榔、降香、丁香等。

③南亚热带：从福建的福州—永春—漳平，广东梅县—河源—英德—广宁，广西梧州—来宾—百色，云南盈江—云县—南涧—墨江—建水、蒙自—富宁，至台湾中北部一线以南地区。这地带年平均气温18～22 ℃，10 ℃以上年积温在6 500～8 000 ℃，最冷月均温在12～14 ℃，历年极端最低温度在-2～0 ℃；植被为南亚热带季风常绿阔叶林，主要药用植物有巴戟天、砂仁、广藿香、肉桂等。

④中亚热带：范围大致包括江苏、安徽、湖北等省南部，浙江、福建、江西、湖南、贵州、四川、重庆等省市的全部或大部，以及云南、广西、广东的北部，向西延伸至西藏喜马拉雅山南麓。这地带年平均气温在15～21 ℃，10 ℃以上年积温5 500～6 500 ℃，最冷月均温在5～10 ℃，无霜期250～300天；植被为中亚热带常绿阔叶林，主要药用植物有枳壳、枳实、栀子、鸡血藤、玉竹、浙贝母、杭白芍等。

⑤北亚热带：大致以秦岭、伏牛山及淮河以南为界，包括江苏、安徽两省中南部，浙江、湖南北部，湖北大部分，河南西南部一小部分地区，陕西南部，甘肃东南白龙江流域一小部分。这一地带年平均气温14.5～17℃，10℃以上年积温在4 500～5 500℃，最冷月均温在1℃以上，历年冬季极端最低温度在-15～-10℃，无霜期210～250天；植被为北亚热带常绿阔叶与落叶阔叶混交林，主要药用植物有茅苍术、薄荷、明党参、杭菊（茶菊）、麦冬等。

⑥暖温带：大致从辽宁东部起，经河北北部沿山西、陕西北部长城沿线，宁夏南部、甘肃乌鞘岭以南，包括北京、天津、山东全部，河北、河南、山西、陕西等省大部，新疆南部，甘肃、宁夏、辽宁、安徽、江苏等省（区）部分地区。这地带的年平均气温在6～14.5℃，最冷月均温在-7～0℃，无霜期150～240天，10℃以上年积温在3 200～4 500℃，绝对最高温度达42℃；植被为暖温带落叶阔叶林，在海拔600～800 m以上有温带针叶林；主要药用植物有酸枣、连翘、丹参、北沙参、板蓝根等。

⑦中温带：大致包括吉林省全部，黑龙江、宁夏、甘肃、内蒙古、辽宁省（区）大部分，河北、山西、陕西小部分地区，新疆北部。这一地带年平均气温在2～6℃，最冷月均温在-22～-8℃，无霜期120～210天，10℃以上年积温在2 000～2 500℃；植被为温带针叶林，天然树种少，仅有红松、云杉、落叶松，还有水曲柳、胡桃楸、椴、榆、黄檗、栎等落叶阔叶林；药用植物有人参、北五味子、甘草、黄芪、防风、关黄柏、刺五加、平贝母等。

⑧寒温带：包括黑龙江北端和内蒙古的东北端。这一地带的年平均气温在-5～-0.5℃，10℃以上年积温在1 500～2 000℃，最冷月均温在-30～-24℃，极端最低温度-50～-40℃，无霜期仅为90天；植被为寒温带落叶针叶林，主要为耐寒的落叶松林，冬季落叶，也有小片樟子松林，伐后为桦木、山杨等落叶阔叶次生林所代替；主要药用植物有樟子松、沙柳、榛等，药用真菌有猴头菇、黑木耳等。

⑨青藏高原区：包括青海、西藏大部分地区，四川西部、云南西北部、新疆南部及甘肃西北部分地区。这地区年平均气温在-6～0℃，10℃以上年积温在2 000℃以下，最冷月均温在-26～-10℃，极端最低温度在-42～-30℃，无霜期0～120天。在西藏及青海高原北部阿里地区、可可西里、新疆南部昆仑山南麓，平均海拔为5 000 m，气候极其寒冷，终年积雪不融，气压低，空气稀薄，日照强烈，地下为终年不融冻土层，高原起伏不大，有大面积稀树草原，低矮成垫状，植被被绒毛。在西藏东南部，低海拔河谷热量丰富，是热带、亚热带植物分布区。

我国温度带范围及热量分布状况表

项目	赤道带	热带	南亚热带	中亚热带	北亚热带	暖温带	中温带	寒温带	青藏高原区
范围	位于北纬10°以南,包括南沙群岛各岛礁	海南省及其所属南海诸岛(北纬10°以北的中沙、西沙、东沙群岛),广东的雷州半岛,云南的西双版纳,台湾南部,西藏墨脱	福建福州—永春—漳平,广东英德县—怀集,广西梧州—百色,云南蒙自—元江—盈江,台湾中北部一线以南地区	江苏、安徽、湖北等省南部,浙江、福建、江西、湖南、贵州、四川的全部或大部,广东的北部,广西、以及云南、西藏的喜马拉雅山南麓向南延伸至西藏南部南地区	大致为秦岭、伏牛山及淮河一线以南,包括江苏、安徽省中南部地区,浙江及湖南北部、湖北大部分地区,河南西南部一小部分地区	大致从辽宁东部起,经河北北部、沿山西、陕西北部长城线沿线,宁夏南部,甘肃兰州以南,包括北京、天津、山东全部、河北、河南、山西、陕西等省大部,甘肃、宁夏、江苏、安徽、辽宁等省部分地区和新疆南部地区	吉林省全部,新疆北部、黑龙江、甘肃、宁夏、辽宁、内蒙古大部分地区,河北、山西、陕西省的北部一小部分	黑龙江省北端及内蒙古东北部分	西藏、青海的大部分,四川西部、云南西北部,新疆南部、甘肃西北部分地区
年平均气温	>26℃	22~26℃	18~22℃	15~21℃	14.5~17℃	6~14.5℃	2~6℃	-5~-0.5℃	-6~0℃
最冷月均温	22.9℃	约16℃	12~14℃	5~10℃	>1℃	-7~0℃	-22~-8℃	-30~-24℃	-26~-10℃
极端低温	—	2℃	-2~0℃	-10~-2℃	-15~-10℃	—	—	-50~-40℃	-42~-30℃
最热月均温	>29.5℃	>29℃	27~28℃	26~29.5℃	27~28℃	24~28℃	20~24℃	18~20℃	—
极端高温	—	—	—	—	41℃	42℃	—	—	—
无霜期	全年无霜	全年无霜	300~365天	250~300天	210~250天	150~240天	120~210天	90天	0~120天
10℃以上年积温	>9600℃	8000~9600℃	6500~8000℃	5500~6500℃	4500~5500℃	3200~4500℃	2000~2500℃	1500~2000℃	2000℃以下

2. 水分

水分对药用植物来说是不可缺少的。水是生命活动的必要条件，没有水也就不可能有生命活动。农谚说："有收无收在于水。"这充分说明水分在药用植物生长发育中的重要性。

（1）我国各地降水概况

水分主要来自大气降水。我国各地由于所处地理位置、地形的不同，降水量分布有很大差异。我国东南沿海及西南地区，地处热带、亚热带，年降水量一般在1 000～2 000 mm，降水量最多的年份可达2 000～3 000 mm。其原因是东南沿海从太平洋和西南地区从印度洋带来的大量水气，首先进入该区。它的界限大致与秦岭—伏牛山—淮河一线相一致。由此自南往北、东南向西北降水量逐渐递减。此线以北进入河南、安徽、江苏北部，到山东、河北南部，降水量递减到700～800 mm，东北的辽宁在600～700 mm，黑龙江在400～500 mm，宁夏中北部在180～250 mm，甘肃河西走廊在50～130 mm，新疆北部在100～250 mm，新疆西部在150～280 mm，新疆东部及南部不足100 mm，大多在50 mm以下。同时，我国愈往北及西北的蒸发量愈大。例如，北京年降水量为644.2 mm，蒸发量却有1 842.3 mm，蒸发量约为降水量的3倍。山西大同年降水量为384 mm，蒸发量1 945.3 mm，蒸发量约为降水量的5倍。内蒙古西部阿拉善左旗年降水量为98.7 mm，蒸发量为3 199.6 mm，蒸发量约为降水量的32倍。

（2）药用植物对水分的适应

不同药用植物的生长对水分的要求有很大差异，根据药用植物的生长对水分的适应能力和适应方式，可将其划分为以下几类：

①旱生药用植物：这类药用植物在干旱的气候和土壤环境中，能维持正常生长发育，抗旱能力很强。它们在形态上和生理上常发生变化，表现出特殊的适应性，如骆驼刺、麻黄、芦荟、仙人掌等。

②湿生药用植物：这类药用植物生长在潮湿的环境中，如沼泽、河滩、山谷中，蒸腾强度大，抗旱能力不强，水分不足会影响它们的生长发育，以致枯萎。这类药用植物包括半边莲、灯心草、水菖蒲、毛茛、秋海棠等。

③中生药用植物：这类药用植物对水的适应性介于旱生与湿性植物之间，只适宜生长在中等湿润而偶有干旱的生境里。绝大多数药用植物都属于这类型，其抗旱、抗涝性能都不强。

④水生药用植物：水生药用植物能正常生长于水中。该类药用植物大致可分为三类：第一类生长在水中，在水面上漂浮，如浮萍；第二类其地下茎固定在泥土中，茎叶露出在水面上，如芡实、莲；第三类则生长在浅水中，其根固定在土壤中，大部分茎叶挺立在水面上，这类植物也称"两栖植物"，如水毛茛、香蒲。

（3）因地制宜、合理灌溉

药用植物种类繁多，不同的药用植物在整个生长过程中总的需水量有所不同。有的药用植物需水量较多，有的需水量较少，因此，在栽培药用植物时，要依据各种药用植物需水量的多少，合理进行灌溉。药用植物在不同生长时期，对水分的要求并不一样。一般来说，在萌芽及苗期，苗株矮小，需水量少，但地面蒸发量大，耗水多，通常保持田间持水量的70%为宜。此时若水分缺少，会造成出苗不齐，容易导致药材产量减少和质量下降。多数药用植物在生长中期，植株生长旺盛，需水量较多，一直持续到开花前后。到后期，植株各个器官增重，已到成熟阶段，需水量减少。总的来说，药用植物生长过程中前期需水量少，中期需水量多，后期需水量适中。

（4）旱涝对药用植物的影响

①旱害：植物水分蒸发大于吸收，造成严重的缺水现象称为旱害。植物旱害主要发生在降水量少、蒸发量大的地区，以及缺乏灌溉的旱坡地和易于渗漏的难以保水的沙质土壤。不同的药用植物，对干旱有不同的适应性。例如：甘草、黄芪、红花等耐旱药用植物，在一定干旱条件下，仍有一定的产量，如若在雨量充沛、有灌溉条件、土壤保水较好的地区产量可以大幅提高。

为了提高植物在干旱地区的抗旱性，在选种布局时，要选择较耐旱的药用植物。同时，要从药用植物栽培上进行抗旱育种，以适应干旱气候。

②涝害：农田水分过多时，土层缺少氧气，植物根系正常呼吸作用受影响，使水分、矿物质难以吸收，从而对植物造成间接危害。植物种子不能正常成熟，同时植物体内因缺少氧气而积累较多乙醇等有害物质，使植物中毒。

涝害主要发生在地势比较低洼的农田，遇到稍大的降雨时，排涝困难容易积涝成灾。对于这类农田，要起畦开沟排涝，或调整布局，种植耐涝药用植物，如半边莲等。

（5）水质污染对药用植物的影响

水质污染主要来自工厂排放的各种废水，农田为防治病虫害和促进植物生长施放的化学农药和化学肥料，以及排放的生活污水和丢弃的生活垃圾等。在污水中含有砷、铬、酚、氰等，这些物质达到一定浓度时，可直接危害植物，影响植物生长，使植物根系腐烂，直至枯黄而死。污水流入土壤，沉积于土壤，使土质恶化，破坏微生物生活环境，影响植物正常生长。植物吸收这些物质后，还可能危害将其食用的人畜。药用植物在种植时，要远离污染源，确保水质达到规定的标准。

3. 光照

光是植物进行光合作用所必需的条件，是制造物质和能量的源泉。因此，光照与药用植物的生长发育有密切的关系。

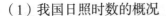

（1）我国日照时数的概况

我国大多数地区年日照时数在2 000～3 000小时。内蒙古中部、甘肃河西走廊、新疆东部和南部部分地区，青海西北部、宁夏北部、西藏南部一小部分地区，因深处内陆，远离海洋，云量少，是我国日照时数最多的地区，年日照时数在3 000～3 500小时，日照百分率为68%～79%。新疆北部西南部、青海中部、内蒙古及陕西的东北部、宁夏中部、西藏中部及南部大部分，河北、山西、山东及北京、天津，这些地区云量较少，有的地区受地形影响，年日照时数在2 500～3 000小时，日照百分率为50%～60%。河南、安徽、江苏、海南省全部，甘肃陇东及陇南南部，陕西中部，宁夏南部，西藏、东北一小部分地区，浙江沿海海岸及岛屿地区，福建东南沿海一小部分，广东南部沿海，这些地区年日照时数在2 000～2 500小时，日照百分率在45%～56%。江西全部，福建、浙江大部分地区，陕西南部、湖北西部、湖南东部，因临近东南沿海，阴雨天多，年日照时数在1 500～2 000小时，日照百分率在34%～45%。贵州大部分、四川东部、湖南西部，因受地形影响，是全国年日照时数最少的地区，年日照时数在1 500小时以下，日照百分率在34%以下，尤其是贵州北部及四川东南部、重庆市，年日照时数在1 100～1 200小时，日照百分率在27%左右。

（2）药用植物与光照强度的适应性

在药用植物中，不同的药用植物对光照有不同的要求，根据药用植物对不同光照强度的适应性可将其划分为以下三类：

①喜光药用植物（阳生药用植物）：此类植物生长发育需要充足的阳光，一般需光度为全日照70%以上的强度。若光照不足，植株生长发育不良，产量低，质量差，如北沙参、红花、厚朴、前胡、柴胡、薄荷、枸杞、知母等。

②喜阴药用植物（阴生药用植物）：这类植物适生于有遮阴条件的阴暗环境中，一般需光度为全日照强度的10%～15%，如人参、三七、细辛等。

③中间性药用植物（耐阴药用植物）：这类植物对光的适应性幅度较大，在日光照射良好的环境下能生长，在稍荫蔽环境中也能较好地生长，如款冬、麦冬、豆蔻、大叶柴胡、紫花地丁等。

（3）药用植物布局与光照

依据我国各地年日照时数，结合药用植物资源不同品种对光照的不同需求，我们可以因地制宜地对各种药用植物品种进行布局（当然也需要考虑该品种对气温、水分、土壤等其他条件的需求）。例如，甘草是一种耐寒、喜光植物，需要在年日照2 800～3 000小时的地区才能正常生长，我国内蒙古中西部、甘肃河西走廊、新疆的东部和南部、宁夏中北部都适宜种植甘草。又如，黄连是耐阴植物，喜生长于中亚热带地区中的高山及凉爽、潮湿的环境中，这些地方冬少严寒、夏少酷暑。黄连可在林间间隙照射日光但需荫蔽，忌直射强光和高温，特别是苗期，其耐光力更弱，随苗龄增长，其耐光能力逐渐增强。因此，黄连适宜在四川盆地边缘峨眉山区和川西南大小凉山、邛崃山、岷山、巫山等山地、河谷种植，这些地区年日照时数大都在1 000～1 300小时。

我国全年月日照时数，在大多数地区，冬、春季月日照时数平均在100～150小时以上，夏季在200～250小时，基本上可以满足大多数药用植物生长发育的需要。但也有些地区，如云南、四川西部的高原，冬、春月日照时数平均在150～250小时，到了夏季6～8月日照时数仅在210小时以下，为全年月日照时数较低的月份，与多数地区的夏高、冬低的月日照时数有所不同。此外，贵州大部分地区冬、春季月日照时数不足100小时，许多地区在40～60小时，即使到夏季，月日照时数大多在200小时左右。这些地区可以种植耐寒、耐旱、喜凉爽、忌高温的药用植物，如天麻、天冬、黄精、续断、骨碎补、川黄柏、石斛等。

（4）药用植物光能利用率

植物光能利用率，是以植物光合作用所积累的有机物所含能量占照射在单位地面上的太阳能量的比率表示的。目前我国药用植物大多来自野生资源，由于缺乏抚育管理，多数处在自生自灭的状态。人工栽培种类还不多，产量除部分品种外，数量也不够大，因而光能利用率比较低，远低于5%以下。而理论上，植物光能利用率可达10%，所以光能的利用潜力还很大。植物光能利用率与光合面积、光合能力和光合作用时间有关，在生产上，采取合理密植、间作套种以增大光合面积，选用良种、合理施肥、增加二氧化碳浓度等以增强光合能力，适时种植和采收以增加光合作用时间。对药用植物来说，在提高产量的同时，更需注重药用成分的产生和积累，以求得中药材的高产与优质。

4. 风

空气流动就形成风。风对药用植物的生长与有效成分的积累都有很大的影响。其中，常风与大风的影响有所不同。

常风是指海陆风、山谷风等经常吹的风，风力在1～2级。风力小于2米/秒的常风，属微风。微风轻吹，可直接为药用植物进行风媒传粉，并间接调剂田间的二氧化碳和氧气浓度，使光合作用和呼吸作用得以正常进行，并且促进植株间空气流通，保持干燥，从而减少病虫害。微风还可以促进蒸腾作用，加强根部吸收，从而使土中的无机盐类较快进入植物体内，加速代谢作用。如若风力过强，风速过大，会加剧药用植物的蒸腾作用，使土壤和空气过于干燥，造成植物体内水分失去平衡，以致削弱其生长活动，甚至使水分丧失、叶片凋萎，严重时落花落果，枝干易折断、吹倒。因此，风害对药用植物的影响显而易见，防风的措施也就显得重要了。以下着重谈几种常遇风害及其防御措施：

（1）常风

常风风害大小主要取决于风速大小。当年平均风速为2.0～2.9米/秒时，就能构成轻风害。例如，海南岛五指山周围的丘陵地区，常风常达以上标准，使这些地区的热带药用植物生长受到抑制，因此，一般需要营造防风林。如果年平均风速≥3.0米/秒，就属于风害区或重风害区。雷州半岛和海南岛沿海地区，由于常风风速常达以上标准，不仅使热带作物遭受机械损伤，而且使植物产生强烈蒸发和蒸腾作用，严重抑制了热带作物的生长，由于没有防风林就不能正常栽培这些作物了。后来周围营造了防护林，风害大为减轻，一些热带药用植物如胡椒、槟榔也就能正常地生长了。

（2）寒潮大风

寒潮是来自北方的强冷空气，是一种严重的灾害性天气过程。这种天气影响范围很广，我国除海南岛南部、滇南西双版纳局部热带地区以外，几乎全部都会受到寒潮的影响。寒潮大风是伴随着寒潮而出现的大风，它的特点是温度低、湿度小。但寒潮前锋到达时，它首先以6级以上偏北风出现，有时风力可达9～10级（风速为20.8～28.4米/秒），随之剧烈降温，有些地区可在24小时内急剧降温20 ℃以上。寒潮前锋过后，风力变小，天气转晴，又由于剧烈的辐射降温而出现严重的霜冻。可见，寒潮大风是一种风、寒、旱三者兼备的大风，它特别能加大寒潮对农作物的危害性，在北方，还会引起沙尘暴，对环境影响很大。在药用植物种植地区，为防御和减轻寒潮的危害，人们主要种植多年生作物，一方面，可种植于马蹄形地形中；另一方面，可在寒潮经常通过的地方营造防护林，这样不但可以防风，还有助于防寒、防旱。

（3）台风

台风是热带气旋的一种，其中心附近风力达12级或以上，是由于热带低压逐渐加强而形成的。影响我国的台风大部分生成于菲律宾群岛东部北纬8°～17°区域，小部分生成于南海热带洋面上。最强的台风其中心附近的风力可达17级，风速可达80米/秒以上（12级台风的风速为33～40米/秒）。台风生成后，通常以20～30千米/时的速度移动。侵袭我国的台风，大多数从东南沿海登陆。据中国天气网统计，在1949年至2019年，台风在我国大陆登陆次数最多的地点是广东，其次为台湾、福建和海南。发生在南海的台风，势力一般较小，但对华南地区影响较大，特别是对海南岛和广东广西南部沿海。

受地形的限制，台风影响的范围主要限于东部季风区的沿海地区。广东的内陆地区有山地作屏障，很少受到台风影响或不受影响。

台风对药用植物的影响主要是强风和暴雨。强台风中心半径一般在15～25千米范围，风力等级为14～15级，风速常常超过40米/秒，最大风速曾达到100米/秒；

周围半径在100～200千米范围，风力多达10～11级，半径在300～400千米范围，也有8～9级；再向外围风力减弱。因而在台风侵袭地区，往往造成大面积风灾。台风对植物的危害主要是机械损伤，使植物断茎、倒伏，甚至连根拔起。

台风还带来暴雨。在台风中心地区附近，一日间的暴雨量可达100～200 mm，造成大面积农田洪涝灾害。但看待台风对植物的影响也要一分为二，虽然在台风中心附近地区造成风灾和洪涝灾害，但在台风外围地区，一般风力不太强，雨量强度不是很大，特别在夏季久旱无雨的地区，台风雨有利于缓解旱情。

（4）焚风

焚风在我国有些地方叫干热风，虽不是到处可见，但也有不少地方出现，如海南岛西部和云南元江、金沙江、怒江的干热河谷地区以及秦岭山脚下、川南丘陵、天山南北、太行山下。大小兴安岭、皖南山区等地都出现过焚风现象。

焚风是山区特有现象，就是火一样的风。它是由气流越过高山，出现下沉运动造成的。焚风也称焚风效应，是出现在山脉背面，由山地引发的一种局部范围内的空气运动，即过山气流在背风坡下沉而变得干热的一种地方性风。焚风往往以阵风形式出现，从山上沿山坡向下吹。如海南岛西部位于五指山背风坡，因有焚风效应，不但形成干旱少雨的"雨影区"，同时还形成一种高温而干燥的干热风，增强了蒸发作用，天气更显得特别干热。对许多热带作物来说，虽然热量很充足，但水分严重缺乏，一般喜湿作物没有灌溉设施就不可能生长。因此在干热风影响的地区，应着重发展喜高温而耐干旱的作物，如腰果、香茅等，以适应当地气候条件。至于其他喜高温的作物如胡椒、可可等，除非灌溉条件能充分保证，否则不适宜在这种受焚风影响的地区发展。

（5）山谷风

山谷风指主要受地形影响而形成的地方性环流，大多出现在地势起伏较大的山区，以及四面环山的干热河谷和坝区。由于山谷与其附近空气之间的热力差异而引起白天风从山谷吹向山坡，这种风称"谷风"；到晚间，风从山坡吹向山谷则称"山风"。山风和谷风总称为"山谷风"。

山谷风的形成原理和海陆风的形成原理类似，由于高山与深谷的空气之间受热不均匀而形成的气流流动，尤其多发于夏季高温时节。白天，山坡接受太阳光热较多，空气增温较多；而山谷上空，同高度上的空气因离地较远，增温较少。于是山坡上的暖空气不断上升，并在上层从山坡流向谷底，谷底的空气则沿山坡向山顶补充，这样便在山坡与山谷之间形成一个热力环流，下层风由谷底吹向山坡，称为谷风。这是由于地形特殊的峡谷，状如喇叭口，当气流从较开阔的山口外边流入较窄的峡谷内，风速逐渐增大形成，如滇南元江河口、临沧江河口等地区，就常常发生这种谷风。到了夜间，山坡上的空气受山坡辐射冷却影响，空气降温较多；而谷地上空，同高度的空气因离地面较远，降温较少。于是山坡上的

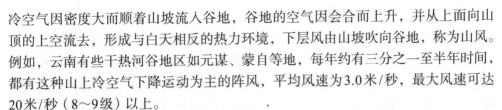

冷空气因密度大而顺着山坡流入谷地，谷地的空气因会合而上升，并从上面向山顶的上空流去，形成与白天相反的热力环境，下层风由山坡吹向谷地，称为山风。例如，云南有些干热河谷地区如元谋、蒙自等地，每年约有三分之一至半年时间，都有这种山上冷空气下降运动为主的阵风，平均风速为3.0米/秒，最大风速可达20米/秒（8～9级）以上。

防风的措施，除了营造防风林和避风小地形外，还应改良作物品种，培育作物具有强大的主根体系，以增强抗风能力。

二　中药资源与地形

（一）我国地形的基本特征

地形是自然地理基本要素之一。我国国土辽阔，地质条件十分复杂。在漫长的地质历史演变中，受到内外引力的作用，形成现在西高东低的地势，多种多样的地貌类型和纵横排列的山脉。地形影响我国各地的气温和降水，水分和热量又影响土壤、植被等各种类型的形成与分布。

1. 西高东低呈阶梯状的地形

我国的地势主要围绕着被称为世界屋脊的青藏高原，自西向东呈阶梯状向太平洋沿海逐级下降。由两条山岭组成的地形界线，把我国大陆地形分成三个阶梯，大致可反映出我国主要大江大河自西向东分布的趋势。

（1）我国地形第一阶梯

位于最高阶梯的青藏高原平均海拔在4 000m以上，面积达250万km²，是世界最大高原之一，盘踞在我国西南地区。高原上自南往北横贯着一系列大山，如喜马拉雅山、冈底斯山、唐古拉山、喀喇昆仑山、昆仑山、巴颜喀拉山、阿尼玛卿山、阿尔金山及祁连山，东界为横断山脉。在高原之间镶嵌着大小盆地、河谷及平原，如羌塘高原、拉萨河谷平原、雅鲁藏布江河谷平原、尼洋河谷平原等。

（2）我国地形第二阶梯

位于最高阶梯的青藏高原北缘的昆仑山、阿尔金山脉、祁连山、川西的岷山和横断山脉，地势迅速下降到1 000～2 000 m，局部可到500 m，第二阶梯东缘大致以大兴安岭、太行山，经巫山、武陵山，到雪峰山为界。位于第二阶梯的主要高原有内蒙古高原、黄土高原、云贵高原，主要盆地有准噶尔盆地、塔里木盆地和四川盆地。在上述高原和盆地间还耸立着2 000～4 000 m的高山，如天山、阿尔泰山、秦岭山脉，也有海拔500 m以下的盆地，如吐鲁番盆地大部分的海拔在500 m以下。

（3）我国地形第三阶梯

第三阶梯位于大兴安岭至雪峰山一线，向东直达海岸，海拔大多在500 m以下，由广阔的平原和丘陵构成。主要的平原有东北平原、华北平原、长江中下游平原，这些平原海拔多在200 m以下，地势平坦、土地肥沃、河网密布、交通方便、人口稠密，是我国主要的农业生产基地。长江中下游以南是低山丘陵地区，习惯上称为江南丘陵或东南丘陵。此外，在第三阶梯上还散布着一些山地，如长白山、武夷山、黄山、庐山、台湾山等。

其实，我国地形还有最后一级——第四级阶梯，也是最低一级阶梯，是大陆伸向浅海的大陆架。

2. 多种多样的地貌类型

我国地形复杂多样，有山地、高原、丘陵、盆地、平原及海岸等多种多样的地貌类型。据统计，我国的山地丘陵面积约占国土面积的43%，高原占26%，盆地占19%，平原占12%。如果把山地、高原及丘陵合计，山区面积占全国土地面积的2/3以上。

在多种多样的地貌类型中，我国有四大高原：青藏高原、内蒙古高原、黄土高原及云贵高原；还有四大盆地：塔里木盆地、准噶尔盆地、柴达木盆地和四川盆地；还有长江、黄河、珠江及黑龙江冲积的河谷大平原，在平原上散布着一些孤丘。

3. 山地纵横有序定向的排列

我国是个多山国家，大小山地纵横全国，分布有序，并按一定方向排列，其中以东西走向及东北—西南走向最多。东西走向的山脉主要有三列：最北一列有天山—阴山；中间一列有昆仑山—秦岭；最南有南岭。东北—西南走向的山脉主要也有三列：最西一列是大兴安岭—太行山—武陵山—雪峰山；中间一列是长白山—辽东半岛的千山—福建武夷山；最东的一列是台湾山脉。西北—东南北西走向的山脉，主要分布在中国的西部，如阿尔泰山、祁连山、喀喇昆仑山、昆仑山、冈底斯山、喜马拉雅山的西段。南北走向的山脉，主要包括贺兰山、六盘山、横断山脉等。

这一系列山脉的南北走向，把中国分为东西两大部分。西北的山地多为北西走向和北北西走向，山体高大，多为海拔3 500 m以上的极高山；东部的山地以北东走向为主，多是海拔2 000 m以下的中山、低山。

以上几种不同走向的山地相互交织在一起，形成了许多高低相间的网络，而高原和盆地大部分在这些网络之中。

（二）地形因子与中药资源

地形对中药生物资源的生长虽然不起直接作用，但是不同的地貌类型和地表形态对中药生物资源的分布、布局和土地利用有直接影响。同时，各类地形的不同走向，山脉高低起伏，坡向、坡度、坡位对光照、热量、水分、风向起再分配的作用，从而也影响中药生物资源的生长与质量，使中药生物资源在生产上具有强烈的地域性。除此之外，由于受地形垂直变化的影响，不同的海拔高度、自然环境条件也有很大差异性，使中药生物资源具有立体的分布，因而地形对中药生物资源的生长有密切的关系。其中，影响中药资源分布产量与质量的主要地形因素有走向、海拔、坡向、坡度几个方面。

1. 走向：绵延山脉和高耸山峰是冷暖气团移动路径的障碍物。它们不但能改变气团的运动状态，甚至能改变气团的热力性质。我国地处东南季风区，东西及东北—西南走向的山脉对大气气温和降水量的影响十分明显。我国东西走向的山脉，在北部有阴山山脉，西部有天山、昆仑山，南部有南岭，中部有秦岭，这类山脉不仅成为我国地面上重要的分界线，而且也是我国森林植被区系的分界线。例如：秦岭山脉，东西绵延数百千米，海拔高达2 000多米，主峰太白山高达3 771 m，是我国亚热带与南温带地理上的重要气候分界线。秦岭以北关中平原（渭河谷地）植被属于落叶阔叶和针叶阔叶混交林带，主要中药植物资源有沙苑子、附子、栝楼、北沙参、山药，还有黄芩、地黄、板蓝根、丹参、牛膝、槐、甘遂等。秦岭以南汉中平原植被属于常绿阔叶林和落叶阔叶林带，最为著名的中药资源主要有天麻、杜仲、黄柏、厚朴、山茱萸、栀子、党参、黄连、延胡索等。

我国东北—西南走向山脉的迎风面降雨量较充足，湿度大；背风面，降雨量少，气候干燥。例如，大兴安岭以东，年降水量在400 mm，属森林区，此处的松辽平原主要中药植物资源有防风、柴胡、甘草、桔梗、龙胆、知母、远志、苦参等；大兴安岭以西，年降雨量急剧下降到300 mm以下，属蒙古高原草原或森林草原区，主产药用植物有知母、赤芍、远志、苦杏仁、黄芪、银柴胡、柴胡、黄芩、秦艽、北苍术等。

2. 海拔：在山地，随着海拔的升高，气温逐渐降低。据气候观测资料，海拔每升高100 m，气温递减约0.58 ℃，而空气湿度及降水量随着海拔升高而增加，但超过一定高度后，风力强度逐渐加大，降水量会逐渐减少。所以，在一定海拔高度，乔木类中药植物资源逐渐减少，再往上，灌木类、草本类中药资源种类也随之减少。由此可见，中药资源在山地海拔高度分布上也有一定的界限。

山地气候类型垂直分布导致了植被带的垂直分布。以四川西部贡嘎山为例，自下而上顺次出现了6个植被带，各个植被带有不同的中药植物品种资源：①2 000 m以下是亚热带常绿阔叶林，其中药用植物资源主要有党参、黄连、天麻、射干、赤芍等；②2 000～2 500 m为暖温带落叶阔叶林，主要药用植物资源有黄芪、雅连；③2 500～3 000 m为温带针阔叶混交林，主要药用植物资源有绣球藤、药用大黄（南大黄）、菊叶等；④3 000～4 000 m为寒温带针叶林，主要中药资源有冬虫夏草、羌活、川贝母、喜马红景天、宽果红景天等；⑤4 000～5 000 m为亚寒带灌丛与草甸带，在4 500 m左右仍有冬虫夏草、羌活、川贝母的分布，5 000 m雪线有四裂红景天、大红景天生长；⑥到6 000 m以上为寒带冰川，已无中药生物资源的存在。因此，药用生物资源在山地海拔高度分布也有一定的界限。

依据中药资源生态学研究，海拔高低对中药植物资源的质量与产量有影响，对植物的生命活动和植物有效物质的代谢过程也有一定的影响。例如，同一时期生长的黄连，在海拔600 m生长的黄连根状茎重量大于在海拔1 200 m处生长的黄连根状茎。同一时期生长在海拔低处的黄连根状茎小檗碱含量也高于高海拔处，说明海拔升高温度降低，影响黄连小檗碱的积累。又如，山莨菪植物中的生物碱，在海拔2 800 m时，樟柳碱含量为0.04%，到海拔3 200 m时，樟柳碱含量为1.25%，两处樟柳碱含量相差数十倍以上。

3. 坡向：在山区，山地坡向有南坡和北坡、东坡和西坡，或者阳坡与阴坡、半阳坡与半阴坡之分。

我国地处北半球，一年中绝大部分时间，太阳是从偏南的天空上照射下来，太阳射线与地面之间因时因地而构成不同的太阳高度角。

太阳辐射量与太阳高度角是密切关联的。坡向朝南的山坡上，由于太阳高度角较大，所受太阳的光照和热量就较多，所以南坡又称为阳坡。坡向朝北的山坡，由于太阳高度角较小，所受太阳的光照和热量当然要少得多，所以北坡又称为阴坡。在日照时间上，南坡比北坡长，所获辐射总量比北坡大得多，冬天尤为显著；越往北，南北坡差异也越大，反之则小。据有关调查，北方南坡所得辐射总光量平均比北坡多1.6～2.3倍。

在中药资源中，有些是阳性植物，耐旱、喜光，适宜在光照充足、比较干燥的环境中生长，如黄芪、柴胡、当归等，在坡向朝南的坡地生长良好，如果在坡向朝北的地方，因湿度大、光照不足，不仅生长不良，而且产量低、质量差。但也有些中药资源如独活、黄连、黄精等阴性植物，忌干旱、强光及高温，适宜在光照少、湿度大的地方生长。又如在我国西北、华北地区的多年生草本植物款冬花，是喜凉爽植物，野生在400～3 400 m的山谷溪流、潮湿山坡，耐寒怕热，怕旱又怕涝，人工栽培在低山区，一般选择在阴坡种植；也可在地势比较高的中山，且气温较低、湿度较大、光照又相对较弱的阳坡种植。又如在西南地区分布比较多的天麻，喜凉爽、潮湿，宜在排水良好、腐殖质土含量比较高、土层较厚的地方生长，人工栽培宜在半阴半阳竹林、阔叶林或灌木林下。总之，药用植物资源**的各种植物生长习性不同，可依据植物生长的要求，因地制宜地选择在南坡或北坡、东坡或西坡栽培。**

4．坡度：山地不同大小的坡度与药用植物土地利用方向有密切的关系。据中国农业资源馆（土地资源）的土地坡度分级标准，把坡地划分为6个等级，一般小于3°为平地，3°～10°为微坡地，10°～15°为缓坡地，15°～25°为斜坡地，25°～35°为陡坡地，大于35°为险坡地。

平地、微坡地及缓坡地：由于土地平缓，流水冲刷小，一般土层比较深厚，土壤又比较肥沃，适宜种植根茎比较发达的根茎类药用植物，如川芎、丹参、三七、党参、牛膝等。但并不是说，这些药用植物在所有平缓地区的土地都适宜种植。它们还受到温度、光照、水分等因素的制约。例如：川芎适宜在中亚热带湿润的地区生长；三七适宜在南亚热带夏季凉爽、冬季温暖、四季温差不大的温凉气候地区生长；党参适宜在南温带气候温凉、半阴半阳的山坡草地栽培。

平地、微坡地及缓坡地的地表平坦，适宜机械耕作，面积大的土地可开垦为药用植物原料基地，可节省劳动力，降低生产成本。现在的大型中药制药厂，为保证原材料供应，一般会选择在远离药厂的地方建立原料基地。

坡度大的陡坡地、险坡地：由于植被稀少，长期又受到水流冲刷，一般土层比较薄、肥力低、岩石裸露。对于这类土地，先要绿化，种草植树，并需要采取工程措施减少水土流失。例如，在黄土高原，可结合种植一些耐寒、耐旱、粗生、生命力强的药用植物，如多年生缠绕草质藤本植物穿龙薯蓣及落叶灌木酸枣、沙棘等。

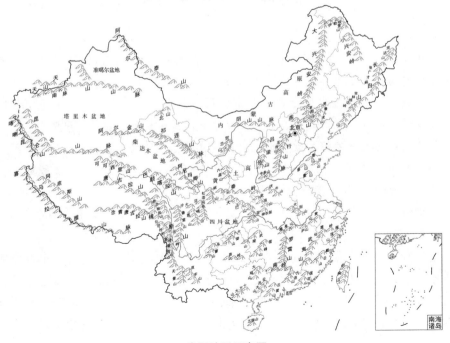

我国地形示意图

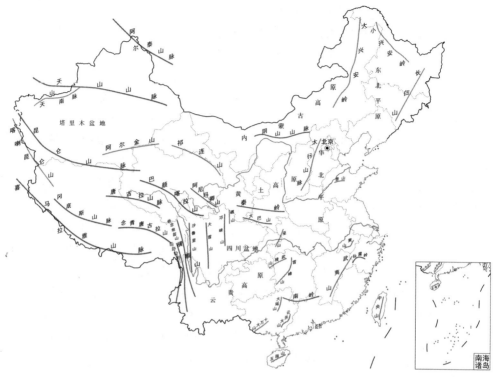

我国西高东低阶梯状地势示意图

附图说明：

我国陆地的地势主要围绕着青藏高原自西向东往太平洋沿海逐渐下降，大致由两条山岭组成的地形界线分成三个阶梯。

第一条：由青藏高原北缘的昆仑山、阿尔金山、祁连山、川西的岷山和横断山脉（包括邛崃山、大雪山、沙鲁里山、他念他翁山、伯舒拉岭）组成。

第二条：由大兴安岭、太行山、巫山、武陵山、雪峰山组成。

第一阶梯：范围在青藏高原，自南向北有横贯的喜马拉雅山、冈底斯山、唐古拉山、喀喇昆仑山、昆仑山、巴颜喀拉山、阿尼玛卿山、阿尔金山及祁连山，东界为横断山；在高原之间镶嵌着大小盆地、河谷、平原。平均海拔4 000 m以上，面积达250万 km²。

第二阶梯：范围在青藏高原北缘的昆仑山、阿尔金山、祁连山、川西的岷山和横断山脉，东缘大致在大兴安岭、太行山，经巫山、武陵山，到雪山为界。其间有内蒙古高原、黄土高原、云贵高原、四川盆地、塔里木盆地等，还有海拔2 000～4 000 m的高山，如天山、阿尔泰山、秦岭，也有海拔在500 m以下的吐鲁番盆地。

第三阶梯：从大兴安岭—雪峰山一线，直达东面的海岸，由大多海拔在500 m以下的平原、丘陵组成，主要的平原有东北平原、华北平原、长江中下游平原。在长江中下游以南是江南（东南）丘陵。在第三阶梯还分布着长白山、武夷山、黄山、台湾山等山地。

 中药资源与土壤

土壤是地壳表面能够生长植物的疏松表层，是药用植物自然生长与栽培的基础。在自然界中，除少数寄生的药用植物或漂浮的水生药用植物外，绝大多数药用植物都靠固着在土壤中生长，并通过根系从土壤中不断地吸收一定的热量、水分、肥料和空气，以供其自身生长和发育的需要。发展药用植物生产，就必须创造良好的土壤结构，使土壤中的水、热、气、肥得以协调，以利于药用植物的生长发育，达到优质高产的目的。

（一）土壤基本特性与药用植物

土壤可分为自然土壤与耕作土壤。未被开垦的称为自然土壤，它是在成土母质、地形、气候和生物等自然因素的综合作用下，经过漫长的时间逐渐形成的。耕作土壤是在自然土壤的基础上，经过人类开垦利用，后天形成的。在我国青藏高原4 500～5 000 m的高山上生长着野生药用植物，如红景天、雪莲花、大黄等，都是在未被开垦的山地上自然生长的。经过人类开垦的耕作土壤，如在长江三角洲冲积平原上，种植有薄荷、留兰香、菊花、白芍等药用植物。

土壤最主要的基本特征是具有肥力，能不断调节和供应药用植物生长发育所需的水、热、气、肥。土壤肥力按其来源可分为自然肥力和人工肥力两种。自然肥料是土壤固有的肥力，这种肥力只在未被开垦土壤中能找到。人工肥力是农田土壤具有的肥力，是在自然土壤的基础上，通过耕作、种植植物和灌溉、施肥等措施创造出来的肥力。自然肥力与人工肥力，通过作物产量表现出它们的有效肥力，药用植物产量与质量的高低是土壤有效肥力高低的标志。

土壤是药用植物最初的营养来源，影响着它的形成与发展。在植物生长所需元素中，氮、磷、钾的需求量最大。其中，氮是植物体中蛋白质、叶绿素和酶合成所需元素；磷可以加速细胞分裂和生殖器官的发育；钾既能增强植物的光合作用，促进碳水化合物的运转和贮藏，又能促进氮的吸收，从而加速蛋白质的合成，而且能促进维管束的发育，提高植物的抗倒伏和抗病虫害能力，同时能促进块茎发育，使种子肥大饱满。除此之外，药用植物还需一定量的微量元素，才能有效提高药材的产量和质量。

药用植物的种类不同，所吸收营养的种类、数量和相互比例也有所不同。从需肥量看，有需肥量大、中、小三等：需肥量大的，如地黄、薏苡、玄参、枸杞、大黄等；需肥量中等的，如补骨脂、当归、贝母、曼陀罗等；需肥量小的，如王不留行、柴胡、小茴香等；还有需肥量很小的，如高山红景天、石斛、夏枯草、马齿苋、地丁等。从需氮、磷、钾元素的量来看，有喜氮的药用植物，如藿香、荆芥、地黄、云木香、紫苏、薄荷等；有喜磷的药用植物，如五味子、薏苡仁、枸杞、荞麦、望江南、补骨脂等；有喜钾的药用植物，如甘草、人参、黄芪、黄连、麦冬、山药等。

（二）土壤因素对药用植物生长的影响

土壤是植物的固着点，它向植物供给水和养分。

土壤水分是影响植物生长发育的重要因素。例如，人参的生长发育受到土壤水分的制约，在森林中适宜人参生长的空气湿度在40%～80%，土壤湿度在40%～50%，超过80%则易受涝。若是在森林低洼地、缓地，排水不畅、水分过多，人参植株病菌多，不易存活。土壤在湿度若低于25%，则对人参的生长而言过于干旱。又如适宜细辛生长的土壤相对含水量在40%～50%，阳春砂开花时要求土壤水分在20%～25%。

土壤酸碱度对有些植物的生长具有重要作用，不仅直接影响植物的生理活动，也影响土壤有机质的分解、土壤营养元素的释放等，从而直接或间接地影响植物的生长发育。各种植物都具有其酸碱度适宜范围，如肉桂、黄连、槟榔等适应酸性土壤，甘草、枸杞等适应碱性土壤，而大多数药用植物适宜生长于中性土壤中。

各种不同质地的土壤对植物的生长亦有不同影响。在进行人工栽培时，应根据各种药用植物的生物学与生态学特性，因地制宜地选择相应的土壤质地。如沙质土壤，一般质地疏松、保水性差、缺乏有机质，适宜种植麻黄、北沙参、沙棘等耐旱、耐受的药用植物；轻度盐碱土可种植甘草、枸杞、苦豆子等；泽泻、芡实等喜水、喜湿类药用植物，则宜选择在水湿环境中进行栽培。

（三）土壤因素对药用植物质量的影响

不同类型的土壤因其物理、化学性质的不同，对药用植物的外观形状及内在质量都有一定的影响。例如，黄芪在东北地区棕壤土上种植，其根系长而直、分枝少、表皮光滑、呈黄棕色、断面纤维细腻、粉性好，产品质量佳；在含碳酸盐的盐碱土上种植的黄芪，根皮受盐碱影响而锈斑严重，断面纤维木质化、粉性少；在白浆土上种植的黄芪，主根短而弯曲、分枝多、呈鸡爪形、断面纤维粗、粉性很少，产品质量最次。

由于土壤水分状况的不同，药材的外观形状和内在质量也会受到一定影响。

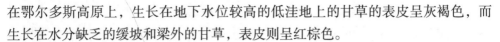

在鄂尔多斯高原上，生长在地下水位较高的低洼地上的甘草的表皮呈灰褐色，而生长在水分缺乏的缓坡和梁外的甘草，表皮则呈红棕色。

肥料对药材中药用活性成分的含量具有明显的影响。在肥料三要素中，磷和钾有利于碳水化合物与油脂等物质的合成，氮素对植物体内的生物碱、皂苷和维生素类的形成具有积极作用，特别是对生物碱的形成与积累具有重要的影响。

土壤所含化学成分及其含量，对药材质量会产生一定的影响。在四川、青海等地区，土壤中钾、锰、锌、磷元素的含量有差异，是导致川贝母品质差异的重要因子。在土壤氮素含量高的地区，罂粟属、颠茄属和曼陀罗属植物，其体内生物碱含量较高；在高硒土壤中，苍术体内硒含量也较高。

（四）土壤的类型及分布

1. 我国土壤类型及分布规律

我国土壤类型可分为三大群系：一是东部湿润、半湿润的森林土壤群系；二是西北干旱、半干旱的草原荒漠土壤群系；三是青藏高寒地区的高山土壤群系。这些土壤在空间分布上随着生物气候带的变化，由南向北沿着纬度方向或自东向西沿着经度方向，或从低到高随着海拔高度不同而变化，这种变化叫做水平地带性分布规律和垂直性分布规律。

东部湿润地区土壤纬向分布规律：由南到北依次为砖红壤—赤红壤—红壤—黄壤—黄棕壤—棕壤—暗棕壤—栗灰土。

北部暖温带和温带地区土壤在经向分布的差异：在温带地区，依次为白浆土—黑钙土—棕钙土—灰漠土—灰棕漠土；暖温带地区，依次为棕壤—褐土—黑土—灰钙土—棕漠土。

西部因受地形影响较大，土壤纬向分布的差异不明显，但在高山地区垂直分布上很突出。青藏高原是高大而雄伟的高原，是一个独特的自然地理单元。它不仅受东部气候、植被影响，同时本地区的气候、植被、土壤自成体系、独具特点，既在垂直地带基础上表现出水平分布的规律，又在水平地带基础上表现出垂直分布的规律。如在高原面上，由南而北依次出现高山草甸土、高山草原土和高山荒漠土三个水平地带；崛起在高原面上的山地则又出现垂直分布的差异，即基带土壤—寒漠土—冰川雪被；在高原的谷地中又随谷地的位置、深度而有不同类型的土壤垂直带谱。

中国的土壤除了具有地带性的发生系列以外，还有非地带性的发生系列。如水成土壤（沼泽土、草甸土、白浆土）、盐成土壤（盐土、碱土）、岩成土壤（石灰土、磷质石灰土、紫色土、风沙土）、高山土壤（高山草甸土、亚高山草甸土、高山草原土、亚高山草原土、高山荒漠土、高山寒漠土）等。

土壤作为自然物是水热条件、生物等因素综合的产物，因此在分类上具有地带性。也就是说，不同的地带具有不同的土壤类型。如长江以南的热带、亚热带地区多为砖红壤、赤红壤、红壤和黄壤，因为该地区长年高温多雨，土壤中的大量盐基和硅酸被淋失，氧化铁、氧化铝在土壤中含量相对增多，使土体呈红色。在地势较高、湿度较大的地区，土壤受水化作用，出现黄壤。又如北亚热带和暖温带地区，主要是黄棕壤、棕壤和褐土，这些地区总的气候特点是热量由南向北递减，温度自东向西降低，夏季高温多雨，盐基易淋溶，土壤中黏粒形成与移动过程明显。再如，温带湿润季风气候区主要是黑土和白浆土。这两种土类都有一个明显的腐殖质累积过程和不同程度滞水还原淋溶过程。白浆土由于还原淋溶作用强，铁、锰被淋失，腐殖质层下出现白色土层，而黑土轻度滞水，还原淋溶作用较弱，一般无白浆层。

2. 我国主要土壤类型分布与药用植物

我国幅员辽阔，地形、气候、植被自然环境多样，形成了多种多样的土壤类型。中国土壤分类与代码（GB/T 17296-2009），将全国土壤划分为60个土类、229个亚类。丰富多样的土壤，为发展各种中药植物资源创造了良好的条件。

以下将我国主要土壤类型分布与适合哪些药用植物生长概述如下：

（1）砖红壤：是在热带雨林、季雨林下发育的土壤，主要分布在海南岛、雷州半岛、云南西双版纳、台湾南部等地区，适合益智、沉香、胡椒、槟榔、海南粗榧（红壳松）、儿茶、诃子、龙血树、胖大海、白豆蔻、砂仁、马钱、广藿香、苏木、高良姜、安息香等生长。

（2）赤红壤：是砖红壤与红壤之间的过渡类型，分布在南亚热带低山丘陵区，适合巴戟天、肉桂、八角、茴香、陈皮、沉香、佛手、广藿香、山豆根（广豆根）、红芽大戟等生长。

（3）红壤：是中亚热带常绿阔叶林下发育的土壤，分布在北纬25°～30°的广大地区，适合栀子、枳实、枳壳、玉竹、钩藤、罗汉果、鸡血藤、牡丹皮、葛根、太子参、延胡索、半枝莲等生长。

（4）黄壤：是在中亚热带常绿阔叶林下发育的土壤，但分布在比红壤地区的海拔更高、热量偏低、光照较少、云雾较多、湿度较大的地区，主要分布在四川、贵州、湖南、福建等省的山地，适合天麻、厚朴、黄连、玄参等生长。

（5）黄棕壤：是亚热带主要土壤，处于黄壤与棕壤的过渡类型，集中分布在江苏、安徽的长江两岸及湖北北部、陕西南部、河南西南部的低山丘陵区，适宜菊花、浙贝母、明党参、茅苍术、山茱萸、南板蓝根、瓜蒌、猫抓草、前胡等生长。

（6）棕壤：是在暖温带落叶阔叶林下发育的土壤，集中分布在河北东部、山东东部和辽宁东部，土壤酸碱度适中，肥力较高，适合丹参、怀地黄、怀牛膝、板蓝根、白芷、紫菀、金银花、柏子仁等生长。

（7）褐土：是在暖温带旱生森林灌木条件下，由石灰性母质发育的土壤，主要分布于吕梁山、太行山、秦岭山地和陕西的关中盆地以及山西的晋南盆地、河南的豫西南盆地，土壤呈中性或微酸性，适合连翘、柴胡、远志、酸枣仁、知母、黄芩、党参、苦参、黄精、辛夷、桔梗、山楂等生长。

（8）黑土：是在林间杂生草甸植被下发育的土壤，是温带草原土壤向温带湿润森林土壤过渡的一种土壤类型，主要分布在黑龙江和吉林两省的中部地区，北起嫩江、北安、南五、公主岭的南部，东达三江平原和穆棱河—兴凯湖平原的边缘，西与东北（松辽）平原的草原和盐生草甸草原接壤。黑土过去曾被称退化黑钙土、变质黑钙土、淋溶黑钙土、湿草原土、暗色草甸土。黑土在形态上最突出的特点是有一个深厚的黑色腐殖质层，厚度一般在 70 cm 左右，个别可达 1 m，也有坡度大的地方仅有 20～30 cm，土壤结构好，土壤剖面中无钙积层。黑土是我国最肥沃的土壤之一，适宜绣线菊、金银忍冬、东北扁核木、紫草、益母草、膜荚黄芪、赤芍、东北龙胆、紫花前胡、北五味子、软枣猕猴桃、木通马兜铃、穿龙薯蓣等生长，也适合人工栽培人参、北五味子、平贝母、牛蒡子、刺五加、龙胆等。

（9）暗棕壤：温带湿润针阔叶混交林下发育的土壤，又称为暗棕色叶林土，主要分布在大兴安岭东坡、小兴安岭、张广才岭和长白山山地以及青藏边缘地区的高山上。暗棕壤分布的地区是我国最重要的针阔叶树种红松、樟子松、水曲柳等优质用材林产地。暗棕壤的耕作土壤土质疏松、阻力小、排水通气性能好、易发小苗，但土质疏松，水土易于流失，因此耕种时应注意保持水土和平衡施肥，保持和提高土壤肥力。这类土壤适宜北五味子、细辛、关黄柏、刺五加、桔梗、平贝母、牛蒡子、人参等生长。

（10）灰色森林土：又称灰黑土，是温带森林草原地带森林植被下发育的一种土壤，主要分布在大兴安岭中南段、新疆阿尔泰山和准噶尔盆地以西的山地。除大兴安岭中南段的灰色森林土壤处于水平地带之外，其余都处于垂直地带。灰色森林土是较肥沃的土壤，土壤的营养成分含量较多，一般没有春旱威胁，但热量条件稍低，除耐旱作物的生长，有些农作物经常遭冻害而减产。但灰色土是良好的宜林土壤，适合如红松、臭松、冷杉、赤松、水曲柳、黄檗、胡桃楸、椴、白杨、白桦、刺五加、毛榛、珍珠梅等生长。

（11）栗钙土：是温带半干旱草原植被下发育的土壤，主要分布在内蒙古高原东南部、呼伦贝尔草原西部以及大兴安岭山地的东南麓，向西可延伸到新疆北部的额尔齐斯、布尔根各地与山前阶地；在阴山、祁连山、阿尔泰山、天山以及昆仑山的垂直带谱与山间盆地也有广泛的分布。栗钙土分布的地区，生长着优良的牧草，是我国北方重要的旱作农业区，又是重要的畜牧业生产基地，气候普遍干旱、降水少而分布不均，农田、草地缺水现象比较突出，必须充分利用地表水，积极开发地下水源，还需要注意灌溉技术和用水方法，以节约用水。栗钙土适合甘草、麻黄、黄芩、柴胡、防风、远志、知母、苍术、赤芍、郁李仁、苦参等生长。

（12）黑钙土：是东部半湿润、半干旱草原植被下发育的土壤，主要分布在大兴安岭山地的东西两侧和松嫩平原，向西延伸到阴山山地的垂直带上，在新疆昭苏盆地、天山北坡、阿尔泰山南坡以及甘肃祁连山东部的北坡也有零星分布。黑钙土是一种多宜性的土壤，既宜农、宜林又宜牧，肥力虽不及黑土，但也是一种潜在性肥力较高的土壤。因黑钙土地区土壤水分不足，常发生干旱。黑钙土地区风蚀也较黑土地区严重，开垦后有机质及细土消减较快，因而在利用上注意用养结合，大力营造防护林，积极开发地下水。这类土壤适合防风、黄芪、黄芩、关龙胆、兴安秦艽（小秦艽）、苦杏仁、桔梗、赤芍、柴胡、白鲜皮等生长。

（13）棕钙土：是在荒漠植被下发育的土壤，是温带干草原土壤向荒漠土壤过渡的一种土壤类型，既有草原土壤的碳酸钙积累过程和腐殖质积累过程，又有荒漠土成土过程的某些特征。这种土壤主要分布在内蒙古高原的中部、准噶尔盆地北部。这些地区也是我国的牧区，主要适合放牧小牲畜，由于气候干旱，除局部有灌溉的地方可发展农业外，基本上不能发展旱作农业。棕钙土自然肥力较差，营养物质贫乏、土壤干旱，灌溉之后又易发生盐渍化，因此在发展农业时要采取一系列措施，如施有机肥提高土壤养分，改善土壤物理性质，加速土壤熟化，以及建防护林网以防风沙危害。这种土壤适合甘草、麻黄、银柴胡、苦豆子、黄芩、狼毒、知母、枸杞等生长。

（14）灰棕漠土：是在极端干旱气候条件或戈壁母质下发育的土壤，主要分布在北疆东部、河西走廊以北、贺兰山以西广大戈壁平原地区。由于气候干旱、植被稀疏、牧草量低，这种土壤适宜肉苁蓉、锁阳、甘草、麻黄、罗布麻等生长。

（15）高山寒漠土：是在雪线以下，冷生壳状地衣植被下发育的土壤，是脱离冰川影响最晚、成土年龄最短的一类土壤；土壤发育微弱、原始土层浅薄，土壤剖面风化不明显；主要分布在青藏高原海拔 $5\,200\sim5\,600\,\mathrm{m}$ 处。由于高山寒漠土本身过于贫瘠，加上所处气候严寒，目前尚未被开发利用。

（16）高山草甸土：又名草毡土，多半是半湿润嵩草草甸植被下发育的土壤，主要分布在青藏高原的东部及东南部、新疆阿尔泰山的东南部、准噶尔盆地以西的山地及天山高山带平缓山坡，上接高山寒漠土。这种土壤表层草皮交织紧密、分解微弱，所处地域历来作为纯牧业用地。以天山北坡海拔 $3\,100\sim3\,400\,\mathrm{m}$ 高山寒带草甸土为例，其上生长的主要药用植物有珠芽蓼、高山唐松草、草原糙苏、高山黄芪、高山龙胆、火绒草、高山风毛菊和细叶风毛菊等。

（17）高山草原土：又名莎嘎土，是在半干旱草原植被下发育的土壤，主要分布在喜马拉雅山主脉北侧的山前地带。这种土壤表层草皮不明显，土体含砾石较多，并有碳酸钙聚集，所处地域历来为牧业用地，因干旱少雨，尚有大片草场未被利用。这些地区大部分植被稀少，中药资源有藏党参、枸杞子、各种黄芪、甘西鼠尾、波叶大黄、秦艽、远志、黄精、麻黄、长花滇紫草、甘松、冬虫夏草、多刺绿绒蒿、天冬、瑞香狼毒、独一味、珠芽蓼、窄叶红景天、沙棘等。

（18）紫色土：是在亚热带地区紫色砂页岩母质下发育的一种土壤，我国南方各省均有分布，但尤以四川盆地最集中。紫色土成土时间短暂，成土作用微弱，除耕层外，多半是风化的岩体，但其中的磷、钾等营养元素比较丰富，在南方丘陵地区属于比较肥沃的一类土壤，适合多种农作物的生长。但有些坡度大的地区水土流失比较严重，应把坡地改为梯田，并与豆科作物轮作以提高肥力。该类土壤适合附子、川芎、麦冬、川楝子、丹参、川木通、川黄柏、枳壳、白芍、续断、牡丹皮、栀子、郁金、白芷、厚朴、川明参等生长。

（19）磷质石灰土：是在我国南海珊瑚砂母质与鸟粪共同作用下形成的土壤。这种土壤所在地区气候炎热，树木茂密，地面堆积大量鸟粪，分解产生的磷酸盐与树叶腐烂产生的腐殖酸一起淋溶到下层珊瑚砂中，便与之胶结，逐渐形成土壤。磷质石灰土含磷丰富，是优质的磷肥资源。

我国南海诸岛中，有东、中、南、西四大岛群，大部分地区温差小，终年皆夏，植物种类属盐生、肉质耐旱类型，如麻风树、海岸桐、海岛豆等。该地区属热带、亚热带成分的药用植物有无根藤、蒺藜、土高丽参、土牛膝等。

在热带、亚热带海岸潮间带滩涂上生长的红树林，是特有的常绿灌木或乔木群落，均为盐生植物，可入药的有角果木、木榄、柱果木榄、海莲、红茄苳、银叶树、海榄雌、老鼠簕、小花老鼠簕、海杧果、海漆、黄槿、杨叶肖槿、榄李和海桑等。

第三节　中药资源与社会地理环境

社会地理环境包括人文地理环境与经济地理环境。人文地理环境是人类社会本身所构成的一种地理环境，包括社会、人口、民族、文化、风俗、语言等诸多方面。经济地理环境是在自然环境的基础上，由人类社会形成的一种地理环境，包括工业、农业、交通和城镇居民点等各种生产力的实体的地域布局条件和结构状态。它主要指自然条件和自然资源经人类利用改造后形成的生产力的地域综合体。

中药资源的开发利用直接或间接受到政治和经济体制、政策、法规、经济、科学技术水平以及人口、民族、文化等多方面的影响，因此中药资源的可持续开发利用与社会地理环境有密切的关系。

一 人们需求的变化对中药资源发展的影响

随着我国人口的增长、人民生活水平的提高，人们对中药资源的需求，不仅体现在产量和质量上，还体现在中药品种要求多样化上。现在人们不再将中药资源局限于生产治疗疾病的传统药品，而是已经扩展到了把原料药开发到强身健体、延年益寿的保健品上来。例如：将人参、肉苁蓉、鹿茸、灵芝、枸杞等名贵中药材生产成一系列保健食品和饮料，如人参酒、苁蓉酒、杏仁露、鹿茸酒、酸枣汁和甘草茶等。2020年我国保健品市场销售额已达约2 503亿元人民币，现在逐年都在增长。特别是近些年来，有些地区还将三七、山药、黄芪、党参等药材开发作药食两用的产品。因此，商品药材工艺方面应该适应药食两便的市场趋势，将一些中药材加工成片剂、粉剂，这对带动一些中药资源的开发是极为有利的。

二 科技创新是推动中药资源发展的动力

中药资源从种植到采收，从农业原料到生产成药品，它的整个生产过程都与科学技术的发展有着密切关系。

人们在早期对中药资源的利用方式以采后直接利用为主，经过漫长时间的积累和探索，逐步形成了一整套中药的炮制和加工方法，从而出现了饮片、丸散、膏、丹等多种利用形式，使中药加工与利用逐步得到完善。随着科学技术的不断发展，先进的科学技术和生产工艺不断应用于制药工业，片剂、胶囊、针剂等多种疗效快速、质量稳定、使用便捷的利用形式相继出现，方便了人们的用药生活，刺激了用药需求，增加了中药资源的用量。

　　化学成分提取方法和工艺的发展，不仅扩大了中药资源的应用领域、增加了社会需求量，还为中药以外的其他行业开辟了新的途径。例如：从甜菊中提取甜菊糖苷用作甜味剂，添加于食品中可替代蔗糖，对糖尿病患者起到增加食欲的作用；从甘草中提取的甘草浸膏和甘草酸，除部分用于中成药和西药的生产外，还用于食品添加剂、香烟、防腐剂等多个行业中。2020年，我国植物提取物主要出口地区依然是美国和日本，其次是印度，产品大多用于生产植物药及食品添加剂，这为我国植物提取物的出口提供了广阔的空间。

　　中药研发从未停止过创新的脚步，如破壁技术打破了中国数千年的"药罐子"，给中药利用带来了极大的便利，且绿色环保，能有效解决批内药品品质不够一致的问题，使困扰中药几千年的中药饮片均匀性差、质量不可控制的难题得以解决。

　　所谓中药破壁技术，即对传统中药饮片进行破壁粉碎，通过打破中药饮片的细胞壁，将其粉碎成粒度分布D90小于45微米的微细颗粒（破壁粉），再制成30～100目的颗粒（破壁饮片），形成色泽一致、质量均一、稳定性好的创新中药饮片——中药破壁饮片。

　　由该项技术研制而成的新型饮片——中药破壁饮片，一方面保留了常规饮片较高的安全性，并进一步实现微生物、重金属、农药残留等的限量控制；另一方面大幅提高中药材的利用率和有效成分的生物利用度，使药材使用量降低至普通饮片的1/4～1/3。此外，中药破壁饮片是传统中药饮片经细胞破壁粉碎精制而成的速崩粉粒，既可用温开水反复冲泡代茶饮，也可遵用古法加水煎服，还可根据需要随症加减，应用方式极其便捷和灵活。

三 文化的发展和交流对中药资源发展的影响

　　中药资源是人类用来防病治病的物质，中药资源的开发利用始终随着文化进步和相互交流得到融合和发展。自古以来，社会文化的发展使中医中药防病治病的经验方法得到记载与传播，为中药资源的开发利用积累了历史资料。

　　我国是一个多民族的国家，有56个民族，绝大多数民族有自己的医药知识体系。定居在各地区的各民族利用当地的中药资源防病治病，经过漫长的时期，积累了一套适合本地区防病治病的医药体系，比较突出的有藏医药、蒙医药、维医药、壮医药、傣医药等。有的还利用本民族文字总结出一整套医学专著。随着各民族文化的发展，具有民族特色的动植物药用资源的开发利用不断深入。除了我国各民族之间的交流外，国际的文化交流也促进了中药资源在世界各国的利用和流通。

藏医药学具有悠久的历史，是吸收、融合了中医药学、印度医药学和大食医药学等理论，通过长期实践形成的独特医学体系。早在公元前720年的《月王药诊》中就收载了藏药780种，其中植物类440种、动物类260种、矿物类80种，很多药物为青藏高原特产。被誉为藏药本草的《晶珠本草》，收藏藏药2294种，其中约30%主产或特产于青藏高原，约1/3的药物只限于藏医使用。蒙古族的传统医药学曾吸收了藏、汉等民族及古印度医学理论的精华，形成了独立的医药体系。维医药吸收了阿拉伯、古希腊等民族医药之长，又受到中医药的影响。傣族祖居云南西双版纳，历史悠久，2500多年前的《贝叶经》就有记载傣医药。我国傣族药物有1200种，《西双版纳傣药志》收载了520种。壮医药尚未形成完整的体系，处于民间药与民族药的过渡状态。壮族居住于岭南亚热带地区，该地区植物资源丰富。据广西壮族自治区有关部门调查，壮药有709种。其他民族药，从目前已经整理的各民族医药资料中可了解到许多少数民族均有自己使用的药物，如彝文医药书籍收载彝药324种，《畲族医药学》收载畲药308种，《大理白族药》收载白族药151种，《苗族药物集》收载苗药163种，《朝鲜族民族药材录》收载朝鲜族药103种，等等。四川阿坝地区整理出羌族常用药有100种，云南德宏自治州收录景颇族药123种，广西调查整理出瑶族药555种、侗族药208种。

（四）商贸发展扩大了中药资源的社会需求

中药资源的早期利用范围主要限于其自然分布地区。随着商贸业的发展，中药资源的交流和使用地域迅速扩大，出现了中药材贸易的集散地和贸易市场以及商贸集团，间接地扩大了中药资源的社会需求。安徽亳州是全国最大的中药材交易中心，始于宋代，悠久的历史、灿烂的文化使得亳州在古时就商贾云集，而今药市更为兴旺。2022年亳州中药材日上市量达6000吨，上市品种2600余种，中药材年成交额超300亿元。河北省安国中药材专业市场，迄今已有千年历史，源于北宋，历史悠久，2021年日上市中药材1000多个品种，年成交额超24亿元。销售范围辐射全国20多个省市（包括香港、台湾）及韩国、越南、日本等国。目前，全国经国家有关部门批准建立的中药材交易专业市场有17个，遍布全国各大区域，推进了我国各地区中药资源的交流，不仅满足了国内中药材和制药原料的供

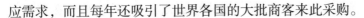

应需求，而且每年还吸引了世界各国的大批商客来此采购。

随着我国对外贸易的发展，我国中药资源不仅要满足国内医药、保健事业的需要，而且还大量出口国外，出口的国家遍布世界各大洲，特别是日本、韩国等中药材资源缺乏的国家或地区。据中国医药保健品进出口商会数据，2022年我国中药商品出口额为56.9亿美元，其中植物提取物出口额为35.3亿美元，占中药商品出口总额的62%，中药材及饮片出口额为14亿美元，占中药类产品出口总额的24.6%，中成药出口额为3.8亿美元，植物提取物出口以甜菊提取物、桉叶油、辣椒提取物等为主。我国植物提取物主要出口市场依然是美国和日本，产品大多用于生产植物药及膳食营养补充剂。"一带一路"沿线国家、欧盟各国等生产保健品、食品、饮料及天然健康产品都需要天然植物的提取物，而且用量很大，这为我国植物提取物的出口提供了广阔空间。

五　政策与法规对中药资源持续发展的影响

政策与法规对抑止中药资源被破坏并保护、促进其持续发展具有决定性的作用。造成中药资源的过度利用，其根本原因是社会需求量的不断增长，相关政策与法规的施行可以限止并引导其合理利用。

自古以来，我国中药资源蕴藏量丰富，供大于求，因而人们没有充分认识到保护中药资源的重要性。

随着近代制药工业兴起，我国从20世纪50—70年代陆续出现几十个中药资源品种的短缺。到20世纪80年代，我国实行对外开放政策，引进外资，对外贸易额大幅度增长，中药资源原料药的需求量猛增。一些地区的人们为增加经济收入，无序地乱采滥伐野生中药资源。据统计，当前，我国被列入国家重点保护名录、红皮书、限制进出口名录等珍稀濒危中药材资源有280多种，不仅包括玳瑁、麝香、虎骨等名贵药材，更包括黄连、贝母、羌活等大宗常用中药材。川贝母作为一种止咳化痰的良药，临床使用十分广泛。1977年，百合科川贝母被《中国药典》首次收录。近年来，由于生态环境和被无节制采挖，野生川贝母数量每况愈下。

我国为遏止野生中药资源遭到严重破坏，在国际公约框架范围内，制定了有关保护政策、法规细则的通知，并制订了贸易政策，使得部分地区野生资源得到有效的保护。如早在1993年国务院提出，禁止犀牛角和虎骨的一切贸易活动，并同时实施取消犀牛角和虎骨药用标准，今后不得再将犀牛角和虎骨作为药用。而

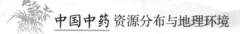

且，在东北黑龙江东部划出一部分地区为东北虎栖息地；在云南将野生象群经常出入地区划为保护区。特别是2000年6月国务院发文《关于禁止采集和销售发菜、制止滥挖甘草和麻黄草有关问题的通知》，对从根本上保护野生甘草、麻黄草和发菜起到了决定性的作用。在2019年10月，中共中央、国务院印发《中共中央　国务院关于促进中医药传承创新发展的意见》中，提出"加强珍稀濒危野生药用动植物的保护，支持珍稀濒危中药材替代品的研究和开发利用"。

第 三 章

我国中药资源概况

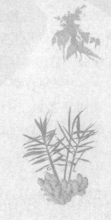

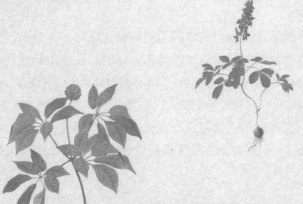

第一节 我国中药资源现状

 丰富的中药资源

我国中药资源极其丰富，共有中药资源1.8万余种，其中中国特有的药用植物3 151种，需要保护的物种464种。第四次全国中药资源普查还发现了196个新物种。

目前市场上销售的中药材品种，约为1 100种，目前80%左右的种类来自野生资源。据2020年统计资料，全国人工栽培中药面积已达4 300多万亩，人工种养的品种达300多种，产量约占中药用量的80%。

在我国药材市场上销售的常用中药材有500多种，主要销往东南亚、日本、俄罗斯、韩国、英国、德国等80多个国家和地区；主要品种有人参、甘草、川贝母、麻黄、冬虫夏草、紫草、桔梗、杜仲、枸杞子、五味子、巴戟天、三七、大黄、黄连、麝香、白术、苍术、草乌、独活、金银花、菊花、茯苓、麦冬、鹿茸、全蝎、猪苓、首乌、蛤蟆油、龟甲、朱砂、龙骨等。

国家有关部门规定下列药材为贵重药材：麝香、牛黄、三七、人参、贝母、黄连、鹿茸、冬虫夏草、天麻、珍珠、熊胆、枸杞子、杜仲、厚朴、全蝎、肉桂、沉香、黄肉、蟾酥、金银花、巴戟、阿胶、犀角、羚羊角、乳香、没药、血竭、砂仁、檀香、公丁香等33种。

 中药资源的危机与生态环境恶化

随着我国国民经济的迅速发展和人口的急剧增长，医疗、保健品、食品、化妆品、兽药等方面对中药资源的需求量迅速增加。同时，国外市场对我国中药资源的原材料和提取物的需要也日益增多。为了满足国内外市场对中药资源的需求，加之长期以来人们对中药资源的合理开发认识不足，有些药用种类被开发过度，使药用资源受到破坏，有些药用生物甚至出现灭绝，生态环境也出现恶化。据统计，近半个世纪以来，药用植物野生资源蕴藏量和产量下降幅度较大的种类有

100余种，如甘草、胀果甘草、羌活、单叶蔓荆、银柴胡、肉苁蓉、半夏、紫草、新疆阿魏、天麻、麻黄、刺五加、黄芩、苍术、防风、知母、七叶一枝花、大黄、关黄柏、手参、山莨菪、龙胆、钩藤、雷公藤、雪莲、八角莲、千斤藤、鸡血藤等。30余种药用植物因资源稀少，以致无法提供商品或只能提供少量商品，如八角莲、峨眉黄连、凹叶厚朴、杜仲、野山参、黑节草等。这类中药资源正以"越贵越挖，越挖越少，越少越贵"的恶性循环而走向衰竭。人参、川芎、三七、当归、天麻等已实现栽培化，但其野生个体却濒临灭绝。由于野生中药资源的不适当开发利用，黑熊、灵猫、蛤蚧、玳瑁等野生药用动物数量也在减少，资源量普遍下降，有些种类的优良种质正面临消失。

我国野生甘草资源蕴藏量大，主要分布于新疆、内蒙古、宁夏、甘肃、陕西、山西、河北、吉林、辽宁、黑龙江等省（区）广大的三北地区。内蒙古过去一直是甘草主产地，其中伊克昭盟（今鄂尔多斯市）在20世纪50年代分布甘草面积为1 800万亩，至1981年已减到500万亩。新疆是我国甘草资源最丰富的地区，其野生甘草资源占全国的60%以上，目前分布面积最大的塔里木河流域，已找不到没有被开采过的甘草原始群落。

在人工栽培药用植物方面，有些地区由于缺乏科学引导或盲目引种，导致药材种源混杂、良莠不齐，质量下降，有的药农追求高产，乱施化肥、农药，致使中药品质下降，残留重金属；引种道地药材时，不因地制宜，移植到客观条件差距很大的地方种植，结果生长不良，质量很差；还有引种天麻的，由野生变家种，因家种天麻长期无性繁殖，品种严重退化，个头越来越小。

20世纪50年代，我国麝香资源量为200～300万头，每年麝香产量为1 400～1 700 kg。进入20世纪70年代，因受高价刺激兴起猎麝浪潮，我国麝资源受到毁灭性打击，数量估计不足60万头，麝香产量不足1 500 kg。到目前麝估计不足5万头，只相当于20世纪50年代资源量的1.7%～2.5%。

药用矿物资源在一些地区也有不同程度的破坏，多种药用矿物出现滥采乱挖的现象，资源在日益减少。这些非再生性资源保护更应引起注意，因为它们是不可能通过人为努力而获得再生的。

中药资源过度开发，还造成生态环境的恶化。如新疆、内蒙古、甘肃、青海及宁夏等地的荒漠地区，一株甘草数年后，可发出新株数十株，根深达8～10 m，可覆盖6平方米土地面积，对防风固沙作用甚为显著。如若对甘草过度开采，会引起干草原迅速沙漠化，沙尘暴频繁发生。据调查，每挖出1千克甘草，将破坏60平方米的植被土地。1980年以来，宁夏因挖甘草而破坏了5 300 km²草原。1990年以来，全国因收麻黄而破坏的草场达2 700 km²。同时，因生态系统中物种间相互联系的依存关系，一个物种的破坏和消失将影响到多个物种的生存。如前面提及的甘草、麻黄的过度开采带来的破坏，会殃及梭梭（肉苁蓉的寄主）、苦头子、沙棘等植物的生长。中药资源物种遭受破坏，带来的生物多样性方面的影响是难以估量的。在不太严重的情况下，多年生草本植物的恢复期为3～5年，而木本植物则为10～20年。

许多中药资源的分布范围由过去的10多个省（区），缩到1个省（区），甚至更小的范围，资源供应矛盾日益尖锐。

三 我国中药资源市场供不应求的品种及其原因

近年我国中药事业发展快速。中药是中医防病治病的物质基础，中药原料药（中草药）除了栽培品种外，主要来自野生的中药品种资源。长期以来，由于人们对野生中药资源在管理上认识不足、管理不严、保护不力、任意乱采乱挖，造成一些地区的野生中药资源大量减少，使一些中药资源的品种供不足销，不能满足国内外市场的需要。

下面将现在市场上供不应求的中药资源品种，按其品种短缺的程度，分为三种类型：

1. 已灭绝品种或现在市场上已无货供应品种：

（1）植物类品种：如野山参、笕麦冬。

（2）动物类品种：如虎骨、犀牛角、野生象牙。

2. 严重短缺品种：市场上供货已多年不足，只能供应60%～70%，有的不足60%，甚至更少。

（1）植物类品种：如甘草、杜仲、川贝母、刺五加、肉苁蓉、绿绒蒿、新疆阿魏、续断、麻黄、七叶一枝花、红景天、款冬花、山莨菪、羌活、手参、桃儿七、菟丝子、关黄柏、苍术、青天葵、八角莲、南沙参、关龙胆、西藏雪莲花、发菜、红豆杉、降香、土沉香（白木香）、地枫皮、肉豆蔻、三叶香、杏仁。

（2）动物类品种：如蕲蛇、麝香、穿山甲、蛤蚧、玳瑁。

3. 稍有短缺品种：市场上有一定供应的货源，但供应量只能满足其年需要量的80%～90%。

（1）植物类品种：如银柴胡、山茱萸、远志、酸枣仁、鸡血藤、钩藤、信前胡、防风、辛夷、雷公藤、雪上一枝蒿、巴戟天、罗汉果、明党参。

（2）动物类品种：如海马、蟾酥、乌梢蛇、灵猫。

目前市场短缺较多的是野生品种资源，其次是人工栽培品种，但造成市场上品种短缺的原因，各个品种不完全相同。

1）较多品种是管理不严，乱采乱挖，只采、不管、不护，造成一些野生资源减少，生长环境恶化。

2）由于某类栽培品种收购价过低，种养户无利可图，只能弃药改种农作物或其他药材品种，导致某类药材种植面积减少，市场供应短缺。

3）有些中药材对生长环境条件要求比较苛刻，生长范围狭窄，生产量小，可供货源有限。

4）一些地区因受水灾、旱灾、霜冻、病虫害、地震等自然灾害，造成一些药材品种减产失收，在数年内不能满足可供市场货源。

5）随着科技发展，有些常年用量很少的药材，因发现其含对某些疾病有特殊疗效后，引起当地群众抢挖，原产地药材往往被采挖一空，以致无货可供。

6）有些药材分布面广，分散又稀疏，采集费工费时，种养户不愿去采集，收购站也不愿收购，市场供货也就很少。

我国中药资源市场各种主要品种供应短缺原因及其供需情况：

品种名称：**杜仲**

类　　别：木本植物，乔木

来　　源：以人工栽培为主，野生采集为辅。

短缺原因：人们长期砍树剥皮，过量采伐导致其自然繁殖力弱，因而野生少见。为防止过度采伐，破坏环境，杜仲被纳入国家计划管理品种，列入《中国珍稀濒危保护植物名录》国家二级保护珍贵树种。

可 供 量：2020年，全国杜仲产量约为27.1万吨。

需 要 量：属长期供不应求的产品，国内药用及出口量大。

品种名称：**甘草**

类　　别：多年生草本植物

来　　源：野生为主，也可人工栽培和围栏护育，以种子繁殖，也可利用斩下的根茎（芦头）繁殖。

短缺原因：根据我国现有野生甘草资源，近期虽不紧缺，但从长远来看，过量采挖会使野生资源减少，如东北地区甘草资源在20世纪50—60年代因过度采挖，至今无大量货源。

供 应 量：我国是世界上甘草主产国之一，生产历史悠久、产量大，除国内自用，每年有大量出口，2022年甘草产量为8.2万吨左右，货源保持稳定，价格小幅上升，没有暴涨暴跌。

需 要 量：1949年后甘草一直属于国家计划管理品种。为保护环境及甘草资源，国家对甘草管理实行采挖、运输、经营、使用许可证制度。

品种名称： 麻黄

类　　别： 多年生草本植物

来　　源： 野生为主

短缺原因： 资源需求量增加，导致采收过度，资源减少甚至枯竭，草场退化。如20世纪90年代，宁夏因采收野生麻黄，破坏了 $2\,700\,km^2$ 草场。

可 供 量： 虽然各地资源还比较丰富，但货源供应还不能满足需要。为了保护资源及环境，2008年6月国务院下发了《关于制止滥挖麻黄草及组织实施专营和许可证管理制度通知》，2021年宁夏回族自治区人民政府第95次常务会议讨论通过了《宁夏回族自治区麻黄草管理办法》。

需 要 量： 麻黄是常用药材，因疗效明显而作用扩大，在国际市场上也极为畅销。

品种名称： 绿绒蒿

类　　别： 草本植物，在藏药中作配方（用其花）。

来　　源： 野生

短缺原因： 1. 生物学原因，如繁殖授粉过程中传粉昆虫丧失。

　　　　　　2. 人类活动导致其生存环境改变与破坏。

　　　　　　3. 资源供不应求，造成采伐过度，资源减少。

可 供 量： 要求供应绿绒蒿的花，但可供量极少。

需 要 量： 1. 拉萨一家藏药厂，2006年欲收购绿绒蒿花5吨，结果只收到500千克。

　　　　　　2. 四川一家公司的传统配方为只用花，因资源供应不足，只收到6吨全株绿绒蒿。

品种名称： 关黄柏

类　　别： 落叶乔木，从实生苗到生长成材需10～15年。

来　　源： 20世纪以野生品种为主。

短缺原因： 因对野生品种大面积采剥，产量每年减少20%。

可 供 量： 2000年野生黄柏产量估计有800万～1 200万千克，2009年减少到200万千克。关黄柏产量不足，严重影响到我国药品生产，2000年从朝鲜进口450万千克，2005年因朝鲜资源减少，进口量减少到200万千克。

需 要 量: 为常用传统中药,每年有一定量出口。20世纪80—90年代,供大于求。进入21世纪,国内外对关黄柏需求量上升,产不足销,2005年前为100万~180万千克,2005年为200万千克,以后每年递增40万千克。

供需短缺: 年短缺量150万~180万千克。

品种名称: 刺五加

类　　别: 落叶灌木

来　　源: 野生为主

短缺原因: 因发现其药理作用和临床疗效与人参相似,东北山区开设许多药厂,大量采收刺五加鲜根,提取刺五加制剂,导致资源大量被破坏,分布面积日益缩小,蕴藏量大幅度下降。

可 供 量: 进入21世纪,因产区药农采取地毯式采挖,现年产量只有100万千克。

需 要 量: 年需500万千克。

供需短缺: 年短缺400万千克。现已列入《中国珍稀濒危保护植物名录》《国家重点保护野生药材物种名录》,属于国家三级保护野生药材物种,属濒危和需要特别关注的野生药用植物。

品种名称: 北苍术

类　　别: 多年生草本植物

来　　源: 野生为主

短缺原因: 多年来,群众不分季节、不管成熟程度,常年采挖,导致其野生资源减少,自然恢复速度跟不上采挖速度。国家近年来加强环境和风沙治理,对内蒙古和东北地区植被保护力度越来越大,野生品种禁采禁运势必对今后北苍术市场的货源造成影响。

可 供 量: 从20世纪90年代开始,野生北苍术在逐年减少,2000—2001年为500万~600万千克,2004—2005年减少到400万~500万千克,2006—2007年的产量为200万~300万千克。

需 要 量: 平均每年增长10%~15%。2000—2001年需求量为100万千克,2005年增长到400万千克。2006—2007年增长到500万千克。

供需短缺: 年短缺量200万~300万千克。

品种名称：川贝母

类　　别：多年生草本植物

来　　源：野生。人工栽培技术难度大，长期未能解决问题。

短缺原因：生长在交通方便、容易采集地方的资源已很少，尚有1 000万千克资源大多生长在高原大山等交通不便、难以采集的地方。

可 供 量：年采收190万千克。

需 要 量：年需300多万千克。

供需短缺：年短缺100多万千克。现列为国家计划管理品种，将野生抚育列入国家重点项目。

品种名称：南沙参

类　　别：多年生草本植物

来　　源：主要来自野生，人工栽培极少。

短缺原因：长期无计划采挖，资源枯竭，产量逐年减少。

可 供 量：20世纪80年代主产区在湖北、贵州省。到2008年主产区转移到甘肃、陕西省，仅能供应全国需要量的一半。

需 要 量：年需100万～150万千克。

品种名称：款冬花

类　　别：多年生草本植物

来　　源：野生、人工栽培

短缺原因：20世纪80年代普查野生款冬花蕴藏量有200万千克。进入21世纪，因大规模修路、开荒、建厂，破坏了款冬花的生存环境，而且种植面积因自然灾害减少50%～60%，再加上种植款冬花收入低，影响群众种植积极性。

可 供 量：2005年产量有40万～50万千克，到2009年野生款冬花产量仅有15万千克，家种产量40万～50万千克。

需 要 量：款冬花是国内市场重要销售药材，也是我国出口创汇重要商品。全国有2 000多家药厂以款冬花为原料，生产1 000多种中成药。2009年全国需求量为120万千克。

供需短缺：年短缺70万～80万千克。

品种名称： 续断

类 别： 多年生草本植物，有接骨之功效。

来 源： 以野生为主

短缺原因： 20世纪野生资源还比较丰富，近年因过度开采，逐年减少。人工栽培因生长环境要求高、生长期长、产量低、收购价不高，群众不愿种植。

可 供 量： 在贵州遵义一带，上山采挖续断是当地群众谋生方式之一。因过度采挖，现2 000 m海拔以下已很难见到野生续断。现采挖难度增加，加上劳动工资提高，往年能收购10万千克续断，如今收购3万千克也相当困难，而且收购到的续断根条细小、芦头杂物多。

需 要 量： 20世纪90年代后，全国年销量80万～100万千克，每年出口30万千克。

品种名称： 羌活

类 别： 多年生草本植物

来 源： 野生

短缺原因： 生长在高原、高海拔地区，生态条件差，资源蕴藏量小。

可 供 量： 进入21世纪，可供量100万千克。

需 要 量： 年需200万千克。

供需短缺： 年短缺100万千克。

品种名称： 杏仁

类 别： 多年生灌木

来 源： 野生

可 供 量： 年产2万千克。

需 要 量： 年需5万千克。

供需短缺： 年短缺3万千克。

品种名称： 手参

类 别： 多年生草本植物

来 源： 野生

短缺原因： 生长在高海拔、寒冷干燥地区，资源量少，需求量大，供需矛盾突出。人工种植未成功，现被列入《濒危野生动植物种国际贸易公约》附录II中。

品种名称： 重楼（七叶一枝花）

类　　别： 多年生草本植物

来　　源： 野生

短缺原因： 由于价格上涨，产区群众地毯式采挖，造成资源减少。

可 供 量： 年采收量170万千克。

需 要 量： 以四川光大制药厂、江苏南通制药厂为代表的多家药厂需要量为160万千克，加上医院和药店配方需要100万千克，总共需要260万千克。

品种名称： 桃儿七

类　　别： 多年生直立草本植物

来　　源： 野生

短缺原因： 被大量采挖，仅树根、石隙间有少量保留下来；因自然繁殖力弱，濒临灭绝。在我国西南、西北地区呈零星分布。

可 供 量： 为保护野生资源，已采取控制采挖、建立自然保护区等措施，可供量极少。

需 要 量： 供不应求。

品种名称： 菟丝子

类　　别： 一年生寄生草本植物

来　　源： 野生

短缺原因： 生长于风沙土、黄土地区，分布地区不广、资源蕴藏量不大，但需要量大。

需 要 量： 是3 000多种药品、保健品的主要原料。需要量逐年上升。

品种名称： 山莨菪

类　　别： 多年生草本植物

来　　源： 野生

短缺原因： 有镇痛解痉和麻醉功能，是一种重要藏药。仅在西北、西南地区生长，分布范围窄，生长环境特殊，也生长在高寒、高旱的青藏高原。

可 供 量： 野生资源不断减少。

需 要 量： 主要供药厂做制药原料或民间自采自用。

供需短缺： 1999年被列入《国家重点保护野生植物名录》第一批二级保护植物名单中。但在2021年批准的《国家重点保护野生植物名录》中，山莨菪已被移出。山莨菪还被列入保健食品禁用物名单。

品种名称： 青天葵

类　　别： 多年生宿根小草本植物

来　　源： 野生

短缺原因： 生于广东、广西、云南阴湿石灰岩地区疏林下或田边，野生品种
日益短缺，栽培品种不多。

可 供 量： 不稳定。

需 要 量： 年需5万～8万千克。

品种名称： 降香

类　　别： 落叶乔木

来　　源： 野生、家种

短缺原因： 生长期长，约20年成材。因木材坚硬，不易开裂，是制作家具、
乐器的高级木材，与药材需要有极大矛盾。现种少伐多，乱采乱
伐，自然更新速度跟不上，导致木材、药材供应量逐年下降。

可 供 量： 海南省有野生降香资源蕴藏量300万千克，年采量仅20万～40万
千克，若年产量不到50万千克，货源就紧缺。

需 要 量： 现在仅一个复方丹参注射液的原料就年需20万～30万千克。

品种名称： 蕲蛇（白花蛇）

类　　别： 蝰科蝮蛇属

来　　源： 野生，人工饲养难度大，无大量可供应商品。

短缺原因： 经多年捕捉，其栖息环境被破坏，资源极少。

可 供 量： 属于长期供应不足的品种。

需 要 量： 正常年份需4万～5万千克。

品种名称： 麝香

类　　别： 麝科麝属动物林麝、马麝或原麝

来　　源： 野生雄麝香腺囊中干燥分泌物

短缺原因： 每年过度捕杀，麝资源已出现危机。

需 要 量： 根据历年市场流通，全国麝香销量在1 500～2 000千克，但含伪量
相当严重。2003年国家将麝类保护级别由二级升为一级，不可非
法捕猎，不可随意购销。

品种名称：穿山甲

类　　别：穿山甲科穿山甲属

来　　源：野生（用其鳞甲）

短缺原因：乱捕滥杀导致资源枯竭。

可 供 量：年可供10万千克。

需 要 量：正常年需10万～15万千克，不足部分广西、云南等省通过边贸进口补足。

供需短缺：年短缺5万千克。

品种名称：大壁虎（蛤蚧）

类　　别：壁虎科壁虎属

来　　源：野生为主，少量人工养殖。

短缺原因：乱捕滥杀，资源逐年减少。

可 供 量：现野生及人工养殖年仅5万对；每年从越南、印尼、泰国、柬埔寨进口。

需 要 量：年需40万～50万对。

供需短缺：年短缺35万～45万对。

第二节　中药资源管理法规和保护措施

　　为了保护中药资源和生态环境，我国制定了一系列相关的法规，并付诸实施。同时，我国在中药材市场和资源管理、药用生物野生转家种与家养、建立药用生物自然保护区等方面也做了大量工作，在保护和管理中药资源的工作中取得了一定的成效。

 ## 颁布中药资源管理和保护的相关法规

　　1.《野生药材资源保护管理条例》

　　国务院于1987年10月30日公布此条例，并于1987年12月1日起实施。该条例将国家重点保护的野生药材物种分为三级：一级为濒临灭绝状态的稀有珍贵野生药材物种；二级为分布区缩小、资源处于衰竭状态的重要野生药材物种；三级为资源严重减少的主要常用野生药材物种。并规定一级保护的物种严禁采猎，二、三级保护的物种必须经县以上医药管理部门会同同级野生动植物主管部门提出计划，报上一级医药管理部门批准，并取得采药证和采伐证后才能进行采猎。

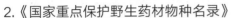

2.《国家重点保护野生药材物种名录》

该名录共收载了野生药材物种76种，其中药用动物18种、药用植物58种。在动物物种中，属于一级保护的有虎、豹、赛加羚羊、梅花鹿等4种，属于二级保护的有马鹿、林麝、原麝、黑熊、乌梢蛇等14种；在植物物种中，属于二级保护的有甘草、胀果甘草、杜仲、黄皮树、厚朴、人参等13种，属三级保护的有北细辛、猪苓、连翘、胡黄连、紫草等45种。

3.《关于禁止犀牛角和虎骨贸易的通知》《关于严格管制犀牛和虎及其制品经营利用活动的通知》

1993年5月29日国务院发布《关于禁止犀牛角和虎骨贸易的通知》并同时实施，严禁虎骨和犀牛角贸易，取消犀牛角和虎骨药用标准，今后不得再将犀牛角和虎骨作为药用。但该通知于2018年随着国务院发布《关于严格管制犀牛和虎及其制品经营利用活动的通知》而废止。2018年发布的通知加强了对犀牛和虎的保护，有力打击了犀牛和虎及其制品的非法贸易，严格管制其经营和利用等活动。

4.《关于禁止采集和销售发菜、制止滥挖甘草和麻黄草有关问题的通知》《关于保护甘草和麻黄草药用资源、组织实施专营和许可证管理制度的通知》

20世纪后半叶，一些地区无限制地采发菜、滥挖甘草和麻黄现象十分严重，导致草场退化和沙化严重，破坏了生态环境。为阻止这种情况继续发生，国务院于2000年6月下发了上述两个通知，通过贯彻落实，使发菜、甘草、麻黄等资源得到保护，也有效遏止了对生态环境的破坏。

5. 其他条例

在1982—1994年召开的全国人民代表大会常务委员会历次会议上，我国又通过并陆续实施《中华人民共和国野生动物保护法》《中华人民共和国森林法》《中华人民共和国海洋环境保护法》《中华人民共和国自然保护区条例》等，对药用生物资源和环境保护起到重大作用。

二　加强中药市场管理和资源管理工作

国务院中医药管理部门针对部分野生药材资源紧张的状况，采取了一系列措施，加强对中药材市场和资源的管理。主要措施有：针对国家管理的中药材种类，如甘草、麝香、杜仲、厚朴等，实行以产定销限量收购；建立药材资源监测情况的上报制度，及时调整和解决有关问题；对资源较为紧张的多用途品种，在同有关部门协商后，限制非药用的使用量，保证药用供应，减轻资源负荷，实行"先国内、后国外"的出口政策，对资源紧张的药材，限量或禁止出口；打击投机倒把、走私贩私的犯罪活动，制止哄抬物价，到产地套购、抢购和盗采的不正之风，采取轮采轮育、边采边育、封山育林、封山育药等措施，加强资源管理，恢复和提高资源的再生能力。

三 鼓励中药资源人工培育

　　在加强野生资源管理的同时，国家鼓励对资源紧缺的大宗药用动物引种驯养和植物药野生变家种的研究和技术推广工作。目前，全国已经进行人工种养的药材约300多种，其中大部分为野生资源匮乏的品种。如杜仲、黄柏、厚朴、栀子、桔梗、川贝母、山茱萸、金银花等种类都是在20世纪50—60年代或70年代野生资源严重减少的情况下，开始进行人工栽培的，现在已经成为市场供应的主要货源。云南省自20世纪50年代开始，先后对37种药材进行人工栽培，大部分取得成功。近年来，黄连、贝母、天麻、半夏、秦艽、一枝蒿、蔓荆子、槟榔、儿茶、苏木、千年健、胡黄连、山茱萸等都有了一定的种植面积，尤其是儿茶的栽培成功，扭转了原来依赖进口的局面。在药用动物野生转家养工作中，一些珍贵药用动物饲养技术取得成功并推广，如四川马尔康成功进行了活麝取香，并在野麝活捕、饲养繁殖、疾病防治等方面取得成功。此外，人工养殖龟、鳖、梅花鹿和白花蛇以及活熊取胆汁等技术研究成功，使当地群众对野生动物资源由猎杀转为活捕，并进行饲养繁殖，不仅保护和发展了野生资源，还提高了资源利用率。

　　药用生物的野生转家种和家养，一方面保护了野生资源和生态环境，另一方面保障了药材市场的需求。

四 建立中药资源自然保护区

　　自然保护区是指一定空间范围内，包括陆地和水域，采取有效措施就地保持现有状态，使该地区自然资源得以永久或较长时期的保护，免受破坏而划定的特殊区域。自然保护区对保护中药资源，防止药用物种灭绝起到了重大作用。就全国建立的2 000多个不同类型、不同级别的自然保护区来说，大部分都有中药资源的分布，许多珍贵的药用动植物得到了很好的保护。如吉林长白山自然保护区的植物种类达2 000多种，其中包括许多名贵植物，如人参、党参、黄芪、贝母、天麻、木通、细辛、刺五加等。湖南壶瓶山自然保护区药用植物分布种类达1 019种，珍稀动物华南虎、金钱豹、中华穿山甲、毛冠鹿、林麝、棕熊、黑熊、水獭、大鲵等也有一定分布。除综合保护区外，我国还有以单一或数种动植物为主要保护对象的保护区，如辽宁蛇岛自然保护区、贵州赤水桫椤自然保护区等。由于我国对生物资源采取的一系列积极保护措施，保护区内的一些动植物资源濒危状况已有所缓解。

第四章

中药资源组成

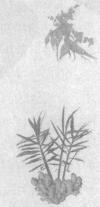

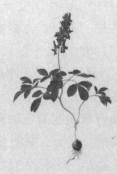

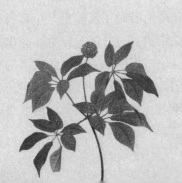

第一节　植物药用资源

中药资源是指中医用来防病治病的中药材资源，包括植物药用资源、动物药用资源和矿物药用资源。植物药用资源和动物药用资源属于生物资源，是可再生的资源；矿物药用资源为非生物类药用资源，属于不可再生的资源。

在组成中药资源的三大部分中，植物药用资源占中药资源品种的87%。因而称中药的来源以草为本，历代的中药著作也被称为"本草"。如《神农本草》《本草纲目》《中药大辞典》中收载的植物药材，均占收载总数的大多数。

我国国土辽阔，从南到北，跨越热带、亚热带及温带三大气候带，由东南往西北从湿润、半湿润到干旱地带。在地形类型上有高山、高原、丘陵、台地、盆地、平原、河谷，又有沙漠、沙地、喀斯特等，还有江河、湖泊、沼泽、滩涂交错或镶嵌分布在我国各个地区。这种复杂多样的自然地理环境，经过漫长的历史时期，孕育出具有地区特色的各种药用植物。如在西南地区的云南、四川、贵州三省及华南地区的广西都有4 000～6 000个品种药用植物，广东及福建也有2 500个品种以上。华中及华东地区，除江苏因是平原水乡仅有1 600个品种之外，其他各省均在2 000个品种左右，其中湖北、安徽省各有3 000个品种以上。华北、西北、东北、青藏地区，因气候寒冷、干旱，只有陕西因南部地处北亚热带有2 000多个品种，新疆有1 700个品种，其他各省区均不足1 500个品种。

在市场中的药材商品，植物药以药用部位来分类，如根及根茎类、种子、果实、全草、花、叶、皮、茎木、藤本、树脂、藻菌类和其他十几类，其中以根及根茎、种子、果实类品种较多，各占20%。

320种常用植物药材中按药用部位统计蕴藏量，根及根茎类药材，以西北及东北地区的新疆、内蒙古、黑龙江、吉林等省（区）各占全国总储藏量的10%以上，沿海各省（区）相对少于内陆各省（区）。种子、果实类药材蕴藏量的分布由东北向西南一线转多，青藏高原、天山南北和东南沿海相对较少。全草类药材蕴藏量以北方最多，中部地区次之，西藏及东南沿海各省（区）较少；藤本类药材蕴藏量除吉林外，主要分布在西南及华南地区；花类药材蕴藏量较多的有内蒙古、黑龙江、吉林、河南、湖北、湖南、云南、甘肃等省（区）；皮类药材蕴藏量较多的有内蒙古、黑龙江、吉林、安徽、河南、湖北、湖南、云南、甘肃等省

（区）；叶类药材蕴藏量较多的有黑龙江、湖北、湖南、贵州、云南、青海、新疆等省（区）；树脂类药材蕴藏量较多的有广西、云南、广东、福建、浙江、湖南、新疆等省（区）；藻菌类药材蕴藏量较多的有辽宁、黑龙江、山东、广东、云南等省（区）。

 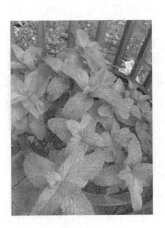

一 野生药用植物资源概况

分布在我国各地的野生药用植物，都具有地区性的特点。海南省及云南西双版纳地区属于热带地区，全年气候炎热、温暖，长夏无冬，生长的野生药用植物是喜热性品种，有诃子、马钱子、安息香、龙血树、荜拔、白豆蔻等。华南及云南南部为南亚热带地区，主要野生药用植物有广东金钱草、防己、草果、石斛、广豆根、鸡骨草、青天葵等。华中及华东地区为中亚热带及北亚热带地区，气候温暖、湿润，四季分明，江河、平原面积大，华东地区的主要野生药用植物有夏枯草、野马追、野生白术等，华中地区的主要野生药用植物有续断、独活、钩藤、半夏、夏天无等。西南地区四川盆地、贵州省及云南中北部为中亚热带地区，受复杂的地形影响，小气候地区较多，有些药用植物生长在高原、山地，主要野生药用植物有天麻、天冬、七叶一枝花、雪上一枝蒿、通草、五倍子、山慈姑等。华北地区气候比较寒冷、干燥，主要野生药用植物有黄芩、柴胡、远志、知母、酸枣仁、连翘等。东北地区属于温带地区，北部还有一小部分属于寒温带，气候严寒、森林茂密、土壤肥沃，野生药用植物喜阴凉、忌烈日，主要有人参、北五味子、刺五加、关黄柏等。西北地区及内蒙古，气候寒冷、干旱，主要为耐寒抗旱的药用植物，有甘草、罗布麻、麻黄、锁阳、银柴胡、雪莲花等。青藏高原地区海拔高、气候严寒、光照强烈、空气稀薄，主要药用植物有冬虫夏草、红景天、绿绒蒿、山莨菪、手参、胡黄连等。长江、黄河等河流、湖泊、沼泽地众多，生长有很多水生药用植物，如芡实、水菖蒲、芦根、蒲黄等。沿海海域的主要水生药用植物有昆布、海藻、紫菜等。

我国野生药用植物资源在南方地区的华南、西南、华中、华东各省（区），由于地处热带、亚热带，气候温暖，雨量丰沛，野生药用植物资源种类比较多。而在北方地区的华北、东北、西北以及青藏地区，由于地处温带、寒温带，气候严寒，雨量稀少，野生药用植物资源种类较少。但我国北方地区的野生药用植物资源蕴藏量大、分布面广，如在内蒙古、新疆、甘肃、宁夏等省（区）的甘草、罗布麻、麻黄等品种蕴藏量都在10万吨以上。又如黑龙江大兴安岭有成片细叶杜香、越橘、兴安百里香、黄芩、山杏、金莲花、紫菀、山丹百合、一轮贝母群落分布。内蒙古近年发现有成片的银柴胡，资源丰富，有待今后有计划地开发。在西北、东北青藏高原还有许多稀有名贵药材品种，如冬虫夏草、肉苁蓉、红景天、山莨菪、阿魏、大黄、黑枸杞等，这些药用植物疗效好、经济价值高。

我国野生药用植物资源品种多、分布地区广，但历年来没有一套完备的管理规章制度。在20世纪70～90年代，由于农村经济收入低，农民为增加收入，对其周围地区的野生药用植物资源乱采滥挖，使一些地区的野生药用植物资源遭受严重的破坏。同时，我国从20世纪80年代开始，进行大规模城乡、工业、交通、旅游业的建设，占用了一部分丘陵、农田、山坡地、林地，破坏了许多野生植物的生存地，影响中药材的产量。现在我国城乡居住地附近及交通方便的地方，野生药用植物资源已经很少，仅在交通不便、远离城乡地区的高山地区，干旱、荒无人烟的地方还有部分野生药用资源分布。

野生药用植物在药用植物中居于重要地位，它占药用植物品种的70%～80%，其中有不少名贵稀有品种。但从20世纪80年代到90年代，野生药用植物由于被过度开采，资源蕴藏量逐渐减少，到2020年，野生药材收购量从60%下降到30%。因而加强保护野生植物资源，合理开发野生药用植物资源已成为振兴和发展中医药事业中的一项重要的任务。目前，主要措施是加强宣传教育，提高农村干部和群众对保护野生药用植物的认识；同时要贯彻执行野生药材的相关管理条例，结合森林、牧草地保护管理，建立野生药材保护区和禁采区，实行封山育林、轮采轮休、围栏护育，促进资源的恢复和更新。除此之外，还要加强采集与收购工作，做到合理开发利用，适时适度采收，防止乱采滥挖，保证资源不被破坏。

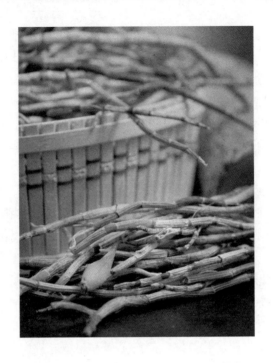

二 药用植物的栽培

1. 药用植物的栽培历史

我国栽培植物药材始于2 000多年前，汉武帝在长安建药材种植园，到隋唐时期设药园主管种植师。在以后的千百年间，人们在药材栽培中陆续选育出一批优良品种，如黄连、当归、人参、川芎、三七、党参、茯苓以及"四大怀药""浙八味"等。这些道地药材品质优良、药效显著，深受国内外人民的欢迎。我国常用中药材600多种，其中300多种已实现人工栽培，栽培面积达到22 000 km^2。

2. 药用植物的栽培生产布局

按以下四个程序进行：

（1）按市场需要安排生产

药用植物是用来防病治病的产品，生产不足，会影响医疗保健事业用药的需要，还会因一些品种供不足销，造成药品市场价格上涨，增加病人的负担；如若生产过多，会造成产品的积压，货多价贱，影响药农的经济收益，药农到来年会弃种药材改种其他农作物。因此，药用植物的生产必须按市场需要作出安排。

（2）选择自然条件适宜的地区种植

我国各地气候、地貌、土壤等自然条件都不相同，各地适宜的栽培药用植物也不一样，因而必须根据各种品种药用植物的生长要求来安排。例如，我国华南、西南地区的南部，地处热带、南亚热带，气候温暖，雨量丰沛，适宜栽培喜温暖、湿润的药用植物；我国西北及华北北部地区气候寒冷、干燥，光照充足，适宜栽培耐寒、耐旱、喜光的品种。

（3）需要有高产栽培的技术

我国药用植物的种类丰富、品种多样，有木本、藤本、草本植物，有生长期一年、二年、十年、百年的作物，有用其不同部位如根、茎、枝、叶、花、果、种子、皮、树脂、全草的药用植物。栽培每一种药材品种时，都要选择适宜的气候条件、高产的土壤，还要对各种品种需要使用的部位上加强管理，不断总结、提高、改进方法。因此，药用植物的栽培要有先进的栽培技术经验，才能取得优质、高产的产品。

（4）药用植物栽培要纳入当地政府的总体经济发展规划

在农业区，植物药要与粮、油、菜、果一起规划，落实植物药种植的地区与田块；在林业区，植物药要纳入林业规划，落实植物药种植的地区及土地；在牧业区，植物药要与放牧地、轮牧地与围栏工程一起做好规划，落实植物药种植的地区与土地，可以保障药用植物种植区不受牛、羊的损害。

药用植物栽培纳入当地政府总体经济发展规划，不仅可以得到用地的安排，还可以将生长期长的药用植物向当地政府部门申请经济扶助，这样能保障生长期长的药用植物顺利地完成生产任务。

中药资源栽培生产布局，就是把上述四个生产布局的程序联系起来，以市场需要为导向，将需要种植品种的作物的面积及其生长习性与地区的自然环境、种植技术水平结合，因地制宜地作出各种中药材生产品种、面积的地区布局生产规划，并编写出年度中药材生产布局的计划任务书交给地方政府，从而纳入上级政府经济发展总体规划，经审核、综合平衡、统筹安排，落实中药材计划发展任务和生产布局，再返回中药材生产部门去落实任务、贯彻执行。

3. 药用植物栽培状况

我国药用植物栽培主要集中分布在东部地区，也就是本书第六章叙述的东部季风区（依据我国气候和地貌的地域差异，我国可划分为东部季风区、西北干旱半干旱区、青藏高寒区三大自然区域）。

在东部这个区域，它的南部是我国热带、亚热带地区，北部为暖温带、温带地区，最北有一小部分属于寒温带。由于该区域地势较平坦，热量与水分自南往北按纬度有规律地分布，如海南省年平均气温22～26℃，到黑龙江省北部年平均气温在0℃左右；年降水量海南省有2 600 mm，到黑龙江省只有400 mm。因而在我国南方栽培（华南、西南、华中、华东）的药用植物品种有70～120种，在北方地区栽培（包括华北及东北）的药用植物品种只有20～70种。

从社会经济和文化历史来说，黄河、长江、珠江流域开发时间早，文化历史悠久，农业生产比较发达，农作物栽培与农产品加工生产技术水平高，因而栽培的中药材品种多、种植面积大、产量高，形成了许多传统中药材品种和道地药材产区。其中，黄河中游种植的品种有地黄、牛膝、金银花、白芷、北沙参、瓜蒌、山药、怀菊等，怀地黄、怀山药、怀牛膝、怀菊四大怀药是道地药材。黄河上中游的当归、大黄、黄芪、党参、款冬花已成为当地传统的中药材品种。长江下游、杭嘉湖平原地区，种植品种多，有浙贝母、延胡索（元胡）、麦冬、杭白菊、白芍、白术、白芷、玄参、温郁金、木瓜、牡丹皮、台乌药等，其中浙贝母、延胡索、杭白菊、白芍、玄参、温郁金、白术、麦冬是"浙八味"，为著名的道地药材。长江中游丘陵山区产有茯苓、辛夷、银耳、枳壳等药材。在珠江流域，珠江三角洲平原有广藿香、巴戟天、广佛手、新会陈皮、德庆何首乌；在珠江三角洲建有土沉香、檀香等基地，这两种是著名的南药。粤西有产胡椒、化州橘红、阳春砂仁，这些也都是南药。桂东南产有肉桂、八角茴香、天花粉及葛根等。滇东南文山自治州、桂西南靖西是我国主要的三七药材产区，产品运销国内外。海南岛、云南西双版纳为我国肉豆蔻、益智仁、砂仁、槟榔、胖大海、儿茶、檀香等南药产区，也是我国对东南亚、非洲等地引进、药材进行试种、推广的基地。东北吉林长白山是人参、平贝母、细辛等著名药材的产区。

4. 药用植物栽培移地引种

一些药用植物在老产区由于种种原因生产受到限制，不能满足市场供应的需要，而在另一个地区试种，经检验其质量与老产区的一样，且生产规模扩大后，可以满足市场产品的需要。这些药用植物主要有浙贝母、延胡索、当归、茯苓、明党参等。现已新建的药用植物栽培基地有江苏南通市海门区的浙贝母、延胡索基地；甘肃定西地区的当归基地；广西岑溪、容县，广东信宜的茯苓基地；安徽芜湖、滁州地区的明党参基地。

三 野生药用植物资源的保护与管理

随着我国人口的增长、人民生活水平的提高和医疗卫生事业的发展，人们对中药资源产品的需求大幅度增加，其中有许多野生中药品种资源短缺较多。为了缓解中药资源的供需矛盾，国家采取了一系列措施，使中药材生产得到较快的发展。

1. 管好现有野生药用植物资源

这是促进野生药用植物资源繁育更新、持续长久之计。如内蒙古鄂尔多斯的甘草围栏护育，黑龙江大兴安岭西部的防风保护管理，河南西峡、内乡的山茱萸和卢氏县的连翘以及河北邢台的酸枣仁复垦，都是结合草场、森林的护理、管理，进行人工除草，并对野生药材进行修枝、除虫、施肥、灌溉的，这些做法改善了生态环境，提高了野生药用植物单位面积的产量。

2. 在野生植物药大面积分布区要创造条件，建立现代化中药材生产基地

我国西北地区分布着大面积的荒漠沙地，西起新疆额尔齐斯河，东至东北三省平原的西部，呈东西长、南北窄的带状分布，横跨经度50°之多。这片荒漠沙地上有多种药用植物资源，主要是甘草、麻黄草、肉苁蓉等。仅在内蒙古自治区阿鲁科尔沁旗自然生长的麻黄草就有500多万亩，其中分布集中面积最大的一块有160万亩。在内蒙古黄河以南的鄂尔多斯杭锦旗、鄂托克旗，历来是野生甘草的主产区，这里所产的甘草称为西草，品质优良。近年新疆、甘肃、宁夏人工种植甘草产业发展很快，那里的甘草生长快、产量也高，但甘草酸含量平均在2%，比野生甘草低许多（3.5%～4.0%），其原因有待研究。内蒙古西部、新疆北部飞播梭梭种子已多年，有的已生长成林，将肉苁蓉种子接种在梭梭根上，可生长肉苁蓉，这是正宗的肉苁蓉，可大力发展。

要保护我国西部地区的药材资源及自然环境不被破坏，必须把荒漠地区的药材资源管理起来，做好药用植物布局规划，有计划、有步骤地逐步创造条件，建立现代化的中药材生产基地。

（1）荒漠地区气候干燥，降水量小、蒸发量大，在计划建立中药材生产基地的地方，要寻找好水源，包括地面和地下水。只有找到一定的水源，才能确定建立中药材的生产基地。

（2）在荒漠地区建中药材基地，必须把防沙治沙的工作、退耕还草和种苗基地的规划纳入其中。如种植甘草、麻黄草、肉苁蓉采用完全自然的方式，利用沙漠的自然形态，不进行过多的土地平整，并在地下埋设管网、灌溉设施，采用喷灌，不破坏自然地貌环境。

（3）荒漠地区地域宽广，中药材分布面积大，仅靠人工耕作、管理有困难，要配备机械化、自动化、科学化的生产与管理。如配备耕种机械化，无人机洒水、施肥、杀虫和摄像管理。

（4）要药牧结合。在药区划分出一定的土地建牧区，种牧草、养牛羊，以取得较多有机肥料，提高土壤肥力。

（5）要提高药材种植技术的管理水平。以甘草来说，目前人工种植甘草虽成功，产量也高，但其质量差，甘草酸含量低，必须找到原因，提高甘草质量。

3. 要做好尚不能人工栽培的野生药用植物品种的保护工作

现在我国还有70%～80%野生药用植物品种资源不能进行人工栽培，必须做好其保护工作，防止乱采滥挖，而且还要加强管理，改善生态环境，促进其恢复生长。对目前市场短缺的野生药用植物品种要做好试种前的准备工作，除此之外，还要继续从国外引进一些国内需要的品种。

四 应用现代生物科技发展药用植物资源

1. 将野生植物药品种变为栽培植物药品种，将国外引进的植物药品种变为国产植物药品种

这是一项加快常用药材品种短缺的重要措施。我国在20世纪50年代已经开始从野生中药材品种中挑选出50多个品种，安排到我国各个最适宜其生长的地区试种并推广。如海南的益智、广东的巴戟天、福建的太子参、河北的知母、河南的柴胡等，经试种成功后发展生产，现已有40多个品种发展成为商品，这增加了我国栽培品种，提高了产量，满足了市场对这些产品的需要。

我国从20世纪50年代开始从国外引进种子、种菌，在广东、云南、广西、福建、北京、上海等地试种药材，现有20多个品种已试种成功，如白豆蔻、南肉桂、肉豆蔻、胖大海、西红花、西洋参等。其中西红花、西洋参在国内已有较高生产能力，建有生产基地，并有部分出口。在此期间，还在国内找到儿茶、砂仁、诃子、安息香、血竭、胡黄连、荜茇、芦荟、番木鳖等野生资源，经过发展生产和资源利用，到20世纪80年代，进口药材已减少到30多个品种。

2. 用组织培养育出大苞雪莲花、红豆杉、金线莲植物药材

（1）大苞雪莲花为菊科植物风毛菊属雪莲花中的一个种，是青藏高原著名特产，在医药上有数百年的应用历史。其味微苦、性温、有毒，有活血通经、散寒祛湿、强筋助阳功效，被汉族人视为治疗风湿关节炎之珍品，维吾尔族、哈萨克族群众则将其当作妇科良药。大苞雪莲花分布在我国西北高寒山地，尤以新疆天池一带的博格达高峰所产雪莲花质量最佳。近年来由于对雪莲花的需求量增加，导致雪莲花被乱采乱伐，分布于3 500 m以下山地的雪莲花已被采完，现在雪莲花年产量仅5吨，而新疆制药厂年需100吨，供需缺口大。国家已把雪莲花列为二级保护野生植物。伊犁林场为解决雪莲花短缺问题，在温室中培育出50万株雪莲苗，

移栽到海拔1 500 m的天山山腰，成活率达90%。

（2）红豆杉为常绿乔木或灌木，它的生命可达千年，生长缓慢。因它的树皮、根、茎、叶、种子都含有紫杉醇，人们用它来制作抗癌药物。红豆杉一般分布于亚热带至暖温带山脚腹地较阴湿处，喜生长于肥力高的黄壤、黄棕壤。红豆杉由种子自然繁殖，但红豆杉种子（果实）外层为浆果，内层为坚核，无法直接繁殖，必须通过鸟食红豆杉种子，在鸟胃中经胃液化核，再由鸟排出自然播种，这种繁殖力是很低的，所以红豆杉自然生长数量很少，分布也分散。加上20世纪末、21世纪初遭到严重采伐与破坏，红豆杉的蕴藏量大幅下降，远远不能满足医疗上的需要。江苏无锡市用红豆杉进行组织培养获得成功，已培育出大量种苗。在当地农田移栽试种，红豆杉种苗大多死亡，而盆栽成活率高、生长良好，其原因不明，有待进一步研究。

（3）金线莲是珍贵的传统植物药材，性味甘、平，无毒，无副作用，具有清热解毒、滋阴降火、降血压、消炎止痛的功效，对肝脾病、肺痨、遗精、无名肿毒、发烧、腹泻、蛇伤均有显著疗效，因而具有广阔开发利用价值。金线莲的生长环境特殊，生长范围较窄，喜生长在海拔800～1 500 m深山密林或溪涧的草丛或竹林下，特别是阔叶林的阴湿地带，一般呈稀疏、零星分布，很少见密生。由于金线莲的蕴藏量少、需求量大，在我国台湾市场上价格昂贵，鲜产品每千克需3 000～5 000元新台币，干货每千克需2万新台币。因金线莲野生资源遭到乱采滥挖，加上其生长缓慢，山间蛇、鼠、鸟喜食之，资源量小，所以金线莲变得非常珍贵。为此，我国台湾将金线莲列入组培研究，取得成功。

福建省大力倡导农业提升工程，平和县绿林组培苗圃基地在相关农业专家扶持下投资人民币200多万元，建造了面积为600万平方米的温室，已培育出10万多株金线莲苗，目前当地每千克鲜草均价500～700元人民币。现在投入市场的金线莲为集观赏性和药用性一体的盆栽产品，产品除销往福州、厦门、泉州地区外，还以互联网为平台进行销售。

3. 进一步研究有价值的植物药

（1）桃儿七：多年生草本，小檗科桃儿七属植物，药用部位多为其根和根茎。性味甘、温，有小毒，具有祛风、活血、止痛、祛痰、止咳功效。20世纪80年代前，桃儿七只是一种民间小草。20世纪90年代科研人员从桃儿七的根中分离出鬼臼毒素、槲皮素、飞燕草素等成分，经临床动物试验，鬼臼毒素对恶性肿瘤有一定抑制作用，对慢性支气管炎也有疗效。此后，野生桃儿七被大量采挖，分布在陕西太白山地区的已濒临灭绝。现在我国西南、西北地区尚有残存桃儿七呈零星分布。桃儿七自然繁殖力弱，野生资源恢复力低，分布范围也在缩小。

目前培养桃儿七的主要办法是引种栽培，一株母株可分离出60多株小苗，再通过组织培养可快速繁殖。为保护桃儿七，我国已在太白山建立桃儿七自然保护区，在桃儿七分布地区严禁采挖以保护资源。在恢复与保护桃儿七资源的同时，还要进一步研究鬼臼毒素对恶性肿瘤的抑制作用。

（2）刺五加：落叶灌木，药用部位多为其干燥的根和根茎，主要含有多种苷类成分，有类似人参扶正固本补益的作用。刺五加原为民间草药，野生于东北地区东部山丘红松针阔叶混交林下。因森林开发过度，加上发现刺五加有类似人参的药理作用后，人们在林区建有许多小药厂，提取刺五加有效成分，使刺五加资源遭到严重破坏。在《中国植物红皮书——稀有濒危植物》中，刺五加被列为渐危植物；《野生药材资源保护管理条例》中，刺五加被列为国家三级保护物种。

目前保护刺五加资源工作主要是做好现有资源的合理利用和抚育更新。要控制现有资源采挖量，采挖时要保留部分根茎于土中，以利于自然更新；采用扦插、分株等方法繁殖，加以适当管理，使其成活率高，生长快；还要建立自然保护区、原料基地，并且进一步研究刺五加扶正固本补益的作用。

（3）绞股蓝：草质攀缘植物，以干燥全草入药。其性寒、味苦，具有清热解毒、止咳去痰功效，主治慢性肝炎、传染性肝炎等。绞股蓝除含有三萜皂苷物质外，还含有丰富的黄酮类、氨基酸、糖类等化合物。现代药理学研究表明其有调节免疫和降低血脂等作用。绞股蓝分布在热带、亚热带地区，其中陕西的秦巴山区野生蕴藏量大。1972年，云南曲靖地区中西医结合小组首次将绞股蓝用于临床治疗老年性慢性支气管炎成功后，国内外学者纷纷研究绞股蓝。1976年，日本学者发现绞股蓝含有与人参皂苷具有相同或相似化学结构的人参二醇。绞股蓝因多产于陕西南部及长江以南地区，被冠以"南方人参""第二人参"之美誉。科研人员以后要更深入研究绞股蓝对慢性支气管炎的治疗作用，以增加临床老年性慢性支气管炎的治愈率。

（4）三叶青：多年生草质攀缘藤本植物，药用部位多为其干燥块根，主要含有黄酮类化合物，味微苦、辛，性凉，无毒。三叶青的功能主要是清热解毒、活血祛风，主治高热惊厥、肺炎、哮喘、肝炎、风湿、痈疔疮疖、跌打损伤。目前三叶青临床用于抗癌及抗艾滋病毒，并能治疗病毒性脑炎（包括乙型脑炎）、病毒性肺炎、慢性乙型肝炎、急性支气管炎。三叶青主要分布于浙江、安徽、江西、福建、湖南、湖北、广东、广西等省区。不同地理环境中的三叶青总黄酮含量不同，浙江产的三叶青总黄酮含量高于广西三叶青，野生的高于家种的；浙江省内野生三叶青以建德产的黄酮含量最高。为保护三叶青资源，提高其人工栽培水平，实现三叶青产业化发展，浙江省已开展三叶青试管组培苗研究。

4. 川芎嗪注射液为我国开创治疗心脑血管疾病植物药的药物

20世纪70年代初期，周恩来总理提出要加强冠状动脉粥样硬化心脏病的防治研究，北京地区防治冠状动脉硬化性心脏病协作组应运而生，由中国医学科学院阜外医院院长吴英恺院士担任组长，北京有十多家大医院参与协作。川芎嗪的研究和临床应用正是从此时开始的。

中国中医科学院首席研究员陈可冀院士和西苑医院心血管病研究室的同志积极参加了这项在我国有一定开创性意义的科研工作，并与北京制药工业研究所商定协作计划，由该所化学室主任、心血管组组长秦文娟教授对川芎中所含的挥发油、生物碱、有机酸和酚类物质等4类化学成分进行分离提取。经药理筛选，研究人员发现川芎中生物碱和酚类物质有明显的扩张冠状动脉、增加冠脉血流量、降低心肌耗氧量的作用，遂决定将生物碱部分（总生物碱）制成注射剂。当时为了进一步探索其有效基础，研究人员对生物碱进行了有效单体分离，分出三个结晶，其中一个为四甲基吡嗪，即川芎嗪，进而研究川芎嗪的合成方法，并取得成功。合成成本低廉，为临床应用提供了良好的前景。

川芎嗪以活血化瘀兼有理气功用的中药川芎为原料，采用现代生物科技研究开发出具有开创性的早期疏通血管作用的川芎嗪注射液，在经20多年对缺血性心脑血管疾病、缺血性肢体血管疾病、部分泌尿系统疾病等的研究中，取得了相当不错的效果，安全而无明显毒副反应。

川芎嗪作为中国传统医学活血化瘀的代表药物，在现代医学中已有较为详细的论述。

在20多年临床观察和毒性试验中（从20世纪90年代至2014年），川芎嗪注射液并无明显的毒性和不良反应。但由于个体差异，偶有其在消化道存在过敏反应以及过服中毒的报道，若应用剂量不过大，一般是安全的。

第二节　动物药用资源

动物药材是中药材的重要组成部分。动物药材是指动物的整体或某一部分、动物体的生理或病理产物、动物体的加工品等可供药用的一类中药资源。动物类中药在我国应用历史悠久，早在4 000年前甲骨文就记载了麝、犀、牛、蛇等40余种药用动物；在3 000多年前就开始了对蜜蜂的利用；珍珠、牡蛎的养殖始于我国，已有2 000多年的历史。

全国药用动物1581种来源于10门395科，其中1013种药用种类来源于脊椎动物门（即身体背部有一条支持身体的纵轴脊索）；无脊椎动物518种，其中节肢动物门311种、软体动物门198种；把脊椎动物门、节肢动物门、软体动物门三个门加起来总量约占药用动物总数的94%。药材部门经营动物药材130多种，常用种类占70%。动物药材按药用部分可分为8类：

1. 全体类：如全蝎、蜈蚣、土鳖虫、斑蝥等。
2. 器官类：如熊胆、水獭肝、海狗肾、鹿鞭等。
3. 组织类：如穿山甲、刺猬皮、龟甲、鳖甲、海螵蛸、蝉蜕等。
4. 衍生物类：如鹿茸、犀角、羚羊角等。
5. 分泌物类：如麝香、蜂房、蟾酥等。
6. 病理产物类：如牛黄、珍珠、僵蚕、猴枣、马宝等。
7. 加工品类：如阿胶、鹿角胶、龟甲（板）胶等。
8. 排泄物类：五灵脂、白丁香、夜明砂、蚕砂等。

一 我国药用动物资源现状

20世纪80年代，我国实行改革开放，国家关于野生药用动物养殖业的政策逐渐完善，各地群众对野生动物饲养业的兴趣浓厚、情绪高涨，不仅有新建起的农场、药厂，还有许多个体农户养殖，品种多样。例如：大型动物药用品种中有黑熊、麝、梅花鹿、驴等；受国家保护的野生药用动物品种有高鼻羚羊、藏羚羊等。黑熊、麝过去都是被捕杀取熊胆汁、麝香，现在都改为捕捉饲养，活取熊胆汁、麝香，这样既保证了熊、麝的生存，又得到了药材。如今我国养熊较多、规模较大的是制药企业，也有一部分民营个体户建养殖场。黑熊养殖场最多时有480家，经调整，将一部分养殖条件不够的淘汰、合并，还有68家养熊场。养殖黑熊有1万只，其中有70%可以提取熊胆汁，基本上可以满足目前生产熊胆粉的需要。近年我国野生黑熊不足3万只（蕴藏量），基本可以满足熊胆粉持续发展的需要。2004年全国麝蕴藏量不足10万头，20世纪50年代我国麝野生资源蕴藏量为200～300万头。每年麝香产量大致在1400～1700kg，目前麝资源量相当于20世纪50—60年代的3%～5%。现在国家已将麝由二级保护野生动物调整为一级保护动物。我国早在20世纪50年代末开始圈养麝，经过几十年的努力，在麝的饲养方面取得不少成绩，但在关键性问题上尚未得到解决，因而未能达到商业化的生产。

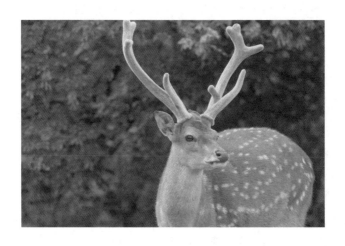

目前中药中使用的麝香一部分来源于野生麝香（是在国家多年前尚未禁止野外捕捉麝时获取的），企业中使用的麝香全部来源于库存。合成麝香虽已研制成功，并在许多中成药中代用。但许多人认为，合成麝香还不能真正全部取代天然麝香，许多疗效显著的内服药不能用人工麝香替代。梅花鹿鹿茸是补肾阳、益精血、强筋骨的药材，鹿肉是营养丰富的肉食。过去，我国野生梅花鹿群居集中较多分布在东北三省及内蒙古东部的森林地区，华南、四川、安徽南部、江西也有少量的分布。在东北三省地区，早期大批移民进入拓垦土地、砍伐森林，使梅花鹿生境遭受毁灭性破坏，梅花鹿生存种群被分割成点状分布。20世纪50—60年代，我国开展大规模梅花鹿人工圈养，到20世纪90年代全国饲养梅花鹿达35万只，2008年约有42万只，其中吉林省占全国饲养量的70%。梅花鹿是我国出口创汇的中药商品之一。20世纪90年代，因多种原因导致其价格落到低谷。10年后，鹿茸价格开始回升，并向合理价位靠拢，涨幅逐步加大，花鹿茸（二杠一等）由低谷时的每千克1 800～1 900元上涨至2007年的4 500元，2008年又升到5 500元。驴皮是熬制阿胶的原料，含明胶蛋白及多种氨基酸、微量元素，铁含量高，具有补血、止血、滋阴润肺的功效。因长期忽视养驴业，2000年驴存栏量有200万头，2008年下降到仅40万头，由此造成缺乏原料来源，使阿胶的生产受到影响。2001—2002年阿胶需要量为1 100吨，2008年增加到3 000吨，因而发展养驴业需要得到重视。高鼻羚羊因长期被过度捕捉屠杀而成为濒危动物，今后应大力保护高鼻羚羊，并引进种源，恢复发展。藏羚羊分布在青藏高原，因长期被偷盗、捕杀，数量一度减少到仅数千只，后经党和政府大力保护，现已恢复到30多万只（根据2024年3月国家林草局官网显示）。

中型药用动物如穿山甲、蛤蚧、刺猬、蟾蜍（可产蟾酥）、林蛙、龟、鳖及蛇类长期被捕猎（很长一段时间只捕杀，不饲养、保护），许多野生动物处于严重短缺状态，短期之内很难恢复。龟一般为野生，鳖一般为人工饲养作食用，我国东中部及南方沿海地区河塘众多，农民乐于养殖龟、鳖，因而恢复很快，基本上可以满足市场的需要。蟾蜍、林蛙属两栖类动物。蟾酥为蟾蜍科动物中华大蟾蜍或黑眶蟾蜍的耳后腺及皮肤腺体分泌的白色浆液经加工干燥而成的粉末，有一定的毒性，具有抗癌及消肿止痛的作用，用来治疗癌症有明显效果，因而在国内外受到青睐，目前收购量仅占需要量的一半。林蛙是一种滋补品，对身体虚弱、咳嗽的病人很有效。林蛙又是吃虫护林的"卫士"，过去为野生品种，现多为人工养殖，在东北地区推产，尤以吉林省较多，现长白山区有3 000农户养殖林蛙，产量比天然生长的要高，目前市场上销售的大多是人工养殖品。穿山甲、蛤蚧、刺猬、蛇类因长期被捕捉，野生蕴藏量严重下降，现因人工养殖难度大，恢复缓慢。穿山甲属于哺乳类动物，生长在土山地区洞穴内，因历年大量被捕捉，现资源短缺严重，国家靠外贸、边境贸易从柬埔寨、泰国、越南、老挝等国家进口，以弥补不足。刺猬家养起步迟，产量极低，库存空虚，市场缺口约55%。爬行动物如蛤蚧、蕲蛇、乌梢蛇家养产量低，远远不能满足市场需要，如蛤蚧年需要量35万～40万对，而野生捕捉及人工饲养加起来仅5万对。蕲蛇家养产量低，2009年市场缺口60%以上。乌梢蛇野生资源枯竭，市场缺口约50%。

小型药用动物有地龙、水蛭、珍珠贝（产珍珠）、海马。我国自古已有河湖淡水养殖珍珠贝的历史，海水养殖始于近代。由于我国养殖珍珠贝历史较久，积累了丰富的经验，因而产量较高，已能满足国内外市场对珍珠的需要。海马为海龙科动物线纹海马、刺海马、大海马、三斑海马或小海马（也称海咀、日本海马）的干燥体，夏、秋两季捕捞、洗净、晒干。海马有温肾壮阳、散结消肿的功效。海马是一种体型比较奇特的海洋鱼类，分布在南北纬度50°之间的热带和温带地区。在我国，线纹海马分布在广东沿海一带，福建、台湾省沿海也有分布；刺海马、三斑海马分布在广东及福建沿海；大海马分布在我国广东沿海及海南岛，小海马分布在辽宁、河北、山东、广东沿海。海马集中栖息在沿海海藻、珊瑚、泥涧和海岸的红树林根部活动。由于过度捕捞和利用，加上沿海海域污染，野生海马数量急剧下降。由于海马市场短缺，我国沿海一带一些水产企业和个体农产开始试养，现在还不能满足需要。

疏血通是具有活血化瘀、通经络功效的纯中药制剂，需要大量地龙和水蛭做原料。地龙的产量受气候、环境、人工采挖等因素影响。地龙生长在温暖、湿润的环境，如若遇上气候干旱容易减产；挖掘地龙又需要有一定的劳动力保证生产。生长在农田的水蛭受喷洒农药而影响产量，为保证原料药材有一定的产量和质量，黑龙江牡丹江友博药企在山东微山湖建水蛭养殖基地，指定该地区为水蛭定点养殖、产购区域，并指定广西玉林地区为地龙定点采购区域。基地的建立不但为原料的质量控制提供了强有力的保障，同时也拉动了整条产业链的经济发展。

昆虫类动物药材主要有全蝎、斑蝥。全蝎来源于钳蝎科动物东亚钳蝎的干燥全体，药用始载于1 000多年前，中医常用作镇痉、攻毒药物，是传统的名贵出口商品。在古代，除了用全蝎，还有专用蝎尾的。自人工饲养成功后，提取蝎毒制作新药，其药用价值更高。20世纪80年代后，蝎的用途有了新概念，将全蝎当作名菜食用，作营养保健品。80年代前，全蝎药用来源于野生，年销量4万～7万千克，旺产年份10万千克左右；在80年代国家实行开放政策后，真正实现了批量生产，通过家野结合，2021年全蝎产量约为80万千克，产销基本平衡。现在河南、山东、河北、陕西等省专业养蝎户很多，饲养技术已成熟，今后全蝎年需量变化会随市场价格升降变化，调节产销量并不难。

斑蝥为芫菁科昆虫南方大斑蝥或黄黑小斑蝥的干燥体，味辛、性热，有大毒。斑蝥虫体所含斑蝥素（$C_{10}H_{12}O_4$）属单萜烯类化合物，为抗癌有效物质，具有很强的毒性。斑蝥素及其衍生物等对治疗原发性肝癌疗效显著，对乳腺癌、食道癌、肺癌、贲门癌、肝硬化等疾病也有一定疗效，还能治疗白细胞减少、慢性肝炎和神经性皮炎等。斑蝥过去主要靠捕捉野生资源获取，现需要量不断增加，而人工饲养技术已经逐渐成熟，应大力发展人工饲养。广西是生产斑蝥的主要省区之一，但该省区的野生资源已不能满足市场需要，现主要靠人工饲养供应。近年来，工业化提取斑蝥素消耗了大量斑蝥，使市场价格上涨，根据市场库存缺口较大，现有资源量不能满足市场需要，今后应进一步扩大人工饲养斑蝥。

二 我国动物药用资源的分布

我国疆域辽阔，地形复杂，地貌类型多样，有山地、高原、丘陵、盆地、平原、江河纵横，气候带类型上有热带、亚热带、温带。由于我国自然环境多样，可为各种野生动物栖息、繁衍提供了良好的自然条件。我国动物区系分属于世界动物区系的古北界和东洋界，又可细分为西南、华南、华中、华北、东北、蒙新、青藏、海洋8个区，在这8个区中，由于自然条件的不同，分布的药用动物种类也有较大的差异。

（1）西南、华南、华中区：属于热带、亚热带，气候湿润，药用动物以热带、亚热带型为主，动物资源种类多，是全国动物药材主产区，主要分布有熊、林麝、金丝猴、海南坡鹿、大灵猫、小灵猫、中华鲟、蛤蚧、水獭、穿山甲、银环蛇（金钱白花蛇）、蕲蛇、乌梢蛇、蜈蚣、龟、鳖、紫胶虫、九香虫、白蜡虫、地龙（广东、广西）等。

（2）华北区：包括辽宁南部、河北大部、北京、天津、山东、山西中南部、河南大部、陕西中部、宁夏中南部、甘肃、青海、安徽、江苏小部分等地区。本区山东境内的低山多数海拔在500 m左右，少数山峰超过1 000 m；华北平原地势低平，大部分海拔不超过50 m，华北平原的北缘和西缘海拔在600～1 000 m。华北区属于暖温带半湿润半干旱气候，南北方的动物相互渗透。本区的动物资源以危害农作物的啮齿动物为主，药用动物近50种，广泛分布于田间、荒山和黄土沟谷间，如大仓鼠、棕色田鼠以及草兔、花鼠等。食肉兽常见有狗獾、猪獾、黄鼬等。鸟类有褐马鸡、长尾雉、石鸡、环颈雉等，其中褐马鸡为一级保护动物，长尾雉等雉科动物属濒危和需要关注的药用野生动物。本区动物除上述外，还有山西华北豹、梅花鹿、中华土鳖、东亚钳蝎、刺猬、复齿鼯鼠（五灵脂）等重要的药用动物。

（3）东北区：包括黑龙江、吉林、辽宁东半部和大兴安岭以东内蒙古自治区一部分，属寒温带、温带半湿润、半干旱气候区，植被为寒温带针叶林和温带针阔混交林。森林中啮齿类动物和植食兽较为常见，如驼鹿、梅花鹿、马鹿、黑熊、棕熊、原麝、驯鹿、青羊（中华斑羚）、雪兔、灰鼠等。食肉兽如东北虎、金钱豹、猞猁以及紫貂、香鼬、青鼬等都有出没。鸟类如松鸡、雷鸟、环颈雉等较为著名，此外，还有丹顶鹤。爬行类常见有北草蜥、蝮蛇。两栖类有中国林蛙、黑龙江林蛙、水獭。吉林双阳、东丰等地的花鹿茸，长白山、抚松等地的蛤蟆油均为道地药材；东北虎、金钱豹、梅花鹿、紫貂、丹顶鹤等均为国家重点保护的一级野生动物；猞猁、松鸡、雉、鹤、蛇等都为濒危和需要关注的药用野生动物。

（4）蒙新区：包括新疆全部、内蒙古大部、黑龙江中南部、吉林西部、辽宁西北部、青海及宁夏北部、甘肃西北部及东部、陕西、河北、山西长城沿线以北地区。这些地区远离海洋，大陆性气候变化显著，冬季气候寒冷，降雨量少，属半干旱、干旱地区，气温日较差大、寒暑变化剧烈。地貌上，该区高山、盆地、高原相间分布，沙漠和戈壁面积大，干草原及荒漠广布，有一部分向青藏高原过渡。主要药用动物有高鼻羚羊、鹅喉羚、北山羊、黄羊（蒙古原羚）、马鹿、野兔（干燥粪便为望月砂）等，其中新疆伊犁地区为马鹿茸主要产区之一。

（5）青藏区：主要包括西藏大部、青海南部、四川西北部、甘肃西南部地区。青藏高原素有世界屋脊之称，高原平均海拔4 000～5 000 m，并有许多耸立雪线以上高逾6 000～8 000 m的高峰。这一地区属冬长夏短的高寒气候类型，气候干燥、寒冷，空气稀薄，光照充足，气温低，年均温–2～10 ℃，无霜期0～180天，降水量50～800 mm，干湿季明显。主要药用动物有西藏牦牛、马鹿、林麝、马麝、水鹿、白唇鹿、藏羚羊等，是全国麝香、鹿角的主要产区；还有啮齿类动物如藏雪兔、旱獭等；鸟类有秃鹫、兀鹫、雪鸡等。其中，牦牛、藏羚羊、藏原羚、岩羊、西藏盘羊、藏野驴、白唇鹿、兀鹫等均为国家一、二级保护动物。

（6）海洋区：我国海洋辽阔，邻近我国大陆边缘的海洋有渤海、黄海、东海和南海，面积约为470万 km²。我国近海水文状况受季风气候影响，且有大陆河川入海径流，也和邻近大洋水文条件关系极大。黄海、渤海和东海西部浅水区为低盐沿岸水系；东部则具高温、高盐特征；南海大部分为深海，盐度、温度高，气温年较差小；台湾以东海区终年为高温、高盐区。

我国近海自然条件优越，生物资源十分丰富，其中药用海洋生物资源种类繁多、蕴藏量大，具有巨大的开发、研究价值。分布在黄海、渤海的药用动物资源中，棘皮动物有刺参，节肢动物有寄居蟹、对虾、东北鳌虾，软体动物有章鱼等。分布在东海和南海的药用动物资源中，爬行类有玳瑁、海龟、蠵龟（红海龟）、棱皮龟等；鱼类有河豚、刺海马、线纹海马、大海马、刁海龙、拟海龙等；软体动物有贻贝、偏顶蛤、马氏珍珠贝、大珠母贝等。其中，玳瑁、海龟属国家二级重点保护野生动物，蠵龟及棱皮龟是国家一级重点保护野生动物。

值得一提的是，海洋面积占地球面积的71%，目前已知的海洋生物有21万种，预计实际数量则在这个数字的10倍以上，所以海洋中蕴藏着极其丰富的生物资源。我国海岸线长、海域辽阔，海洋药用生物资源极为丰富，已知种类约有1 000种。过去受航运和科技的影响，传统中药对海洋生物特别是对深海生物的使用很少，随着现代科学的发展，海洋生物的开发快速发展，其药用价值开发具有广阔的空间。

三　应用现代生物科技发展动物药用资源

1. 从捕杀野生动物取药改变为人工饲养野生动物活取药材

随着我国对野生动物养殖业在政策上的逐步完善和全面实施，动物药业已进入法制化、规范化和科学化的阶段。

自古以来，我国对野生大型哺乳类动物如熊、麝等动物都是捕杀取药，现改变为人工饲养野生动物活取药材。以黑熊为例，将其捕捉后，放置到事前安排好的环境优美、安静、舒适的笼舍里饲养、驯养，消除其因为生长环境改变而引起的不安和烦躁，待其在安静环境里生活一段时间逐渐适应后，才做人工引流取胆汁。现在做人工引流取胆汁时，为避免熊因取胆汁而感染得病，熊的体内一般都不放管道，而是采取人工引流取胆汁，只在体外放置一条细小的管道接流胆汁，引流前所有程序都经过严格的消毒。而且，为避免熊腹疼痛、紧张，一般在引流时给熊喂食其最喜欢的食物，如蜜蜂，这种边食边引流的方法，可以缓解熊的紧张，一般抽取胆汁时间不超过10分钟。这种活取熊胆汁的方法，既可保障熊的生存，又可以得到熊的胆汁。

现在一只黑熊一年生产的胆汁，相当于过去捕捉杀害220只黑熊所得到的胆汁量。人工饲养野生熊活取熊胆汁既可以保护我国大量黑熊不受捕杀，又可以得到所需的熊胆汁，可说是两全其美。

2. 寻找及开发动物药的替代品

（1）牛黄已有三种替代品

牛黄是牛科动物黄牛或水牛的胆囊干燥结石。牛黄内服可治高热神志昏迷、癫狂、小儿惊风、抽搐等症，外用可治咽喉肿痛、口疮痈肿、病毒症。早在数十年前，天然牛黄的资源已十分稀缺，价格已远贵于黄金。自1972年起，国家已陆续批准3个牛黄代用品，即人工牛黄、培植牛黄和体外培育牛黄。

人工牛黄是按天然牛黄的主要成分——胆红素、胆酸、胆固醇、无机盐等人工配制的一种牛黄代用品。

培植牛黄是通过一定的外科手术，在牛胆系统内放置特殊的异物，并注射一种特制的菌苗，在异物和菌苗的刺激下，在牛胆系统内形成牛黄。人工培植的牛黄，其质量和疗效与天然牛黄完全相同，但制备过程较为复杂。

体外培育牛黄是由华中科技大学同济医学院蔡红娇教授主研的国家一类中药新药，在经历十多年研究人类胆结石形成原因和机理的基础上，以仿生学方法，模拟胆红素钙结石在体内形成的条件，应用现代生物工程技术在体外牛胆囊胆汁内培育的牛胆红素钙结石。经临床研究证明，单味体外培育牛黄与天然牛黄，以体外培育牛黄制成的安宫牛黄丸与天然牛黄制成的安宫牛黄丸疗效一致，均有良好的治疗效果。

2004年"体外培育牛黄"正式被国家食品监督管理局批准可以与天然牛黄等量投料使用，以替代中成药，特别是急重症治疗品种的天然牛黄。

（2）人工虎骨粉已成为虎骨的替代品

我国于1980年加入《濒危野生动植物种国际贸易公约》（又称"华盛顿公

约"），禁止一些濒危灭绝品种的国际间一切商业贸易，其中就包括因虎骨采集而濒临灭绝的老虎。自1993年5月29日起，我国正式禁止一切虎骨贸易，取消虎骨药用标准、禁止虎骨制药。虎骨是名贵珍稀动物药材之一，具有固肾益精、强筋健骨、益智延年、舒筋活血等功效。1990年卫生部药政局决定开展虎骨代用品的研究，成立了中国药品生物制品检定所（现中国食品药品检定研究院），研究员徐康森为课题组长，经历13年的艰苦攻关，首先研究出天然虎骨粉全部的化学成分，根据测得的结果，采用仿生法，再选用其他的骨骼进行对比分析研究，最后进行合理配比，制定出了与天然虎骨所含成分基本相似的人工虎骨粉配方。1994年中国科学院西北高原生物研究所进行用塞隆骨代替虎骨的研究。"塞隆"是藏语的译音，学名高原鼢鼠，生活在海拔2 800～4 300米的高原，且终年生活在地下洞穴，从来不得风湿病，当地人用其骨头来治疗风湿病。中国科学院西北高原生物研究所于是开展了塞隆干燥全骨提取药物有效成分的研究。研究证明，塞隆骨与虎骨的药效比为1∶1。2003年6月25日，人工虎骨粉和以之为原料的人工虎骨粉胶囊同时获得国家食品药品监督管理总局颁发的中药原料药和制剂类中药一类新药证书。

（3）西藏牦牛角可替代犀牛角

犀牛角为犀科动物白犀牛、黑犀牛、印度犀牛等的角。中医认为犀牛角可以清热定惊、凉血解毒，能治疗伤寒、瘟疫、烦躁、谵妄、斑症、吐血、痈疽肿毒等病症。随着犀牛角资源日益短缺，1993年我国应《濒危野生动植物种国际贸易公约》要求，在禁止虎骨入药的同时，全面禁止犀牛角的贸易与药用。2008年江苏省中医药研究院沈明勤、叶其正等开展了西藏牦牛角代替犀牛角的研究，从家兔发热模型动物实验表明，牦牛角大、小剂量在给药后60分钟就有明显退热作用，药效维持在4小时以上并趋于恢复正常水平，这说明牦牛角可以作犀牛角的替代品。

（4）人工麝香可以代替天然麝香

麝香为麝科动物林麝等的成熟雄麝香囊中的分泌物，干燥后呈颗粒或块状，有特殊香气，可制成香料，也可以入药，是中枢神经兴奋剂，外用能镇痛、消肿。

2003年国家将麝类动物所有种类由二级保护升为一级。当时卫生部药政局和中国药材公司联合组织有关机构协作攻关，花费20多年对麝香中各类成分的化学组成及其相对含量进行分析，基本弄清楚了这些成分在麝香中的所占比例，并确定了这些成分具有的药理作用，在此基础上开发了人工麝香。人工麝香具有开窍醒神、活血通经、消肿止痛的功效，以其配制的中成药与天然麝香配制的中成药有相同的作用。1994年卫生部卫药发（1994）第17号文件中明确规定，人工麝香属一类新药，国家保密品种，与天然麝香同配方使用。2004年，人工麝香由国家食品药品监督管理总局正式批准生产。目前许多传统中成药均以人工麝香代替天然麝香入药。

3. 疏血通为填补动物类中药注射液治疗心脑血管疾病开创新的历史

2000年牡丹江友搏药业以破血逐瘀通络和清热化瘀通络的水蛭、地龙为原料，将生物制药工艺用于动物类中药的制药，研制开发出了疏血通注射剂，填补了国内动物类中药注射剂的空白，改变了复方动物类不能做成注射剂的历史。

疏血通组方中的水蛭和地龙是我国具有代表性的小型动物类药材。水蛭俗称蚂蟥，古代医书说其具有逐恶血和淤血、月闭、破血、消积聚作用。地龙也就是蚯蚓，现代药理研究表明其具有解热、镇静、抗惊厥、平喘、降压等多种药理作用。中医认为两者合用是活血化瘀的最佳组合。但因为二者都是动物药，含有异体蛋白容易引起机体过敏，所以很长一段时间水蛭和地龙二者合用难以在注射领域里得到应用。

为解决这一难题，研究人员在对水蛭和地龙的提取过程中彻底放弃了过去传统中药精制步骤，仅采用生理盐水，这样可保持有效成分的生物活性，避免了有机溶媒、辅料等引发不良反应的可能性，并以低温冻融提取工艺保证了多肽、氨基酸等成分的不变性，以分子筛过滤工艺使有机成分得到富集的同时除去了高分子物质，从而在保证药品安全性的同时确保其有效性。

第三节　矿物药用资源

矿物药用资源是中药资源三大组成部分之一。包括可供药用矿物的原矿物（如石膏、朱砂、炉甘石、雄黄、自然铜等），矿物原料加工品（如芒硝、白矾、密陀僧等），还有部分品种史前化石（如龙骨、龙齿、石燕、琥珀等）。

据全国中药资源普查统计，全国有药用矿物12类80种。目前药材部门经营的矿物药材有40种左右。常用矿物药有石膏、滑石、芒硝、朱砂、龙骨、雄黄、炉甘石、硼砂、代赭石、紫石英、寒水石、硫磺、白矾、自然铜等。

矿物药材分布到取决于地质构造和矿床形成，我国各省（区、市）都有矿物药材资源分布。如朱砂分布在贵州、湖南、四川、广西、云南等地；石膏分布在湖北、安徽、河南、山东、四川、湖南、广西、广东、云南、新疆等地；雄黄分布在湖南、湖北、贵州、云南、四川等地；硼砂分布在青海、西藏、云南、新疆、四川、陕西、甘肃等地；密陀僧分布在广东、湖南、湖北、福建等地；寒水石分布在青海、湖北等地；宠骨分布在河南、河北、山西、陕西、河西等地；磁石分布在江苏、山东、辽宁、广东、安徽、河北等地；琥珀分布在云南、河南、广西、福建、贵州、辽宁等地。

在丰富的矿产资源中，利用矿物的种类和数量只占很小的比重。但在数千年应用中，逐步形成一些常用矿物药材的道地产区，如广西融安的炉甘石、湖南新晃的朱砂、河北宣化的赭石、山西五花龙骨、湖北应城的石膏等。

矿物药有来自金属矿物，也有来自非金属矿物。由于各类矿物药含有化学成分的不同，有的有毒，有的无毒。金属矿物如代赭石、自然铜、炉甘石、琥珀等属于无毒药；白矾含铝，密陀僧含铅，属毒药；朱砂含汞，雄黄含砷，有大毒，属剧毒药。非金属硼砂、芒硝、滑石、石膏无毒，为非毒药；硫黄因含硫，属毒药。

矿物药在中医临床中，主要作为外用药，用于治疗疾病如疮疡肿毒、跌打损伤、疥癣、湿症，也作为内服药用于安神、镇静。由于矿物药中含有重金属有毒成分，用药要慎重及按医嘱服药。市场上出售的六神丸、安宫牛黄丸、朱砂安神丸、防风通圣丸等都有千百年的历史，实践证明，这类药品是安全、有效的。但部分群众对久服、多服这类中成药还有戒心，因而在20世纪70—80年代，生产含有朱砂、雄黄等药物的药厂，把含有毒成分的中药改用为其他无毒成分的中药。随着科学技术的发展，人们对中药认知的逐步提高，有毒但有效的矿物药在使用过程中的安全性问题有望通过新技术得以解决。

第五章

道地药材

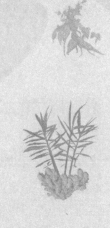

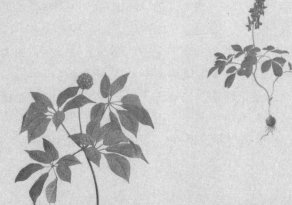

第一节 道地药材的发展

一 道地药材的由来

早在2 000多年前，我国人民在生产实践中发现在特定的地区环境里有变异的药材品种，这些品种比其他地区同一品种的药效要高，后来又经过临床长期试用，证实其药效是实在、真实的。通过流通推介，这些变异的药材品种被公认为一地所产，其品种、质量、药效皆优的道地药材。

所谓道地药材是指产于某一地方、质优效佳的知名药材。药材讲道地是中药特色之一，也是中药学里控制药材质量的一项特别的综合指标。

道地药材是中药资源中应用最广泛，并且能产生良好经济效益和社会效益的重要资源。掌握道地药材相关内容，对合理开发我国不同地区的道地药材资源，促进道地药材更好发展，保证中药材质量，提高中医药临床治疗都具有重要意义。

二 道地药材的特点

（一）具有明显的地域性

道地药材是在一定的地域范围内形成的，具有明显的地域性。这些地域具有最适宜的自然条件，集中生产一定规模的中药品种，并且在市场上有着良好的声誉。道地药材一般在药名前冠以地名，如关黄柏、怀地黄、川黄连、川贝母、浙贝母、云茯苓、广藿香、禹白附等，以表示其出产地。其范围有大有小，大者包含几个省，如北五味子，"北"指河北省和东北三省；小者仅一个县，如去湿药禹白附的"禹"指河南省禹州市。也有少数道地药材，其前面地名是指该药材传统的主要集散地或进口地，而不是指产地，如藏红花，并非西藏所产，而是最早从西藏进入我国，因而得名。广木香原产印度，因由广州进口，故名广木香；现在我国云南有大量引种栽培，提供药材并可供出口，故广木香名渐被云木香所取代。

现在还有药名相同，而地名不同的药材，具体有三种：1. 它们是同一种植物，由于不同地区的气候、土壤等条件和栽培加工方法的不一，在形态和所含成分量上略有微小的差别，各有独到之处，相互之间可以代用。如药用菊花中的亳菊（安徽亳州）、怀菊（河南武陟）、川菊（四川中江）、杭菊（浙江桐乡）等，这种情况较多。2. 它们在分类学上为同属、同种植物，亲缘关系较近，有许多相似之处，但在形态、成分和疗效上有一定差别，如短缺时也可以考虑互相替代，如川木香和广木香，这种情况也不少。3. 它们为各不相同的植物，疗效也不相同，如潼蒺藜和白蒺藜。潼蒺藜为圆形种子，豆科植物；而白蒺藜为带刺果实，蒺藜科植物。这种情况很少见。

（二）具有严格的质量标准

道地药材是在生产实践中，经过无数次临床医疗检验以及栽培技术提高和产品工艺水平的完善的情况下，并在中药材商品交易市场流通过程中得到大家公认的产品。道地药材由于有严格的产品质量标准，它在商品竞争市场中能够保证生存和发展。如宁夏枸杞以其粒大、色红、肉厚、质柔润、籽少、味甜的性状与其他地方产的枸杞有区别；河南野生地黄植株瘦小，根细如手指，而河南温县、博爱、武陟、孟州栽培的怀地黄不仅植株粗壮、产量大，而且梓醇含量高，质量上乘。

（三）具有传统的文化内涵

一个地区成为某种道地药材的主产地，除了具有特定的自然地理环境外，还与其传统的地方文化背景和中医古代传统文化有关。因此，道地药材是自然科学与人文科学相结合的产物。

道地药材也体现出产地人民在药材栽培、养殖、采收、炮制、养护和生产技术加工方面有深厚的造诣，反映出中医用药水平、产地文化传统与医疗实践紧密的结合。

道地药材的形成在一定程度上促进了产区传统文化的发展，现今各地出现以道地药材命名的各种庆祝活动，这是道地药材文化内涵的重要表现形式之一，如宁夏的枸杞节。

（四）具有较高的经济价值

道地药材为主产地经济来源的重要组成部分。道地药材一般具有生产规模大、产量多、产品质量好的特点，使其在不同产区同一品种的竞争中处于领先地位，因而给当地带来巨大的经济效益，也促进了当地经济的良性循环。例如：河南产的金银花的价格是其他产地金银花价格的2倍；广东阳春产的春砂仁价格为其他地区产春砂仁的5倍。又如云南文山壮族苗族自治州2007年产三七9100余吨，总产值超18亿元，销售收入超17亿元，每年有大量三七销往国外，为国家赚取大量的外汇（2003年出口量达500吨）。道地药材的发展，在一定程度上带动了当地的农业、工业、旅游业等多方面的发展。

三 道地药材的产区

根据文献资料，我国道地药材约有200多种，大多为人工栽培品种，也有小部分来源于野生资源。道地药材约占大宗药材品种的40%。我国国土辽阔，各地区环境差异很大，经过长期生产实践，各地区都生产形成了适合本地条件的道地药材。道地药材的自然形成和人为发现均与地域分不开，故而常将这类药材以其产地冠名，进而出现"关药""川药""浙药""怀药"和"南药"等区域性道地药材产地称谓。根据我国中药资源的分布区域，主要药材生产有十大道地产区：

（一）广药（又称南药）产区

广药是指广东、广西南部、福建东南沿海、海南、台湾等地出产的道地药材。益智仁、巴戟天、槟榔、砂仁是我国著名的"四大南药"。海南、台湾主产槟榔，广东湛江也有产。广东砂仁占全国年产量的80%，阳春产砂仁质量优、产量大；广州石牌产广藿香，主茎矮、叶大柔软、气味清香，年产量占全国的92%；化州橘红，历史上为贡品，加工品分为正毛橘红片（成熟果皮）、橘红花（花）、橘红胎（幼果）；新会产广陈皮、德庆产何首乌也很著名。台湾地区产的樟脑曾垄断世界市场。广西南部出产的道地药材有肉桂、石斛、广金钱草、桂莪术、鸡血藤、山豆根、穿山甲等；广西防城的肉桂，百色地区的三七，桂西南龙津、宁明、崇左石岩山区产的蛤蚧也有一定知名度；广西南部左江龙津、右江以百色为中心产的八角茴香，有二三百年历史，个大胆厚、香气浓、微红质优。这些药材在国内都很著名。

（二）云贵产区

云贵产区所产药材包括云南、贵州所产的药材。云药包括滇南、滇北所产道地药材。滇南西双版纳及河口、元江一小部分地区，属热带地区，是我国少有的静风区，出产诃子、儿茶、胖大海、白豆蔻等；滇北出产云茯苓、云木香、冬虫

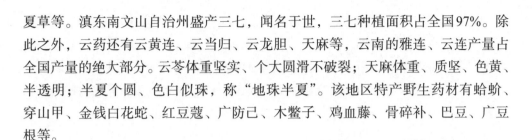

夏草等。滇东南文山自治州盛产三七，闻名于世，三七种植面积占全国97%。除此之外，云药还有云黄连、云当归、云龙胆、天麻等，云南的雅连、云连产量占全国产量的绝大部分。云苓体重坚实、个大圆滑不破裂；天麻体重、质坚、色黄、半透明；半夏个圆、色白似珠，称"地珠半夏"。该地区特产野生药材有蛤蚧、穿山甲、金钱白花蛇、红豆蔻、广防己、木鳖子、鸡血藤、骨碎补、巴豆、广豆根等。

贵药是以贵州为主产地的道地药材，多半生长于高原、山地、河谷、丘陵、盆地，以苗岭、梵净山、大娄山区为多。本地出产著名道地药材有天麻、杜仲、天冬、吴茱萸、雄黄、朱砂等。

（三）川药产区

川药指四川、重庆所产道地药材。四川、重庆是我国著名的药材产区，地形复杂、生态环境及小气候多种多样，因而中药资源品种众多。该产区药材种植历史悠久，栽培和加工技术纯熟，药材生产品种近千种，居全国首位。所生产的名贵品种有麝香、冬虫夏草、川贝母、川黄连、石斛、熊胆、天麻等。大宗川产道地药材有川芎、川黄柏、川厚朴、川大黄、川木香、附子、川杜仲、巴豆、使君子、明党参、川郁金、川泽泻等。石柱的黄连、汉源的花椒、川牛膝，中江的白芍，遂宁的白芷，合川的使君子、补骨脂等，都是国内外著名的中药材。川芎饱满坚实、油性足、香气浓烈；川附子加工成附片，片大均匀、油润光泽；白芍肥壮、质坚、粉性足、内心色白，称银性白芍；川郁金个大、皮细、体重、色鲜黄；麦冬皮细、色白、油润；红花色泽鲜艳、味香油润。高原地带出产的珍稀名贵道地药材有冬虫夏草、川贝母、麝香等。

（四）浙药产区

浙药指浙江生产的道地药材，主要有以"浙八味"为代表的白术、杭菊花、杭白芍、杭麦冬、玄参、浙贝母、延胡索、山茱萸，以及温郁金、温厚朴、天台乌药等。浙江地处亚热带，出产常用药材有400多种。

（五）江南药产区

江南药产区范围包括湖南、湖北、江苏、安徽、江西以及福建西北部地区。江南药也就是在伏牛、大别山、淮河以南省（区）所产药材。该区地貌类型多样，以丘陵、山地、平原为主，湖泊众多，素有"鱼米之乡"之称，所产道地药材众多。安徽出产的著名药材有亳州亳菊、滁州滁菊、歙县贡菊、铜陵牡丹皮、宣州木瓜、霍山石斛；江苏出产的有苏薄荷、茅苍术、石斛、太子参、蟾酥等；江西出产的有清江枳壳、宜春香薷、丰城鸡血藤、泰和乌鸡；湖南出产的有平江白术、沅江枳壳、湘乡木瓜、邵东湘玉竹、零陵薄荷、湘红莲、汝升麻等；湖北出产的有江汉平原的龟甲和鳖甲、襄阳的山麦冬、板桥党参、鄂西味连（黄连）和紫油厚朴、长阳资丘木瓜和独活、京山半夏，湖北大别山的有茯苓、鄂北的蜈蚣；福建产的有建泽泻、建厚朴以及闽西乌梅（建红梅）、蕲蛇、建曲等。

（六）怀药产区

怀药是指河南省境内所产的道地药材。河南地处中原，河南的怀药分南、北两大产区，出产常用药材300余种。"四大怀药"系指怀地黄、怀牛膝、怀山药和怀菊花。除此之外，还有密银花、茯苓、红花、全蝎等。

（七）北药产区

北药通常是指河北、山西、山东和内蒙古东部及中部地区所产的道地药材。此药主要有北沙参、酸枣仁、山楂、党参、金银花、连翘、远志、板蓝根、黄芩、赤芍、知母、枸杞子、阿胶、全蝎、五灵脂等。山西潞党参皮细嫩、紧密、质坚韧；河北酸枣仁粒大、饱满、油润、外皮色红棕；河北连翘身干、纯净、色黄、壳厚；河北易县、涞源县的知母肥大、柔润、质坚、色白、嚼之发黏，称"西陵知母"；山东东阿阿胶驰名中外。

（八）关药产区

关药是指东北地区所产道地药材。著名关药有人参、鹿茸、防风、细辛、五味子、刺五加、关黄柏、关木通、关龙胆、知母、蛤蟆油等，其中人参产量占全国人参产量的99%。人参加工品红参体长、芦长、形体优美；辽细辛气味浓烈、辛香；防风主根发达、色棕黄，被誉为"红条防风"；北五味子肉厚、色鲜、质柔润；关龙胆根条粗长、色黄淡；梅花鹿茸粗大、肥壮嫩、茸形美、色泽好；蛤蟆油野生蕴藏量占全国99%。

（九）西药产区

西药是指"丝绸之路"的起点——西安以西广大地区，包括陕西、甘肃、宁夏、新疆、青海及内蒙古西部所产药材。著名的"秦药"（秦皮、秦归、秦艽等）、名贵的西牛黄等产于这里。宁夏主产枸杞子、银柴胡、甘草、黄芪；甘肃主产当归、大黄党参；青海盛产麝香、马鹿茸、川贝母、冬虫夏草、肉苁蓉；新疆盛产甘草、紫草、阿魏、麻黄、大黄、肉苁蓉、雪莲花、马鹿茸等；陕西也是当归、党参主产地。内蒙古南部是黄芪药材商品基地，黄芪身干、条粗长、表面皱纹少、

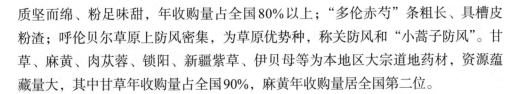

质坚而绵、粉足味甜，年收购量占全国80%以上；"多伦赤芍"条粗长、具槽皮粉渣；呼伦贝尔草原上防风密集，为草原优势种，称关防风和"小蒿子防风"。甘草、麻黄、肉苁蓉、锁阳、新疆紫草、伊贝母等为本地区大宗道地药材，资源蕴藏量大，其中甘草年收购量占全国90%，麻黄年收购量居全国第二位。

（十）藏药产区

藏药指青藏高原所产道地药材。本区野生道地药材资源丰富，有川贝母、冬虫夏草、麝香、鹿茸、熊胆、牛黄、胡黄连、大黄、天麻、秦艽、羌活、雪上一枝蒿、甘松等。其中，甘松野生蕴藏量占全国96%，大黄、冬虫夏草野生蕴藏量占全国80%，麝香、鹿茸资源占全国60%。冬虫夏草、雪莲花、炉贝母、西红花习称"四大藏药"。冬虫夏草产于四川阿坝、松潘，青海玉树、果洛以及西藏那曲、昌都等地，尤以生长在海拔4 500 m以上西藏那曲地区者为虫草中的佳品。雪莲花为西藏东北部海拔3 500～5 000 m雪域的天然纯净野生产品，品质优良、功效显著。炉贝母产于青海玉树、四川甘孜、西藏那曲等地。西红花原产于西班牙、法国等（过去西班牙产品由西藏入境），又称"西藏红花""藏红花"。除此之外，本地区还有很多高原特有的藏药品种，如雪灵芝、西藏狼牙刺、洪连、小叶莲、绵参、藏茵陈等。

四 道地药材的产区变迁与品种的分化

（一）道地药材产区的变迁

道地药材在形成与发展中始终以"质量优、疗效好"为其标志。随着时代进步、科学技术和中医药业的不断发展，人们对道地药材的认识也在不断深入，对道地药材的产区分布、良种选育、加工技术也在不断地更新与完善。

道地药材的生产与主产地的地理环境有密切关系。产地的自然条件与社会环境的变化，会导致道地药材产地的变迁。据历代本草著作的记载，人参"生上党及辽东"，上党即现在山西长治和黎城一带。据考证，古时太行山脉确有五加科人参生长，后因森林过度采伐，人参赖以生存的生态环境遭到严重破坏，至明代上党人参已告绝种。现在辽东长白山与小兴安岭地区还有野生人参幸存至今。但近年来野山人参被连续大量采伐，资源量迅速减少，迫使推行人工栽培。地黄原出自陕西咸阳，以川泽黄土地者为佳，而后来河南怀庆（即今河南温县、沁阳等县）

的地黄发展为道地品种，称怀地黄。

道地药材产区的变迁，除原有产区延续传统之外，还有其他新的道地药材产区的出现，并逐渐被认可。自《神农本草经》有记载开始，历代本草医书均以宁夏、甘肃等地所产枸杞为道地，习称"西枸杞"或宁夏枸杞。20世纪中叶，新疆博乐、精河地区从宁夏引种枸杞，因其独特的气候与土壤条件，出产了具有地方特色的枸杞子，目前其产品已行销全国各地。

（二）道地药材良种的品种分化

道地药材在初期形成时，由于受当时政治、文化、科学技术、医疗水平、植物分类等影响，仅以产地论优劣，不能较全面反映出产品的真实情况，因此在历代本草医书中，对某些道地药材的记载有出现混乱和错误信息的现象。经过反复的临床验证和传播，人们逐渐发现原本草记载的不足和错误，并加以更正修订，尤其是近代科学技术的发展，使人们对道地药材的本质认识不断深化，在品种来源上进行更为正确的矫正和补充。

紫草在我国药用历史悠久，始载于《神农本草经》，被列为中品，历代本草著作所记载的原植物均为紫草科植物紫草，而今紫草商品则分为硬紫草和软紫草。前者为历代本草著作中所记载的紫草，后者为历代本草著作均未记载的同科植物新疆紫草。软紫草是新中国成立后开发利用的大宗药材，其根条肥大，松软易碎，气味特殊。软紫草中含有天然奈醌类色素，其色素含量为硬紫草的3.5倍，其抑菌种类和强度均大于硬紫草，因而现在人们认为软紫草品质较硬紫草更佳。

有些道地药材最初仅有一个大名称，随着时代变迁也会发生品种的分化。如药材贝母，在明代以前，仅言贝母，无浙、川之分，仅有少量产地和临床疗效的不全面的记载。当人们认识到川、浙产贝母在功效上有明显的区别后，贝母即被分化为川、浙两大类。《神农本草经》首先将川贝母与浙贝母（土贝母）分条论述，《本草纲目拾遗》也将浙贝母单列一条，与现今所用一致。目前，贝母品种又进一步分化，《中华人民共和国药典》将主产于四川、浙江、新疆、东北、湖北各地的贝母进一步分条论述（即川贝母、浙贝母、伊贝母、平贝母、湖北贝母），这是由于各地产贝母在功效上有不同而使品种产生分化。

综上所述，道地药材产区时有变迁，其原因是多方面的，其中自然地理条件和人类活动对道地药材产区的兴衰是极其重要的。道地药材历经了品种来源、地区变迁后，细分了药材的品种，保证了药材真实、有效，才使道地药材历经沧桑而经久不衰。

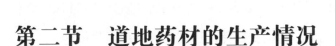

第二节　道地药材的生产情况

 一 道地药材的生产现状

（一）道地药材产区与大中型制药企业共同协作，共建道地药材基地

从20世纪90年代到2010年的10多年里，药材市场出现了多种原料短缺的问题，造成药价不稳，时高时低，这不仅影响药厂原料的生产成本，也影响产区药农的经济收益。

为解决三七药材供需矛盾，以及药农经济收入不稳定的问题，云南省文山壮族苗族自治州州政府出面，从我国部分地区引进需要以三七做原料的大中型制药企业，如天津天士力、广州白云山和黄、广西梧州制药厂，和云南本省的云南白药制药厂共同筹划与当地政府签订长期生产合作框架协议，投资建立三七种苗和优质药材生产种植基地。生产种植基地建成投产后，企业可以从基地得到更多优质的原料以生产优质的中成药，还可以降低生产成本、增加经济效益，对药农来说则稳定了其经济收益。

天津天士力制药厂还在陕西商洛地区与当地政府建立万亩丹参基地和前胡药材生产基地，并由陕西师范大学化学系和陕西省环境保护厅监察该地区重金属及化学污染情况。

河南宛西制药厂生产的六味地黄丸由熟地黄、山茱萸、山药、泽泻、丹皮、茯苓"三补三泻"良药制成。为保证药材质量，该厂分别在6个道地药材产地建原料基地。如地黄、山药在河南温县、武陟建基地，山茱萸在河南、浙江建基地，丹皮在安徽铜陵建基地，茯苓在云南丽江、楚雄建基地，泽泻在福建建宁建基地。

（二）道地药材产地向饮料企业销售优质原料药

山东省平邑县是我国最大的金银花生产基地，2022年，全县金银花产量达2 000万千克，占全国金银花总产量的60%以上，每年销售给广东加多宝集团200万千克金银花干品做王老吉凉茶饮料原料，占平邑县金银花年总量的30%。

道地药材生产基地需要企业的资金及技术来扶持道地药材的种苗培育及生产，

而药企及饮料企业也需要有优质药材产量及质量来保证优质的中成药、饮料产品的生产。因此，药材生产基地与企业之间要共同协作，才能达到双赢的局面。

（三）由当地政府投资扶持建道地药材生产示范基地

例如：浙江省农业厅出资建杭菊、延胡索、浙贝母、杭白术、杭白芍、浙玄参道地药材生产示范基地，有东阳无公害延胡索、杭白菊生产基地，新昌规模化白术生产基地，桐乡杭菊绿色生态基地，磐安无公害白术出口示范基地。该农业厅从生产基础设施、良种繁育、规范化栽培、无公害生产技术培训、提高种植组织化和品牌建设等方面进行扶持，并在调查和试验研究基础上，制订了延胡索等道地药材的种子种苗质量标准、药材产品质量标准。该农业厅提出并组织制订了省级无公害中药材系列地方标准，如无公害中药材玄参、浙贝母、白术、延胡索等，同时认定了一批浙贝母、延胡索、白术等道地药材无公害产地和标准化示范区建设，推进了道地药材标准化管理体系和质量保证体系建设，辐射带动了示范区标准化生产水平的提高。

 ## 二 道地药材生产存在的问题

（一）对道地药材产区扶持力度不够

我国许多地方对道地药材产区不够重视，还没有把足够财力、物力投放到道地药材产区来扶持生产，提高道地药材的产量与质量；同时又把每年道地药材生产任务交给分散农户去种植，而这些农户既没有能力也难以按国家规定的《中药材生产质量管理规范》（GAP）要求来种植，结果种出来的药材不符合生产要求，达不到国家规定的产品质量标准。

（二）中成药工业发展缓慢，不能适应道地药材的生产和发展

我国中药工业企业规模以小型为主，大、中型企业较少，尤其是现代化中药企业更少。小型中药工业企业一般资金少、规模小，设备陈旧、简易，分布范围广，大多到药材市场收购些野生药材或廉价的人工栽培药材，生产些简单药品以维持经营，无法抽出多余资金到道地药材产区去共同建设道地药材生产基地。因而我国有部分道地药材产区因地方政府经济困难，又没有大中型企业来协助提高道地药材生产，只能任其自然地发展。

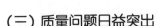

（三）质量问题日益突出

由于某些药农经营只求产量，不求质量，不规范种植、采收和加工，又缺乏有效质量标准体系和监控手段，致使其生产出来的道地药材质量不合格，农药残留和重金属含量超标现象突出。例如：甘肃省有些药农为追求当归、党参高产，重施化肥、多喷农药，使一些当归、党参含农药残留量较高，造成产品不合格；还有在仓库中储存药材时，仓库管理员为防蛀虫熏施硫黄，使药材二次中毒。

（四）科研经费投入不足

道地药材开发利用研究项目经费来源于企业自筹及科技卫生部门研究资金的资助，数额远不足以支持道地药材事业的发展。此外，科研设备条件和科研人员队伍结构不合理，道地药材专业人员缺乏培养，这些都影响道地药材进一步的发展。

三 道地药材生产问题的解决途径

（一）对道地药材实行原产地名称保护

我国道地药材具有明显的地域性，因而可以实行原产地的保护。原产地名称又称地理标志，是一种标识商品来源和质量的商业标记。它对所有标识的商品或服务具有证明、担保其品质、产地、制造工艺、精确度以及其直接相关的特定品质的作用。

（二）要充分开发利用道地药材品种资源

我国有200余个道地药材品种资源，要充分开发利用和保护这些资源，要以国内外市场为导向，缩减那些质量差、效益低、缺乏竞争力的品种，扩大那些国内外市场需要的优势品种，并做好生产规划和布局。此外，要严格控制高残毒农药、化肥的施用，以提高我国道地药材品种的质量，全面实施中药材管理规范，发展质量稳定、可控的道地药材。

（三）要逐步建设道地药材生产基地化、标准化、产业化

为加快中药走向世界步伐，国家药品监督管理局制定了《中药材生产质量管理规范》（GAP），并于2002年6月正式实施。我国道地药材生产基地化、标准化、产业化要能与GAP接轨，则要做好以下五点工作：

1. 划分种植区域，保证药材栽培道地性。在种植区域内，要确立种子种苗基地和道地药材种植基地。

2. 基地确立后，还要对种子与繁殖材料栽培生产、采收和产地加工、包装、运输、贮存等诸多环节进行科学化、规范化管理，做到每个环节实行质量标准控制。

3. 生产集约化，实行一条龙生产经营模式。

4. 强化科技对产业发展的支撑作用，重点加大对新品种、新产品、新技术和综合利用的研发力度，以及对道地药材无公害标准化生产、病虫害监控、平衡施肥、精深加工等先进技术的推广。

5. 加强标准体系建设，确保产品质量安全、有效、稳定、可控。

（四）利用信息指导生产

现在的道地药材种植，大多没有一个统一的领导部门统筹指导，药农多数按自己的想法去种植药材。但药材是商品，生产出来后要拿到市场上的去销售，而市场上的产品价格受供需状况不断在上下波动，如果求大于供时，药农尚可有些得益，如果供大于求时，产品价格下降，药农受到打击后积极性会受到影响，甚至下一年度弃种，其主要原因是药农缺乏相应的信息指导。因此，有必要在各省（区）成立一个由政府部门牵头组织的道地药材信息中心，可测报下一年度各种药材的供需状况，为药农提供年前各个药材品种种植计划，避免带来不必要的亏损。信息中心还可为药农推广良种栽培、提供加工新技术信息，也可以为药农销售药材打通渠道，这都有利于我国道地药材的进一步发展。

第六章

中药资源的分布

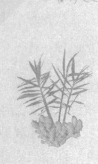
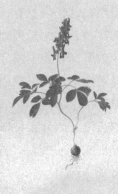
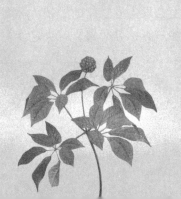

第一节 水平地带的自然分布

我国位于欧亚大陆的东部，东临太平洋，地处中纬度及低纬度地区，大部分地区属于亚热带和温带，只有一小部分地区属于热带。我国地貌类型多样，有山地、高原、丘陵、盆地、平原、河谷等，其中山地、丘陵面积占国土面积的1/3，因而我国是个多山的国家。根据自然条件的地区差异，我国可分为东部季风区、西北干旱含半干旱区、青藏高寒区。这三大区域在气候上各有特征，东部湿润，西北干旱，青藏高寒。

我国三大自然区域分界线主要有两条：

第一条东起东北大兴安岭，南沿内蒙古高原东南边缘；进入华北区沿着河北、山西两省北部省界线，向西南黄土高原西部的北缘，直到青海省的东北部；然后，再继续沿着甘（肃）青（海）省界线往青海西北部的柴达木盆地，在盆地北、东、南周边环绕一周后，接上青（海）、新（疆）省（区）界线往南，又转而由东向西沿新疆南部边缘的昆仑山、喀喇昆仑山到帕米尔高原。

这条线主要把我国西北干旱半干旱区与青藏高寒区分隔开。

第二条从青海东北部黄土高原的南缘往东，到陇中黄土高原转而往南，穿过陇南高原、白龙江进入四川九寨沟，在四川省境内，自北向南，穿过四川盆地与川西横断峡谷区地带，进入到云南点苍山，往西至中缅国境线沿高黎贡山北上进入西藏东南地区。

这条线主要把我国东部季风区与青藏高寒区分隔开。

这三大自然区域最明显的是气候上的差异，而热量与水分决定着药用植物资源的分布。药用植物自南往北呈带状有规律的更替，称为纬度地带性；若从沿海往内陆呈带状有规律的更替，称为经度地带性；纬度地带性和经度地带性都称为水平地带性。随着海拔的升高，植物的分布也会发生有规律的更替，称为垂直地带性。纬度地带性、经度地带性和垂直地带性三者结合起来，就决定着一个地区药用植物分布的种类和基本特点。

我国药用植物三大自然区域分布特征，东部季风区以纬向分布最明显，西北干旱半干旱区域以经向分布最为明显，青藏高寒区则以垂直分布最为明显。

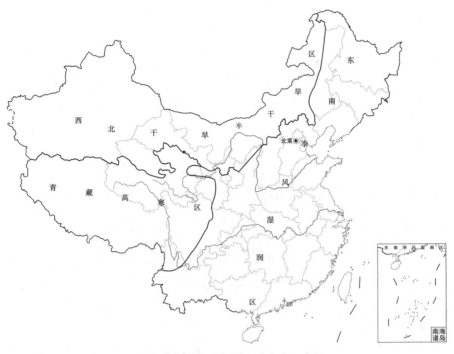

我国中药资源三大自然区域分布示意图

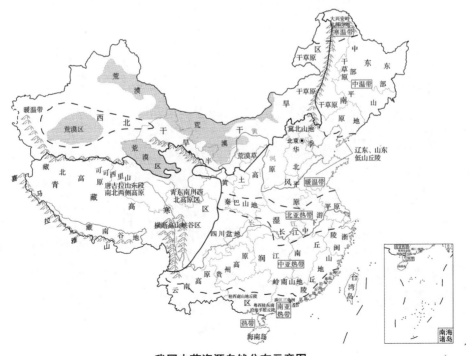

我国中药资源自然分布示意图

中国中药 资源分布与地理环境

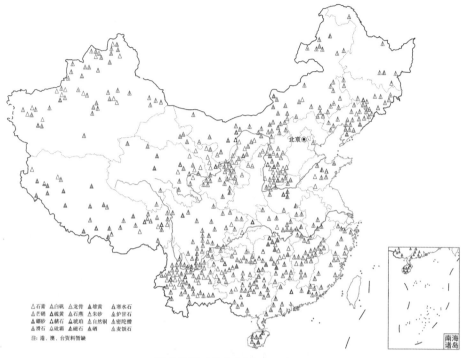

△石膏 △白矾 △龙骨 △雄黄 △寒水石
△芒硝 △硫黄 △石燕 △朱砂 △炉甘石
△硼砂 △赭石 △琥珀 △自然铜 △密陀僧
△滑石 △砒霜 △磁石 △硒 △麦饭石
注:港、澳、台资料暂缺

我国药用矿物资源分布示意图

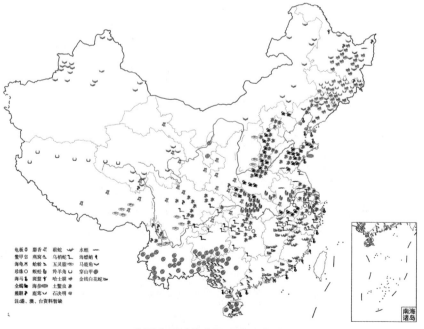

龟板 麝香 蕲蛇 水蛭
鳖甲 燕窝 乌梢蛇 海螵蛸
海龟 蛤蚧 五灵脂 马鹿角
珍珠 蜈蚣 羚羊角 穿山甲
海马 斑蝥 哈士蟆 金钱白花蛇
全蝎 海参 土鳖虫
熊胆 虎骨 石决明
注:港、澳、台资料暂缺

我国药用动物资源分布示意图

088

一 东部季风区

东部季风区域范围南从南沙群岛的曾母暗沙起（位于北纬3°52′），北到黑龙江省漠河附近主航道（位于北纬53°37′），南北跨纬度近50°，直线距离约5 500 km；在行政区划上包括广东、广西、海南、福建、台湾、江西、浙江、安徽、江苏、山东、湖南、湖北、贵州、河南、河北、陕西、黑龙江、吉林、辽宁以及北京、天津、上海、重庆共23个省（区）、直辖市，香港、澳门两个特别行政区，还有四川省、云南省、山西省的大部分地区，甘肃省、宁夏回族自治区的部分地区以及青海省的小部分地区。这个区域由于邻近海洋，东南季风特别活跃，夏季随着气温上升降水量也逐渐增加，雨热同季，这对药用植物的生长非常有利，这种情况在东南沿海各省区表现非常明显。从东南向西北方向，受海洋季风和湿润气候的影响逐渐减小，从湿润区进入半湿润区，以至半干旱区、干旱区，水分分布东西差异显著。

我国东部地区地势平坦，水热状况并没有受到地形的干扰，所以地带性特点以纬向为主，仅在东北部，由于干湿情况由东向西逐渐变干，因而出现了经向排列。

东部季风区域植被的纬度地带性分布特点非常明显，其排列由南到北依次为华南热带雨林和季雨林、西南亚热带季风常绿阔叶林、华中亚热带落叶常绿阔叶混交林、华北暖温带针阔叶混交林、东北温带针阔叶混交林、东北北部寒温带针叶林。

动物有脊椎动物、无脊椎动物。以陆栖脊椎动物为例，可分为几个基本的地理生态群：热带森林、林灌草地、农田动物群，亚热带林灌草地、农田动物群，温带森林、森林草原、农田动物群，寒温带针叶林动物群，温带草原动物群，温带荒漠、半荒漠动物群，高地森林草原、草甸草原、荒漠动物群。

（一）华南热带、南亚热带区

华南热带、南亚热带地区位于我国最南部，范围包括广东、广西、云南省南部、福建省东南部，以及台湾、海南省和南海诸岛，它的北面与华中、西南区相连，东南与菲律宾、马来西亚、文莱国隔海相望，西南与越南、老挝、缅甸接壤。

华南热带、南亚热带区以丘陵、山地为主，间有平原、河谷、台地，地势西北高、东南低。山脉主要有十万大山、六万大山、云开大山、戴云山、博平岭等，一般海拔在300～800m，少数山峰超过1500m。此外，台湾山脉南北横贯在岛的东部，海拔在3000m左右，最高山玉山山脉海拔3952m，是我国东部最高峰。海南岛山地集中在中部偏南，最高峰五指山峰1867m，南海诸岛由滩、礁、暗沙构成。

华南热带、南亚热带属于热带、亚热带季风气候，高温多雨，冬暖夏长，干湿季比较明显，水热资源丰富；一般年份最低温度在0℃以上，热带、亚热带作物基本可以安全越冬；年降水量一般年份在1200～2000mm，个别年份可超越3000mm；地带性土壤以砖红壤及赤红壤为主，其次为红壤、黄壤、石灰土等。

华南热带、南亚热带植物种类丰富，仅高等植物就有7000种以上，西双版纳及广东地区均在5000种以上，特有种类很多，仅海南岛就有500种，西双版纳在300种以上，其中有不少已被列为国家珍稀保护物种。道地性植被为赤道热带珊瑚、滩礁上生长的肉质常绿灌丛和盐生植物。热带雨林、季雨林以及南亚热带的常绿阔叶林，植物以终年苍翠的热带成分为主，而且雨林—季雨林—常绿阔叶林分布特征特别明显，植株常年青绿，花果期很长，冬季落叶的木本植物较少，尤其在南部热带雨林中，植物终年开花不断，冬期都有成熟的果实。雨林包含的植物种类比较多，一块几百亩林地中就有100多个科、300～400种的高等植物，乔木一般可分为3～4个亚层，大树板根寄生现象显著，反映出热带湿润环境下的植被特征。热带、南亚热带自然景观随着由南往向北热量减弱及冬季寒潮影响而愈显不同。

华南热带、南亚热带地区是我国重要的中药资源分布区，也是南药集中产区，海陆药材兼备，门类齐全，独具特色。该地区中药资源有5400余种，其中药用植物资源5000种、药用动物资源300余种、药用矿物资源50余种，在全国各地名列前茅。华南热带、南亚热带地区栽培和野生的主要著名南药（植物药）品种有益智仁、砂仁、肉桂、沉香、檀香、槟榔、胡椒、广藿香、大叶丁香、诃子、儿茶、龙血树、苏木、八角茴香、胖大海、青天葵、木香、海南粗榧、三七、巴戟天、血竭等。

华南热带、南亚热带，根据中国动物地理区划，属于东洋界的华南地区是热带和亚热带动物最集中的区域。由于热带季雨林和南亚热带阔叶林的覆盖，该地区天然森林比较多，为野生动物提供了栖息的场所，重要的药用动物有马鹿、林麝、象、蛤蚧、穿山甲、蕲蛇、熊、金钱白花蛇、乌梢蛇、刺猬等。沿海及南海，海洋资源非常丰富，有珍珠、海马、海龙、海龟、紫菜等。

华南热带、南亚热带跨热带、南亚热带两个气候带，由于太阳辐射、大气环流和自然条件的差异，中药资源的种类和品种也有明显的不同。

热带地区主要药用植物有益智、肉豆蔻、降香、儿茶、丁香、苏木、安息香、龙血树、长粒胖大海、马钱子、槟榔、海南粗榧、胡椒等。海涂也分布了一些特殊种类，如锦地罗、老鼠簕、龙船花、草海桐、补血草、厚藤等。

南亚热带地区主要药用植物有砂仁、化橘红、新会陈皮、巴戟天、广东金钱草、肉桂、广藿香、青天葵、八角茴香、木香等。

1. 华南热带区

华南热带区位于我国最南部，包括海南岛及东沙、中沙、西沙、南沙四大群岛礁，雷州半岛、台湾南部和西双版纳（含云南南部边缘地区的河口、孟定、元江宽谷盆地）。该地区属于热带季风气候，日照长、热量丰富、雨量充足，干湿季明显，气温南高北低，年降水量西少东多。西双版纳是山高谷深的山间谷地，土壤以砖红壤为主；沿海海滨为盐渍土；南海诸岛为珊瑚礁、鸟粪、贝壳、珊瑚碎片组成的黑色土。海南岛、雷州半岛、台湾南部和西双版纳植物类型多种多样，原生植物有热带雨林和季雨林，次生植物有热带稀树草地。

（1）海南岛

海南岛是我国第二大岛，有"南海明珠"之称。它的轮廓似一个椭圆形，东北至西南长约290 km，西北至东南宽约180 km，陆地总面积约为3.4万 km²。地形为穹形山地，中间高、四周低，依次由山地、丘陵、台地、阶地、平原、滩涂组成，呈环形层状分布，梯形结构明显。海南岛属热带湿润季风气候，全年暖热，雨量充沛，长夏无冬，干湿季明显，年平均气温22～26 ℃，其中1～2月平均气温16～21 ℃，年降水量1 500～2 600 mm，东部湿、西部干旱明显，降水季节分布不均，5～10月为雨季，降水量占全年的70%～90%，11月至翌年4月为旱季，易发生旱灾，全年无霜冻，受东北和西南季风影响，热带风暴和台风频繁。

海南岛植物群落属印度—马来西亚区系的一部分，与中南半岛关系密切。海南岛有维管束植物4 000多种，其中药用植物约2 500种，仅蛇药就有300余种。当地栽培的药材有槟榔、益智、壳砂仁、海南马钱子、檀香、丁香、沉香、安息香、白豆蔻、儿茶、大风子、胖大海、肉豆蔻、肉桂、锡兰桂、南天仙子、山奈及海南藿香等。主要野生药用植物有巴戟天、蔓荆子、石斛、青天葵、降香、芦荟、白丁香、龙血树、见血封喉、高良姜、海南萝芙木、海南粗榧、鸡血藤、丁公藤、走马胎、宽筋藤、海南地不容、海南美登木、木蝴蝶、救必应、无根藤、东风桔、广狼毒、无患子、穿破石、山芝麻等。

沿海平原生长的药用植物种类有海刀豆、独脚金、刺果苏木、多枝毛麝香、五指柑（黄荆）、香菇（粉叶轮环藤）、土丁桂等；湿草地上的有猪笼草、茅膏菜、地胆草、积雪草、锦地罗、香附等。

（2）南海诸岛

南海诸岛主要是我国南海中东沙、中沙、西沙和南沙四大群岛，大部分地区温差小，终年皆夏；植物种类属盐生，肉质为耐旱类型，如麻风树、海岸桐、海刀豆等。这些岛屿的主要栽培植物有椰子、香蕉、番木瓜、木菠萝、剑麻和木麻黄等。以西沙群岛为例，全岛共有植物200余种，在野生植物中除马齿苋、野苋、青葙、鳢肠等少数广泛分布的品种外，都属热带、亚热带成分，其中药用植物约50种，如无根藤、蒺藜、土高丽参、土牛膝等。

红树林是热带、南亚热带海岸潮间带滩涂上特有的常绿灌木或乔木群落，均为盐生植物，不少具有肉质构造、呼吸根、支持根及胎萌习性等。红树林群落多由红树科、使君子科、楝科、鞭草科、海桑科、茜草科及紫金牛科等植物组成。海南岛的红树林植物有角果木、木榄、柱果木榄、海莲、红茄冬、银叶树、海榄雌、老鼠簕、小花老鼠簕、海杧果、海漆、玉蕊、黄槿、杨叶肖槿、榄李和海桑等。

（3）雷州半岛

雷州半岛位于广东省西南部，介于南海与北部湾之间，南隔琼州海峡与海南省相望。半岛南北长约140 km，东西宽60～70 km，全境面积约13 225 km²。雷州半岛属热带季风气候北缘，年平均温度23 ℃以上，最冷月平均温度在15 ℃以上，全年无霜，年降水量1 200～1 600 mm，作物可终年生长。这一地区大部分是台地及阶地，台地多为第四纪喷发玄武岩所构成，分布在南部及北部，约占整个半岛面积的1/2。由砂岩及黏土组成的阶地，分布在中部河谷两侧，面积约占半岛的1/3，阶地之间为河流冲积平原，阶地之外围为滨海平原，平原面积约占半岛的17%。雷州半岛的土壤以砖红壤为主。

这一地区虽然自然条件优越，但地处热带季风气候北缘，热量已不如海南岛，年平均温度较海南岛低1.5～2.5 ℃。因而有些需高热量的作物如椰子，在雷州半岛虽能开花结果，但果小、肉薄，在质量上比海南岛的差，在生产上无大意义。又如需高热量生产的药材胖大海，在西双版纳、海南岛都能开花结果，而在雷州半岛却未能成功。雷州半岛又是多大风区域，年平均风速为3.5～4米/秒，因风大蒸发强烈，蒸发量大于降水量，降水量只及作物全年耗水量的60%～70%，所以靠天然降水远不能满足农田用水的需要。加上年降水量70%～80%集中在夏、秋雨季，冬、春雨水很少，而夏、秋多阵雨和台风暴雨，占全年降水量的三分之一。且降水流失很快，又多砂性土，容易渗漏，因而这里有十年九旱之说。但雷州半岛地下水资源丰富，可开发地下水解决部分水源的不足问题。此外，雷州半岛虽属热带地区，但冬季寒潮仍能侵入，出现短暂的寒害，如1955年一次大寒潮，徐闻出现−1.8 ℃，海康（现雷州）则 0.1 ℃，冬种红薯受到严重寒害，某些热带作物也受到寒害。自从雷州半岛建设防护林网以来，调节了岛内气候，林内气温提高，气温变幅缩小，从而减轻了寒害，使热带作物面积得以扩大。所建设的防护林不但改善了环境，而且还提供了大量木材及林副产品，成了广东省新的林业基地。

雷州半岛主要种植热带农作物，有剑麻、甘蔗、菠萝、香蕉、胡椒、槟榔等；种植药材有穿心莲、沙参、高良姜、草豆蔻等；引种药材有檀香、肉桂、大风子、安息香、马钱子、诃子和丁香等。

（4）台湾南部山地丘陵

台湾南部山地丘陵位于北回归线以南，属于热带季雨林、湿润雨林区。境内地势由北向南倾斜，北部中央山脉高达 3 500 m 以上，南部及西南部为冲积平原及三角洲，沿海有零星分散的珊瑚岛分布。该区域三面环海，具有海洋热带气候特点，高温多雨，冬暖夏长，水热条件优越，山地垂直分布明显。以玉山（3 952 m）为例，其垂直分布自下而上为热带雨林—季雨林—常绿阔叶林—山地常绿阔叶林—亚高山针叶林—高山杜鹃灌丛和高山草甸二者结合。台湾南部林木种类丰富，森林面积相当于总面积的一半以上，其中约 80% 为天然林。

据统计，台湾野生和栽培的药用植物约有 2 500 余种，其中不少为民间药。栽培品种有槟榔、苏木、巴戟天、儿茶、沉香、高良姜、紫苏、使君子、山豆根、姜黄、猫须草、薏苡、石菖蒲、白花菜、山栀子、恒春栀、金线莲、香附、竹茹、黄花萱草、黄水茄、钮仔茄、对叶百部、香蒲、巴戟天、益智等。黄芪、贝母、砂仁、甘草、毛地黄、牵牛、猪苓、茯苓和雷丸等也有种植。引种成功的有印度萝芙木、老鼠簕、日本当归、紫田薯和山药薯等。野生药用植物有商陆、满天星、白花益母草、兰屿肉豆蔻、威灵仙、过山龙、铁苋菜、野木瓜、乌蔹莓、白叶钓樟等。台湾民间草药也很多，如台湾马兜铃、爪叶马兜铃、八角莲、咸丰草、马兰、紫苏、左手香、龙葵、菊花木、白花草、散血草、倒吊金钟、天芥菜等。这一区域的海产药用动物很多，主要有海马、海龙、海龟、海麻雀、海蛆、膨鱼鳃、石决明、珍珠贝、白贝齿、海底柏、玳瑁、牡蛎、鹅管石、瓦楞子等。海产药用植物有海藻、昆布、海带、江蓠菜、白莼等。陆栖药用动物主要有台湾猕猴、云豹、大灵猫、金丝燕、穿山甲、金环蛇、蟒蛇、鳖、毛鸡等。药用矿物有禹粮石、寒水石、石膏、赭石、钟乳石、紫英石、花蕊石、硫黄、石英石、滑石、蛇含石、海浮石、磁铁矿及自然铜等。

（5）西双版纳

西双版纳地处云南的南部，它的西北面为横断山脉，北面为云贵高原，东面为哀牢山，整个地区土地面积约为 1.9 万 km²。地势由北向南降低，南部靠近印度洋和孟加拉湾；受潮湿的印度洋季风的影响，东西又有高原山脉为之屏障，阻挡了寒潮的入侵，从而形成温暖、潮湿、静风的气候，夏无酷暑、冬无严寒，年平均气温大于21℃，年降水量1 200 mm，没有明显四季之分，只有干季与湿季之差别。但因雨季结束较迟、干季较短，而且干季初期"雾雨"弥漫，弥补了水分的不足。再加上西双版纳的地形复杂多样，既有较深的河谷，又有平坦宽阔的坝子，更有低缓的丘陵，这种多样的地貌类型，形成了各种地方的小气候，具有不同的土、水、热、光等条件，为不同的生物生长提供了适宜的场所。当人们进入西双版纳，就像进入了一个绿色的世界，无论是在公路旁山坡、江河两岸，还是街道两旁、村寨院子，到处都是绿色的植物，在绿色之中，不时见到各种奇花异草和野果。除此之外，西双版纳还有中华人民共和国成立后种植的大片橡胶林、茶园、果园。据说西双版纳有热带高等植物5 000多种，占全国的1/6。茂密森林中还栖息着各种野生动物，如大象、猴、蟒蛇、穿山甲、蛤蚧等。如此众多生物资源，难怪人们称西双版纳为"植物王国""动物乐园""药材宝库"。

西双版纳有中药资源近2 000种，其中药用植物1 700余种，药用动物近50种，药用矿物10余种。西双版纳自治州的热带和南亚热带气候区占全州总面积的83.3%，是我国最重要的南药生产基地，并已引种成功国内外南药100余种。该区域资源丰富的南药资源有砂仁、槟榔、胖大海、儿茶、云南萝芙木、爪哇白豆蔻、千年健、缩砂密、檀香、锡生藤、落地生根、诃子、毒毛旋花、羊角拗、黄花夹竹桃、美登木及金鸡纳等。从国外引进的药材有胖大海、吐根、非洲血竭、印度萝芙木、檀香、印度马钱、番泻叶、泰国白豆蔻、益智仁、古柯和广藿香等。

西双版纳是个多民族地区，民族药极为丰富。以占人口1/3的傣族为例，常用药用植物为520种，其中大半为本地区所特有。如亚乎奴（锡生藤）、嚟三端（云南萝芙木）、萌辖（云南蕊木）、埋丁别（糖胶树）、绞哈烘（须药藤）、埋叮哪（云南美登木）、咪火旺（箭根薯）、嘛汉（八角香兰）、嘛良（红壳砂仁）、埋宗（云南樟）、嘿高烘（通光散）、妈轨华（多脉酸藤子）、妈轨兰（白花酸藤子）等，均为热带地区的野生药用种类。

2. 华南南亚热带区

该区位于我国大陆最南部，包括广东、广西、福建沿海、台湾北部以及云南南部的东南及西南部分（西双版纳除外）。此线大致自闽侯、漳平、龙川、英德、象州、西畴、新平、盘江等一线以南属南亚热带，北部有戴云山、南岭、大瑶山、大明山等山脉，西与滇西山原相接，南面为南海，东临太平洋。粤桂、闽粤地貌以丘陵为主，低山、丘陵、盆谷、台地、平原交错分布，一般海拔高度在100 m左右，少数地区在1 000 m以上。海域内有平潭、金门、东山、南澳、上川、下川、海陵、东海、涠洲等岛屿。闽粤、粤桂沿海及台湾北部、云南南部的东南、西南部分地处南亚热带向热带过渡区，它的北面有山地阻挡冬季寒潮北来的南侵，南面又受湿润多雨的热带海洋性气候影响，水热资源丰富，地带性土壤以赤红壤为主，其次为红壤及黄壤。

该地区中药资源有近3 000种，其中药用植物约2 500种，药用动物约250种，药用矿物约50种，海洋药物约150种。名优大宗药材有巴戟天、石斛、千年健、钩藤、高良姜、何首乌、百合、天南星、木蝴蝶、金银花、玉竹、厚朴、牛蒡子、辛夷、桔梗、瓜蒌、山药、天冬、栀子、木通、川楝子、女贞子、天花粉、五味子、杜仲、金果榄、蔓荆子、广陈皮、沉香、排钱树等。当地栽培药材有50多种，产量大的有山药、地黄、葛根、茯苓、藿香、肉桂、郁金、莪术、玄参、草果、泽泻、菊花、三七、枳壳、佛手、砂仁、益智、槟榔、巴戟天、木蝴蝶、穿心莲、桔梗、高良姜等。药用动物有猴、乌猿（黑叶猴）、豪猪、獐、穿山甲、蛤蚧、刺猬、乌梢蛇、蕲蛇、金钱白花蛇、土鳖、蟾蜍、蝉、海龙、海马、乌贼、海蛇、海龟及珍珠蚌等。矿物药有硫黄、赭石、赤石脂、寒水石、钟乳石、滑石、磁石、琥珀、云母、芒硝、自然铜、朱砂、海浮石、炉甘石等。

根据华南南亚热带南部的自然条件和中药资源分布地区的不同，该区分为闽东南、粤东南，粤珠江三角洲，粤西桂东南沿海及桂西南山地丘陵，台湾北部，滇南五部分来论述。

（1）闽东南、粤东南部沿海丘陵平原区

该区范围包括福建福州以南、广东汕尾以北沿海地区。这一地带背山面海，地势大多由内陆向沿海倾斜。内陆多丘陵、低山，除少数地区有海拔超过500 m以上的山地外，绝大多数丘陵均在500 m以下。沿海为河流冲积或海积平原，主要有福州、莆田、泉州、漳州、韩江平原。沿海地区多由花岗岩、火成岩构成，由于风化及人为开采，水土流失比较严重，现较平缓的丘陵大多开辟成农田，由水灌溉成水田。

该区气候属于南亚热带，年平均气温在19.6～22 ℃，1月平均最低气温在10.5～14.4 ℃，多年极端最低气温汕头、汕尾、厦门均在0 ℃以上，福州及漳州出现-2～-1.5 ℃，10 ℃以上年积温在6 500～8 000 ℃，由南往北递减。年降水量在1 100～1 900 mm，受地形影响，各地差异很大，广东汕尾地处迎风坡，年降水量在1 900 mm，福建厦门在滨海地区，年降水量小，在1 143 mm。

该区植被为南亚热带季雨林，由于人类活动，原始森林早已荡然无存。但次生季雨林属则屡见不鲜，季雨林中含有茜草科、豆科、大戟科、樟科、蔷薇科和紫金牛科，反映出热带性特点。在乔木林中，樟科和大戟科占明显优势，这与中亚热带常绿阔叶林有所不同。在福建六斗山仅有保存的原始林中，垂直层次较多，每当春末夏初大多数乔木树相继开花，板根和茎花现象十分普遍，绞杀现象也有所见，这里多木质藤本，在林间四处攀缘、穿插、飞架，使林相更加纷繁缭乱，故具有热带雨林的一些特征。

这一地区药用植物种类也比较多，具有南药特性的植物有砂仁、益智、佛手、红豆蔻、土沉香、胡椒等。除此之外，还有北沙参、建泽泻、瓜蒌、陈皮（橘皮）、青皮（福建漳州、厦门的椪柑，广东潮州、汕头的焦柑）、栀子、蔓荆子、菊花、使君子、香附、穿心莲、温莪术。在广东饶平还栽培有铁皮石斛、青蒿等。该区海洋药用资源有海马、紫菜、海龙、珍珠贝、海蛤粉、海浮石、海蛇、海龟、昆布、鹧鸪菜、石决明、海螵蛸、海带、石花菜、牡蛎等。

（2）粤珠江三角洲沿海平原、丘陵区

珠江三角洲位于广东省的中南部，按其范围有大、小之分。在三水河口—东莞石龙与新会崖门出海道以东地区，称为小三角洲；以北清远、东惠州、西高要为顶点，南到珠江口出海处，包括小三角洲在内，称为大珠江三角洲。珠江三角洲范围具体包括广州、佛山、肇庆、深圳、东莞、惠州、珠海、中山、江门9个城市，总土地面积约为5.5万km²。

小三角洲是珠江三角洲的核心部分。它原是一个多岛屿的古海湾，海湾的西、北、东面为古兜山、罗浮山、鸡笼山等续断的山地、丘陵环绕着。由于珠江的支流西江、北江、东江等河流夹带的泥沙在湾内不断填充、堆积，逐渐形成了珠江三角洲平原，一些岛屿成为平原上散布的山丘，如西樵山、圭峰山、五桂山等，现在三角洲的前缘还以平均每年10～15 m的速度向海洋推进。目前珠江三角洲以珠江口至狮子洋为界，大致分为以西的西、北江三角洲和以东的东江三角洲，西、北江三角洲面积较广，东江三角洲面积较小。

珠江三角洲地处南亚热带，年平均气温21 ℃，年降水量1 600～2 000 mm，10 ℃以上年积温7 600 ℃，1月份平均气温为−13.3 ℃，即使冬季寒潮过境，绝对最低气温多年也在0 ℃以上，降水量集中在5～9月，低洼地区遇上较大暴雨，也会发生洪涝灾害。

这一地区植被属于南亚热带常绿阔叶林，由于人为长期开发，原始森林早已荡然无存，仅局部地区（如肇庆鼎湖山）仍保存着比较原始、完整的南亚热带雨林，现大多地区已为人工林所取代。

长期以来，珠江三角洲劳动人民利用其自然环境筑堤围田，变浅海为潟湖，加速沉积，不仅扩大了珠江三角洲的范围，而且也逐渐改变了其原来的地貌形态，在平原地区挖塘填基、平整土地，在山丘修筑梯田，使珠江三角洲开辟成现今的基塘、沙围田、咸矾田、河坝地、旱地等多种农田区。

珠江三角洲的劳动人民利用当地自然条件种植南药，在基塘地种桑养蚕，围田种新会柑、葵树，咸矾田种莲藕，河坝地种藿香，山丘坡地种巴戟天、广佛手、何首乌；还在中山五桂山建土沉香基地，高要龙珠岛建檀香基地，清远建穿心莲

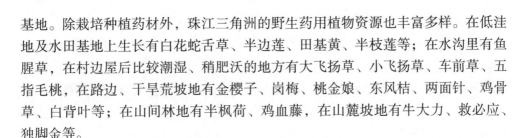

基地。除栽培种植药材外，珠江三角洲的野生药用植物资源也丰富多样。在低洼地及水田基地上生长有白花蛇舌草、半边莲、田基黄、半枝莲等；在水沟里有鱼腥草，在村边屋后比较潮湿、稍肥沃的地方有大飞扬草、小飞扬草、车前草、五指毛桃，在路边、干旱荒坡地有金樱子、岗梅、桃金娘、东风桔、两面针、鸡骨草、白背叶等；在山间林地有半枫荷、鸡血藤，在山麓坡地有牛大力、救必应、独脚金等。

（3）粤西桂东南沿海台地丘陵、桂西南山地丘陵

广东西部及广西东南部沿海地区，主要是台地，间有低矮丘陵与河谷，广西西南部与越南接壤。这一地区主要是石灰岩山地、峰林、槽谷，也有孤峰平原以及石山与土山交织地带。气候上，广东西部与广西东南部，夏热冬暖，夏秋多雨，常年有台风入侵，多大风暴雨，故沿海台地筑有漫长防风林带，防风林带以木麻黄、桉及相思树为主，但此类林带下，植被少，易受水流冲刷。广西西南部的石灰岩山地常年气温冷热变化不显著，夏温也不高，冬季月平均气温在11～12 ℃，10 ℃以上年积温在6 000 ℃左右，较沿海东南地区低1 100～1 500 ℃积温，冬季历年极端低温在-1～3 ℃，因而这一地带冬季只要适当采取防寒御寒措施，发展南药生产基本上是安全的。现在广东西部的中药资源以阳春砂仁、巴戟天、山银花为代表品种，其中春砂仁和化州橘红最为著名；大宗出口药材有山药、天花粉、葛根、郁金及广藿香等。广西东南部以海南植物区系为主，是广西南药生产基地，主要种类有砂仁、巴戟天、益智、肉桂、八角茴香、蔓荆子、鸦胆子、高良姜、胡椒、山药、水半夏、天花粉、葛根和郁金等。广东西南部出产的主要药用种类有砂仁、千年健、苏木、三七、广豆根、大果山楂、草果、黄精、木蝴蝶、龙血树及广东金钱草等；此外，还有南肉桂、巴戟天、诃子、橘红、白木香、檀香、广木香、佛手、使君子、干姜、郁金、山柰、穿心莲、木鳖子、草豆蔻、巴豆、石斛、相思子、紫草茸、棕榈子、海藻、雷丸、鸡骨香、十大功劳、广防己、过岗龙、鸭脚木、地枫皮、金耳环、山慈姑、青天葵、红芽大戟、广地丁、黑草、马尾千金草及灵香草等。广西西南坡地有药用植物三七、鲜石斛、环草石斛等，名贵药用动物有蛤蚧及穿山甲等。

（4）台湾北部山地

台湾北部位于北回归线以北，为中央山脉北段。雪山位于台湾北部，与东侧中央山脉并列，由北向南纵贯于北部的中间，主峰海拔为3 884m。台湾北部在气候上属亚热带湿润季风气候，高温多雨、炎热潮湿。北部植被属于含热带成分的亚热带类型，与华东植物区系相似，主要组成种类有无柄米槠、青钩栲、厚壳桂、榕树、樟和红木棉等常绿阔叶林，还混生有九芎、重阳木、无患子、栾树等少数落叶或半落叶树种，也有很多特有种，如红桧、扁柏、铁杉、冷杉、云杉、台湾

五针松和台湾杉等。

台湾北部山地的道地药材有通草、石斛、槟榔、樟脑、大枫子、古椒等。樟脑和香茅是台湾著名的特产。天然樟脑原料是台湾的一个重要林业产品，占世界总产量的70%。台湾全岛广布樟树，尤其北部的樟树含樟脑成分较高；香茅油主要用于出口，是提取精制、合成薄荷脑的原料。

（5）滇南地区

滇南地区位于华南热带、南亚热带西部，地处云贵高原南麓以南以及横断山脉南段，与越南、老挝、缅甸接壤。依据我国南亚热带区域分界线，滇南地区大致在富宁—蒙自—墨江—南涧—盈江一线以南，除西双版纳外，其余地区均属于南亚热带。由于自然条件与中药资源分布在一地区上有一定差异，故该区域分为滇东南与滇西南两部分论述。

1）滇东南地区

滇东南地区指在哀牢山南段以东，包括建水、蒙自、富宁等，海拔在350 m左右的地区。这一地区原为石灰岩地区，经充分发育，现在已是不足百米高的山丘和下陷20～30 m的溶蚀斗淋广泛分布的地区，呈阶状起伏的地形。山间盆地多盲谷或盆谷，四周为矮小的峰林，水系不完整，伏流较发达。该地区气候属华南南亚热带气候，入夏后东南及西南季风盛行，5～10月为雨季，入冬至春季在大陆气团的控制下10月～次年4月为旱季，年降雨量800～1 200 mm。由于近几年干旱少雨，影响农作物及药用植物的生长，故兴修水利、扩大灌溉乃是该区当前重要的任务。

该区虽然北有云贵高原，但其南部多为低矮破碎的石灰岩地区，冬季从北方入侵的寒潮易影响本区南部，所以防寒也是比较重要的任务。

这一地区主要种植的药材是三七。该地区不仅是云南地区，也是我国三七的主要种植基地。据统计，现三七种植面积有十几万亩，集中分布在文山自治州。此处三七种植占全国种植面积的98%，是我国乃至世界的"三七之乡"，从野生驯化到人工种植已有600多年的历史。

其他药用植物有滇郁金、山奈、高良姜、干姜、黄草石斛、鲜石斛、金银花、苏木、木蝴蝶、红豆蔻、滇豆蔻、草果、八角茴香、枫斗、半夏、桔梗、女贞子、砂仁、瓜蒌皮等。药用动物有穿山甲、蛤蚧等。

2）滇西南地区

滇西南地区指在哀牢山以西，包括盈江、云县、南涧、墨江一线以南，海拔在750～1 400 m之间的地区。该地区气候属南亚热带。

该地区在地貌上属帚状山系中山峡谷区，为横断山脉余脉区。该区域中有高黎贡山、怒山、无量山、哀牢山与怒江、澜沧江、元江相间排列，由北向南、西南、东南方向延伸、扩展，越向南起伏越和缓，山川之间越开阔，并有一些宽阔的山间盆地，如景谷、元江、施甸、景东、云县、思茅、昌宁、新平等坝子，海拔较低，区内水系较多，径流发达，地表广泛受到不同程度的切割。

该区10 ℃以上年积温在6 000 ℃以上，大于18 ℃的日数在180～240天之间，最热月均温在22～27℃，光照时数一般在2 000～2 700小时。水气主要来自西南季风，多数地区年降水量在1 000～1 400 mm，迎风坡大于背风坡，如龙陵降水量在2 100 mm，降水日数在170天。大多地区蒸发量略高于降水量，属稍湿润地区。

这一地区的山地土壤主要为砖红壤性土壤，红壤、黄红壤和紫色土，在部分干热的河谷、丘陵、坡地有燥红土，坝区有冲积水稻土。

这一地区的主要药用植物有珠子参、蔓荆子、女贞子、滇郁金、天门冬、滇龙胆、高良姜、续断、黄连、草果、胡椒、八角茴香、茯苓、重楼、木瓜、红豆蔻、猪苓、木蝴蝶等。

我国的亚热带区域包括中亚热带及北亚热带区，是我国范围宽广、土地面积较大的一个气候区域。从行政范围来讲，包括华东、华中、华南、西南四个地区的浙江、江西、湖南、湖北和贵州五个省（区）的全部，安徽、江苏、福建、云南、四川省的较大部分，广东、广西、河南省（区）的部分地区。我们把这个区域划分为两个部分：一个是华中亚热带，另一个是西南亚热带。其主要原因是我国东部华东、华南、华中地区，夏季受太平洋东南季风影响，高温多雨，而影响未达到西南的云贵高原；冬季来自北方的大陆性气团可直接影响华中、华东甚至华南，但未直接影响西南的云贵高原。西部的云贵高原及四川西部山地，夏秋主要受印度洋西南季风影响而多雨，冬季则受西部大陆性干燥气团影响，干暖程度比东部更显著。依据自然环境条件特点和中药资源分布现状差异，本区域将分为华中中亚热带、北亚热带区（二）及西南中亚热带、北亚热带区（三）两大部分来论述。

（二）华中中亚、北亚热带区

华中中亚热带、北亚热带区大致位于秦岭—大别山—淮河一线与南岭之间，西起西南（云、贵、川）亚热带区东侧，东到东南沿海，包括湖南、湖北、江西、浙江及上海四省一市，江苏、安徽、福建大部，两广（广东、广西）北部以及河南西南部一小部分。境内地势总的来说西高东低，地貌类型多种多样，丘陵、平原、河谷、山地交错分布，地势较高的山地多分布在西部，包括秦巴山地、武夷山、神农架，大部分地区海拔在2 000～3 000 m；在中部及南部的大别山、江南丘陵、南岭山地等，除个别山地超过2 000 m以外，多数在1 500 m左右及1 000 m以下；长江中下游为河谷及冲积平原，河网交错，湖泊星罗棋布；广西北部为独特的熔岩地区。

本地区跨中亚热带及北亚热带，年平均气温在14～20℃，气温由南至北递减，降水量在800～2000 mm，由东南向西北逐渐减少。地形对降水量影响显著，一般山地多于平原，迎风坡多于背风坡。总之，本区气候温暖湿润，是我国热量条件优越、降水比较丰沛的地区。冬季虽然气温较低，但无严寒，没有明显的冬季干旱现象；春季相对多雨；夏季则高温多湿，降水充沛；秋季天气凉爽，常有干旱现象。冬夏季交替显著，具有明显的亚热带气候的特点，温寒适宜、雨热同季，对喜温、湿的药用植物生长和发育比较有利。华中中亚热带与北亚热带地区的地带性土壤，主要是红壤、黄壤以及山地黄棕壤。

本区地处沿海，又属中亚热带与北亚热带范围，南北植物区在此交汇，组成了丰富多样的植被类型。区内中亚热带植被类型为常绿阔叶林，以栲、石栎、青冈和樟科、茶科、木兰科、金缕梅科的树种为主；北亚热带植被类型为常绿落叶阔叶混交林，以壳斗科落叶和常绿树种为基本群落种，如麻栎、白栎和栓皮栎等。针叶林以马尾松、杉木、云南松、柏木等树种为主。这一地区的地形类型多样，有丘陵、山地，也有平原、湖泊、滩涂，因而中药资源丰富多样，据统计有2700多种，其中药用植物资源有2400余种，药用动物资源有300余种，药用矿物资源有30多种。绝大部分为野生中药资源，栽培家养的仅100多种，绝大多数中药资源属亚热带类型。

根据我国动物地理区划，华中亚热带区属东洋界华中区，动物种类组成有古北界和东洋界的成分，而以东洋界成分居多。属东洋界的哺乳动物有红面猴、灵猫、豪猪、穿山甲等旧大陆热带和亚热带的典型种，鸟类动物有白鹭、牛背鹭等。属古北界的哺乳动物有狗獾、青鼬等，鸟类有灰喜鹊等。常见的爬行类有锦蛇、鼠蛇、火赤链蛇等，毒蛇如眼镜蛇、五步蛇、竹叶青等也较多，扬子鳄是本区的特有种。两栖动物分布普遍有雨蛙、真蛙、无蹼树蛙、泽蛙等。药用矿物主要有寒水石、禹粮石、鹅管石、蛇含石和炉甘石等。

华中中亚热带、北亚热带区可分为长江中下游平原、江南山地丘陵、浙闽山地丘陵和南岭山地四个部分。

1. 长江中下游平原

长江中下游平原地跨中国鄂、湘、赣、皖、苏、浙、沪共7个省市，该地区平原宽广，从长江主干道中游到下游两岸有湖北的江汉平原、湖南的洞庭湖平原、鄱阳湖平原、苏皖沿江平原、里下河平原和长江三角洲平原。该地区平原地势较低，大多在海拔50 m以下，平原上大小湖泊、池塘、洼地众多，星罗棋布、江湖相连，经几十年江岸加固、河道整治、土地平整、水利设施建设，洪涝灾害基本上得到解决。加上这里土壤多为江湖冲积土层深厚、土质肥沃。农业生产历史悠久，生产技术水平较高，现在是我国重要的农业生产地区，也是常用中药材的主要生产基地。

该地区丘陵、山地面积不大，仅在江苏南京——镇江沿江有宁镇山脉、安徽铜陵到安庆沿江平原有些分散的丘陵低山，海拔高度都在500 m以下，在湖北宜昌以西长江中游沿江两岸较多丘陵、山地，江西九江庐山南面海拔有1 000 m以上。长江中下游平原气候属于中亚热带与北亚热带，因北面无高大山地的阻挡，北方冬季寒流可直入该区，与重庆市比较，冬季气温要低3~4 ℃，江北岸温度比江南岸要低0.7~1 ℃，冬季早来7~10天，春季来得也比较迟，这就是两地之间的气候差异。

该地区常用中药材产量大、质量好，中药材主要有明党参、益母草、土茯苓、葛根、虎杖、野菊花、女贞子、淡竹叶、白花蛇舌草、乌药、瓜蒌、桔梗、北柴胡、南柴胡、马兜铃、太子参、艾叶、夏天无、牛蒡子、淫羊藿等。乔木类有樟树、冬青、合欢、梧桐、十大功劳等。灌木类有金樱子、女贞子、金银花、山胡椒、棕榈、覆盆子、野山楂、木芙蓉、冻绿等。栽培植物药材有杜仲、厚朴、半夏、红花、山茱萸、菊花、板蓝根等。

该区是我国湖泊密度最大的地区，我国著名的五大淡水湖洞庭湖、鄱阳湖、太湖、洪泽湖、巢湖，都分布在这个地区，还有较小湖泊如阳澄湖、滆湖、石臼湖、龙感湖、大官湖等分布在沿岸各地。这一地区濒临海洋，地处我国东南季风区，降水丰富，湖区水生植物面积大、种类多，水生药用植物在湖泊内从沿岸线向中心深水方向有规律地呈环状分布，依次为挺水植物带、浮水植物带和沉水植物带。挺水型水生植物是指根扎于水底淤泥，植物体上部或叶挺生于水面的种类，多分布于内湖浅水、浅塘、沟汊及水田中，主要药用植物种类有芦苇、水烛、东方香蒲、泽泻、菖蒲、莲、鸭舌草和中华水韭等。浮水型植物是指植物体悬浮于水上或仅叶片浮生于水面的种类，多分布于湖缘、池塘、沟汊等静水水域，主要药用种类有芡实、菱、浮萍、满江红、睡莲、水蕨、空心莲子草、四叶萍、莼菜等。沉水型植物扎根于水底淤泥中或沉于水中，多分布于水深4 m以下的暖流静水水域中，主要药用植物有金鱼藻、黑藻、苦草、眼子菜、水车前等。在平原的沟溪长期积水处或者土壤潮湿的沼泽地，还生长有水生药用植物，如灯心草、谷精草、半枝莲、薄荷、鱼腥草、半边莲、水芹、蔓荆子、水蜈蚣、猫爪草、毛茛、节节菜等。湖区重要栽培药用植物有芡实、泽泻以及药食兼用的莲、菱、荸荠、蕹菜等。

沿江平原区的动物性药材有珍珠、珍珠母、鳖甲、龟甲、牡蛎、鸡内金、水蛭、守宫（壁虎）、蝉蜕、僵蚕、地龙、刺猬皮、土鳖虫等；山区中有乌梢蛇、蕲蛇、水獭、白花蛇、鹿、熊、灵猫等。

该区矿物类药用种类不多，主要有萤石、磁石、寒水石、云母、自然铜、赤石脂、石膏、琥珀等。

2. 江南山地丘陵

它的范围包括长江中下游平原以南，南岭山地以北，雪峰山以东，仙霞岭、武夷山以西的广大低山丘陵。这一地区以山地、丘陵为主，间以盆地、河谷地貌类型，山地丘陵与盆地河谷交错分布，是我国东部中亚热带范围最大的丘陵山地。山地多呈东北西南走向，呈雁形式排列，一般在1 000～2 000 m海拔高程。分布在本区西部湖南境内的有武陵山、雪峰山，中部湘赣边界的有连云山、罗霄山、万洋山、诸广山，东部闽赣间有武夷山，浙闽间有仙霞岭，东北部浙皖间有天目山、白际山，赣浙皖间有黄山，北部赣鄂边界有幕阜山、庐山。这些山地垂直分布的药用植物带谱比较明显。

江南山地丘陵南部气候属中亚热带，北部属北亚热带，气候温暖湿润，雨量充沛。夏季高温多雨，秋季天高气爽，春季阴雨连绵，冬季有短暂低温。若以江南山地丘陵与东部的浙闽丘陵山地比较，江南山地丘陵较东部的浙闽丘陵山地冬季气温低，冷空气来得早，持续时间稍长，其原因除离海洋稍远，缺乏海洋气流的调节外，更主要的是江南山地丘陵南高北低，其北是长江中下游平原区，仅有少数山地、孤峰，山地缺口较多，致使北方冬季南下的冷空气可以顺其缺口或越过低矮的山岭向江汉平原、洞庭湖、鄱阳湖、沪宁杭一带直入。当冷空气继续往南推进，因南岭山地地势较高，冷空气难于宣泄，在江南山地丘陵的谷地中滞留，致使冬季谷中温度偏低，而且低温持续时间长。

江南山地丘陵植被为典型的亚热带常绿阔叶林，主要植物种类有壳斗科、樟科、山茶科、木兰科、金缕梅科等树种。本区植被北部属华东植物区系，南部属华南植物区系，北部植物区系有一些暖温带及温带成分，南部则有南亚热带的一些成分。

本区中药资源有2 500种，其中药用植物2 300种，药用动物150种，药用矿物约50种。这些药用植物基本上以中亚热带与北亚热带种类为主。野生药材面广、量大，栽培药材质优量多，也有不少传统道地药材。如安徽有四大皖药（茯苓、白芍、菊花、牡丹皮）及宣城木瓜、霍山石斛等；江苏有茅苍术、苏薄荷及四小药材（小花果、小药材、小昆虫、小矿物）；江西有枳壳、枳实、鸡血藤、香薷、葛根、狗脊、虎杖、野菊花、淡竹叶、艾叶、益母草等；湖南有玉竹、吴茱萸、莲子、杜仲等；湖北有独活、续断、射干等。

在药用植物的自然分布方面，以位于江南丘陵东北部、地处中亚热带常绿阔叶林的天目山山地丘陵为例，属亚热带成分的乔木类药用植物有枫香、山核桃、凹叶厚朴、山鸡椒、莽草、冬青、石楠、刺楸、银杏、三尖杉、粗榧、金钱松等；

灌木类有闹羊花、掌叶覆盆子、庐山小檗、檵木、野山楂、枸骨、乌药、乌饭树等；草本类有狗脊、石蒜、江南卷柏、夏天无、七叶一枝花、杜衡、黄精等。岩石上生长有蛇根草、水龙骨、石菖蒲、石吊兰、滴水珠、斑叶兰、异叶天南星等阴生草本植物。天目山山地丘陵还有一些动物性药材，如桑螵蛸、蝉蜕、乌梢蛇、蕲蛇、龟甲、刺猬皮、水牛角等。

江南山地丘陵动物性药材主要有穿山甲、蕲蛇、白花蛇、蜈蚣、龟甲、蟾酥、湖珍珠（蚌壳）、乌梢蛇、九香虫、地龙、刺猬皮等；药用矿物中雄黄、朱砂、石膏等最为著名，还有自然铜、磁石、云母石、钟乳石、鹅管石、滑石、炉甘石、无名异、密陀僧、胆矾、铜绿、硼砂、寒水石、禹粮石、蛇含石、赤石脂、花蕊石、白石英、紫石英、金精石、白石脂、硫黄、赭石、青矾、红粉、轻粉、黑砂、红丹、白降丹及伏龙肝等。

3. 浙闽山地丘陵

本区北起浙江宁绍平原南面的四明山，南到闽粤两省交界的南岭山地，东西两侧介于浙闽两省二大东北—西南走向系列山地之间，是一条南北宽、东西窄的山地丘陵地带，西列从浙江的会稽山、大盘山、仙霞岭到福建武夷山，东列从浙江天台山、括苍山、雁荡山到福建的鹫峰山、戴云山、博平岭。在这两大系列山带之间包括浙东丘陵、浙南山地、闽西北中山宽谷、闽西南低山丘陵区。

浙东丘陵位于浙江东北部，海拔在200～1 000 m，个别山峰超过1 000 m，地面高度普遍在400 m左右，坡度在20°～30°，无大河流，但小河不少，分别注入东海和钱塘江。由于河流侵蚀分割也盛，在谷底时见狭隘的平原。这一地区的构造盆地较多，规模也大。

浙南山地包括飞云江、瓯江流域中上游的仙霞岭、括苍山及浙闽两省边境，中山山地地势高峻陡峭，在龙泉、泰顺、景宁、遂昌等县境内。超过1 800 m的山峰连续不断，相对高度在700 m以上，地面坡度在30°以上。大小河流强烈下切，几乎全成峡谷状，区内平原少，只在丽水、遂昌、龙泉、仙居等具有少数分散而狭小的构造区为农耕主要地区。

闽西北中山宽谷区，位于福建西北部，包括武夷山北段的主体部分和仙霞岭向东南延伸的支脉，南界为富屯溪支流与沙溪、明溪的分水岭。它的地貌主要特点是略呈盆地，盆地周围是由花岗岩、火山岩组成的中山，海拔大多在1 000 m以上，中部是古老变质岩（片岩及片麻岩）为主组成的低平台地和丘陵，相对高度在150～450 m，整个地势自西北向东南和自西南向东北倾斜，因而这一地区的河流向最低处南平汇流集中。闽西北地区以山地为主，包括丘陵在内，占全区总面积的80%，而区内又以中山面积最大、地势最高，海拔在1 800 m的也较多。这一地区山间盆地及河谷盆地也多，在构造上多为陷落盆地，以后又受河流侵蚀，所以谷地都比较开阔。

闽西南低山丘陵区，北与闽西北中山宽谷区相连。这一地区最大特点是宽窄不一的岭谷呈北北东向北东平行相间排列。戴云山和博平岭是最东一列，海拔在800～1200 m，虽不属本区，但对本区影响较大。戴云山、博平岭以西为一系列山岭，呈南北排列，再往西为玳瑁山，岭长80～90 km，宽度不到10 km，北部稍高700～800 m，往南仅400～500 m；再向西为武夷山南段，位于闽、赣两省之间。区内长160 km，宽20～30 km，平均海拔为600～700 m，地势自北向南降低。

浙闽山地丘陵地带在气候上属中亚热带。在其地带的浙南山地丘陵及闽西北山地丘陵这一段，其周围均围绕着高大的中山，海拔高，冬季从北方来的冷空气受阻，使浙南山地的气温较浙东丘陵高3 ℃，闽西北山地气温较同纬度的江西抚州高2～3 ℃；到夏季受季风影响，加上地形抬高，降雨量特别丰富，闽西北比江西抚州多200～300 mm。

在药用植物的自然分布方面，以位于浙闽山地丘陵中北部的浙南山地为例，由于临近海洋，受海洋气流调节，加上周围有高大的中山山地阻挡，使冬季北来的冷空气受阻，所以浙南山地冬季的气温较其他山地温暖，因而出现了一些热带、南亚热带成分的药用植物。乔木类如桉树、花榈木、冬青、山鸡椒等。灌木类如鹅掌柴、朱砂根、百两金、桃金娘、杜红花、草珊瑚等。林下草本类如山菶（假蒟）、七里明、地胆草、胎生狗脊蕨、江浙獐牙菜等。生于沟谷地段的草本类有球花马蓝、深绿卷柏、鹿蹄草、广东石豆兰、细叶石仙桃、阴地蕨等。藤本类有瓜馥木、飞龙掌血、黑鳗藤、五叶金花、串珠藤等。在山坡林下阴湿处分布的有肾蕨、剑叶凤尾蕨、金毛狗、福建莲座蕨等。这一区域还种有不少南药，如八角茴香、肉桂、鸦胆子、安息香、海南萝芙木、钩藤、川楝子等。动物药类有蕲蛇、海浮石、海螵蛸、牡蛎、海马、海龙、瓦楞子等。浙闽山地丘陵还分布有天竺葵、南酸枣、山杜英、华杜英、细柄蕈树、建柏、白豆杉、交让木等热带成分植物，林下还有粗榧、阔叶十大功劳、纯叶冬青、圆锥绣球、紫金牛、九节木、山姜、云南莲座蕨等药用植物。

4. 南岭山地

南岭山地东濒海洋，由西北向东南倾斜，境内有一系列北东走向的山脉，主要由大庾、骑田、萌渚、都庞、越城五岭组成，还包括贵州东南山地、湖南雪峰山、江西南部山地，广东、广西的北部山地都属此范围。这一地区山地一般高度在1000 m，与海拔300～500 m的丘陵和盆地交错分布，最高峰的猫儿山海拔2142 m。南岭山地是长江、珠江流域的分水岭，也是华中与华南气候的屏障，是中亚热带与南亚热带一条自然分界线，自然景观具有明显的过渡性，因而既有亚热带特色又有热带的某些特征。

南岭山地地处中亚热带南部边缘，南岭是冬季阻挡北来寒潮和夏季南来热带暖流的屏障，因而这一地区春季多阴雨，夏季多雨水，秋有干旱，冬有霜冻。这一区域年降水量在1 400～1 900 mm，气候属中亚热带湿润气候，在山地南坡及东南坡，一部分耐寒力较强的南亚热带作物在这里也可以安全越冬。这里的地带性土壤以红壤及黄壤为主，黄棕壤次之。

南岭山地是南方主要林区之一，森林覆盖率达45%，山地植被为中亚热带常绿阔叶林，热带植物区系中渗入了较多的印度、马来西亚区系成分，是华中与华南植物类型的过渡地带。境内分布有许多珍贵稀有和濒危的植物，如冷杉、建柏、长柄双花木、长瓣短柱茶、马蹄荷、观光木、香果树、黄枝油杉、华南五针松、南方铁杉、长苞铁杉、穗花杉、白桂木、舌柱麻、八角莲、半枫荷、红豆杉、翅荚子、粘木、紫茎、银种花、短萼黄连、红大戟、三尖杉、蓖子三尖杉、雷公藤及金耳环等。

本区药用植物众多，分布上具有从中亚热带向南亚热带交汇过渡的特征，代表性药用植物有钩藤、红大戟、走马胎、连州黄精、三尖杉、蓖子三尖杉、金毛狗脊、巴戟天、五倍子、广东升麻（华麻花头）、山姜、独活（重齿毛当归）、零陵香和青天葵。此外，还有槲蕨、桫椤、广防己、金耳环、金果榄、宽筋藤（中华青牛胆）、铺地罗伞、黄常山、毛冬青、桃金娘、地菍、半枫荷、广金钱草、越南槐、杜茎山、鸡血藤（密花豆）、葫芦茶、两面针、巴豆、使君子、铁包金、了哥王、鸭脚木、广地丁（华南龙胆）、南丹参、马蓝、罗汉果、广狼毒（海芋）、薯莨、石仙桃、马吊兰、石钳子等。

南岭山地引种栽培的中药材有70多种，主要有厚朴、乌梅、栀子、穿心莲、郁金、姜黄、白术、泽泻、莪术、茯苓、白芍、黄柏及夏天无等。

广西北部的石灰岩山地面积大，占全区山地面积的40%左右。石灰岩山地石多土少、干旱，夏季在日光下气温高，土壤呈碱性反应，生长着喜钙性植物，如地枫皮、广豆根、千年健、青天葵、金不换等。石灰岩地区分布的药用乔木有银杏、粉苹婆、木棉、秋枫、粗糠柴、乌桕、石楠、皂角、红豆树、苦楝、木蝴蝶；药用灌木有飞龙掌血、竹叶椒、萝芙木、洪桐、黄荆、山牡荆、南天竹、衡州乌药、番石榴、金丝桃、石岩枫、火棘、广豆根、檵木、穿破石、九里香、雀梅等；药用藤本有苍白秤钩风、广西马兜铃、朱砂莲、何首乌、九龙藤、亮叶崖豆藤、华南云实、云实、腺叶忍冬、对叶百部、紫藤、山木通等；药用草本有吊石苣苔、毛球兰、湖南淫羊藿、商陆、及己、护心胆、竹叶柴胡、小紫金牛和石狮子（凹脉紫金牛）、紫金牛、假刺藤、白及、青天葵、德保黄精、黄独、二叶薯、石蒜、黄花石蒜、一支箭、槲蕨、徐长卿、茜草、牡蒿、野菊花、串钱草等；栽培中药材有使君子、白术和天麻等。

南岭山地野生药用动物资源丰富，其中被列为国家一级保护动物的有华南虎、梅花鹿、穿山甲、云豹、林麝；二级保护动物的有獐、水鹿等。此外，蕲蛇、白花蛇、蛤蚧、蝎、蜈蚣、地龙、土鳖虫、斑蝥、黄蜂和蝙蝠等也可供药用。药用矿物有白石英、禹粮石等。

（三）西南中亚、北亚热带区

这一区域位于华中、华北、华南及青藏高原之间，南邻缅甸，行政范围上包括贵州省、重庆市、四川省的东部及西南部分地区、云南省中部及东北部、陕西省南部、甘肃省东南部一小部分地区，以地貌类型来说，也就是秦巴山地、四川盆地、云贵高原、陕西汉江谷地、甘肃白龙江谷地。这一地区属于我国地形第二级阶梯，山原地貌复杂，地势起伏很大，一般山地海拔都在1 500～2 000 m，也有超过3 000 m的，如陕西秦岭太白山最高峰达3 771 m，云南高黎贡山最高峰达5 128 m，最低为云南金沙江低谷，海拔在300 m以下。该区的云南、贵州、四川主要三省的山地面积各占其省内面积的70%～80%。西南亚热带的地带性土壤为黄壤、红壤和黄棕壤。

西南中亚、北亚热带区自南往北，云南省中部及东北部、贵州省、四川省东部及西南部、重庆市属于中亚热带季风湿润气候；陕西省南部、甘肃省东南部属于北亚热带季风湿润气候。贵州省、云南省中部及东北部为云贵高原，境内多山地高原、丘陵、坝子，气候上具有亚热带高原型湿润季风气候特点，冬无严寒、夏无酷暑、多阴雨天气，四季温暖、湿润；四川盆地周高中低，气候温暖湿润，受地形影响，较长江中下游气温高3～4 ℃；重庆市是一座山城，夏季气温酷热；陕西汉江谷地、甘肃东南白龙江下游属北亚热带湿润地区，冬温夏热，雨量适中。

在西南中亚热带，地带性植被是以樟科、山茶科、金缕梅科为代表的常绿阔叶林，到大巴山以北、秦岭以南的北亚热带，则是以壳斗科为代表的常绿阔叶林和落叶阔叶混交林。该区植物资源非常丰富，在全国植物资源类群和品种中均位居前列，除有该地区中亚和北亚种类之外，还有邻近的南亚、暖温带、青藏高原地区植物的渗入，加上古代地质低谷避难所留下的如桫椤、南苏铁、莲座蕨等，还有从东南亚等地引入的多个品种。因此，这个地区仅云南省就有植物品种1万多个，四川省被子植物和蕨类植物仅次于云南省，居全国第二位。西南亚热带最北地区为秦巴山地，秦岭位于北，大巴山位于南，中间隔一条东西向的汉江谷地，由于这个地区处在东西、南北植物交汇地，因而植物品种特别丰富，也形成了这个地区的一些独特的品种。除此之外，这个地区自然环境复杂、气候多样，植物类群出现交错镶嵌和垂直分布现象，秦岭的太白山、大巴山的神农架均有垂直性药用植物的分布。

西南中亚、北亚热带地区的中药资源极其丰富，无论品种种类、产量及质量均居全国首位。据统计，全区共有中药资源5 200多个品种，其中药用植物4 800多个品种，药用动物300个品种，药用矿物100多个。而且西南地区历来是我国道地药材产区。

西南地区是我国少数民族聚居地区，有苗族、傣族、彝族、藏族等多个民族。这些少数民族大多居住在高山峻岭、交通不便地区。各民族在长期生产、生活中利用当地的自然资源（动、植、矿物）摸索出一套适合当地的土医土方，不断积累形成具有各民族特色的藏药、彝药、苗药、傣药，极大地丰富了我国中医药资源的宝库，也促进了中医药与民族药的发展。

根据中国动物地理区划，西南亚热带区属于东洋界西南区，兼有古北界和东洋界起源的动物种类，动物资源十分丰富，主要有林麝、熊豹、云豹、豹猫、麂豹、猪獾、猕猴、猞猁、狐、水獭、刺猬、青羊、岩松鼠、草兔、红腹锦鸡、白冠长尾雉、蛇、蝉、蝎、鳖、龟和蜈蚣等，还有些珍稀动物如大熊猫、金丝猴、羚牛等。西南亚热带区矿物药种类也较多，尤以朱砂、雄黄在国内占有重要地位。

根据地域差异，本区可分为秦巴山地、四川盆地、贵州高原和云南高原四个部分。

1. 秦巴山地

秦巴山地指的是秦岭与大巴山这一广泛地区。秦岭山地北起秦岭的北麓、伏牛山的山脊，南抵大巴山分水岭和神农架的南坡，东到豫东平原，西至甘肃省的漳县、武都、文县一线。秦岭在陕西境内全长约400 km，南北宽100～150 km。山地海拔高度大多在1 000～2 000 m，最高的是陕西省眉县南的太白山，高达3 771 m，是秦巴山地最高峰。与秦岭隔汉江相望的大巴山，蜿蜒于四川、陕西、湖北省边境，向东延伸至湖北神农架，其海拔高3 053 m。

秦岭山地从西向东绵亘于我国的中部，是我国黄河水系和长江水系的重要分水岭。同时，它又是我国南方与北方的一条重要的地理分界线。由于秦岭阻隔了北方冷空气的南下和南方暖湿空气的北上，从而使得秦岭以南冬季气温暖和，夏季雨量丰沛，这十分利于药用植物的生长。因而秦岭成为暖温带落叶阔叶林向亚热带常绿阔叶林过渡的地带，是我国南北植物交汇的地方，并兼有我国南北植物区系成分，植物种类也就特别丰富，具有许多种子植物的特有属及特有种。大巴山属于北亚热带常绿落叶阔叶混交林带，华中植物区系成分较多。

秦巴山地的中药资源繁多。以陕西为例，秦巴山地的中药资源在1 500种以上，占全省总数2/3以上，仅秦岭山地太白山就有中药资源近千种以上。著名药材有党参、当归、地黄、黄芪、川贝母、茯苓、黄连、杜仲、天麻、菊花、牛膝、山茱萸、枸杞子、药用大黄等。民间草药种类丰富，多为秦巴山地中特有种，仅以"七"为命名的就有144种，如桃儿七、红毛七、长春七、羊角七、朱砂七、扁担七、铁牛七等；还有在名字前冠以太白的，以太白命名的有数十种，如太白贝母、太白乌头、太白米、太白鹿角、太白美花草、太白黄连、太白风毛菊、太白参、太白杜鹃等。

太白山地东段的武当山、荆山和神农架北坡的植物区系相当复杂，既有华东区系的成分，又有西南及西北区系的成分。这里药用植物特别丰富，具代表性和特殊性的木本植物有杜仲、黄柏、枇杷、武当玉兰、女贞子、银杏、山豆根等；藤本植物有鸡血藤、钩藤、三叶木通、木通、南五味子、绞股蓝、凌霄花等；草本植物有唐松草、半枝莲、百合、珠芽蓼、川贝母等。栽培药材有100种，如当归、天麻、独活、党参、大黄、厚朴、吴茱萸、贝母、栀子等。

秦巴山地药用动物资源也很丰富，有林麝、豹、黑熊、金丝猴、苏门羚（鬣羚）、穿山甲、灵猫、乌梢蛇、土鳖虫、蝉等。药用矿物有朱砂、水银、密陀僧、磁石、炉甘石、石燕、龙骨、寒水石、滑石、阳起石、硫黄等。

2. 四川盆地

四川盆地四面环山，周边环绕盆地的山地海拔大都在1500～3000 m，其中以耸立在盆地的峨眉山最高，海拔3099 m。四川盆地以丘陵为主，并兼有平坝及低山，成都平原是四川最大的平原，土地面积1881万km²，嘉陵江、涪江、沱江、岷江自北向南流过盆地的中心地区，分别注入长江。

四川盆地北面，有秦岭、大巴山两座大山呈东西向横卧，阻挡了冬季寒潮的入侵，使得四川盆地热量条件优于长江中下游地区，年平均气温在10～18℃，全年降水量在1000～1200 mm。盆地中气候冬暖夏热，多云雾、较湿润，农作物几乎全年可以生长，所以四川盆地成为我国重要的农业产区，也是我国中药材主要产区。

依据四川盆地及其周边多样的地貌条件和气候状况，盆地适宜于种植不同的中药资源。

在盆地中心地区：

盆地周围为山地，中心地区地貌以丘陵为主，海拔在200～750 m，属于中亚热带湿润气候。该区著名道地药材有川芎、附子、白芍、红花、麦冬、泽泻、丹参、黄连、白芷、郁金、桔梗、石斛、牡丹皮、川明参、半夏等。木本乔木植物有杜仲、厚朴、川黄柏，还有樟、喜树、苦楝、柏木、桉树、马尾松、桑、白蜡等。栽培药材有川芎、红花、木香、郁金、补骨脂、附子、荆芥、泽泻、川明参、木瓜、麦冬、巴豆、栀子、栝楼、薏苡、桔梗、丹参、白芷、白芍、牛蒡等。野生药材丰富，有女贞子、鸡血藤、夏枯草、钩藤、盐肤木、前胡、麦冬、葛根、天南星、谷精草、紫苏、败酱、栝楼等。

在盆地周围山地：

气候温和湿润，云雾多、日照少，常绿阔叶林是这里的基本植物类型。野生植物资源种类多，蕴藏量大。以峨眉山为例，有药用植物资源1 600余种，主要有岩白菜、朱砂莲、雪胆、九子莲、走马胎、珙桐、岩菖蒲、西域旌节花、翼梗五味子、凹叶旌节花、黄连、羽叶三七、竹节参、瓜叶乌头、甘西鼠尾、峨眉贝母、峨眉藜芦等。盆地周围山地主要药用植物有当归、云木香、川贝母、川牛膝、金银花、五味子、辛夷、独活、黄柏、钩藤、厚朴、杜仲、党参、通草、款冬花等；药用动物性药材有麝香、熊胆、豹骨、乌骨，还有五灵脂、珍珠、僵蚕、蚕沙、土鳖虫、九香虫、水蛭、斑蝥、蛴螬虫、蛇蜕等；矿物药材有自然铜、花蕊石、石燕、赭石、芒硝、石膏、寒水石、滑石、水银等。

3. 贵州高原

贵州高原位于云贵高原东北部，境内多高山河谷，地势起伏较大。贵州全省地势西高东低，自西向北、东、南三面倾斜。西部最高，中部苗岭一带居次，边缘部分被切割为低山丘陵，平均海拔1 100 m左右，贵州高原西北部威宁海拔2 250 m，中部贵阳一带海拔约1 000 m，至南部边缘锦屏一带降为350 m。主要山地西有乌蒙山、北有大娄山、东北有梵净山、中南有苗岭，其中乌蒙山韭菜坪海拔2 900 m，是境内最高峰。地貌有高原山地、丘陵、盆地三种类型，其中山地丘陵占90%以上，喀斯特地貌占其中面积60%以上，是世界喀斯特地貌发育最典型地区之一。山间有贵阳、安顺、凯里、都匀等近20个盆地散落其中。河流较多，有乌江、赤水河、清水江、南盘江、北盘江，其中乌江是全省最大的河流。

该区地处中亚热带，主要受东南季风影响，有冬无严寒、夏无酷暑，阴雨天多、日照少、湿度大，四季不太分明的特点。全省年平均气温15 ℃左右，其中1月平均气温3～6 ℃，比同纬度其他地区高，7月平均气温22～26 ℃，为典型夏凉地区。年降水量1 200 mm，各地降水年际变化大，年阴天日数一般超过150天，是我国阴天日数最多的省（区）。常年相对湿度在70%以上，有"天无三日晴"之说，冰雹、阴雨、凌冻等频繁发生，有时也可成灾。

该区因受地形深度切割，气候垂直差异明显，生态环境及自然植被类型比较复杂，种类繁多。境内含有丰富的温带植被成分，也含有丰富的热带植被成分。

贵州高原植被类型为中亚热带常绿阔叶林，由壳斗科、樟科、山茶科以及木兰科的栲属（锥属）、青冈属、栎属、樟属、桢楠属和木荷属等优势树种组成，一般分布在海拔1 400 m以下。在石灰岩地区多为石灰岩常绿栎林。

贵州高原中药资源种类繁多，其中珍贵、稀有的有珠子参、三尖杉、冬虫夏草、麝香、牛黄、熊胆及穿山甲等。大宗道地药材有杜仲、天麻、五倍子、龙胆、续断、天门冬（天冬）、桔梗、黄精、厚朴、何首乌、石斛、川牛膝、天南星、半夏、石菖蒲、板蓝根、白及、金银花、淫羊藿、十大功劳、土茯苓、女贞子、山药、苍耳子、益母草、百合、钩藤等。属于南亚热带植物的有苏木、安息香、芦荟、木蝴蝶、儿茶、沉香等。

贵州是个多民族地区，各族人民积累了丰富的民族用药经验，民族药与民间药均具有明显的地方色彩。如加格略（苗族药）、加比利吉（苗族药，即朱砂根和百两金）、尖惊药（布依族药，九头狮子草）、啊刺（彝族药，土大黄）、噎咪咪（布依族药，山木通）、秒梅（布依族药，杜鹃兰、独蒜兰）、豆威（苗族药，海金子、光叶海桐）、嘎汪列（苗族药，天南星、多疣天南星）、加灰柯（苗族药，路边青、中华水杨梅、日本水杨梅）等都是亚热带植物种类。

贵州高原动物资源药有300多种，既有华中、西南区系成分，又有华南区系特点。动物性药材主要有穿山甲、蛤蚧、马鹿茸、熊胆、斑蝥、牛黄、马宝、水牛角、猴骨、水獭肝、鳖甲、龟板、蟾酥、僵蚕、五灵脂、九香虫、蜂蜜、蜂蜡、蜂房、灵猫香、赤链蛇、眼镜蛇、乌梢蛇、尖喙蛇、水蛭等。

贵州高原矿物药材有30多种，如朱砂、滑石、雄黄、钟乳石、芒硝、寒水石、水银、硫黄、炉甘石、赭石、自然铜、琥珀、白石英等。

4. 云南高原

云南高原位于我国西南部，其范围包括哀牢山以东的滇东高原、滇中部高原以及哀牢山以西的滇西高原，是青藏高原南延部分。地貌以山地高原为主体，断陷盆地（俗称坝子）散落其中。一般山地海拔在1 500～2 500 m，整个地势从西北向东南倾斜。

哀牢山以东的滇东高原，除东北部高原边缘有2 500 m以上高中山地，整个东部高原大多为中低山地及丘陵。这一地区石灰岩地貌分布很广，喀斯特地形发育到中等程度，地形起伏不大，高原大部分尚完整。

滇中部高原区，从点苍山南至昆明以西，海拔平均在2 000 m左右，多为紫色砂页岩组成，目前均发育成浑圆状丘陵、低山，地面宽平缓和，局部有石灰岩山岭和石山地形。高原、丘陵之间构造湖比较发达，如滇池、洱海、抚仙湖、阳宗海、陆良海、杨林海等湖、盆地以及原有湖泊已干涸或将近干涸的楚雄、云南驿、祥云、玉溪等盆地都很著名，其中以滇池、洱海两盆地为最大，是云南开发历史最久、经济文化最发达的地区。

哀牢山以西，属于横断山峡谷区云南段中段，山脉之间的距离向南逐步变宽，地势缓缓下降。如澜沧江以西地区，保山、腾冲以南，除少数山峰高达3 000 m以上外，一般山高2 500 m左右，成为广大的高原地形，较大盆地有保山、腾冲等。

云南高原属中亚热带高原季风气候，但由于其地形高低悬殊，气候垂直变化明显，从南到北形成了一个巨大垂直带谱。例如：滇西 2 800 m、滇东北 2 500 m 以上的地区，冬季较长，且多霜雪，热量条件差，作物生长期短；滇中高原 1 500～2 500 m 地区，春秋季较长，霜期短，作物四季可生长；昆明、曲靖、楚雄一带，四季如春，夏无酷暑，冬无严寒，日照充足，年降水量 800～1 400 mm，80%～90%降水量集中在 5～10 月。

云南高原地带性植被主要为亚热带季风常绿阔叶林、北亚热带针阔叶混交林，西北部青藏高原东南缘则为针叶林和高山灌丛与草甸，南部有南亚热带常绿阔叶林及一些亚热带特有栽培植被，如芭蕉、八角茴香、番荔枝、龙眼、杧果、苏木和草果等。

云南高原有中药资源 5 000 余种，其中名贵的道地和大宗的种类有云木香、茯苓、天麻、半夏、黄连、重楼（如七叶一枝花、狭叶重楼、华重楼等）、雪上一枝蒿、川贝母、甘肃贝母、三七、当归、藜芦、鸡血藤、草乌、骨碎补、川楝、南五味子、狗脊、升麻、余甘子、昆明山海棠、草血竭、宣威乌头、鹿衔草、山乌龟等。栽培品种主要有三七、云木香、云当归、党参、天麻、贝母、川芎、杜仲、黄檗、厚朴、山药、吴茱萸、乌头等。南药种类有肉桂、砂仁、白豆蔻、草果、千年健和苏木等。

云南高原地形高低悬殊，立体气候明显，可分为高寒层、中暖层、低热层，不同层次分布着不同的药用植物。

1）高寒层。由于云南高原东部和西部热量条件有一定差别，加上入侵寒潮强度的不同，西部海拔 2 500 m 以上和东部海拔 2 300 m 以上地区为高寒层，气候类型基本上相当于寒温带和温带。这一层次主要包括滇东北和滇中偏北沿金沙江一些地区，滇中及滇西南有一些小面积分布。这一地区主要的动植物种类有云木香、当归、天麻、粗茎秦艽、珠子参、雪上一枝蒿、卷叶贝母、云黄连、三尖杉、大黄、青羊参、丽江山慈姑、羌活、法罗海、榧子、石菖蒲、大紫丹参、雪莲花、胡黄连、冬虫夏草、绿绒蒿、西藏秦艽以及豹、熊、鹿、麝等。

2）中暖层。西部海拔在 1 500～2 500 m，东部海拔在 1 300～2 300 m 范围地区为中暖层，是个过渡层，主要分布在滇中及滇西南，具有北亚热带和温带气候。药用植物特别多，野生种类有重楼、独活、茯苓、龙胆、杜仲、何首乌、香附、草血竭、天冬、黄精、黄芩、半夏、仙茅、贯众、鸡血藤、山药、玉竹、白芍、南五味子、千年健、木蝴蝶、百部等 200 余种；栽培种类有三七、党参、黄檗、厚朴、山药、红花、附子、川芎等 40 余种。

3）低热层。西部海拔在 1 500 m 以下及东部 1 300 m 以下的地区为地热层，多分布靠近南部热区和内地地热河谷，具有南亚热带和中亚热带气候。这一地区的南药资源主要有砂仁、肉桂、儿茶、龙血树、马钱子、大风子、萝芙木、龙脑香、丁香、诃子、槟榔等。

云南少数民族居住地区，民族药和民间药多为本地区分布的种类，如三七、青羊参、滇重楼、灯盏花、锡生藤、山乌龟、长柄地不容、大麻、紫金龙、大黄藤、松萝等。

（四）华北暖温带区

华北暖温带区东濒黄海、渤海，西邻青藏高原，北面和东北面与内蒙古自治区相接，南界以秦岭的北麓、伏牛山、大别山、淮河一线与华中地区接壤。在行政区划上，包括山东、河北、山西全部，河南、陕西大部分，辽宁的东部，甘肃省东南部，宁夏回族自治区南部、青海省青海湖以东小部分，还有江苏、安徽省淮河以北地区。这一地区整个地势西高东低，明显可分为山地、丘陵、平原三个部分。山地主要分布在西部、北部，及东部有一小部分，如太行山、吕梁山、中条山、六盘山、燕山、千山、沂蒙山等，海拔平均高度1 200～1 500 m，个别山地超过3 000 m。丘陵分布在本区东部，如山东丘陵、辽东丘陵。在山地和丘陵之间，为我国最大的华北大平原。

华北暖温带区地处中纬度地带，具有暖温带大陆性气候特征。区域内四季分明，夏季气温较高而多雨；冬季较长，气温寒冷而干燥；春季干旱，多风沙；秋季天高气爽，但持续时间短暂。本区年降水量比东北区少，但降水比东北区集中，降水量从沿海向西北方向递减，而年平均温度则由北向南递增。这是华北暖温带中药资源种类由北向南逐渐复杂的主要原因。

华北暖温带植被为落叶阔叶林区。它的地带性土壤为褐色土和棕色森林土。黄土高原上分布有黑垆土。华北暖温带除石质土地外，地表覆盖物质主要是黄土，这是华北区自然地理的基本特色。

该区有种子植物约3 500种，隶属200科1 000属，草本植物占种数2/3，木本植物占1/3。植物区系有明显的温带特征。中药资源丰富，种类多、产量大，药材生产水平较高，在国内占有重要地位，是我国暖温带中药材的集中产区。森林中的药用植物以赤松为主，分布于辽东半岛南部、胶东半岛直至苏北云台山一带。油松广泛分布于华北山地丘陵，华山松则分布于华北西部地区，而侧柏则分布于华北各地次生植被中。灌木类药用植物有荆条和酸枣。华北地区植物区系在构成上，有较大的过渡性特点，是邻近各地区植物区系的汇合，植物群落中欧亚大陆成分占有一定的数量，如药用植物中的柽柳、翅碱蓬、猪毛菜、盐爪爪、蒺藜、鹿蹄草、铃兰、灰绿碱蓬、骆驼蒿、刺果甘草、苦马豆、披针叶黄华、鹤虱、灰绿藜等。许多热带起源的喜马拉雅区系和西南区系的植物，经西北分布到华北，如金露梅、大黄、掌叶大黄、唐古特大黄、秦艽等。属于喜马拉雅成分的华山松分布到陕西、山西、河南等省，而牛皮消甚至可分布至东南沿海，华北区和东北区的联系也较多，如属于东北植物区系的刺五加、核桃楸、北五味子、二色乌头、糠椴、紫椴、锦带花等在华北暖温带区均有分布，狗枣猕猴桃除在东北各地外，仅见于华北区。

由于热量不同而引起的植物种类的纬向变化，是华北暖温带区表现最为明显的地带性差异。从南到北，由于热量的逐渐减少，可以看出这一区植物分布的规律性。在华北暖温带区南界的秦岭—淮河一线附近，植物区系中的亚热带成分很多，不但有若干落叶药用种类，而且有天然的常绿成分，如红楠、山茶、竹叶椒、扶芳藤、络石等；半常绿种类有山胡椒、狭叶山胡椒等。各种亚热带广泛分布的落叶阔叶林植被由南向北逐渐减少，乔木植被如盐肤木、漆树、枫杨、黄连木、苦木、白檀、乌桕、枫香、黄檀等；灌木植被如三桠乌药、日本紫珠、白棠子树等，藤本植物如木防己、菝葜、木通等。其中，除盐肤木、漆树、枫杨、白檀、三桠乌药、木防己等可一直分布到辽东半岛外，其他各种到一定纬度就不再向北分布了。

华北暖温带区有不少海拔超过1 500 m的高山，垂直地带性分布变化也很显著，如陕西太白山，其垂直分布也可说明。华北暖温带也盛产著名的道地药材，河南有四大怀药：怀地黄、怀牛膝、怀山药、怀菊花，河北有八大祁药：祁沙参、祁山药、祁紫菀、祁白芷、祁芥穗、祁花粉、祁薏米、祁菊花；山西著名的道地药材有远志、连翘、五加皮、党参；宁夏有枸杞、银柴胡；除此之外，这一地区还有柴胡、酸枣仁、苦杏仁、黄芩、升麻、槐米、薏苡等。

华北暖温带动物药用种类不多，道地药材有阿胶、牛黄等。

华北暖温带区东西距离长，南北跨度大，不同地区在地貌、气候、土壤、植被分布上差异比较明显，特别是气候上、植被上经向变化比较明显，从东部的湿润森林景观，向西过渡到森林草原、典型草原景观。根据自然条件和中药资源分布的不同，华北暖温带区可分为四个部分：辽东、山东低山丘陵，华北平原，冀北山地和黄土高原。

1. 辽东、山东低山丘陵

辽东、山东低山丘陵位于华北暖温带东部，主要分布在辽东半岛、山东半岛上。辽东低山丘陵范围包括辽东半岛东北部以千山为主干的南延部分；山东低山丘陵包括胶东低山丘陵、胶莱平原及鲁中南山地丘陵，一般海拔在500～1 000 m，也有超过1 000 m的山峰。辽东半岛与山东半岛虽然有渤海间隔，但二者在气候、地貌、自然景观上有其相似之处。两个半岛由于均受海洋季风影响，年降水量都在650～1 000 mm，较华北区其他地区多200 mm，夏季气温较华北区同纬度地区稍低，冬季气温又稍高，这对该地区药用植物生长有利。植物区系中，中亚热带与北亚热带的种类和数量山东半岛较辽东半岛明显增多；两个半岛的植物科、属相近似，但种的组成有一定差异。

辽东、山东低山丘陵的植被类型属暖温带夏绿阔叶林，植被成分以华北区系为主，长白区系次之。常绿针叶林的代表树种有赤松；阔叶林代表树种有栓皮栎、麻栎等。木本药用植物有黄柏、照白杜鹃、细叶小檗、迎红杜鹃、杜松、一叶萩等。林下药用植物有半夏、海州骨碎补、二苞黄精、东北天南星、毛穗藜芦等。藤木药用植物有软枣猕猴桃、狗枣猕猴桃、穿龙薯蓣、菝葜等。山坡灌丛中及石砾地有紫草、丹参、瞿麦、忍冬、角盘兰、崖椒等。具亚热带亲缘的药用植物如三桠乌药、日本紫珠、漆树、构树、白檀、海州常山、刺楸、盾叶唐松草等也有分布。

辽东、山东低山丘陵濒临黄海、渤海的潮间带滩涂及近海潮盐碱土上分布的药用植物有单叶蔓荆、北沙参、盐角草、中华补血草、罗布麻、旋覆花、柽柳、刺果甘草和杠柳等。海洋药用植物有海藻、裙带菜、紫菜、石花菜等。该区是海洋药用动物产区，主要动物药材有石决明（盘大鲍）、对虾、刺参、海龙、海蛇、海马、玳瑁、海豹、鲸类、鱼脑石和海胆等。药用矿物不多，主要有云母石、朴硝等。

2. 华北平原

华北平原包括黄淮海平原（含海河平原、黄河下游平原和淮北平原）。黄淮海平原的范围，北起长城，南至淮河，西由太行山、豫西山地向东到滨海及山东中部丘陵山地。华北平原由滦河、海河、黄河冲积而成，地势平坦，土层深厚，是我国的最大冲积平原。该平原土壤肥力高，光照条件丰富，适合药用植物的生长。

以海河平原为例，包括山麓平原、低平原和滨海平原三部分，药用植物有670余种，分属110多科。山麓平原上分布的野生药用植物有酸枣、郁李、半夏、苦参、白头翁、茵陈、紫花地丁、柴胡、远志、翻白草等300多种。栽培药用植物有菊花、山药、北沙参、黄芩、丹参、牛膝、菘蓝、枸杞、薏苡、玄参、大黄、栝楼、白花、紫苏等。低平原与山麓平原接壤处，药用植物分布种类与山麓平原基本相同，而与滨海平原接壤处，则分布有耐低洼盐碱的药用植物类型，常见种类有蒺藜、白茅、莎草（香附）、马齿苋、旱莲草、益母草、菟丝子、蛇床子、萹蓄、蒲公英、旋覆花、苍耳、桂柳、小蓟等。本区药材种植历史悠久，药材在国内占有一定地位，如河北省安国市（古称祁州）种植药用植物有200多种，其中祁沙参、祁山药、祁紫菀、祁白芷、祁芥穗、祁花粉、祁薏米、祁菊花8种药材是安国道地药材品种，被称为"八大祁药"，在国内外享有盛誉。滨海平原属盐碱涝洼地区，主产药材有北沙参、草麻黄、刺藜、合掌消、直立白薇、问荆、芦苇、香蒲以及白茅等。

华北平原动物性药材，以阿胶及牛黄最有名。此外，还有珍珠、刺猬皮、全蝎、五灵脂、土鳖虫、蟾酥、蝉蜕、土地龙等。

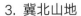

3. 冀北山地

冀北山地是华北平原与内蒙古高原之间的过渡地区。它的范围包括辽西低山丘陵、冀北山地及晋北山间盆地。它的南面以燕山山脉为界，双干河谷地是冀西与冀北山地间的分界线。冀北山地是由东北—西南走向的一系列山地与山间盆地组成，如辽西的医巫闾山、松岭、黑山、努鲁儿虎山，冀北的大马群山以及宣化、怀北、承德、大同等盆地。

这一地区的气候属暖温带向温带、半湿润向半干旱大陆性气候过渡带。冀北山地年平均气温在4℃以下，多年极端最低气温可达−30℃，10℃以上年积温在2 100～2 800℃，年无霜期为80～110天，年日照时数以春季最多、夏季最少，冬季略多于秋季，这对作物生长不利。年降水量在300 mm以下，降水集中在夏季，且多以暴雨集中降水，春季降水少，往往出现春旱和夏涝；降水年际变率大，有些降水多的年份为少的年份的4～5倍，甚至数十倍。植被则由森林、森林草原向干草原过渡。药用植物分布，以内蒙古高原南麓坝上区域为例，主要种类有问荆、猪毛菜、甘草、地榆、荆条、柴胡、苦参、玉竹、知母、藁本、金莲花、剪秋罗、秦艽、升麻、北重楼和北苍术等。

冀北山地动物性药材中以驴皮阿胶和牛黄最为著名。此外，还有全蝎、刺猬皮、蜂房等。矿物药材有阳起石、滑石、硫黄、石膏等。

4. 黄土高原

黄土高原东起太行山，西到日月山，南到秦岭，北抵长城，包括山西大部分、陕西中北部、甘肃中东部、宁夏南部、青海东北部，面积约30万 km^2。这一地区除一些裸露的高山之外，大部分为黄土所覆盖的丘陵和高原，覆盖层厚的达300～400 m，最浅的有几米至十几米，水土流失严重。黄土高原地处我国东南季风湿润区向西北干旱区过渡地带，具有明显的冬季寒冷、干燥的大陆性气候特征。植物区系具有显著的华北区系的特征。本地区中药种类品种少，但产量大，其中在国内具有重要地位的有大黄、党参、九节菖蒲及连翘等。药用植物分布比较普遍，乔木类的有山楂、油松、白皮松、侧柏和文冠果等；林下灌木类有胡枝子、忍冬、胡颓子、连翘、野皂荚、黄刺玫、荆条和小叶锦鸡儿等；林下草本类有小唐松草、糙苏、兴安升麻、淫羊藿、玉竹、黄精等。除此之外，还有黄芩、大火草、北柴胡、北苍术、酸枣、秦艽、款冬花、九节菖蒲、地榆、白头翁、异叶败酱及南牡蒿等。黄土高原药用动物主要有麝、鹿、复齿鼯鼠、土鳖虫、刺猬、蜈蚣、斑蝥、虻虫、蜂和蝉等。矿物类药材主要有龙骨、赭石、朴硝、阳起石、云母石、硫黄、白矾及芒硝等。

根据地貌形成过程与各地自然特征，黄土高原可分为陇东、晋陕高原，山西高原，陇西高原，渭河谷地四个地区。

1）陇东、晋陕高原

该高原东起山西吕梁山，西至陇东高原，北到长城沿线以南，南界渭河以北，山地海拔一般在800～1200 m，地貌上为典型的沟、壑黄土丘陵区，水土流失非常严重。这一地区气候上属暖温带，由南到北，年平均气温从12 ℃降到8 ℃，年降水量从600 mm降到300 mm，植被由半湿润落叶阔叶林带过渡到半干旱草原带，土壤从黑垆土、黑麻土、栗垆土到棕钙土过渡。这一地带的药用植物以灌木及草本为主，其中以穿龙薯蓣、酸枣及沙棘资源量最大，综合利用价值最高。其他药用植物还有黄芪、连翘、党参、秦艽、防风、黄芩、甘草、远志、山香、文冠果、短柄五加、益母草、茵陈、苍术等。

2）山西高原

该高原一般海拔在1000 m左右，地表都覆盖着黄土，经断层及流水切割，整个高原岭谷交错，大致东西两侧为山地，中间为汾河及串珠状盆地及隘口。这一地区属温带、暖温带气候，半湿润—半干旱大陆性气候，它的东部及南部又有山岭环绕，与华北地区同纬度相比气温偏低、降水偏少，冬季较长，夏季酷暑。这一地区主要药用植物有远志、连翘、香加皮、款冬花、黄芪，还有草本植物苍术、知母等，以及灌木酸枣、菌类猪苓、乔木黄柏等。

3）陇西高原

该高原的范围介于六盘山以西，乌鞘岭、日月山以东，北至景秦、天祝一线以南，南以麦积山、乌鼠山为界，一般海拔在1200～1500 m，有的高山在3000 m，黄土覆盖一般为40 m，较陕北高原为浅，属黄土高原西部。陇西高原气候虽然都属于暖温带，但从东南向西北有很大差异，在永靖—兰州—西吉以南为半干旱草原地带，年降水量在400～600 mm，此线往北为中温带干旱荒漠草原地带，年降水量在200～400 mm，无霜期从东南部的280天，下降至西北部的180天，土壤从淡黑垆土、黑垆土、浅灰钙土到灰钙土过渡。植被从半湿润的落叶阔叶林带到半干旱草原地带、干旱的荒漠草原带过渡。中药资源以草本为主，主产潞党参，全国产量最大、质量最佳，其次为百合，其他还有柴胡、黄芪、款冬花、牛蒡子、黄芩、升麻等。

4）渭河谷地（即关中平原）

该地区西起天水，东到潼关，北接黄土高原，南至秦岭，号称"八百里秦川"。关中平原气候温和，地势平坦，土壤肥沃，自然条件优越，是中华民族重要的发祥地、我国农耕民族发祥地、中华民族中医药发源地之一。由于农业生产活动历史悠久，关中平原已无原生植物存在，野生植物仅在沟边、田埂、路边零星生长。药用植物栽培历史悠久，沙苑子、附子、栝楼、北沙参无论在产量上、质量上，都在全国占有相当重要的位置。此外，黄芪、地黄、板蓝根、大黄、牛蒡子、芍药、丹参、牛膝、槐、柴胡、连翘、益母草、商陆、黄精、远志、苦参、当归、甘遂、防风、黄柏、党参、酸枣、九节菖蒲等都是该区重要的中药材。大荔的沙苑子，凤翔的黄芩，合阳、蒲城的甘遂、远志都是享誉全国的道地药材。

（五）东北寒温带、温带区

这一地区位于我国东北部，属于寒温带、温带湿润、半湿润地区，是我国地理位置最北、纬度最高、气候最严寒的地区。又因它位于我国最东部，邻近海洋，受海洋气流的影响，降水比较多、时间也比较长。由于气温低，蒸发量小，这里的湿度高于华北地区。东北寒温带、温带属寒温带、温带季风气候，其基本特点是冬季严寒、漫长，夏季温暖、湿润、短促，春季干燥多大风，秋季天高气爽。大部分地区年降水量在400～700 mm，自东向西递减；长白山东南坡降水量最多，可达1 100 mm。这一地区的土地类型多样，有山地、丘陵、平原、河谷、湖泊、沼泽、沙地等。土壤在温带地区有棕壤土、黑土、黑钙土；在寒温带有灰化土。这一地区的地带性植被为针叶林、针阔叶混交林，林下灌木、草本植物茂盛。

这一地区的乔木植物品种不多，维管束植物仅2 600余种，约占全国总数的10%。但这一地区林木类面积大、蕴藏量多、产量大，是我国最大的林区。药用植物以珍稀、贵重的道地药材多，储藏量多、产量大，有人参、五味子、关黄柏、关龙胆、刺五加、细辛、防风、桔梗、辽藁本等。

该区森林茂密，林下、灌木、草本植被丰富，栖息着多种药用动物，如哺乳动物有梅花鹿、黑熊、棕熊、麝、豹、紫貂、雪兔、驼鹿、马鹿等，还有偶见的东北虎；两栖类有蟾蜍、蛤士蟆等；爬行类动物有蝮蛇、黑锦蛇等。

依据区内南北、东西之间气温及降水量的差异，加上地形和重要资源分布的特点，东北温带、寒温带区可划分为大兴安岭北部山地、东北东部山地和东北中部平原三部分。

1. 大兴安岭北部山地

该部分范围包括黑河附近以西，牙克石附近以北，以及大兴安岭伊勒呼里山地，是我国最北的植物区域。这一地区地势西北部高，东南部低，区域内山势不高，一般海拔在700～1 000 m。区内河流密布，北有黑龙江，西有额尔古纳河。该区地处我国最高纬度地区，年平均气温在0 ℃以下，绝对最低温度约在-48 ℃；全年无复，气候寒冷，属于寒温带地区。大兴安岭北部山地由于距海较远，年降水量在340～500 mm，具有显著的大陆性气候的特点。

由于受气候条件的制约，区内植物的种类少，维管束植物仅800多种，主要药用植物有满山红（兴安杜鹃）、赤芍、龙胆、条叶龙胆、三花龙胆、防风、升麻、远志及金莲花等。该区中药资源品种虽少，但蕴藏量多，开发潜力大，如细叶杜香、越橘、兴安百里香、黄芩、山杏、金莲花、山丹百合、一轮贝母、紫菀等往往形成大片群落，资源量极其丰富。香柴胡、三花龙胆、秦艽、桔梗分布地区广，数量大。在裸露的多石砾南坡上，优势品种有兴安百里香、南沙参、黄芩、裂叶荆芥、岩败酱、瓦松等。寄生于水冬瓜树根上的有壮肾补精药草苁蓉。其余优势药用植物还有大叶小檗、刺叶小檗、兴安杜鹃、黄芪、红景天、百合、地榆、升麻、玉竹、铃兰、关苍术、艾菊、手掌参等。藤本药用植物有北五味子、大萼铁线莲等，具有温带性质。栽培药用植物有党参、平贝母、板蓝根、牛蒡子、荆芥、红花等。

大兴安岭北部山地药用动物有马鹿、黑熊、驼鹿、麝、野猪、狼、獐、獾、狍、蒙古兔、刺猬、水獭、蛤士蟆等。人工饲养药用动物有马鹿、梅花鹿、乌鸡、蝎等。

2. 东北东部山地

该部分北起黑龙江省瑷珲附近，南抵沈丹铁路稍北一线，东到国界线，西邻松辽平原，略呈一个新月形。

该区大部分为山地和丘陵，北段为小兴安岭，东北面为三江平原，东面及东南面为完达山岭、张广才岭及老爷岭，过松花江后为长白山地。

东部山地丘陵，由于地理位置稍南，气温比东北大兴安岭山地稍高，但冬季寒冷期仍然较长。因距海较近，该区受海洋湿润气团影响，年降水量比较多，在长白山年降水量可达1 000 mm，一般丘陵山地在500～750 mm，是东北降水量较丰富的地区。小兴安岭地区由于地理位置偏北，纬度较高，加上地势相对平坦，气温较低，降水量也少。而长白山地区地理纬度较南，气温稍高，降水丰富，山地海拔较高，自然景观垂直分布较明显。

东部山地丘陵气候条件比较好，植物种类较多，维管束植物达2 000多种，其中半数为东亚特有种。东部山地属于长白山植物区系，地带性植物属温带针阔叶混交林，区系种类构成比较复杂，是中药资源主要分布区。东部山地丘陵特产木本药用植物有红松、紫杉、水曲柳、核桃楸、关黄柏、马鞍树（怀槐）、毛榛、刺五加、暴马丁香等；藤本药用植物有北五味子、山葡萄、软枣猕猴桃、东北雷公藤、木通马兜铃、刺苞南蛇藤等；草本药用植物有人参、长白瑞香、铃兰、北细辛、平贝母等。

小兴安岭山区地势起伏大，谷地宽阔，森林茂密，分布的药用植物有人参、**关黄柏**、膜荚黄芪、山楂、刺五加、辽细辛、五味子、关苍术、山丹百合、细叶**地榆、桔梗**、穿龙薯蓣、手掌参、越橘、笃斯越橘、玉竹、山杏、野刺玫、白花**延龄草**、升麻、远志、东北延胡索、草乌、紫菀等。

长白山地坡地比较平缓，由于纬度偏南，直接受到来自日本的湿润气团，气候稍微温暖，雨量充沛。长白山最高山峰海拔2 691 m，其周围有许多平行山脊和纵切的山谷，一般海拔在500～1 000 m。本区植被随地势升高，呈现出明显的垂直分布规律，有维管束植物1 500多种，其中药用植物有900多种。

东部山地栽培的药用植物有人参、细辛、平贝母、黄芪、龙胆、党参、丹参、天麻、薏苡、白芍、北马兜铃、北沙参、金银花、红花等。

小兴安岭及长白山山地野生药用动物种类较多，主要有马鹿、梅花鹿、原麝、东北虎、豹、黑熊、棕熊、水獭、长白蝮蛇、蟾蜍和蛤士蟆等，其中鹿茸、豹骨、熊胆、蛤蟆油都是东北山地重要、珍贵的药材资源。

东北山地药用矿物资源比较多，有白垩、方解石、云母、阴起石、炉甘石、滑石、硼砂、石膏、铅丹、硫黄、寒水石、钟乳石、鹅管石、自然铜、花蕊石、金箔、银箔等。

（三）东北中部平原

该区域范围包括黑龙江省东部三江平原、西部松嫩平原，吉林省中部和西部平原及辽宁省中部平原，这片平原从北到南与辽河平原连成一片，称东北大平原。这一区域东、北、西三面环山，处于背风环境，海拔一般在120～250 m，地势低平，冬季气温较北部大兴安岭稍高，低温强度也较小，年降雨量在400～700 mm，属于半湿润地区。这一地区春季气温回升较快，降水较少而多大风，冬季寒冷、干燥，夏季降雨较多，秋季天高气爽。由于温度稍高，本区域植物种类比北部大兴安岭略多。区域内植物属于蒙古植物区系，以禾本科草类及杂草类为主，缺乏野生乔灌木树种为其主要特点。

中部平原药用植物有300多种，其中道地药材有防风、甘草、麻黄、桔梗、柴胡、龙胆、知母、远志、杏仁等。常见药材有黄芩、白头翁、朝鲜白头翁、穿山龙、茵陈、狼毒、南沙参、罗布麻、细叶百合、威灵仙（棉团铁线莲）、砂地百里香、一叶荻、白茅、列当、桑、地榆、委陵菜、蒺藜、仙鹤草、透骨草（野豌豆）、马勃、米口袋等。旱生药用植物有秦艽、棘豆、地枸叶、翠雀、扁茎黄芪、麻黄、甘草、远志等。

在辽西海拔100～500 m的低山丘陵阳坡，酸枣灌丛分布普遍，是西部地区有代表性的药用资源。辽宁以朝阳为中心的酸枣主产地，还有沙棘、荆条等。

中部平原野生药用动物不多，分布普遍的有中华绒螯蟹（方海）、蟾蜍和蝎等。家养药用动物有鹿、牛、马、羊等。

中部平原药用矿物大多分布于大兴安岭南麓，主要有龙骨、龙齿、白石脂、蛇含石、麦饭石、大青盐、芒硝、炉甘石、姜石等。

二 西北干旱半干旱区

西北干旱半干旱区位于欧亚大陆的腹地，在行政区划上包括新疆、内蒙古的全部，甘肃、宁夏的大部，青海柴达木盆地地区以及陕西沿长城线以北的小部分地区。该地区处中温带，部分为暖温带，远离海洋，降水量自东部向西部内陆迅速减少，干燥度自沿海向内陆增大，形成气候干旱的特征。该区是我国三大自然区域之一，占全国总土地面积的30%（其中干旱区占21.4%、半干旱区占8.6%）。

水分条件的差异，导致了自然植被按东南向西北沿经度方向更替，主要表现为自沿海的湿润森林，到半湿润森林，再过渡到半干旱草原、荒漠草原，直到干旱荒漠。自然植被具有南北延伸、东西交替的特点，这种趋势大致与经度平行或斜交，故称为经度地带性分布。药用植物同样体现了经度地带性分布规律。西北干旱半干旱区从东到西，由半干旱区过渡到干旱区，植物类型和动物群落有显著差异，在中药资源分布上也有一定变化。半干旱区相对湿润，地面植物覆盖率增高，植被组成中羊草、冰草等禾本科成分增多，土壤中有机质积累比较明显，具淡栗钙土至栗钙土特征。干草原植被中，以大针茅、委陵菜、冷蒿等为主。荒漠草原在荒漠上含砂砾多，含盐量也高，土壤中含有机质甚低，植被组成中蒿属和柠条植物增多。

据统计，西北干旱半干旱区有高等植物（包括蕨类）3 900种，其中单属科、单种属、寡种属较多，约1 000种。中药资源有2 300种，绝大多数为药用植物，以麻黄科、豆科、蒺藜科、柽柳科、锁阳科、伞形科、紫草科、茄科、列当科、百合科、菊科植物为主。该区常年收购的中药材有200种，其中蕴藏量大的有甘草、麻黄、枸杞子、红花、罗布麻、苦豆根、芦根、秦艽、赤芍、大黄、锁阳、瑞香狼毒、伊贝母、新疆紫草和黄芩等。该区域中药资源分布的特点是植物群落结构简单，优势种突出，资源较集中；种类相对较少，但蕴藏量大，特产药材突出，如甘草、麻黄产量在全国占重要地位。本区栽培和养殖的中药材以枸杞和红花最为突出，此外，还有伊贝母、黄芪、银柴胡及马鹿茸等。

在西北干旱半干旱区，民族药和民间药比较丰富。以维药和蒙药为例，维吾尔族居住在天山南北，常用维药有360种，大部分为本地出产的特有药用植物，如新疆阿魏、阿里红、索索葡萄、黑种草、阿育魏、香青兰、孜然、异叶香青兰、硬尖神香草、泡囊草、骆驼蓬、苦豆子、雪荷花、阿月浑子、一枝蒿、驱虫斑鸠菊、菊苣、刺糖、洋甘菊等；蒙古族用的蒙药有1 000多种，特有的产地药用资源有角蒿、白龙昌菜（脓疮草）、山沉香（羽叶丁香）、白刺果、蒙古荒、沙芥、沙冬青、铁杆蒿及酸马奶等。

西北干旱半干旱区域有药用动物160种，其中有不少已被列入国家保护物种，如麝、熊、羚羊等。此外，主要还有马鹿、狐、野驴、狼、刺猬、蝎、虻虫、水蛭等。该区畜牧业发达，家养药用动物有牛、马、羊、驴、兔等。

西北干旱半干旱区域药用矿物约40种，以石膏、大青盐最为著名，还有云母、白石英、阳起石、麦饭石、龙骨、炉甘石、滑石、鹅管石、蛇含石、礞石、禹粮石、自然铜等。

根据西北干旱半干旱区自然条件和中药资源种类分布的不同，将西北干旱半干旱区分为干草原、荒漠草原和荒漠三部分。

（一）干草原

在半干旱气候条件下，以旱生的多年生草本植物占优势所组成的草原植被，称为干草原，又称为典型草原、真草原。它处于草甸草原和荒漠草原的过渡地带。在各类草原面积中，干草原所占面积最大，约有15亿亩，占全国草原总面积的28.3%。干草原没有自然成林现象，即使在阴坡也只能生长一些灌木。干草原地区每年春季酷旱，常刮旱风，旱风过后，草木焦枯，这是干草原与草甸草原在生态环境方面最大的区别。

干草原地区气候干旱，热量丰富，10 ℃以上年积温在2 000～3 000 ℃，年降水量为250～400 mm，并且多集中在夏季，春旱比较严重，湿润系数在0.3～0.6（0.3为半干旱与干旱气候湿润系数的分界）；土壤以暗栗钙土、栗钙土与淡栗钙土为主，腐殖质层深达35 cm，自然肥力较高。

我国干草原分布在内蒙古丘陵起伏的中部、东北平原西南部、锡林郭勒盟到鄂尔多斯高原，并向西延伸到黄土高原北部；天山、阿尔泰山、祁连山等山地林带以下，也有大面积呈带状草原；宁夏南部、陕西、甘肃也有一定分布。

干草原地区气候属于温带向暖温带过渡地区，耐寒植物种类占较大比重，主要为禾本科、菊科、豆科、蔷薇科的一些属、种。与草甸草原比较，干草原的植物种类显著减少，其建群种较多由典型的旱生或广旱生植物组成。由于光照比较充足，热量条件较好，干旱、寒冷和多风时间长，降水不足等，导致喜阳光、耐旱、耐寒，根系比较发达的野生植物生长繁盛。常见的大宗和道地药材有甘草、麻黄、防风、北苍术、黄芪、柴胡、玉竹、黄芩、郁李仁、远志、知母、款冬花、赤芍、黄精、辽藁本等。此外，还有多种野生中药资源，如威灵仙、金莲花、紫草、山杏、牛蒡子、龙胆、细叶百合、蒲公英、苍耳、秦艽、列当、苦参、地榆、瑞香狼毒、贯众、瓦松、细叶白头翁、益母草、珠芽蓼、茵陈、草乌、百里香等。

栽培中药材有30多种，种植较多的有黄芪、知母、沙棘、党参等，还有枸杞、地黄、板蓝根、薏苡、玄参、白芍、丹参、款冬花、牛蒡子、白芷等。其他分布较多的野生药用植物还有猪毛菜、线叶菊、二裂委陵菜、岩败酱、瓣蕊唐松草、蒙古鹤虱、蒙古荛、香青兰、华北蓝盆花等。旱生灌木药用植物有小叶锦鸡儿、猪毛蒿、细叶小檗等。在接近荒漠草原处分布有斜升龙胆、细叶葱等。

干草原动物区系属于古北界和中亚亚界的蒙新区，栖息着一批特别适应干旱环境的动物，个别东洋界动物亦渗入干草原。干草原药用动物主要有马鹿、麝、熊、野猪、刺猬、蝎、土鳖、蛇类、獾及一些鸟类。家养动物中可供药用的有牛、马、驴、狗、梅花鹿、家鸡和乌骨鸡等。干草原中药用矿物种类较多，分布也广

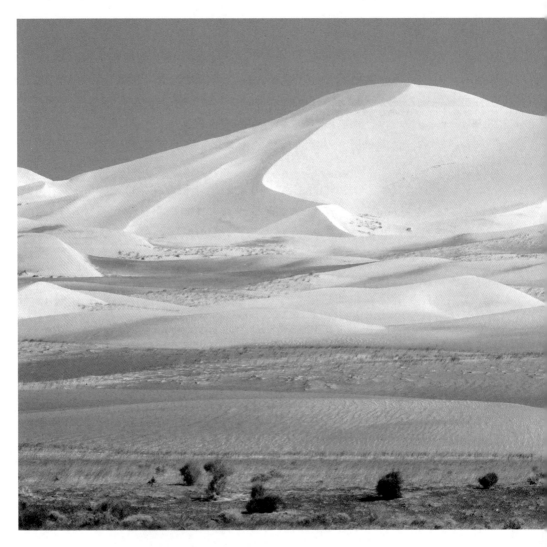

泛，尤以石膏和龙骨为重要品种，主要分布于内蒙古鄂尔多斯市干旱草原、乌兰察布市和卓资山一带。此外，干草原还出产云母、白石英、阳起石、禹粮石、麦饭石、蛇含石和寒水石等。

（二）荒漠草原

荒漠草原是指在干旱气候条件下，由非常稀疏的真旱生的多年生草本植物为主，并混生有大量旱生小半灌木所组成的植被类型的草原。所谓真旱生植物是指具有明显的旱生形态的草本植物，生长在具有明显干旱季节的草原上。我国的荒漠草原主要分布在内蒙古高原的中北部、鄂尔多斯高原的中西部、宁夏的中部、甘肃的东部、黄土高原的北部和西部、新疆的低山坡麓等地区，是干草原和沙漠

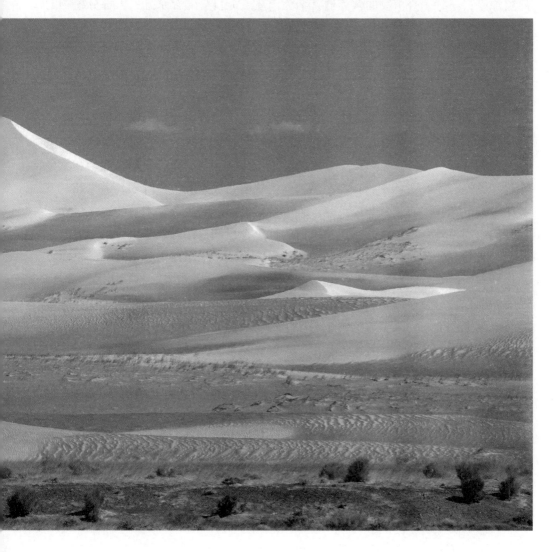

之间的过渡类型，其面积有12亿亩，占全国草原总面积的22.6%。

荒漠草原属典型的大陆性气候，热量比较丰富，10 ℃以上的年积温为2 000～3 000 ℃，年降水量为150～200 mm，蒸发量超过降水量的数十倍，湿润系数在0.15～0.3。土壤主要为栗钙土、棕钙土和灰钙土，腐殖质较薄，一般只有15～25 cm，肥力较低。这一地区如果没有灌溉水补给，往往成为不毛之地，只有当地面有细沙覆盖，使微量雨水不被立即蒸发散失时，才可能有一些生长期短、耐旱和喜生于沙石之间的草本植物和灌木生长。这类草原植被主要由禾本科、菊科、藜科、蒺藜科、豆科、十字花科和鸢尾科等的植物组成。它们具有明显的旱生性，叶子极度弱化，变成棒状或针状。很多植物为了减少蒸发而气孔下陷，角质层加厚；还有一些植物的营养器官变为肉质，能自身储存水分；大部分植物的叶片上密生灰白色绒毛，以节状的新枝进行光合作用。

荒漠草原的植物种类单调，每平方米只有5～10种，牧草稀疏、矮小，产量低。一般草高20～30 cm，覆盖度不足30%，亩产青草40～60 kg，适于放牧小牲畜，对骆驼更为适宜。

荒漠草原在西北干旱地区中，有许多地方地下水资源比较丰富，目前已经开发利用的药用资源有80种，已收购的野生中药材约50种，重要的有鹿角、伊贝母、秦艽、赤芍、甘草、牛蒡子、阿魏、锁阳、肉苁蓉、新疆紫草、柴胡和款冬花等。此外，还有菟丝子、新疆羌活、新疆独活、罗布麻、白鲜皮、雪荷花、五灵脂、巴旦杏、车前子及蒲公英等。其中，伊贝母、阿魏、锁阳等的蕴藏量和产量在国内都占有一定地位。本地自采自用种类有柽柳、沙棘、墓头回、地榆、手掌参、蒺藜、阿里红、骆驼蓬、一枝蒿、异叶青兰、王不留行和苍耳等。荒漠草原以新疆种植的药材种类多而产量大，重要的有伊贝母、红花、枸杞子等，此外，还有板蓝根、白芍、白芷、紫苏、荆芥、黄芪、地黄、山药、菊花、金银花和牛膝等。除上述外，荒漠草原的野生药用植物还有苦豆根、沙蓬、沙茴香、戈壁天冬、白龙昌菜、茵陈、猪毛蒿、盐爪瓜、棘豆、乳浆大戟、沙地柏、马蔺子、香青兰、杠柳、碱韭（多根葱）、兔唇花、大苞鸢尾、百里香、蒺藜、盐生假木贼、荒漠丝石竹、芯芭、小叶锦鸡儿、冷蒿、木地肤、大叶补血草及胡杨等。

荒漠草原的药用动物有马鹿、鹅喉羚、野驴、盘羊、岩羊、北山羊、雪豹、棕熊、狐、狼、四爪陆龟、刺猬以及家养动物牛、羊、马、驴等。荒漠草原的药用矿物种类不多，主要有石膏、大青盐、龙骨和芒硝等。

（三）荒漠

荒漠在自然地理学上，凡是气候干旱、降雨稀少、植被稀疏低矮、土地贫瘠的区域，都叫荒漠，意思为荒凉之地。具体来说，荒漠是指降水量少、蒸发量大（数十倍以上）、极其干旱，具有强烈的大陆性气候特点，植被稀疏而构成物质粗糙的自然地带。我国荒漠地带地区，较大面积的有新疆塔里木盆地内的塔克拉玛干沙漠戈壁和准噶尔盆地内的古尔班通古特沙漠戈壁，新疆东部、甘肃西部（罗布泊低地南、阿尔金山北）的库姆塔格沙漠戈壁，青海柴达木盆地沙漠戈壁；还有剥蚀高原，如内蒙古阿拉善高原西部的巴丹吉林沙漠、阿拉善高原东南部的腾格里沙漠、阿拉善高原东北部的乌兰布和沙漠、鄂尔多斯高原北部的库布齐沙漠，以及分布于阿尔泰山、天山、祁连山、昆仑山和阿尔金山等山地草原带下部，如天山北部植被垂直分布带谱的基带为荒漠。荒漠带往往可上升到海拔2 000 m左右的前山、低山至中山，在藏北高原海拔5 000 m以上地带亦属荒漠。在行政区划上，荒漠区包括内蒙古西部、甘肃和宁夏西北部、青海西北部和新疆除阿尔泰山区和昆仑山内部山地以外的全部区域，占我国土地总面积的1/5以上，其中沙漠和戈壁面积约100万km^2。（荒漠有石质、砾质和沙质之分，习惯称石质、砾质的荒漠为戈壁，而沙质荒漠才称为沙漠。）

　　荒漠地区日照强烈、气候极端干燥，夏季酷热，冬季寒冷，昼夜温差大，多大风沙，年降水量小于200 mm，甚至终年无雨。荒漠在邻近草原的地区土壤为淡棕钙土，北部为灰棕漠土，南部为棕漠土，土壤粗糙而薄，富含盐碱。极端干旱的气候和贫瘠多盐碱的土壤造成了荒漠地区植物种类的贫乏，植被结构简单、稀疏，常由一些超旱生的植物组成，多旱生型植物，主要由少数科的植物构成，其中藜科和菊科是温带荒漠植物特有的两个最主要的科，其次蒺藜科、豆科及禾本科、柽柳科、蓼科、麻黄科、石竹科等也占较大比重，其他科植物较少。荒漠植被覆盖率在5%～20%。藜科植物的许多属和种，构成了多种多样的荒漠群落，其中药用植物主要有琐琐属（琐琐、白琐琐）、猪毛菜属（珍珠猪毛菜、木本猪毛菜等）、假木贼属（短叶假木贼）、驼绒藜属（驼绒藜）以及盐生植物盐爪爪属（盐爪爪）、盐角草属（盐角草）、碱蓬属（碱蓬）和沙生植物沙米，以及霸王属（木霸王）和白刺属等。豆科入药的有锦鸡儿属（柠条、狭叶锦鸡儿）、棘豆属（刺棘豆）、岩黄芪属（蒙古岩黄芪、多花岩黄芪）、甘草属（甘草、胀果甘草）、沙冬青等。蓼科入药的有沙拐枣属等。柽柳科入药的有柽柳属和琵琶柴等。麻黄科入药的有膜果麻黄等。其他还有杨柳科的胡杨、胡颓子科的沙枣等。

　　荒漠享有盛名的道地药材有甘草、麻黄、宁夏枸杞、肉苁蓉、新疆软紫草、银柴胡等，以及新疆党参、乌恰贝母、吐鲁番桑椹、阿图什无花果、索索葡萄、胡桐泪、鹰嘴豆、锁阳和沙枣等。此外，可供药用的还有秦艽、蒲黄、芦苇、罗布麻、苦豆子、阿魏、马蔺子、雪荷花、龙胆、萹蓄、车前、蒺藜、香青兰、益母草、茵陈、蒲公英、杠柳皮、沙芥、瑞香狼毒、黄芩、旋覆花、蒙古扁桃、马勃、骆驼蓬、牛蒡子、菟丝子、列当、苍耳子、王不留行等，多为荒漠草原的主要植物种。

栽培药用植物以枸杞最为突出，其次为红花、伊贝母、黄芪、甘草和银柴胡；还引种了外地种类20多种，如菊花、白芷、崧蓝、山药、忍冬、槐花、地黄、牡丹及板蓝根等。栽培的民族药有黑种草、巴旦杏、索索葡萄、芫荽、沙枣、无花果、阿育魏、孜然和小茴香等。

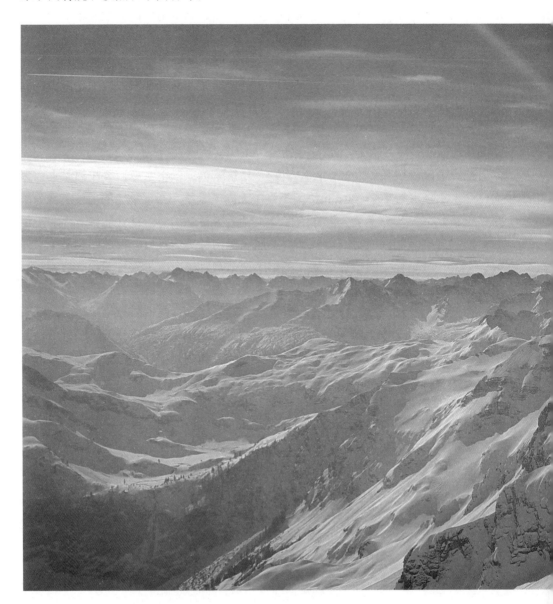

　　昆仑山、阿尔金山等高寒荒漠地区，干旱、大陆性气候强烈，分布有新疆假紫草、假紫草、新疆党参、甘草、岩黄芪、沙棘、高山红景天、高山风毛菊、手掌参、雪莲、异叶青兰、甘松、高山龙胆、新疆羌活、新疆独活、网脉大黄、珠芽蓼、高山铁线莲、高山紫菀、膜果麻黄和单子麻黄等。

　　荒漠的药用动物有马鹿、麝、鼹鼠、狐、野驴、鹅喉羚、狼、野兔、蝎等。荒漠的矿物药材有石膏、硫黄、云母、寒水石、炉甘石、磁石、大青盐和自然铜等。

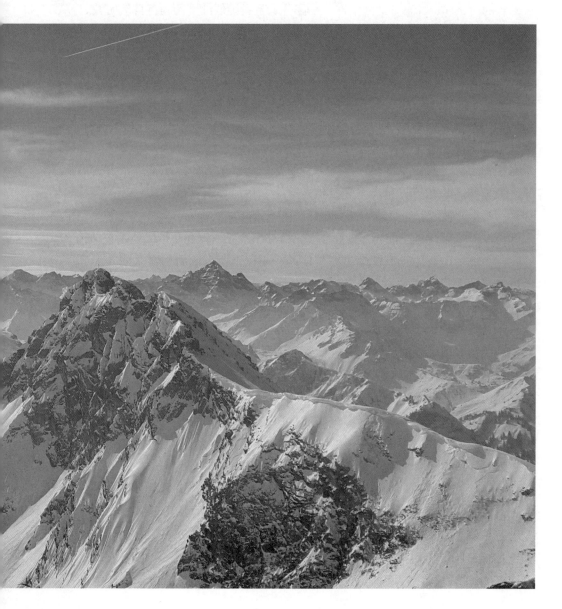

三 青藏高寒区

青藏高原北起昆仑山，南至喜马拉雅山，西至喀喇昆仑山，东抵横断山脉，幅员辽阔，地势高亢，土地面积约250万km²，约占全国土地总面积的26%。青藏高原的行政区划范围包括西藏自治区的全部、青海省的大部分、四川省的西部地区、云南省的西北部、甘肃省的西南部一小部分，是我国低纬度的独特自然区域。

青藏高原是世界上最高的高原，平均海拔超过4 000 m，许多山峰海拔在6 000～8 000 m，主峰珠穆朗玛峰海拔8 848.86 m，号称"世界屋脊"。由于地势高、气压低、空气稀薄、光照充足，青藏高原是全国太阳辐射量最大的地区；气温低，温度年变化小，日变化大，平均气温大多低于5 ℃，气温日较差十分明显，为15～19 ℃，甚至可达22 ℃以上。绝大部分地区，即使在最热期，日均温在10 ℃以下；干湿季节分明，多大风；大部分地区年降水量为50～900 mm。总之，青藏高原寒冷而干燥，气候条件极为严酷。高原地表起伏不大，面积宽广，有大面积草原，但植物生长稀疏，种类不多；植株矮小、抗风，而常成为垫状、莲座状、匍匐状，叶小而被绒毛。高原东部为亚热带常绿阔叶林或常绿与阔叶混交林，南部与东部边缘由于河谷海拔较低，热量丰富，植被出现亚热带和热带山地垂直结构。

巨大的青藏高原其高度超过对流层的一半以上，东南太平洋来的季风和西南印度洋来的季风首先到达高原的东南部，降水从东南向西北递减，因而植被又与同纬度的山地植被有明显的区别，植被大陆性（旱生性）也比同纬度的山地强烈。这种地带性可称为"高原地带性"，以区别于一般水平地带性和山地垂直地带性。若把高原边缘山地、河谷包括在内，青藏高原有植物种类5 700种，其中木本植物有1 000多种。如果仅以西藏自治区为例，据调查统计有中药资源2 000多种，其中药用植物将近1 500种，药用动物500多种，药用矿物4种。青藏高原中药资源的特点是野生种类多、蕴藏量丰富，已生产经营的药材品种约50种，如麝香、鹿茸、川贝母、冬虫夏草、胡黄连、大黄、豹骨、鹿骨、熊胆、牛黄、牛羊胆、全蝎、黄连、天麻、牡丹皮、秦艽、龙胆、党参、窄竹叶柴胡、桃仁、羌活、宽叶羌活、蝉蜕、款冬花、续断、雪莲花、细叶滇紫草、长花滇紫草、法罗海、珠子参、甘松、丹参（甘西鼠尾）、铁棒锤（一枝蒿）、川木香、山莨菪、岩白菜、驴皮、五灵脂及水獭肝等。青藏高寒区藏医专用藏药十分丰富，大多为高原特有品种，如藏茵陈、川西獐牙菜、普兰獐牙菜、湿生扁蕾、茶绒、杜鹃、塔黄（高山大黄）、洪连（短管兔儿草）、裁大夏、雪灵芝、绵参、西藏狼牙刺、绢毛菊、川西小黄菊、鸡蛋参（辐冠党参）、高山小檗、高山扁蕾、乌奴农胆、红景天、小黄菊、高山杜鹃、全缘叶绿绒蒿、毛瓣绿绒蒿、多刺绿绒蒿、细果角茴香、拟糵斗菜、长果婆婆纳、船盔乌头、祁连龙胆、翼首花、高山葶苈和藏茴香等。高原特有的药用植物还有三指雪莲花、水母雪莲花、西藏扭连线、马尿泡、山莨菪、甘肃山莨菪、甘松、唐古特青兰、岩白菜、甘肃雪灵芝及无瓣女娄菜等多种。

　　青藏高寒区域的动物区系主要由高地类型组成，典型代表如兽类中的野牦牛、藏驴，鸟类中的雪鸡、雪鸽、黑颈鹤及多种雪雀，爬行类中的温泉蛇、西藏沙蜥、青海沙蜥，高山蛙是这里唯一的两栖类。药用动物有麝、雪豹、白唇鹿、黑熊、棕熊、雪鸡、水獭、岩羊、野驴、牦牛、藏羚及斑蝥等。矿物药物有龙骨、石膏、芒硝、玛瑙、硫黄和砷等。

　　根据自然条件和药用植物的分布情况，青藏高寒区域可分为下列六个地区：

（一）横断高山峡谷区

　　广义的横断高山峡谷区包括四川西南部、西藏东南部以及云南的西北部，属青藏高原组成部分，其界线范围北面为西川北部德格—壤圹—刷经寺一线，东面以夹金山—锦屏山与四川盆地为界，西面以藏东南昌都、察隅、云南西北面中缅边境高黎贡山为界，南到云南西北部苍山为界。

　　横断高山峡谷区是一系列自西向东的山地与江河相间排列的地区，有伯舒拉岭与怒江、他念他翁山与澜沧江、芒康山与金沙江、沙鲁里山与雅砻江、大雪山与大渡河、邛崃山。

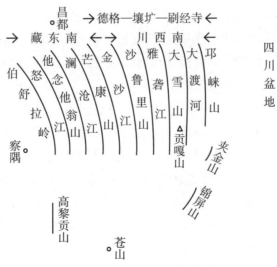

横断山山地与江河相间排列示意图

横断山地是我国山地起伏最悬殊的地区，由于海拔上升、河流下切，高山峡谷高度差一般在1 000 m以上，甚至2 000～3 000 m。贡嘎山顶与其山麓的大渡河谷距离相差不到30 km，相对高度差达6 000 m。

气候上，年均气温大多在5～10 ℃，一般山地气温低，谷地气温高。年平均降雨量一般在400～1 000 mm，南部多，北部少，通常由西向东递减。山地从谷底到山顶，温度和水分相差大，形成显著的垂直变化。以贡嘎山东南坡为例，从下到上可分为6个生物气候带，在不同生物气候带里分布着各种药用植物。在海拔2 200 m以下中低山及山麓河谷地形成的大面积常绿和阔叶混交林中，有油樟、杜仲、山润楠、鹅耳枥、花椒、厚朴、黄连、天麻、石斛、野生桂花等。在海拔2 200～2 500 m中山地带，针叶林有铁杉、云南铁杉、领春木；阴暗针叶林有川木通，向阳林缘树丛间有黄芪，山地草丛有续断。海拔2 500～3 600 m高山地带，是主要以麦吊云杉、峨眉冷杉等组成的亚高山针叶林，药用植物有冷杉、云杉、宽叶羌活、川木通、甘肃贝母、续断等。海拔3 600～4 600 m处气候酷寒、土层瘠薄，只有植被短轴嵩草、羊茅等组成的低矮山、灌丛草甸，药用植物有川贝母、掌叶大黄、羌活、冬虫夏草、川木通等。海拔4 600～5 000 m为高山流石滩，有散在的寒冷山坡，主要药用植物有水母雪莲、包叶雪莲、云南红景天、风毛菊等。海拔5 000 m以上为冰川积雪，无植物生长。

横断山为南北走向，山河相间排列，有利于南北动物的来往，因此这里的药用动物种类多，有林麝、马鹿、梅花鹿、牛羚、大小灵猫、金钱豹、金丝猴、岩羊、穿山甲等，横断山南面还有蟒蛇、巨蜥等。

横断山高山峡谷区是青藏高原中药资源重要分布区。医疗效果好、经济价值高的品种较多，在靠近四川盆地的边缘山地峡谷接壤的阿坝州有药用植物1 200多种，药用动物200多种，其中稀有动物40多种，主要药用植物有川贝母（卷叶贝母）、暗紫贝母、梭砂贝母、掌叶大黄、珠子参、冬虫夏草、羌活、天麻、潞党参、大花红景天、赤芍、花椒等，动物药材有熊胆、麝香、猴骨、牛黄等。甘孜州药用植物有1 500多种，药用动物约30种，主要药用植物有绿绒蒿、大黄、冬虫夏草、羌活、赤芍、梭砂贝母、川贝母、川牛膝、大花红景天等，动物药材有麝香、猴骨、鹿茸等。滇西北药用植物有木香、附子、珠子参、黄芩、云连、竹节参、雪上一枝蒿、圣地红景天、大花红景天、茯苓、猪苓、当归、黄柏等，动物药材有熊胆、五灵脂等。藏东南地区药用植物有冬虫夏草、味莲、珠子参、竹节参、绿绒蒿、赤芍、大花红景天、圣地红景天等，药用动物有熊胆、麝香、五灵脂等。

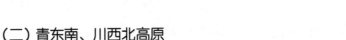

（二）青东南、川西北高原

本区位于青藏高原的东北部，包括青海的东南部和四川的西北部，属于青藏高原的主体部分，是长江、黄河的源头。该区地势西北部高，海拔在4 000 m以上，向东逐渐下降到3 500 m，在低洼处形成大面积的草甸沼泽地。

该区气候夏凉冬寒，常年无夏，为青藏高原低温中心地区之一。年平均气温1～3 ℃，年降水量600～800 mm，7月平均气温仅在10～12 ℃，冰雹频繁，霜冻严重。冬季严寒、雪多、漫长，积雪期长达半年。在这种气候条件下，青稞、马铃茨在许多地区不能稳定地成熟，唯甜菜、油菜生长尚良好。

青东南、川西北草甸地区，水草生长茂盛，建有许多畜牧基地。在草甸地区周边的丘陵及山地还生长着大片的原始森林，植物种类以喜马拉雅山植物区系为主。

到夏季，青东南、川西北地区，受东南季风影响，细雨连绵，绿草如茵，繁花盛开。这里生长着700多种的中药材，其中野生药材有300多种，珍贵药材有川贝母、冬虫夏草、羌活、大黄、黄芪、党参、丹参等；还有藏药如山莨菪、独一味、洪莲等。药用动物有云豹、黑熊、麝、白唇鹿、棕熊、藏羚羊等。

以下以青海东南部达日县为例，来说明青东南、川西北高原药用植物的自然分布。该县位于青海果洛藏族自治州南部，属巴颜喀拉山原区，从境内西北绵延至东南，属高寒草甸、草场，其药用植物分布有以下三种类型。

（1）高山草甸类型

位于海拔3 700～4 700 m的河谷谷地，分布的药用植物有红虎耳草、珠芽蓼、唐松草、大戟、铁棒锤、毛茛、头花蓼、密花囊吾、狼毒、火绒草等。

（2）沼泽化草甸类型

位于海拔4 100～4 500 m的河谷滩地，分布的药用植物有驴蹄草、黄花棘豆、沼生虎耳草、灯心草、唐松草、高山大戟、酸模、星状风毛菊等。

（3）灌丛草甸类型

位于海拔1 900～4 250 m的高山山地、阴坡滩地，分布的药用植物有金露梅、鬼箭锦鸡儿、棘豆、大戟、酸模、高山唐松草、杜鹃、高山绣线菊、风毛菊、黄芪、铁棒锤、马勃、甘松、草麻黄、沙棘、大黄、马尾连、羌活等。

（三）藏北高原

藏北高原位于西藏西北部，包括西藏高原的北部及中部。行政范围上包括西藏阿里及那曲地区的西北部分。那里是青藏高原上地势最高、面积最大的高寒地带。高原上分布着一系列大致平行的、由西向东伸展的开阔湖盆连贯形成的宽坦谷地，宽谷之间隆起昆仑山、喀喇昆仑山余脉和冈底斯山的绵延山岭，平均海拔

5 000 m以上。藏北高原深居内陆，气候寒冷干燥，最冷可达到-40℃以下，是青藏高原大范围寒冷中心及冻土层广泛分布的区域，也是青藏高原旱季大风持续最长的地区。这一地区空气稀薄，日照时间长，辐射强烈，降水稀少，年降水量为100～300 mm，自东南向西北递减。冬季漫长寒冷而干燥，夏季短促稍湿润。土壤碱性反应强烈，钙积层显著，含碎石砾质，因而被称为高原荒漠区。这一地区多为草原和荒漠，植被结构简单，分布稀疏，覆盖率20%～30%，草层低矮，一般高度仅十多厘米。由于自然环境恶劣，空气稀薄，人类无法长期居住，因而数10万km²内没有人烟，人们将这片地区称为藏北无人区。现在这片地区尚未受到人类明显的破坏，它的生态环境保存得较可可西里好。

藏北高原为高原山地荒漠地区，植物生长期短，基本上分布着耐旱、耐寒、耐碱的种类；药用植物不多，主要有鼠曲风毛菊、高山葶苈、黄花软紫草（假紫草）、中麻黄、雾冰藜、叉枝鸦葱、驼绒藜、山岭麻黄、珠芽蓼、绿绒蒿、马尿泡、人参果、莪大夏、沙棘、甘青青兰、刺参以及多种红景天属、乌头属、铁线莲属植物。藏北高原分布的药用动物主要有藏羚羊、藏绵羊、野牦牛、野驴等。藏北高原药用矿物有丰富的硼砂和大青盐，以及石膏、玛瑙、硫黄、砷和天然碱等。

藏北高原东南部高山草原，又称羌塘草原。羌塘在藏语里为"北方平原"，其范围在那曲地区班戈、双湖、申扎的东南部和阿里地区改则、革吉、噶尔一线的南部一带。这一地区山势平缓，草原开阔，河流纵横，湖泊交错，为大湖盆地带，气候上属于高原寒带、亚寒带干旱、半干旱区。

这一地区植物多为禾草类及蒿属，无乔木生长，灌木也少，药用植物有50～60种，主要种类有瑞香狼毒、火绒草、鼠曲风毛菊、水母雪莲花、高原毛茛、二裂委陵菜、高原大戟、外折糖芥、青海刺参、高山唐松草、珠芽蓼、小叶棘豆、高山龙胆以及多种大黄属、龙胆属、报春花属、虎耳草属植物。灌木类药用植物有膜果麻黄、山岭麻黄、水柏枝、马尿泡、绿绒蒿及莪大夏等。

（四）可可西里

可可西里因可可西里山得名，其范围包括可可西里山主体和邻近山原、湖盆地区。它的南面是唐古拉山脉及其延长线普若岗日山、藏色岗日山，背面为昆仑山脉，东界为青藏公路。可可西里横跨青海及西藏两个省（区）（小部分在新疆），面积为23.5万km²，其中青海省部分面积约8.4万km²，西藏自治区部分面积为15.1万km²。这里平均海拔高度为5 000 m，岗扎日是可可西里山的主峰，海拔6 305 m。

可可西里并非一片荒野，仅青海可可西里地区高等植物就有200多种，其中高原特有种有80种以上。在可可西里局部地区有零星沙丘。年平均气温在−3～−7℃，由于高寒、空气稀薄，自然条件恶劣，人类无法长期定居，部分地区只能冬去夏来在此放牧，于是可可西里成为野生动物的乐园。

可可西里野生动物资源非常丰富，有藏羚羊、野驴、牦牛等，其中尤以藏羚羊蕴藏量大。以往由于受偷盗捕杀，藏羚羊的数量曾经减少到仅存数千只，近年来经各级政府部门重视与保护，藏羚羊已逐渐恢复到15万多只。青海省可可西里太阳湖面积100 km²，水深40 m，位于青海北面与新疆交界的布喀达坂峰（6 860 m海拔高度）南面，由于水草丰满，而且相对比较安全，每年藏羚羊从千里以外成群结队来这里产仔。

可可西里常见植物有千叶棘豆、多刺绿绒蒿、棘豆等。可可西里许多植物呈低矮垫状，在广阔的宽谷、湖盆地区有5种垫状的点地梅、5种垫状的雪灵芝、5种垫状的风毛菊、黄芪、棘豆、红景天、水柏枝等，构成了世界少见的大面积垫状植被景观。垫状植被大量出现，表明青藏高原腹地高寒、干旱、强辐射以及强风对植被生长的影响，同时，垫状植被的存在对改造原始生态环境，尤其是土壤环境有着良好的作用。

青海西部可可西里金兰湖区已经是无人区的核心地带，邻近西藏东北部的可可西里，在10月中旬已进入初冬（早上温度已在−15℃），偶尔见到来这里放牧的牧民（一般夏秋天来这里放牧），说明牧民已经深入到可可西里的腹地了。在这里畜养牛羊的增长速度是适牧草原生长速度的数倍，而高原草场可供喂养的大部分草，并不是在每年春季都会重新生长起来的，放过牧的草场往往需要几年才能恢复。因此，为了牛羊繁殖的速度，牧民只能不断地向外扩大牧地。

因过度放牧，可可西里近几十年来有不少草地受干旱、风蚀造成沙化，加上鼠害严重，一些草地退化严重。现在人们采用生物防治方法——建鹰架，引鹰灭鼠，保护草地。

可可西里不仅不是荒漠，而且是中国湖泊最密集的地方。在青海地区可可西里湖泊尤其密集，1 km²以上的湖泊有70多个，湖泊率高达7.5%，已接近世界上湖泊率最高的"千湖之国"芬兰，比有"千湖之省"之称的湖北省要高出许多。因此，我们可以称可可西里为中国最高的水乡。

可可西里也有很多的药用植物资源，主要有红景天、雪莲花、风毛菊、多刺绿绒蒿、雪灵芝、马尿泡、野木耳等。药用动物资源有藏羚羊、藏野驴、野牦牛、黄羊、雪豹、红隼鹰、黑颈鹤等。

（五）青藏唐古拉山口以东、南北两侧高原区

唐古拉山位于青藏高原的腹心部分，是西藏自治区与青海省的界山，全长1 000 km，宽150 km。

唐古拉山以青藏公路所经过的温泉垭口为界，分为东、西两段，西段大体上是东西走向，东段转为西北—东南走向。两段自然景观差异显著。东段比较湿润，属高寒灌丛草原草甸；西段属于高寒干旱荒漠，气候十分寒冷，以双湖为例，年降水量不足50 mm，是至今还没有人类居住的无人区。

唐古拉山口以东的植被，是从西段的高寒干旱草原向东段的高寒草原草甸的逐渐过渡。唐古拉山口以东的山南与山北景观没有太大的区别。山的南面是西藏那曲地区的高寒草原，是非常优良的草地，水草丰美，牛羊遍布；山的北面是青海玉树的东南面，同样是高寒草原。

唐古拉山口以东，北侧高原盆地植被在青海省境内以莎草科矮嵩草或小嵩草为主，还有禾本科在各类草原中占优势，伴有蓼科、豆科草类，尤以治多县以西的草原草类众多。夏天多花草（杂草类）、秋天多穗草（莎草、头花蓼的果穗），这一带秋高天凉，驱虫防病草多，是夏秋理想的放牧地方。在西藏那曲地区高原盆地则以小嵩草为绝对优势，广泛分布，有草原化特征。在盆谷、盆地间低洼的河漫滩或山前积水的扇缘低地，由于坡地平缓，受多年冻土或季节冻土层影响，排水不良，地下水深仅20～40 mm，地平常有5～15 mm起伏的草墩子，由大嵩草占优势组成沼泽化草甸。这类植被在那曲、聂荣一带分布较广，当地称这样的草场为"那札"草场。有的草场牧草可以刈割作冬贮饲料。

广阔的草场适于放牧牦牛和绵羊，但夏场偏多。东部谷地海拔较低的阶地及山麓坡地，可种植青稞、萝卜、云根等。

本地带草原中，伴生着丰富的中草药资源，著名的冬虫夏草分布在青海玉树东南部，曲麻莱、杂多、囊谦、治多县一带，在西藏地区则分布在那曲地区的聂荣、巴青、索县一带。掌叶大黄、唐古特大黄的野生种类分布在3 500 m以上的高山阶坡草丛中，如青海的玉树、久治，西藏的巴青、丁青等地。羌活生长在2 000～4 500 m的高山草丛中，如青海玉树、久治和西藏丁青一带。除此之外，本地带还分布有雪莲花、多刺绿绒蒿、红景天、岩羊花、茵陈等药用植物。

药用动物主要有牦牛、白唇鹿、黄羊、野骡、雪豹、红隼鹰、岩羊等。

（六）藏南谷地与喜马拉雅山

喜马拉雅山位于青藏高原南缘，东连川西藏东横断山峡谷区，包括喜马拉雅山中段、东段。喜马拉雅山是青藏高原上最突出的隆起地带，是世界上最雄伟和充满神秘的山系，全长2 450 m，宽达200～300 km，多座山峰海拔超过6 000 m，其中超过7 000 m的高峰有110多座。喜马拉雅山与冈底斯山、念青唐古拉山之

间的雅鲁藏布江谷地为一条西向宽谷，即藏南谷地。这谷地有许多宽窄不一的河谷平原，如拉萨河、年楚河、尼洋河等河谷平原，宽谷一般在 5～8 km，长 70～100 km，海拔平均在 3 500 m 左右，地形平坦，土质肥沃，是西藏主要的农业区。由于高大的喜马拉雅山阻挡了从印度洋方向来的西南季风湿润气候，南坡降雨量多，年降雨量达 4 000 mm（如印度的阿萨密），而在北坡，我国藏南谷地，年降雨量少，大多在 300～400 mm，如日喀则年降雨量为 419 mm、江孜为 303 mm，属温带半干旱气候，大部分地区植被稀少。

这一地区的中药资源有各种黄芪（蒙古黄芪、多序岩黄芪、金翼黄芪、多花黄芪、梭果黄芪等）、藏党参、波叶大黄、麻黄、冬虫夏草、枸杞子、多种绿绒蒿、麻黄、秦艽、远志、黄精、甘松、雪莲花、胡黄连、乌奴龙胆、梭砂贝母、沙棘、水柏枝、瑞香狼毒、独一味、中华红景天、二裂委陵菜、草玉梅、藏糙苏、白亮独活、江孜乌头、展毛银莲花、珠芽蓼、莶缀属植物等。

在雅鲁藏布江大拐弯以下的墨脱地区，海拔 800 m 以下的山麓河谷，谷地气候温暖，年平均气温在 20 ℃以上，10 ℃以上年积温 6 500 ℃以上，最冷 1 月平均气温 13 ℃，冬季无霜或只有轻霜，年降水量在 2 000 mm 以上。在墨脱地区到处呈现着浓郁的热带风光，热带植被可循河谷伸展至北纬 30°附近。这里山高谷深，气候、生物种类随着高度而变化，植被的垂直带谱景观明显，生长着繁茂的热带山地河谷雨林和半常绿雨林，分布着一些热带药用植物，如砂仁、龙脑香、大叶木菠萝、第伦桃、阿丁枫和千果榄仁等。

药用动物主要有麝、白唇鹿、雪豹、水獭、黑熊、棕熊、野驴、黄牛、牦牛、狗、蝎、斑蝥、藏乌鸡、藏绵羊和藏山羊。

第二节　山地中药资源的垂直分布

我国是一个多山的国家，在不同的区域，都有海拔高度不同和形态各异的山地，地形对植被和动物的种类、群落分布有着极大的影响。

在山地，从山麓至山顶，由于海拔的逐渐升高，热、水、光、风、土等各个自然因子分布也有所变化，气温下降、降水增加、空气变稀、日照增强、风力加大。随着自然环境的改变，出现的植物和动物种类、群落也有所不同，而且这种变化呈垂直性分布并具有一定顺序的演替系列——山地垂直带谱。由于植物种类繁多、构成复杂，受地形和其他自然条件的影响比动物群落更大，因此本节选择了我国具有代表性的山地，着重介绍药用植物资源的垂直性分布。

药用植物是植被的重要组成部分，分布在各个气候带，也具有山地植被垂直带谱规律性。药用植物的垂直分布类型与山地海拔高度有密切关系，一般山体越高，垂直分布类型越多，种类的构成也越复杂。由于山体所在地理位置、地貌形态、气温条件、干湿程度和海拔高度的差异，每个山体都有其特定的植物垂直分布带谱。植物的垂直分布既受所在山体水平地带的制约，又受山体高度、山脉走向、坡向、形态、基质和局部气候等影响。但位于同一水平地带的山地，其植被垂直带谱总是比较近似的，因此可以将它们列入同一类型。

　　我国山地植被垂直分布带谱，大致可分为东部湿润区和西北干旱区两大类型：

　　东部湿润区山地植被垂直带，由于受海洋性季风的影响，从山麓到山顶各类森林植被占优势，高山植物则以低温—中性的灌丛和草甸植物为代表，这说明湿度增加不甚明显，而热量条件改变，则成为影响该区域植物分布的主要因素。山地植被垂直带谱的系列特点，取决于山地所在的纬度或水平植被带，带谱的结构从南向北趋向由繁变简，层次减少。本节着重叙述的湿润区有广东鼎湖山、福建武夷山、湖北神农架、吉林长白山、贵州梵净山、陕西太白山、四川贡嘎山、西藏南迦巴瓦峰，及其药用植物垂直分布的概貌。

我国10个代表性的中药资源山地垂直分布位置示意图

西北干旱区山地植被垂直分布带谱不同于东部湿润区的植被垂直带谱的结构和性质。森林植被在干旱区山地植被中通常处于次要地位，甚至全然消失；而以旱生的草原或荒漠占据主要地位，即使在高山植被中，也带有干旱气候烙印。这说明虽然气温降低，但湿度在一定的海拔高度内则逐渐升高，且差异较大，因而影响该区域植被分布的关键因素是湿度。一般来说，气候愈干燥，山地植被垂直分布带愈简化。本节着重介绍的干旱区有宁夏贺兰山、新疆天山，及其药用植物的垂直分布概貌。

 ## 鼎湖山的中药资源分布

鼎湖山位于广东省肇庆市的东北部，邻近西江北岸，靠近北回归线，地处亚热带向热带过渡的地带。这里生长着茂密的森林，是我国南亚热带森林中保存得较为完整的一块亚热带季风常绿阔叶林，优越的森林环境为野生动物提供了良好的栖息环境，使鼎湖山成为一个完整的亚热带森林生态系统。

鼎湖山整个山体由几个东北—西南走向的山脉组成，北到鸡笼山，海拔1 033 m。鼎湖山地处我国南亚热带地区，年平均气温达到21.4 ℃，最冷1月平均气温达12.1 ℃，终年气候温暖，雨量充沛，年平均降水量2 000 mm，年平均相对湿度80%。土壤为砂岩和页岩风化发育而成的砖红壤性红壤，土壤深厚肥沃，表土湿润而疏松，地表常覆盖着厚达2～3 cm的枯枝落叶层，有机质丰富，对林木生长十分有利。据调查，鼎湖山分布植物有2 400余种，其中热带、亚热带种类占94%，反映出其具有亚热带向热带过渡的南亚热带区系的明显特点。大型木本植物和木质藤本植物较丰富，在植物群落中，木本植物占42%（其中藤木占10%），药用植物种类有白花油麻藤、刺果藤、白叶瓜馥木、省藤和锡叶藤等。

鼎湖山植被常绿植物多，落叶植物少；有些树木有板根现象；大型的木质藤本，老茎生果；有些植物还有用气生根或支持根将攀扶其上的植物缠死的特征，这是热带雨林的特征。热带常见的棕榈科、紫金牛科、茜草科、梧桐科、杜英科的植物种类也混生其中。在潮湿的沟谷中由凸脉榕、鱼尾葵、野芭蕉、黑桫椤、省藤、黄藤、海芋等组成的雨林更增添了森林中的热带景观。在生境偏干的地段可见到一些落叶树种，如野漆、海红豆、枫香等。由此可见，季风常绿阔叶林与中亚热带典型的常绿阔叶林有着不同的性质，但它又不完全是热带雨林。所以，植物学家把这种兼有两者性质的森林类型，看作是亚热带常绿阔叶林向热带雨林、季雨林过渡的类型。

鼎湖山有药用植物近千种，主要有巴戟天、肉桂、白首乌（耳叶牛皮消）、紫花杜鹃、土沉香、杜仲、半枫荷、毛冬青、紫背天葵、石斛、海风藤、救必应、栀子、丁公藤、南板蓝根、谷精子等。这里是肉桂、香橼、巴戟天的重要产区，其中，巴戟天的产量占全国一半以上。鼎湖山还有不少植物被列入国家珍稀濒危植物种类，如格木、野生荔枝、观光木、长叶竹柏、台湾苏铁和桫椤等；孑遗种有松叶蕨、观音座莲、华南紫萁、长叶竹柏、水松、黑桫椤等。

由于人为影响，鼎湖山区已经没有连续成片的自然林分布，植被的垂直带谱已不易分辨，但植物分布仍表现出一定的规律性，从山麓到山顶依次为沟谷雨林、季风常绿阔叶林和常绿阔叶林三种自然类型。其中，沟谷雨林属热带植物类型，常绿阔叶林属亚热带植被类型，季风常绿阔叶林则属于热带与亚热带之间的过渡类型。

（一）沟谷雨林带

这一雨林带分布于海拔50～150 m的沟谷两侧坡面的山间谷地。南亚热带南部的沟谷雨林，带有热带山地雨林的一些特征，反映出分布区域气候温暖、湿润和静风的环境。这一雨林带的乔木类药用植物有凸脉榕、肥荚红豆、白颜树、鱼尾葵、山牡荆、假苹婆、水东哥等。灌木类药用植物有九节、白背叶和罗伞树等。灌木层中还杂有乔木幼树，如降真香、半枫荷、土沉香、龙眼、蒲桃、橄榄、鸭脚木、酒饼叶等。草本药用植物有广州蛇根草、山姜、石菖蒲、金毛狗、海芋等。藤本和附生的药用植物比较丰富，主要有毛萼、清风藤、买麻藤、蜈蚣藤、羊蹄藤、杜仲藤、丁公藤、毛果瓜蒌、蔓九节、华南胡椒、小叶蒌等。

（二）季风常绿阔叶林带

这一植被带主要分布在海拔100～490 m的山坡上。乔木类药用植物有鱼尾葵、鸭脚木、降真香、土沉香、木荷、橄榄、山牡荆、笔罗子和岭南山竹子等。灌木类药用植物有罗伞树、毛果巴豆、光叶山矾、罗伞树、九节、酒饼叶、箬竹、百两金、短茎紫金牛、剑叶菝葜、山石榴、厚叶素馨及土茯苓等。藤本类药用植物有杖枝省藤、山鸡血藤、羊角藤、丁公藤和小叶买麻藤等。草本类药用植物有小叶蒌、粉叶菝葜、山姜、叶球兰、金毛狗、翠云草、艳山姜、海芋和淡山竹等。附生在乔木或树干、枝条上的药用植物有瓜子金、山药、小叶蒌、石菖蒲、蜈蚣藤及蔓九节等。

（三）常绿阔叶林带

这一植被带分布于鼎湖山外围山地至鸡笼山北坡，以及海拔500～600 m的背风坡的山坳、谷坡和陡坡处，地势高而空旷，夏季温暖、湿润，冬季则湿凉。在鸡笼山东坡海拔600～800 m的沟谷中仍有不太典型的常绿阔叶林分布。乔木类药用植物有鼠刺、天料木、赤楠和网脉山龙眼等。灌木类药用植物有变叶榕、卫矛、青皮木、毛果巴豆、小叶五月茶、赤楠、瓜馥木等。藤本类药用植物有粉叶菝葜、剑叶菝葜、山银花、木防己、山鸡血藤、买麻藤等。草本类药用植物有芒萁、山慈姑、深绿卷柏、山姜、马铃苦苣苔等。

此外，在鸡笼山顶部，海拔900～1 000 m的山脊上分布着一种灌木草丛群落类型，即六角杜鹃—五节芒群落，为森林破坏后形成的次生植被类型及栽培的人工林。

针阔叶混交林中分布较普遍的是马尾松—木荷林。此外，其中人工种植了桉树林、竹林、杉木林、茶树等。该群落所处地形陡峭，岩石露头较多，土层浅薄，常夹着有母岩碎块，植被以草本为主，散生灌木数量很少。这里常见的灌木类药用植物有六角杜鹃、粗叶悬钩子和车轮梅等；草本类药用植物有五节芒、小叶海金沙及铺地蜈蚣等。

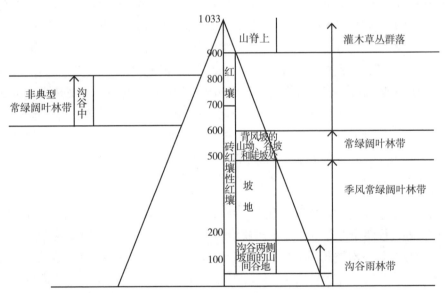

鼎湖鸡笼山植被垂直分布示意图

武夷山的中药资源分布

武夷山位于福建省西北部，北接浙江，南连广东，呈东北—西南走向，绵延500多千米，是福建与江西的界山，闽江、汀江和鄱阳湖水系的分水岭。武夷山平均海拔1 000～1 100 m，地势北高南低，以福建崇安县（今属武夷山市）一带最为高峻，多数山峰海拔在1 500 m以上，该县西北的黄岗山海拔2 160.8 m，是武夷山的最高峰，也是我国大陆东南部的最高峰。从黄岗山向西南方向，山势逐渐低缓，成为低山、丘陵，海拔高度在1 000 m以下。武夷山山体岩石以坚硬耐蚀的花岗岩为主，其他还有流纹岩、凝灰岩、英安岩、变质岩、石灰岩、砂岩和砾石等。

武夷山是一条重要的气候界线，在夏季，山地东坡截留了太平洋的暖湿水气，年降水量可达1 500～2 000 mm，最高超过3 000 mm，并且以多台风雨著称，西坡的江西省境内，台风雨则明显减少。冬季，武夷山阻挡了西北寒流的入侵，故福建省境内气温高于江西抚州地区3～4℃。武夷山南麓一带具有中亚热带的风光。

武夷山植物种类繁多，仅自然保护区内就有3 000～4 000种，区系地理成分繁杂，植被种类相互渗透极其明显，建群种和优势种既有温带常见的壳斗科，又有亚热带分布最广的樟科、山茶科、木兰科和安息香科。温带最多的菊科紫菀属、香青属、蓍属、蒿属植物在保护区中也有分布。在这里还有珍稀古老植物钟萼木（伯乐树）、鹅掌楸、香果树、天女花、南方铁杉。这些南北植物云集于此，在植物区系分区上显示出保护区正好是泛北极植物区与古热带植物区的过渡地带。这片山区药用植物资源也很丰富，主要有红豆杉、三尖杉、甜槠、椆树、银杏、半枫荷、南方铁杉、金钱松、罗汉松、新木姜子、三桠乌药、马银花、狗脊等。

武夷山地势高峻，气温自下而上垂直递减，形成中亚热带、北亚热带、暖温带和温带四种垂直地带性气候。随着气候变化，武夷山的土壤、植被也相应起着变化。土壤垂直变化形成了山地红壤、红黄壤、黄壤、黄棕壤及山地草甸土等。植被自下而上垂直分布，有常绿阔叶林、针阔叶混交林、针叶林、山地稀疏松林草甸带。

（一）常绿阔叶林带

武夷山的常绿阔叶林分布在海拔1 100 m以下的丘陵、低山，土壤为山地红壤。这一地带的气候属中亚热带，常年气候温暖，年降水量丰富，植被为常绿阔叶林与人工种植林。其乔木类药用植物有甜槠、红楠、黑壳楠、黄楠、新木姜子、木荷、深山含笑、武夷山木莲、半枫荷、凹叶厚朴、红花油茶等；灌木类有细齿枸木、鼠刺、马银花、鹿角杜鹃、檵木、乌药等；草本类药用植物较少，主要为狗脊。

（二）针阔叶混交林带

针阔叶混交林带分布在海拔1 100～1 700 m的中山地带。这一地带的气温逐渐降低，降水量增加，气候属北亚热带，土壤为林地腐殖质较厚的黄壤，一些针叶树及落叶阔叶树开始出现。在其药用植物中，针叶树的黄山松（台湾松）、南方铁杉占主导地位，柳杉、杉木、马尾松等也常见，阔叶树中落叶成分的枫香、银钟花等更能适应这里温和的气候。低山地带的一些常绿树种，如新木姜子、木荷等在这一地带仍有分布。这一地带的药用植物资源主要有南方铁杉、柳杉、杉木、黄山松、马尾松、水松、枫香、新木姜子、鹅掌楸、银钟花、罗汉松、半枫荷、建柏、茅栗等。

（三）针叶林带

针叶林带分布在海拔1700～1900 m的狭窄地带。这一地带的气候已属于暖温带，土壤为山地黄棕壤，针叶林植被与山地灌丛镶嵌分布，灌木得到较好的生长，地面上的苔藓植物由于湿度加大，得到充分的发育，并形成深厚的地被层。这一地带的中药植物资源主要有柳杉、南方铁杉、黄山松、三桠乌药、檫木、银杏、鹅掌楸、金钱松、五岭龙胆、江西杜鹃等。

（四）山地稀疏松林草甸带

山地稀疏松林草甸带分布在海拔1900～2158 m处。这一地带气候环境变化较大，已属于中温带，气温持续降低，风速加大，土壤为山地草甸土。这里乔木难以生长，只有草本植物能适应生存。但也有零星散布的一株株低矮的黄山松"小老头树"，虽然立地条件较差，但还是顽强地存活下来了。这一地带的药用植物资源主要有地耳草、尖叶唐松草、千里光、苦荬菜、五岭龙胆等。

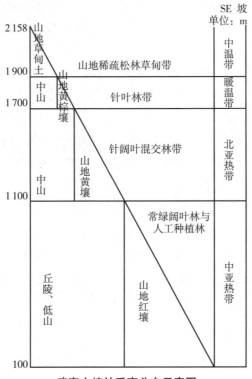

武夷山植被垂直分布示意图

三 神农架的中药资源分布

神农架位于湖北省西部的巴东、兴山和房县三地交界处，属于大巴山东段余脉，北与武当山相邻，卧于长江以北、汉水之南的广阔地区。神农架是由石灰岩、砂岩等沉积岩组成的许多脊岭而构成的雄伟的山体，地势总体自西北向东南逐渐下降，总面积 3 250 km²。主峰神农顶海拔约 3 105 m，素有"华中第一峰"之称，它比江西庐山高一倍。相传，古代炎帝神农氏曾在此搭架上山采药，神农架由此得名。

神农架地处北亚热带，寒冷、多雨、湿润是主要的气候特征。它是我国西部高山和青藏高原向东部低山丘陵的过渡地区，气候条件优越，温暖多雨，四季分明。由于山势高峻，沟谷深切，神农架气候垂直分布现象十分明显，从河谷到山顶依次是北亚热带、山地暖温带、山地中温带、山地寒温带等多种气候类型。

由于神农架位于我国东西与南北植被过渡地带，这里的南北植物相当混杂，既有热带、亚热带成分，又有暖温带和温带的成分。再加上神农架得天独厚的地理环境，这里尚保存着 300 万年前免遭山岳冰川气候浩劫的古老植物，如水杉、银杏、领春木、连香树、鹅掌楸等，因而这里的植物资源成分十分丰富。据初步统计，这里的中药资源有 2 000 多种（包含种植），药用植物约 1 800 种，药用动物 200 多种，药用矿物及其他 10 种，所以，这里又被称为"药山"。主要药材有当归、党参、黄连、川芎、黄芪、白术、杜仲、厚朴、独活等，也有人参、金钗、灵芝、田七、天麻、银耳、血耳等珍贵药材。对癌症有较好疗效的禹白附（独角莲）、粗榧、三尖杉、三颗针等都有大量出产。在崇山峻岭中，还有成片地榆、柴胡、贝母、藜芦等。道地草药有头顶一颗珠（延龄草）、江边一碗水（南方山荷叶）、七叶一枝花、九死还魂草、文王一枝笔（筒鞘蛇菰）、长鞭红景天等。珍稀药用动物有麝香、熊胆、豹骨、鹿茸、猴结等。

神农架山势高峻、河谷深切，气候垂直分布十分明显，随之植被分布也有所不同。从河谷至山顶可分为北亚热带经济林、暖温带常绿阔叶林和落叶阔叶林、中温带亮针叶和落叶阔叶林带、寒温带暗针叶林带。

（一）经济林带

经济林带分布在神农架海拔 1 000 m 以下，属山地下部带，为低山丘陵地区。这一地带气候属于北亚热带，10 ℃以上年积温不超过 5 000 ℃，高温季节短，冬季温度低，最冷月不低于0℃，年降水量750～1 300 mm，温暖湿润，水热条件好，植物以经济林油桐、乌桕、核桃等为主。这里的土壤为黄壤土及黄褐土，质地粘重，略带酸性，对喜酸、亚热带植物的生长提供了适宜的环境。这一地带的药用植物主要有生长在经济林中的乔木杜仲、小乔木核桃；在海拔500～1 000 m潮湿阴凉的溶岩峰谷、悬崖峭壁石缝中有枫斗（耳环石斛）；在海拔800～1 000 m的丘陵、贫瘠山坡上的石砾沙土，生长有多年生草本乌头；在海拔700～800 m气候温和、环境湿润、温差大的丘陵平坝，排水良好、土壤肥沃地方有川芎分布。在这一地带崇山峻岭中有成片的地榆生长。除此之外，还有厚朴、银耳、白术、盐肤木、茅栗、茜草、三叶木通、马栗等的分布。

（二）常绿、落叶阔叶混交林带

这一林带分布在海拔1 000～1 700 m处，属山地中部地带，气候上属暖温带，冬冷夏暖，四季分明，全年日平均气温在0℃以下，寒冷日可达30天以上，代表性植物为常绿阔叶林与落叶阔叶林，主要树种有泡桐、栓皮栎、茅栗等。其土壤为褐色土。

这一地带的中药资源种类较多，较名贵的有多年生草本植物黄连，一般栽种于海拔1 200～1 400 m的半阴半阳山沟与坡地，适宜于含腐殖质多的沙壤土。落叶乔木川黄柏多生长在这一地带海拔1 000～1 500 m气温低、湿度大的山坡或山谷中，混生于常绿阔叶林中。银耳是一种喜湿的真菌，在这一地带半山坡栎树林下树桩或椴木下生长较多。灵芝为高湿型腐生真菌，对温度的要求严格，12～13℃较合适，24～28℃下生长最快，湿度要适宜，空气要流通，故在本地带栎树和阔叶树的木桩旁、腐木上生长较多。川朴（厚朴）栽培或自生于800～1 500 m的山地，在光照足、气候凉爽、湿润、肥沃的夹沙土或细沙土中生长良好。其他药用植物还有青冈栎、川桂、栓皮栎、石楠、胡桃、常春藤、苦皮藤、中华猕猴桃、淫羊藿、藜芦、独脚莲、天南星、大百部、七叶一枝花、兴山五味子、汉防己、华中木兰（望春玉兰）、垂盆草、龙芽菜及海金沙等。

（三）亮针叶林和落叶阔叶林带

这一林带分布在海拔1 700～2 200 m处，属山地中上部地带。在这个地带，地貌主要为石灰岩岩层，经流水长期溶蚀作用，不仅奇峰突起，同时形成许多岩洞。这里的气候属中温带，具有寒冷、温凉、湿润的特点。海拔1 800 m以上地区经常云雾弥漫，晴空常在早上9～10时才可出现，每天有1/3的时间被云雾笼罩，湿度特别大。有时即使是晴空万里，也突然会风起云涌，瓢泼的大雨随之而来。当雨势慢慢停下来，云雾也逐渐消散，阳光又洒满了山谷。由此可见，这里天气变幻多端。当神农架周围进入炎热的夏天时，这个地带仍然保持着同初冬一样的天气。降雪期从头年9月到次年3月底为止，即使在盛夏七八月间，气温都始终保持在25℃以内，早晚都得穿棉衣，一年四季都得盖棉被。这种气候为大片冷杉林和冷杉阔叶混交林的生长提供了十分有利的条件。代表性树种主要为华山松、锐齿槲栎、茅栗等，在海拔2 000 m以下有混生的常绿阔叶林。

这个地带的中药资源种类仍非常丰富，有多年生草本植物独活，种植在海拔1 400～2 600 m的阴坡山地，土壤肥沃、深厚沙壤土比较多见。比较贵重的多年生草本植物天麻，分布在海拔600～2 800 m的山坡河谷竹林、阔叶林和灌木林下，喜在凉爽、潮湿、排水良好、腐殖质多、土壤深厚的半阴半阳处生长，尤以1 600～2 400 m海拔高的箭竹林、山竹林下为常见。本地带药用植物种类比较多，数量也比较多，主要品种还有亮叶桦、槲栎、华山松、雷公藤、红豆杉、鹿蹄草、卫矛、华中五味子、大叶三七、华细辛、漆树、猕猴桃、秦岭冷杉、八角莲、沿阶草、黄柏、穿龙薯蓣、高乌头、延龄草、红毛七、鹰爪枫、五爪藤、石韦、石松等。

（四）暗针叶林带

这一地带在海拔2 200～3 052 m处，属山地上部地带。因地势高，这里常年气温比较低，属寒温带，从上一年9月至第二年4月底，有半年时间下雨，夜晚睡觉需要盖棉被、早晚穿棉衣还要烤火。神农架主峰一带年平均气温在6℃左右。

在2 200 m以上的山地，是一片遮天蔽日的原始森林，高大笔直的冷杉高达40 m，粗的要3～4人牵手才能合抱，树杆上布满绿绒色的苔藓。在冷杉林间，一团团粉红的杜鹃花显得格外清新艳丽，它们多为2米左右的灌木，也有10米的大树。接近主峰，冷杉树渐少，大片箭竹林出现，细长柔韧，十分稠密。到达峰顶，岩石裸露，常年低温，风力很大，一般树木难以立足，只有一种香柏，枝干粗壮，匍地贴石，能抗御狂风袭击。

本地带主要道地药材有多年生草本当归，栽培在1 800～3 000 m的高寒山区，土壤深厚、肥沃，排水良好的沙质土壤的山坡地，新种育苗要求选择在阴坡生荒地。川党参也是本地带的主产药材，为多年生草质缠绕藤本，喜气候温和、凉爽，但怕热、怕涝、较耐寒，分布在900～3 200 m的山地林下，灌丛或半阴半阳山坡草地，土层深厚、腐殖质多的疏林、排水良好的沙质土壤山坡地种植。本地带中天麻、独活药材也有分布。本地带药用植物还有华山松、黄杨、巴山冷杉、南方山荷叶、峨眉蔷薇、延龄草、红脉忍冬、小丛红景天、佛甲草、类叶牡丹、华细辛、珠芽蓼、七筋姑以及一些菊科和兰科植物。此外，高山低洼地区多为草原，常见药用植物有毛叶藜芦、酸模、毛茛、血见愁、老鹳草（破血七）、空心柴胡、柳兰等。

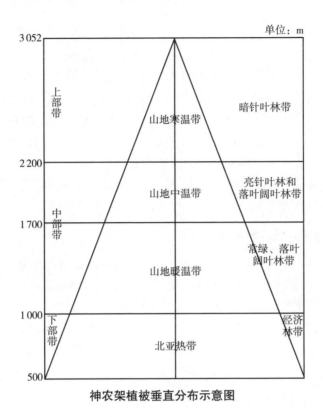

神农架植被垂直分布示意图

四　长白山的中药资源分布

长白山位于我国东北吉林省东部，是一条绵延数百千米，呈东北—西南走向的长白熔岩山脉。在它的熔岩高原中央，矗立着一座复合式的盾形山体。山体顶部在一年中绝大部分时间被冰雪所覆盖，这就是风光秀丽、闻名全国的长白山。

它北起安图县的松江镇，南与东南延伸至朝鲜境内，西至抚松县，东至和龙县南岗岭，仅山体部分面积为8 000 km²。整个地区平均海拔500～1 100 m，长白山系我国境内最高峰——白云峰海拔为2 691 m，是欧亚大陆东部最高的山峰。

在气候上，长白山地处欧亚大陆东部，临近太平洋，受极地气团和太平洋海洋气候影响，夏季短促温暖，冬季漫长严寒，空气湿度比较大。长白山山地年平均气温3～7 ℃，年降水量500～900 mm，属温带湿润气候区。山顶平均气温−7.3 ℃，无霜期仅53天，7～8月平均气温8.5 ℃，年降水量1 400 mm。

长白山是我国典型的火山熔岩区域，土壤属于灰化森林土地带，开发历史较晚，人为破坏不严重。这里的森林植被保持着原始状态，有比较完整的森林生态系统。据调查资料显示，这里的维管束植物有1 500多种，其中药用植物900多种，还有栖息在林下的药用动物资源数十种。由于长白山有着丰富的药用生物资源，所以被列为我国三大中药材基因库之一，称为中药宝库。著名中药植物资源有人参、平贝母、党参、黄芪、刺五加、木通、细辛、草苁蓉、杜香、长白瑞香等。闻名全国的动物药用资源有马鹿、梅花鹿、麝、蛤士蟆（林蛙）等。长白山从山麓河谷向上到高山之顶，随着海拔的逐渐升高，植物的垂直带有明显的分布规律，依次是夏绿阔叶蒙古栎林带、红松针阔叶混交林带、针叶林带、岳桦林带、高山苔原带、高山荒漠带。

（一）夏绿阔叶蒙古栎林带

这一林带分布在海拔450 m以下的山麓河谷地区，气候温暖，由于长期受人为活动影响，大部分地区为农田和次生植被。那里药用植物丰富，乔木类药用植物主要有旱柳、黑桦、桑、水曲柳、鼠李、糖槭、山楂、千金榆、辽东楤木、山槐、茶条槭等；灌木类药用植物有榛、绣线菊、悬钩子等；藤本类药用植物有软枣猕猴桃、南蛇藤、爬山虎、蛇葡萄等；草本类药用植物有掌叶铁线蕨、石竹、风花菜、风毛菊等。

（二）红松针阔叶混交林带

这一林带地形上属于下部带，西坡海拔在450～1 000 m，北坡在1 200 m以下，主要为玄武岩构成的山前熔岩台地，地表呈微波状态，河谷渐宽，水流湍急，两岸有明显阶地。气候上属温带型，长冬短夏，较湿润，年平均气温在0 ℃以上。土壤为肥沃的山地森林灰化土。林相结构茂密复杂，是长白山地带植物及动物最丰富、药用动植物最多的地带。

这里的植被是针阔叶混交林带，由常绿针叶林和落叶阔叶林构成的群落，外貌雄伟壮丽，结构复杂，层次分明，生长在熔岩台地的灰化棕色森林土上，形成万木参天、不见天日的大林海。这里的乔木树种高度均在20～30 m，直径数十厘米。常绿针叶树较多，构成的乔木树种主要是红松。在地势低洼地区亦有非地带性的植物群落，如落叶松林、赤松林、山杨、白桦林等。药用植物资源非常丰富，乔木类药用植物有水曲柳、黄柏、胡桃楸、椴、白杨、东北红豆杉（紫杉）、红皮云杉等；灌木类药用植物主要有刺五加、接骨木、尖叶茶藨、珍珠梅、龙牙楤木、长白瑞香等；林下草本药用植物有粗茎鳞毛蕨、升麻、朝鲜白头翁、紫花前胡、木贼、东北龙胆、膜荚黄芪、益母草、远志、东北延胡索、芍药、紫草、玉竹、黄花龙牙（败酱）、铃兰、毛穗、藜芦、多被银莲花、黄花乌头、草乌头、银线草、白屈菜、槲寄生、大叶小檗、天麻等；藤本药用植物有软枣猕猴桃、北五味子、山葡萄、木通马兜铃和穿龙薯蓣等。在针阔叶混交林中，由于植物结构复杂、食源丰富，药用动物种类繁多，有梅花鹿、麝、熊、蛤士蟆、马鹿等。

（三）针叶林带

这一林带地形上属于中部带，西坡海拔在1 000～1 800 m，北坡在1 200～1 800 m。此带为坡度较大的熔岩高原，地面呈阶梯状的河谷，水流湍急。气候为寒温夏凉、湿润类型，年平均温度在-2 ℃以下，作物生长季节较短，相对湿度较大，降水量大于蒸发量。这一林带土壤为灰化土。

这里的植被类型位于针阔叶混交林与岳桦林之间。由于海拔升高、气温降低，湿度偏大，这里的夏绿阔叶林逐渐减少，慢慢地递变为针叶林带。这一地带的树木稠密、高大，但森林结构简单。下部地带仍以红松占优势，还有落叶松、臭松、鱼鳞松（云杉）、红皮云杉等，形成红松云冷杉林；上部地带全为四季常绿的针叶林，林木密闭，林内透光微弱，阴暗潮湿，形成阴暗针叶林，林下湿度大，是适于苔藓植物生长的地方，林中灌木和草本也是耐阴的。

这一地带乔木类药用植物有臭冷杉、红皮云杉、长白鱼鳞云杉、山杨、白桦、稠李、花楸树、花楷槭等；灌木类药用植物有尖叶茶藨、长白瑞香、越橘、金露梅、西伯利亚刺柏、宽叶杜香和细叶杜香、笃斯越橘等；木质藤本类有山葡萄、东北雷公藤等；草本类药用植物有粗茎鳞毛蕨、木贼、草乌头、单穗升麻、七筋姑、朝鲜淫羊藿、东北天南星、刺五加、北柴胡、夏枯草、白花延龄草、地榆等。

（四）岳桦林带

这一林带地形上属于上部带，北侧海拔在1 800～1 900 m，南侧海拔在2 000 m，为亚高山带。岳桦林带的地势突然陡峻起来，是巨大的白头山火山锥的锥体下部。

这一地带风大，气温显著降低，雨量充沛，土层很薄，不适宜高大树木的生长。植被比较单纯，由阔叶岳桦林组成，有时有落叶松混生其间。岳桦树树干不高，呈扭曲状，是长期适应强风袭击的结果。

岳桦林带乔木类主要种类有岳桦、长白落叶松、长白鱼鳞云杉、偃松、花楸树、东北侧柏、花楷槭等；灌木类主要种类有牛皮杜鹃、越橘、笃斯越橘、东北茶藨、长白蔷薇、库页悬钩子、西伯利亚刺柏、蓝靛果忍冬等；草本类药用植物有长白金莲花、石松、草乌头、高山瞿麦、东方草莓、草苁蓉等。这一地带植物种类单纯，食料缺乏，动物种类稀少。只有到了夏季，马鹿、黑熊等大型药用兽类动物为了逃避蚁、蠓的叮咬，才从下面林带临时迁居到这里，给岳桦林带来了热闹。

（五）高山苔原带

这一地带地形上属于山地上部带，海拔在1 900～2 300 m，是火山锥的上部。高山苔原带为高山气候型，风力更加强大，常在12级以上，云雾弥漫，气温很低，年平均气温在-5 ℃以下，湿度很大，一年中有半年以上时间被积雪所覆盖。土壤为山地草甸土、高山寒漠土（苔原土）。稠密的高山植物生长得非常矮小，植被无高大乔木、灌木，草本植物均多分支，匍匐生长成垫状，种类比较贫乏。

这一地带的乔木仅在下部有岳桦、长白落叶松和东北赤杨，但都低矮呈灌木状。灌木类植物主要代表有西伯利亚刺柏、宽叶仙女木、金露梅、牛皮杜鹃、高山笃斯越橘。

（六）高山荒漠带

这一地带地形上属于山地上部带，海拔在2 300 m以上，地表岩石裸露，气候更为高寒，风力极强，经常在12级以上。植被非常稀疏，零散分布在砂砾之间，呈荒漠景观。植物地上部分既矮又小，紧贴地表，其中以多年生草本为主。

这一地带的草本植物有根系发达的高山罂粟、长白棘豆，肉质旱生植物红景天、西伯利亚虎耳草，具有地下茎的萝蒂，以及叶有绒毛的白山拳蓼（拳参）。此外，还有高山龙胆、珠芽蓼、钝叶瓦松。

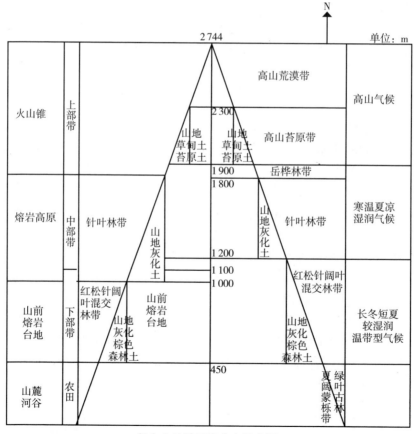

长白山植被垂直分布示意图

五 梵净山的中药资源分布

在我国云贵高原与湘西丘陵交界地区，横亘着一条北东—南西走向的武陵山脉，其中段出露群峰之巅的便是闻名遐迩的梵净山。它位于黔东北的江口、印江和松桃三县交界之间。其地表岩层由砂岩、石灰岩等组成，由于受河流溯源侵蚀强烈，从而形成了陡峻、沟深、谷幽、巍峨壮观的地势。梵净山气候上属中亚热带，水热资源丰富，土壤肥沃，植物生长期长，主要药用植物资源有200多种。加上交通不便，人为活动较少，这里保存着大面积的原始森林和古老名贵珍稀的树种（如珙桐、冷杉、钟萼木等），成为我国中亚热带生态系统较为完整的典型地区之一。梵净山从主峰凤凰山顶海拔2 572 m，回落至梵净山麓盘溪口海拔500 m，相对高度差有2 000 m，具有明显的植物垂直分布带，可分为常绿阔叶林带、常绿阔叶与落叶阔叶混交林带、亚高山针叶林带和亚高山灌丛草甸带。

（一）常绿阔叶林带

这一林带分布在海拔500～1 300 m的下部山地，生长着栲属、青冈栎属、石栎属、樟属、润楠属、楠木属、木莲属、木荷属为代表的中亚热带乔木树，从而构成了梵净山最具代表性的亚热带常绿阔叶林带。其中属于药用植物乔木或小乔木的有木荷、枫香、乌饭树、连香树、篦子三尖杉、厚朴、半枫荷、冬青、鹅掌楸等。浓密的常绿阔叶林树覆盖度达90%，林下强光微弱，矮小的灌木、草本很难与占优势地位的高大树木争雄。因此，在这一层次的植物种类与植株比较稀少。具有药用价值的灌木有马桑、朱砂根、杜茎山、老鼠耳等；草本植物有千里光、麦门冬、铁线莲、茜草、土牛膝、淡竹叶等。树上附生的药用植物有瓦苇、重唇石斛、石仙桃等，生于石上的有槲蕨、抱石莲和骨牌草等。

（二）常绿阔叶与落叶阔叶混交林带

这一林带分布在海拔1 300～2 100 m的中部山地。在这一地带自1 300 m开始向上，常绿阔叶林逐渐减少，至1 900 m几乎以落叶阔叶林为主，气候上已属于北亚热带。在这一地带的植物中，包槲柯、厚皮栲、粗穗柯、黔稠（褐叶青冈）、巴东栎等壳斗科的常绿树与米心水青冈、中华械、三峡械、野茉莉、野漆、水青树等多种落叶树混生，植物种类更加混杂而丰富。在海拔1 900～2 100 m的狭窄地带中，落叶阔叶林组成已基本取代了常绿阔叶林，而落叶阔叶林林带树冠郁闭度又比常绿阔叶林小，因而林下植物灌木、草本发育良好。这一地带的药用植物乔木类主要有枫香、木荷、粗榧等；灌木或小乔木类有十大功劳、喇叭杜鹃、接骨木、山胡椒、常山、女真、映山红、盾叶莓等；草本及草本类藤本植物有常春藤、软枣猕猴桃、八角莲、牛毛毡、山酢浆草、鹿蹄草等。

（三）亚高山针叶林带

这一地带分布在海拔 2 100～2 350 m 的上部山地。随着海拔升高，这一地带气温降低，气候上已进入暖温带，冬寒夏凉，阔叶林生长已难以适应，尤其接近山脊处，小地形较陡，具有耐阴性杉木一类针叶林才适合生长。在这一地带的药用植物乔木类主要有冷杉、红豆杉、粗榧、华山松等；灌木类及草本类药用植物有十大功劳、红花、花楸、小连翘、多种冬青属植物、猕猴桃、石松、三叶木通、菝葜、土牛膝、天南星、七叶一枝花等。

（四）亚高山灌丛草甸带

这一地带分布在海拔 2 350～2 572 m 的山顶上部地带，气候上属于中温带。这一地带已看不到高大的树木，只有能耐寒的亚高山灌丛草甸能够在这里形成群落。杜鹃、大箭竹灌丛便是最高植被带中具有代表性的群落，当花期到来时，多种杜鹃艳丽夺目的花朵绽开在梵净山山顶。这里的药用植物有冻绿、小叶女贞、宽叶缬草、蒙自藜芦、红花、花楸、花锚、卵叶党参、日本鹿蹄草、小连翘、牛毛毡、石松及地刷子石松等。

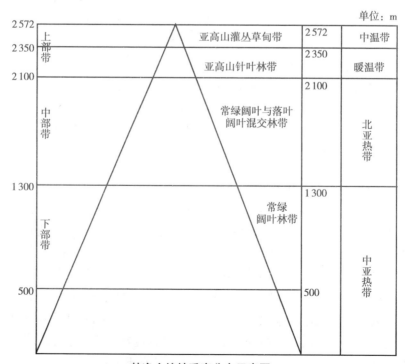

梵净山植被垂直分布示意图

（六）太白山的中药资源分布

　　秦岭山地自西向东绵亘于我国中部地区，是我国南北气候的分界线，既阻挡了北方南下的寒潮侵袭，又阻止了南方海洋气流的北上，由于南北气候的差异，致使南北动植物构成有所不同。

　　秦岭山地也是我国南方和北方的一条重要地理分界线，又是黄河水系与长江水系的重要分水岭。山地长500余千米，南北宽数十千米到二三百千米，南北地形极不对称，北坡短而陡，南坡长而缓，山地海拔大多在1 000～3 000 m。太白山是秦岭的最高峰，海拔高达3 771m，为青藏高原东部的第一高峰，也是我国大陆东部最高名山。

　　太白山位于秦岭北坡，在陕西省眉县之南，跨太白、周至、眉县三县，孤峰独立，势若天柱，因以往冬、夏山顶积雪常白，故称太白山。

　　这里地势高峻挺拔，完整的原始自然环境和丰富的动植物资源，尤其是当地独有的众多药用动植物资源蜚声海外，闻名于世。

　　太白山是一座以巨大花岗岩体为核心的断块山。它是在印支地质构造运动中，由于酸性岩浆的大量侵入而形成的。从太白山北坡登山观望，其山体地貌有三个特点：低山区广覆黄土，中山区花岗岩柱峰林立，高山区保留着第四纪冰川活动的遗迹。

　　从渭河谷地到太白山顶峰，在3 771 m的高程范围内，依次出现暖温带、温带、寒温带、亚寒带、寒带五个气候带。暖温带和温带四季分明，水热适中；寒温带气候偏凉，多雨多雾，是"太白云海"的源地；海拔3 000 m以上的石质高山区属于亚寒带和寒带。

　　太白山北坡植被，受秦岭历史的形成和所处特殊位置的影响，它成为我国华北、华中和西部植物区系成分的交汇之地。植物区系上具有明显的过渡性，但华北温带植物区系更占优势。太白山北坡药用植物达1 000多种，优势种类有太白贝母、党参、当归、山茱萸、黄芪、黄连、秦艽、五味子、细辛、金银花、柴胡、杜仲、九节菖蒲等。太白山药用植物不仅种类多，而且独具特色，名字前冠以"太白"和陕西民间冠以"七药"的药用植物，主要产自太白山，如太白贝母、太白乌头、太白米、太白菜、太白花、太白树、太白菊、太白艾、太白黄连、太白柴胡、太白美花草、太白蓼、太白岩黄芪、太白参、太白杜鹃、太白淡黄香膏、太白山五加、太白山风毛菊等太白药数十种；盘龙七、红毛七、羊角七、朱砂七、灯台七、桃儿七、窝儿七、长春七、凤尾七、追风七、扇子七、钮子七、羊膻七、扁担七、太白三七、偏头七、铁牛七等"七药"百余种。

太白山多种多样的自然环境，繁杂丰茂的树木花草及野果，为各种野生动物繁衍提供了优越的自然环境，特别是那些郁郁葱葱的原始林海，更是野生动物的乐园。据调查，太白山野生鸟类有230多种，兽类约40种，其中有不少具有药用价值，如羚牛、林麝、鬣羚、青羊、豹等。

太白山随着地势升高，地形、气候、土壤、植被以及药用动植物资源垂直分布特别明显，从低到高大致规律是侧柏林带、松栎林带、桦木林带、针叶林带、高山灌丛草甸带。

（一）侧柏林带

这一林带自营口起，一直延伸到海拔1 150 m的地形上，属低山区，800 m以下岩层覆盖着黄土，为山前黄土塬，属暖温带半湿润气候。这一地带的植被以往是原始落叶阔叶林，遭破坏后发展起来成为次生植被。侧柏呈散生疏林分布，是次生林。侧柏也是一种药用植物。

（二）松栎林带

这一林带分布在海拔800～2 300 m处，下部属低山，上部属中山。低山岩层覆盖着黄土，中山为花岗岩，柱峰林立。这一林带气候上为暖温带过渡到温带，上部为寒温带，夏季下部较热，上部温凉，冬季寒冷。年降水量在620～820 mm，雨量集中在7～9月，主要土壤为褐土及棕壤。1 500 m以下的植被以栓皮栎为主，阔叶林多为纯林；1 500 m以上的为松栎林，建群种有华山松、麻栎、槲树、辽东栎等，华山松秀丽挺拔，常屹立于奇峰悬崖之上。伴生树种有山杨、油松、白皮松、太白杨、青皮槭等。主要药用植物有侧柏、半夏、忍冬、大叶白蜡树、穿龙薯蓣、石竹、盐肤木、杠柳、北柴胡、马蹄香、华中五味子、苦木、白屈菜、藤五加、三叶木通、酸枣、鹿蹄草、远志、黄栌及紫荆等。主要药用动物有蝉、斑蝥、刺猬、豹、林麝、黑熊、鬣羚、鼬、大鲵、蛇等。

（三）桦木林带

这一林带分布在海拔2 300～2 700 m的悬崖深谷，为花岗岩构成的中山地区，气候上属寒温带。寒冷期长，年降水量700～1 000 mm，土壤为暗棕壤、灰化土，土层厚度不足100 cm，土中石砾较多，只在局部较平缓地带才出现较厚土层。乔木树种以毛枝红桦为主，多为纯林，还有牛皮桦纯林。伴生树种有光皮桦、华山松、白桦、山杨、鹅耳枥、紫槲、皂柳等。主要药用植物有桃儿七、红花五加、太白菊、太白岩黄芪、淫羊藿、膜荚黄芪、华山松、掌叶大黄、珠芽蓼、毛细辛、太白杜鹃、川陕金莲花、延龄草、掌叶铁线莲、凹叶瑞香、黄精和长松萝等。主要药用动物有鬣羚、林麝、黑熊、青羊、鬣羚、草兔等。

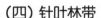

（四）针叶林带

这一林带分布于海拔2 700～3 350 m的山地上，属中、高山地区，从花岗岩柱峰林立过渡到冰川地貌。气候上从寒温带过渡到亚寒带，年均气温–2～–1 ℃，冬季长而寒冷，夏季凉爽，年降水量800～900 mm。岩石裸露，土层浅薄，土壤为亚高山森林草甸土。主要林木有落叶松、四川冷杉、秦岭冷杉和大果青冈等，山地上部主要为落叶松林。主要药用植物有假百合（太白米）、太白蓼、独叶草、胡莲（狗牙贝）、太白艾、太白贝母、太白乌头、铁棒锤、铁筷子、长果升麻、球穗蓼、凹舌兰、人头七、手掌参、太白美花草、秦岭党参、秦岭龙胆、太白东俄芹、二叶獐牙菜、狭叶红景天、条裂黄堇（铜棒锤）、甘肃黄精、金柴胡、大黄、短毛独活等。主要药用动物有鬣羚、羚羊、豺、青羊、林麝、黄鼬等。

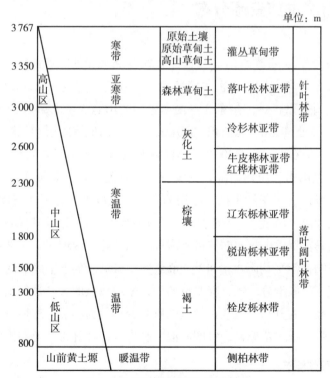

太白山北被植物垂直分布示意图

（五）高山灌丛草甸带

这一地带分布于海拔3 400～3 767 m的山地上。属高山冰川地貌地区，气候上为亚寒带、寒带（3 000～3 350 m属亚寒带，3 350 m以上属于寒带）。高山灌丛草甸带气候寒冷，半湿润，经常云雾弥漫、雪多风大，冬长而无夏，年降水量为750～800mm。高山峻岭处土壤为高山石质土，平缓处为高山草甸土。这里的灌木以密枝杜鹃、矮柳、光果柳、高山绣线菊分布最为普遍，高度一般在50cm以下，草甸主要由禾本科、龙胆科、菊科、毛茛科及玄参科等草本植物所组成。每至夏季，绿草似茵，百花争艳，景色宜人。本地带药用植物有太白茶、太白棱子芹（药茴香）、太白龙胆、太白翠雀花、太白鹿角、太白花、高山罗蒂、瑞苓草、矮金莲花、垂头菊、稀毛香青（五月霜）、湿生扁蕾、青藏乌头、铁棒锤、空桶参、秦岭龙胆、秦岭党参、五脉绿绒蒿、球穗蓼、羌活、石耳子、石霜、二叶獐牙菜。主要药用动物有林麝、青羊、黄鼬等。

七 贺兰山的中药资源分布

贺兰山位于宁夏回族自治区与内蒙古阿拉善盟之间，为温带、暖温带草原与温带、暖温带荒漠交界处。它北接乌兰布和沙漠，南接卫宁北山，西邻腾格里沙漠，东临银川平原，是一条东北—西南走向的山脉。南北绵亘250km，东西宽20～40km，最宽处60km，总面积7 000 km²左右。山地多断层和悬崖峭壁，沟壑纵横，山脊海拔一般在2 000～2 500 m，最高峰为俄搏疙瘩，海拔3 556 m，山势雄伟，层峦叠嶂。贺兰山由于位居内陆，受蒙古高压气流影响，寒流袭击较大，而东南又有秦岭、六盘山、子午岭阻挡，湿润的海风又难以进入，因而气候寒冷、干旱、温差较大、风沙多、雨量少。山地植被种类400余种，著名药用植物有甘草、麻黄、银柴胡和蕨麻等。贺兰山东西两翼极不对称，东坡陡、西坡缓。东坡仍能受到东南季风的一些影响，年平均降水量可达300毫米，属温带半干旱大陆性气候；西坡面对腾格里沙漠，气候十分干燥，降水量稀少，呈现典型的大陆性气候。

随着海拔高度的升高，贺兰山植被的垂直分布较为明显。东坡自山麓至山顶可分为荒漠草原带、疏林草原带、针阔叶混交林带、针叶林带、亚高山灌丛草甸带。

（一）荒漠草原带

这一地带分布在海拔1 400～1 600 m的山麓低山地带，年平均气温8 ℃，年降水量200～300 mm，土壤为山地灰钙土，土层浅薄，尤其在阳坡，地表有碎石或岩层裸露。荒漠草原占绝大部分，旱生现象明显，植物种类贫乏，植被覆盖率10%左右，多为耐旱小灌木及草本植物。主要灌木有酸枣、狭叶金鸡儿、黑柴、刺叶柄棘豆、刺旋花、木贼麻黄和鼠李等。主要草本植物有针茅、骆驼草、冰草、芨芨草等。药用植物有沙冬青、蒙古扁桃、文冠果、斑子麻黄、节节草、墙草、猪毛菜、瞿麦、苦豆子、斜茎黄芪、小叶鼠李、乌头叶蛇葡萄、紫花地丁等。此外，尚有生长在河滩石质山坡上的银柴胡、甘草分布在农田地埂上。

（二）疏林草原带

这一地带分布在海拔1600～2000 m的低山地带。该地带气温较山地荒漠草原带稍有下降，年降水量在250～350 mm，土壤为山地灰钙土，但土质稍厚。本地带在贺兰山东坡分布面积大，常见药用植物有沙冬青、蒙古扁桃、山杏、酸枣、灰榆、细唐松草、甘肃黄芩、黄精、远志、白屈菜、锥叶柴胡、鄂尔多斯小檗、攀缘天冬、紫花地丁等。

（三）针阔叶混交林带

这一林带分布在海拔2000～2500 m的中山地带下段。植被类型为山杨、油松等树种组成的针阔叶混交林，局部地区也有油松或山杨纯林。林中混有少量柳类、白桦、山榆、桧柏、侧柏等。阳坡多为草原。药用植物主要有锥叶柴胡、黄精、玉竹、油松、白桦、小丛红景天、珠芽蓼、秦艽、侧柏、桧柏等。

（四）针叶林带

这一林带分布在海拔2500～3000 m的中山地带上段。气温明显降低，年平均气温-0.8 ℃，降水量显著增加，年平均降水量400 mm左右。土壤自下而上为山地灰褐土和淋溶灰褐土，土层较厚，含有机质较多，水分条件明显改善。山地针叶林带为贺兰山植被垂直带谱的主要组成部分。植被以青海云杉纯林为主，它是贺兰山的主要水源涵养林。林下相对湿度大，苔藓繁生，还有不少蕨类植物，著名的贺兰山紫蘑菇就产于这一高度。药用植物主要有紫丁香、毛樱桃、油松、杜松、稠李、白桦、珠芽蓼、拳参、蒙古白头翁、类叶升麻、短茎柴胡、秦艽、小叶忍冬、拟蚕豆岩黄芪、多枝沙参、大丁香、天南星等。

（五）亚高山灌丛草甸带

这一地带分布在海拔3000 m以上的高山地带的裸露岩石区。这一地带气候高寒，风力强劲，山顶风大，土壤为山地草甸土。湿冷的环境为耐寒的中生灌木和多年生草本植物的生存创造了条件。植被主要由蚤缀、珠芽蓼以及莎草科植物、委陵菜等组成，草质良好，产草量多，因而这一地带是宁夏质量最高的宜牧地。主要药用植物有鬼箭锦鸡儿、多种蒿草、珠芽蓼、高山蚤缀、蒙古蚤缀、西藏点地梅、高山唐松草、鹿蹄草、红花鹿蹄草、西北缬草、长果婆婆纳、唐古特毛茛、凹舌兰等。

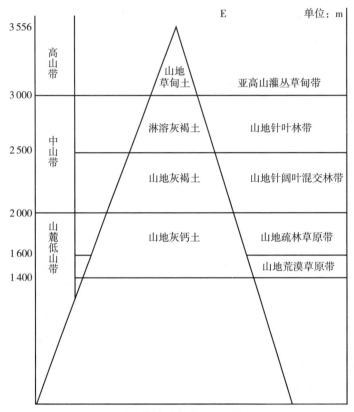

贺兰山植被垂直分布示意图

八 贡嘎山的中药资源分布

贡嘎山是我国西南横断山脉北支大雪山的主峰。由于它出类拔萃，突兀于其他群峰之上，因此素称"山中之王"。

贡嘎山位于四川省西部的康定、泸定、石棉、九龙等县之间，南北长约200千米，东西宽约百千米。贡嘎山西至雅砻江、东临大渡河，奇峰竞秀，险水争流，气势显得格外磅礴而雄伟，成为四川省五大名山之一。

在藏语中，"贡"是冰雪，"嘎"是白色的意思，一般雪山都称为贡嘎。贡嘎山在当地叫作木雅贡嘎。

高大陡险是贡嘎山最突出的特色，它在地貌上是座极高山，山体呈南北走向，山脊海拔5 000 m上下，峰峦重叠、高耸入云，其中6 000 m的孤峰有40余座。主峰贡嘎山达7556m，不仅为横断山脉之巅，也是四川第一高峰和我国东部的最高峰。由浅绿色花岗闪长岩组成的岩体，结构致密，质地坚硬，在长期岁月风化作用下，坡陡如削，其外表形态似一个底边朝北、两边儿近相等的等腰三角形，巍然屹立在其群峰之上。

雪山起伏，冰川峥嵘，是贡嘎山的另一特色。贡嘎山是我国冰川最为发达的山峰之一；其雪线高度在5000m左右。

贡嘎山冰川之所以发达，主要原因是地高天寒，5000m左右山地的夏季最高均温也不超过0℃，北高南低的地势和南北走向的山河形态，极有利于东南和西南两大洋流暖湿水气顺河谷进入而使其雨水丰沛。据1957年登山队的夏季观察，3700m处的贡嘎寺降雪只有10cm，而4700m处增加到15cm，5000m处已达50cm。

生物气候带垂直分布是贡嘎山另一显著特色。从贡嘎山东麓的大渡河谷泸定，沿川藏公路西行经康定，到贡嘎山西北侧山上的新都桥，以上三地直线距离只有75千米，垂直高度差也不过2140米。由于山上山下气候有天壤之别，三地气候却大不相同，泸定为亚热带气候，康定属温带气候，新都桥则为寒带气候。故当地常用"一山有四季，十里不同天"及"山高一丈，大不一样"来形容这里气候的垂直变化。

根据热量条件，并结合当地的自然景观，贡嘎山从下而上可以划分出几个垂直气候带：亚热带（<2000m）、暖温带（2000～2500m）、温带（2500～3000m）、寒温带（3000～4000m）、亚寒带（4000～5000m）和寒带（>5000m）六个气候带。

巨大的气候垂直差异也直接反映在土壤与植被上，与上述气候带相对应的土壤是山地黄壤带—山地棕壤带—山地暗棕壤灰化土带—山地草原草甸土带—高山流石滩—永久冻土带。

与上述气候、土壤相对应的还有植被的分布，自下而上植被垂直带是常绿与落叶阔叶混交林—针阔叶混交林—针叶林—灌丛与草甸—流石滩—雪被。

贡嘎山西坡为青藏高原，地形比较平坦，日照充足，干燥少雨；东坡面临四川盆地，险峻陡峭，云遮雾绕，潮湿多雨。

（一）贡嘎山东坡

1. 北亚热带常绿与落叶阔叶混交林带

这一林带分布在海拔2200m以下中低山及山麓河谷地，土壤为山地黄壤。在海拔1400～1600m的大渡河支流河谷植被为曼青冈、青冈、油樟、山楠、野生桂花等组成的常绿阔叶林；海拔600～2200m处出现连香树、水青树、康定木兰、扇叶槭、青窄槭、鹅耳枥等落叶阔叶林，形成了大面积常绿和落叶阔叶混交林。在林地间的药用植物有油樟、杜仲、山楠、鹅耳枥、康定木兰、花椒、厚朴、黄连、天麻、石斛、野生桂花等。

2. 暖温带针阔叶混交林带

这一林带分布在海拔2 200～2 500 m的中山地带，土壤为山地棕壤带。植被为铁杉、云南铁杉等针叶树种以及五裂槭、疏花槭、四蕊槭、贡山槭、糙皮桦、矮桦、领春木等。在此林间的药用植物有铁杉、云南铁杉、领春木。在阴暗针叶林下有川木通，向阳林缘树丛间有黄芪，山地草丛中有续断的分布。

3. 温带针叶林带

这一林带分布在海拔2 500～3 600 m的高山地带，土壤为暗棕壤灰化土。这一地带主要以麦吊云杉、峨眉冷杉等组成迎高山针叶林。主要药用植物有冷杉、云杉、宽叶羌活、川木通、甘肃贝母、续断。

4. 寒温带灌丛与草甸带

这一地带分布在海拔3 600～4 600 m处，土壤为山地草原草甸土地，气候酷寒，土层瘠薄，植被只有短轴嵩草、羊茅等组成的低矮高山、灌丛草甸。药用植物有川贝母、大黄（掌叶）、羌活、冬虫夏草、川木通等。

5. 亚寒带高山流石滩

在海拔4 600～5 000 m处为高山流石滩，有散生在寒冷山坡的稀疏植被。主要药用植物有水母雪莲、包叶雪莲、云南红景天、风毛菊等。

6. 寒带永久冰雪带

海拔5 000 m以上地带为冰川积雪，无植物生长。

（二）贡嘎山西坡

1. 温带针叶林带

这一林带分布在海拔3 000～4 000 m的阴坡上，覆盖着以云杉为主的植物，与冷杉等组成亚高山针叶林带。药用植物为川西云杉、黄果云杉、丽江云杉、康定云杉、鳞皮云杉、长苞冷杉、川滇冷杉等。阳坡上则被川滇高山栎等阔叶树占据。

2. 寒温带灌丛与草甸带

这一地带分布在海拔4 000 m以上，长满以杜鹃为主组成的高山灌丛与草甸。药用植物有太白杜鹃、陇蜀杜鹃、百里香杜鹃、隐蕊杜鹃、淡黄杜鹃、高山柳、绣线菊、珠芽蓼、细叶萼等。

3. 亚寒带高山流石滩

这一地带分布在海拔4 600～5 200 m处。在这高山流石滩中，稀疏地生长着棉参、美化草等植被。主要药用植物有雪莲花、红景天。

4. 寒带永久冰雪带

在海拔 5 200 m 以上，这一地带无植物生长，只有冰川及积雪。

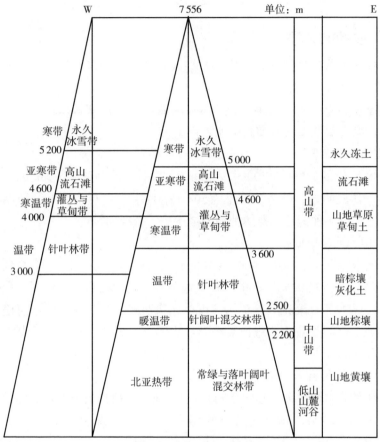

贡嘎山植被垂直分布示意图

九 天山的中药资源分布

天山山脉地处西北干旱区内陆，横亘于新疆中部，呈东西走向，长约 2 500 km。它把新疆分隔成为准噶尔盆地和塔里木盆地，也就是北疆和南疆两部分，是地理上的一条重要界线。南疆与北疆的自然环境有明显的差异。天山北坡气温较南坡低，但北坡由于迎来西向的暖湿气流，降水比南坡多，土壤和植被发育也比较良好，而且还发育着比较完整的山地植被垂直带结构和比较典型的植被类型。在南坡面临极端干旱的塔里木盆地，干热气候强烈侵袭这里的自然景观。灌木和半灌木荒漠及山地草原广泛发育，荒漠化现象严重，森林带消失，植被组成贫乏。托木尔峰是天山山脉最高峰，海拔约7 443 m。天山南坡属半干旱型，北坡属半湿润型。

（一）托木尔峰北坡

这一地区气候比较湿润，以肥美草原及带状森林的自然景观为主要特征。这里的药用植物丰富，植物垂直带比较明显，从下至上的大致规律是山地温带草原带、山地寒温带草甸带、山地寒温带针叶林带、亚高山寒带草甸带、高山寒带草甸带、高山寒冷垫状植被带和高山冰雪带。

1. 山地温带草原带

这一地带分布于海拔1 800～1 900 m的洪积、冲积倾斜平原地区，气候较湿润，干湿季比较明显，植被覆盖率为50%～80%，草丛层次明显，药用植物种类比较少，常见有多种糙苏和蓼属植物及金丝桃、绣线菊等。

2. 山地寒温带草甸带

这一地带多分布于海拔1 900～2 100 m处，由于森林遭到破坏和草甸上移，局部地区上限可达到2 300 m。这里气候温寒湿润，药用植物种类较多，如阿尔泰橐吾、峨参、马缨子、聚花风铃草、疗齿草、猪殃殃、野芝麻、腺毛唐松草、西伯利亚金盏花、细裂委陵菜、银白委陵菜、岩风、假狼毒、草原老鹳草、茅香、拟百里香及假龙胆等。

3. 山地寒温带针叶林带

这一地带分布在海拔2 100～2 900 m的山地上，植被类型属亚高山针叶林，仅有一种针叶乔木树种，即天山特有的雪岭云杉。木本药用植物有天山花楸、野杏、野核桃、天山桦、刚毛忍冬、小花忍冬、伊犁柳等。林下植被覆盖率为70%～80%。草本药用植物主要有一枝黄花、欧缬草、林地乌头、小斑叶兰和短喙蒲公英等。此外，还生长有山糙苏、蓝花老鹳草、斜升龙胆、新疆龙胆、白边獐牙菜、中麻黄、瞿麦、新疆党参、新疆黄精等。

4. 亚高山寒带草甸带

这一地带分布在海拔2 900～3 100 m的山地上，气候寒冷、湿润，植被组成比较丰富，以多年生植物占优势，覆盖率可达90%。在阴湿的陡坡和沟谷中常形成密集的鬼箭锦鸡儿灌丛。分布的药用植物有山地糙苏、俯垂龙胆、箭头唐松草、青兰、大花青兰、椭圆叶花锚、黄花野木樨、棘豆、火绒草、威灵仙、柴胡、新疆软紫草、珠芽蓼、短茎古大当归、准噶尔蓼、阿尔泰金莲花、梅花草、亚麻、一枝黄花、野罂粟、缬草、线叶红景天、林地乌头、高山龙胆、斜升龙胆、草原老鹳草、裸茎金腰、伊犁贝母、新疆贝母及秦艽等。

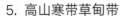

5. 高山寒带草甸带

这一地带分布于海拔3100～3400 m的高山区，气候寒冷而湿润，仅夏季偶无霜冻，生长有北极高山植物北极果。药用植物有珠芽蓼、草原糙苏、高山唐松草、高山黄芪、高山龙胆、火绒草、高山风毛菊和细叶风毛菊等。

6. 高山寒冷垫状植被带

这一地带分布于海拔3400～3700 m的高山区，气候寒冷，气温日较差大，物理风化强烈，水分不足，具有明显的旱生性质，发育着面积不大、呈狭带状的垫状植被和铁锈色、灰绿色的壳状地衣。分布的药用植物有新疆雪莲、二花委陵菜、喜山葶苈、珠芽蓼、倾卧兔耳草、圆叶乌头、天山棱子芹、高山红景天及高山厚棱芹。

7. 高山冰雪带

这一地带分布在雪线以上的高山区，冰雪覆盖，气候严寒，不利于各种植物的生长。

（二）托木尔峰南坡

这一地区具有独特的景观和明显的垂直分布现象。主要特征是气候干旱、气温和降水的垂直变化较大，温带荒漠和草原广泛分布，植物种类较少。其垂直分布大致是温带荒漠带、山地温带荒漠草原带、山地寒温带干草原带、亚高山寒温带草原带、高山寒带草甸带、高山寒带垫状植被带及高山冰雪带。

1. 温带荒漠带

这一地带分布在海拔1900 m以下的山前地带，气候干燥而炎热，形成典型的沙漠景观。分布的药用植物主要有霸王、琵琶柴、泡果白刺、无叶假木贼、膜果麻黄、合头草、车前、牛蒡和苍耳等。此外，在海拔1000～1400 m的低山干旱草原上还生长有千叶蓍、苦豆子、柽柳、滨藜、优若藜及琐琐柴等。

2. 山地温带荒漠草原带

这一地带多分布在海拔1900～2200 m的山地上，但有时其上限可达2500 m或更高。随着海拔升高，气温降低，日照时间减少，地下蒸发会减弱，但这一地带仍受干旱气候的强烈影响。植被表现由荒漠向草原过渡，出现荒漠草原景观，覆盖率为25%～30%，草丛一般高20～30 cm。分布的药用植物有膜果麻黄、合头草、驼绒草、琵琶柴、冷蒿、黑萼棘豆、盐爪爪、中麻黄、细子麻黄、准噶尔铁线莲、黄花瓦松、二裂委陵菜、红景天及火绒草等。

3. 山地寒温带干草原带

这一地带分布在海拔2200～2600 m的山地上，气候比较温湿，植被覆盖率在30%以上。分布的药用植物主要有冷蒿、火绒草、阿尔泰白头翁、俯垂龙胆、二裂委陵菜、三叶委陵菜、邪蒿、草原糙苏、阿尔泰柴胡和准噶尔马先蒿等。

4. 亚高山寒温带草原带

这一地带分布在海拔2 600～2 900 m的山麓地上，夏暖冬寒，气候较湿润，为草原的发育提供有利条件，植被覆盖率达70%。分布的药用植物与北坡的亚高山寒带草甸带比较一致。

5. 高山寒带草甸带

这一地带多分布在海拔2 900～3 700 m的山地上，局部上限达3 900 m。植物药用种类与北坡的高山寒带草甸带基本相同。

6. 高山寒带垫状植被带

这一地带多分布在3 700 m的山地上，在阳坡的垫状植被带可分布到4 000 m。这一地带的植被与北坡的高山寒冷垫状植被带无较大区别。

7. 高山冰雪带

这一地带分布在雪线以上高山区，被冰雪所覆盖，高严寒气候，不适于各种植物的生长。

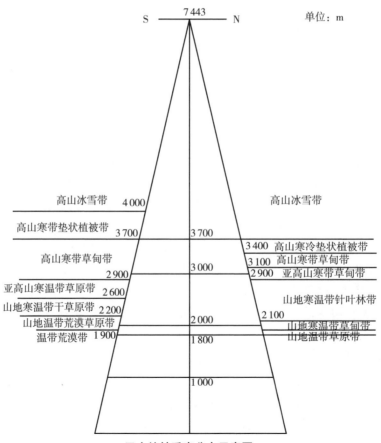

天山植被垂直分布示意图

十　南迦巴瓦峰的中药资源分布

南迦巴瓦峰坐落在西藏东南部，墨脱县境内的西北面，雅鲁藏布江大拐弯南侧，海拔高达7 782 m。西藏是个高原地区，平均海拔4 000 m，是个高寒又干燥的高原。但在墨脱境内的南迦巴瓦峰，出现了许多潮湿、热带性质的药用植物资源，这与它所在的特殊地形与水热条件有密切的关系。在高原边缘的高山峡谷地带，随着海拔的降低，气温不断增高。在这一地区，海拔每降低100 m，气温约增加0.58 ℃，加上青藏高原北面东西走向的山脉对冷气团的阻挡，使墨脱又处于迎风坡，面向西南季风，孟加拉湾湿润气流沿雅鲁藏布江河谷溯江而上，使这里的降水量特别丰富。这里的降水主要集中在作物生长季（春、夏、秋），冬季降水较少，但河谷经常有大雾，因而在一定程度上弥补了旱季降水的缺乏。

如若我们登山，从山巅回到谷底江边，这山地的垂直地带表现得相当鲜明，不同高度的地貌、气候、森林、植被都有独特的特点，往往好似经历着春、夏、秋、冬四季的变化。当在山顶时，看到雪花飘扬，一派冰天雪地的北国风光，山腰却是满坡葱绿的春光秋色，而到了谷底却是挥汗如雨的炎夏。

根据水热条件，并结合南迦巴瓦山峰的自然景观，山麓谷地至山顶的气候垂直分布带大致为：山下为热带、亚热带，山腰为暖温带、温带及寒温带，山体上部为亚寒带及寒带，山顶为冰川积雪带。

由此产生了与山地气候带相对应的植被带，谷底有热带季雨林带和亚热带常绿阔叶林带，山腰为温湿的阔叶林带、针阔叶混交林带，山顶为山地阴暗针叶林带和亚高山灌丛带、高山寒温带灌丛草甸带、高山流石滩和高山冰雪带。这一地区的垂直带谱完整，层次鲜明，也蕴藏着丰富多样的植物与药用植物资源。

（一）山地热带季雨林带

这一地带在海拔800 m以下的山麓河谷地区，年平均气温达20 ℃以上，10 ℃以上年积温在6 500 ℃以上，最冷月平均气温13 ℃，冬天无霜或只有轻霜，年降水量达2 000 mm以上。在墨脱，到处呈现着浓郁的热带风光。河谷两侧的山坡上，生长着一望无际的热带原始森林。森林树种组成非常复杂，往往很难分辨出究竟哪一种树木占优势。那里既有高达40 m的乔木，也有不到10 m的小树，林冠显得高低参差。但在它的内部，由于各种藤条灌木的缠绕交织，也难以通行。

在林冠上层耸立着千果榄仁、西南紫薇、天料木，还能偶遇杜英科的猴欢喜以及藤黄、瓜馥木和多种榕树等高大的常绿阔叶树木。在第二层里生长着六道木和厚壳桂、阿丁枫（蕈树）等中等大小的树木，它们有发达的气根，有的果子直接生长在粗枝和树干上，这种"老茎生花"是热带森林中特有的现象。在林下还有一人来高的小灌木和乔木，像茜草科的九节木、粗叶木，还有热带地区常见的柊叶、老虎花、山姜、莲座蕨等草本、灌木和蕨类植物。森林中有许多大型藤木和附生植物，主要由天南星科、兰科、棕榈科、胡椒科以及各种喜欢阴湿的热带蕨类和苔藓所组成。这里有叶大如扇的麒麟叶，有花冠红艳的芒毛苦苣苔，有发散着各种幽香的兰花，也有结着巨型果实的豆科和葫芦科植物。它们构成了这一地区植物群落的主体，成为本地区具有代表性的植被类型。

在河谷密林中，油料资源丰富，有广泛分布的葫芦科藤本植物油瓜（或称猪油渣果），当地称"特尔下"，榨油或生食，含油率为72%～77%，是一种野生油料作物；还有大风子科乔木马蛋果，当地称"爱化豆"，含油率也高；再有油葫芦、被称为"羊兴"的破布子等已被采用，有推广价值。

在这热带季雨林中，还蕴藏着丰富的中药植物资源，如砂仁、龙脑香、橄榄、大叶木菠萝、第伦桃、阿丁枫和千果榄仁等。除此之外，还有檀藤子，当地称"哥伦巴"，用于治疗肾炎；五眼果，又称"必必灵"的枦子，漆树科，用于治疗心脏病；三台花，用来预防疟疾。其他还有钩藤、买麻藤等。

（二）山地亚热带常绿阔叶林带

这一地带在海拔800～2 400m的中低山地带。下部有热带植物嵌入，而在上部可见到旱冬瓜、栎木等组成的落叶阔叶林。这里年平均气温为12～20 ℃，10 ℃以上年积温为3 000～6 500 ℃。随着海拔的升高，降水量比上一个地带有所增加。

这里有许多古老的植物种类，有高大木质茎干的树蕨，针形树中的罗汉松和穗花杉，还有阔叶树中木兰科、水青树科、樟科、五加科、五味子科、金缕梅科等植物。

林冠下面的灌木和草本植物也很丰富，经常遇到的有山茶科的柃木、紫金牛科的半齿铁仔，以及多种蕨类和荨麻科的大型草本植物，竹子种类也多。

这里还有许多速生和珍贵树种。如当地门巴族称作"修辛"的乔松（像马鬃一样，五枚针叶集成一束向下披着），它的生长非常迅速。再有被称为"解让辛"的穗花杉，它是当地群众最喜爱作建筑和家具的用材。至于那些木材优良、耐朽力强，又有防虫蛀的樟、栲、楠之属，乃是亚热带森林的主要成分。此外，这里还引种经济林和果树，种植茶树生长之快，超过内陆，气候条件适合的还可发展油茶、油桐及柑橘。

这里的药用植物也比较多，如水青树、罗汉松、穗花杉、柃木、点地梅、七叶一枝花、竹叶三七、黄芪、樟树等。

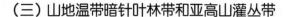

（三）山地温带暗针叶林带和亚高山灌丛带

海拔2 400～3 800 m的地带属于山地温带范围，这里气候温凉而潮湿，年平均气温为3～11 ℃，生长着高大而阴森的暗针叶林。在这个地带的下部，海拔2 400～3 000 m处，是铁杉林分布的地区。这一地区云雾浓密，降水量十分丰富。在铁杉林下是杜鹃树的世界，杜鹃树形矮小，甚至匍地而生。海拔3 000～3 800 m是以冷杉为主的亚高山针叶林带亚带，它的组成简单，通常由阴性很强的云杉和冷杉组成单一的整齐林冠，冷杉和云杉稠密的枝叶阻挡了阳光的透入，形成特别阴暗、潮湿的环境。在它们的林下生长着如忍冬、槭树、稠李、悬钩子、茶藨子，还有开着粉白色小花的酢浆草，以及多种蕨类和苔藓植物等。当然，这里也有它独特的植物，最突出的是林冠下密生的箭竹。暗针叶林在此生长速生是闻名于世的。

这一地带的药用植物主要有云杉、铁杉、冷杉、多种杜鹃、忍冬、悬钩子、酢浆草、卷柏等。

（四）高山寒温带灌丛草甸带

海拔3 800～4 700 m为山地寒温带。这里气候更加寒冷，辐射力强，降水量逐渐减少，风力加大，形成高山寒温带特殊的生境。

高山灌丛主要由杜鹃和柳属等多种植物组成，间以岩须、木本委陵菜、鲜卑花、乌饭树、白株树等多种植物，它们的叶子缩小，躯体低矮。有的柳属甚至贴地而生，枝长可以铺散很长，高度却只有几厘米至十几厘米。

高山草甸地带较高山灌丛分布高一层，自然条件更加恶劣和严酷。高山上强烈的辐射，给花朵染上了鲜艳而浓厚的色彩，有血红的杜鹃、金黄色的虎耳草、天蓝色的龙胆、紫色的绿绒蒿、粉色的山蓼、白色的点地梅、火绒草……真是五彩缤纷，仪态万千，像是一个美丽的花环，围绕着南迦巴瓦雪峰。

这一地带的药用植物主要有血红的杜鹃、报春花、金色的虎耳草、紫色的绿绒蒿、粉色的山蓼、白色的点地梅、火绒草、木本的委陵菜、岩须等。

（五）高山流石滩

这一地带在海拔4 700 m以上，气候寒冷、风化强烈，峰顶和山脊的岩石不断风化，崩塌下来堆积在雪线下面的高山流石滩上。由于这一地带气候极其恶劣，而且没有土壤，只有些大小不等的石块和碎屑，可就在这里仍然生长着上百种的植物。它们的根系沿着石缝深深地扎下去，其长度有时超过地上部分的十倍甚至几十倍之多。

在这一地带的药用植物有全身密被绒毛的雪莲花，通体长满尖刺的绿绒蒿，开着蓝色花朵临风摇曳的乌头，具有肥厚莲座叶的红景以及坐垫状的白色蚕缀，还有藏医用于治疗常见病的黄连、伞梗虎耳草等。

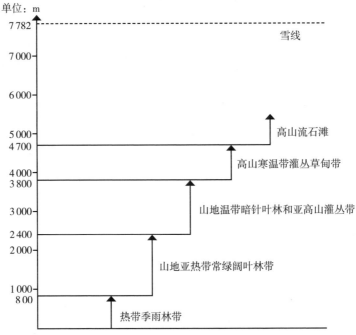

单位：m

7 782 —————————————————————————— 雪线

7 000

6 000

5 000 ↑ 高山流石滩
4 700
高山寒温带灌丛草甸带
4 000
3 800
3 000 山地温带暗针叶林和亚高山灌丛带

2 400
2 000 山地亚热带常绿阔叶林带

1 000
8 00 热带季雨林带

西藏南迦巴瓦峰植被垂直分布示意图

第七章
我国各省（区、市）的中药资源

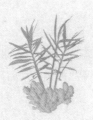

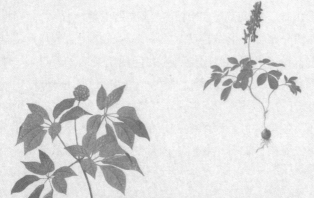

第一节　华南地区的中药资源

　　华南地区包括广东省、海南省、广西壮族自治区、香港特别行政区和澳门特别行政区。其中广东省、广西壮族自治区位居大陆，背靠陆地，面临海洋。海南为我国第二大岛，位于南海。

　　本地区地势西北部高、东南部低，境内多山地、丘陵，平原、谷地少。地跨热带、南亚热带及中亚热带，北回归线横贯本区中部，气温高、湿度大。全年夏长冬短，夏热冬凉。年降水量充沛，在2 000 mm左右，主要集中在4—9月。

　　本地区中药资源丰富，有5 000多种，炮制药材工艺领先。这一地区夏季炎热多雨，阳光强烈，导致本地区居民容易发病，尤以热证居多。因此，自古以来，中医文化底蕴深厚，特别是治温病的中医大多出于此。

　　本地区交通方便，经济发达，人口稠密，中药材市场有广东清平药材市场、广东普宁药材市场、广西玉林药材市场。

一　海南省中药资源

1. 自然与社会地理环境

　　海南省简称"琼"。位于我国最南端，包括海南岛、西沙群岛、中沙群岛、南沙群岛四大岛礁及其领海，是我国海域面积最广的省，古称"琼崖"。主体海南岛，东北至西南长约290 km，西北至东南走向约180 km，全省陆地面积3.4万km²，是我国第二大岛。

　　海南岛地形为穹形山地，中间高、四周低，依次由山地、丘陵、台地、阶地、平原、滩涂组成，呈环状分布，梯形结构明显。中部为五指山、黎母岭等，五指山海拔1 867 m，是境内最高峰。由黎母岭山地自东北向西南方向的黎母岭—鹦哥岭—马或岭—猕猴岭—尖峰岭组成的山地屏障，与另一列由五指山—吊罗山—牛上岭组成的呈西北—东南走向的山脉呈"丁"字形交叉，使海南各地在山地阻挡与地形高低影响下，地理环境各具特色。药用植物分布种类也有差异，东部沿海高温多雨，适宜槟榔、广藿香、海南砂仁等生长。中南部北坡外围地形从低山、高丘到台

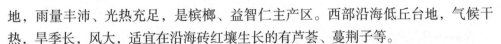

地，雨量丰沛、光热充足，是槟榔、益智仁主产区。西部沿海低丘台地，气候干热，旱季长，风大，适宜在沿海砖红壤生长的有芦荟、蔓荆子等。

海南岛地处热带，属于热带湿润季风气候，全年暖热，雨量充沛，长夏无冬，干湿季节明显，热带风暴和台风频繁，有"天然大温室"的美称。全省年平均气温22～26 ℃，其中1—2月平均气温16～21 ℃，7—8月平均气温25～29 ℃。年降水量1 500～2 600 mm，东湿西干明显，且降水季节分配不均：每年5—10月是湿雨季，占全年降水量的70%～90%；每年11月至翌年4月是少雨季，容易发生干旱。全年无霜冻。

海南岛全岛土壤有山地灌丛草甸土、黄壤、赤红壤、砖红壤、热带滨海沙土、燥红土和水稻土等。土壤分布围绕山地中部，向四周递变。山地土壤垂直分布，由高至低分布着山地灌丛草甸土—黄壤—赤红壤—砖红壤，构成我国热带较完整的垂直带谱。它的最外一环是围绕全岛的滨海沙土，其海拔高度仅10 m以内。此外带为代表性地带性土壤砖红壤，主要分布在阶地和海拔400 m以下的丘陵。赤红壤分布在海拔400～1 000 m之间的低山地区，主要分布在海南西部及中部。黄壤分布在海拔750 m以上的中山区，发育于山地雨林或阔叶林下，水湿条件好，人类活动少。山地灌丛草甸土分布在山脊，一般温度低，植被为矮林及灌丛。燥红土及水稻土属非地带性土壤。燥红土分布在西南部10～20 m二级阶地上，植物为旱生型。水稻土属耕作土壤，集中分布于沿海河流出口三角洲，沿海台地、阶地和丘陵、盆地。

海南岛热带动植物及海洋生物资源丰富，有"天然药库"之美称。海南岛是多民族聚居地，各少数民族至今保留许多传统风俗习惯，为海南文化增添了浓厚的色彩，也促进了民族中药与传统中药的交融与发展。

2. 道地药材与各种中药资源

（1）丁香

异名：公丁香、丁子香。来源于桃金娘科番樱桃属丁香的花蕾。性味：辛，温。花蕾含挥发油、丁香油，油中含有丁香油酚、β-石竹烯以及甲基正戊基酮、水杨酸甲酯、律草烯、苯甲醛、苄醇、间甲基苯甲醛、乙酸苄酯、胡椒酚、α-衣兰烯等。它具有温中降逆、补肾助阳功能，用于脾胃虚寒、呃逆呕吐、食少吐泻、心腹冷痛、肾虚阳痿。药材质量以花蕾粗壮、色红油性、质坚体重、香气浓烈、入水下沉者为佳。

丁香为常绿热带乔木植物，高可达12 m。喜高温、潮湿，四季温差不大的气候。宜选风小、土质松软肥厚、地下水位低、微酸性土壤栽培。

丁香树用种子繁殖，育苗定植后6年开花结果。20年前后为盛产期，树龄可达100余年，产量有大小年之分。每年开花2次，第一次12月至翌年2月显花，此期花因气温低，开花少，易脱落；第二次4—6月显花，此期开花多，是主产季，一般8—9月采收。采时剪下饱满的含苞欲放、绿色微带红色的花蕾，除去花梗，日晒4～6天至干燥硬脆，即为公丁香。10月至次年1—2月，果实膨大成熟，显紫红色时采收，晒干后即为母丁香。

丁香为进口药材，《名医别录》有鸡舌香的记载。我国药用的丁香历来靠进口，1950年前，由印度尼西亚、马来西亚输入。20世纪50年代，我国海南、云南有小面积的引种。丁香为热带植物，是世界性药物和香料，主产于坦桑尼亚和马达加斯加，年产量可达近万吨。近30～40年来，从东非国家坦桑尼亚和马达加斯加来货较多。过去丁香进口数量较少，药用长期供不应求，被视为稀贵药材。自1970年开始，进口量剧增，国内供应满足，并有压库现象。2020年后，国内正常年销量在294万千克左右。随着食品调味行业崛起，公丁香销路逐年增长。

（2）肉豆蔻

异名：肉果、豆蔻、迦构勒。来源于肉豆蔻科植物肉豆蔻的成熟种子。性味：辛，温。种子中挥发油含量为2%～9%，包括α-苉烯及α-蒎烯等。其脂肪中，肉蔻豆酸含量达70%～80%，并含有毒物质肉豆蔻醚。具有温中、下气、消食、固肠的功能。药材质量以个大、体重、坚实、香浓者为佳。

肉豆蔻是典型的热带常绿乔木植物，高可达15～20 m，原产于赤道两侧3～4°附近的印度尼西亚和马来西亚。以前我国肉豆蔻有少量引种，但没有作为药材生产，所需药材均从国外进口。

肉豆蔻属全球约有120种，分布于东半球热带地区，我国有4种。它的种子和假种皮为著名的香料和药材，我国云南、广东、海南、台湾省都有引种。2003年海南省在保亭县建设引种南药肉豆蔻种源开发示范工程，建设肉豆蔻种植基地66 740亩。云南省引种的云南肉豆蔻仅适合在云南自然条件下生长，生境条件特殊，极端最低温在2 ℃，降雨量1 200～1 500 mm，土壤是三叠纪紫砂页岩的砖红壤。这条件仅在云南勐腊地区才适合。而这种子含肉豆蔻酸达66.79%，是工业油的重要原料和供药用。为建立就地保护点，加强本地资源保护，云南肉豆蔻已被列入《国家重点保护野生药材物种名录》，属国家二级保护珍稀植物品种。

（3）益智仁

异名：益智子、益智。来源于姜科山姜属益智成熟的果实，以干燥果实入药。性味：辛，温；无毒。种子含挥发油不得少于1.0%（mL / g）。具有温脾、暖胃、固气、涩精的功效。药材质量以粒大肥圆、肉仁饱满、油性足、气浓香者为佳。

多年生草本植物。野生益智多生长在热带、南亚热带，海拔100～800m的林下，喜高温多雨、荫蔽、湿润的气候，土壤以疏松、肥沃、排水良好的沙质壤土为宜。栽培益智一般在海拔500 m以下的橡胶林或杂木林下土壤潮湿的阳坡地。

海南省为主产地，各县市都有分布。广东信宜、阳江、化州、清远、饶平也有栽种。广西钦州，云南勐腊、景洪及福建闽东南部分地区也有少量试种。

益智栽培用分株繁殖或种子育苗繁殖，定植后2～3年开花结果，第5年进入盛产期。如在向阳坡、土质肥、管理好的田地，定植后1年即可收获。

益智仁始载于《开宝本草》，药用已有1 200年历史，是我国海南特产药材。20世纪50年代前，海南野生益智仁资源相当丰富，60年代后逐渐减少。50年代末，海南开展家种试验，60年代试种成功。1966年全国产量达28万千克，1975年海南产量达38万千克。1976年海南遭受特大寒流，益智受冻死亡，无人种植。1981年仅产4万千克，货源趋于紧张。从1982年开始到1987年这5年期间，产地批发价由每千克2元逐年上升到32元。同时在80年代革新栽种技术，原来栽种于遮阴坡地，后来经过试验可在阳坡地种植，扩大了产区及栽种面积。1987年产量达66万千克，后来，又连续多年丰产，年产量超过100万千克，而实际年销量在20万～30万千克。1990年库存量在300万千克，1991—1992年每千克低到2元，也无人问津。1995年后，产地产量减少，库存也逐年降低，1997年产地价格上升到每千克10元。2000年底，益智仁市场价格又上升到38元每千克，在高价刺激下，生产恢复很快，货多价又跌，2002年市场价格每千克在15元，2021年又上升至21元。由于多年来益智的种植受市场价格影响而波动，因此益智种植应注意市场价格变化动态，相应调控益智仁的种植面积，以稳定益智仁的生产。

（4）降香

异名：降真香、降香木、降香檀、花梨母。来源于豆科黄檀属降香檀的树干和根的心材。入药以番舶来者，色较红，香气甜而不辣，用之入药殊胜，色深紫者不良。性味：辛，温；无毒。归肝、脾经。印度黄檀的心材化学成分含有黄檀素、去甲黄檀素、异黄檀素、黄檀素甲醚、黄檀铜和黄檀色烯。具有化瘀止血、理气止痛功能，用于瘀滞性出血症、血瘀气滞之胸胁、心腹疼痛及跌打损伤、瘀肿疼痛。药材质量以色紫红、质坚硬、富油性、烧之香气浓，无白木、朽木者为佳。

降香檀为落叶乔木，高10～15 m。野生家种于热带亚湿润气候区，海拔100～500 m的低山坡山脚和山腰。喜气温高，冬季干旱无雨。我国海南岛西部沿海的低山丘陵最为适宜，能成片生长成林。

降香檀适宜自然繁殖，如气候、地形环境合适可成林，否则繁殖率很低，一般在海南岛西部海拔350 m的疏林中栽培最好。降香檀生长缓慢，约需20年成材。树木常年可采，木材坚硬，不易开裂，是制作家具和乐器的高级木材。药用部位为树根及不成木材的粗树干或锯下木材的碎料，但要削去外皮和白色的木部，取中心紫红色木材锯段阴干，即降香。降香是海南岛特产，为药用及工艺美术的原料。在20世纪50—60年代，全国年销量约10万千克，在产地有成片降香森林资源的分布。但到了70—80年代，因药用与工艺美术的原料需要量增加，药价提升，降材价高，加上降香分布在海南岛民族地区，当地经济落后，生活贫困，农民因缺少经济来源，纷纷上山砍伐降香林木，将大块整段木料作材，树根做药出售。乱采乱伐、只伐不种，自然更新的速度跟不上乱采乱伐的速度，导致木材和药材产量逐年下降。20世纪80—90年代，降香年采量仅20万～40万千克，而80年代末，复方丹参注射液、冠心丹参片、香丹注射液等含有降香的中成药相继上市、热销，降香的需求量进一步扩大。就"复方丹参注射液"一个产品年需要量就达20万～30万千克，如果全国降香年产量达不到50万千克，货源就显得紧张。据报道，海南省野生降香资源蕴藏量仅有300万千克，虽然海南省从80年代起已重视降香资源的保护与发展，除加强计划管理，合理开发，已在全岛种植1 000余亩，但因生长期长，种少伐多，降香木材、药材仍存潜在的危机。

现在降香已被列入《中国珍稀濒危保护植物名录》，为国家二级保护植物。为保护野生资源，目前最重要的措施是限制工艺及农业用具使用降香，以满足药材的需要。建议在海南乐东、东方、儋州建立自然保护区，重点保护，严禁采伐，并通过建立专业林场和种子园进行人工栽培，用人工栽培品种代替野生采伐，以保护现有为数不多的野生资源。

（5）槟榔

异名：槟榔子、大腹子、大白浜。来源于棕榈科槟榔属槟榔成熟的种子。性

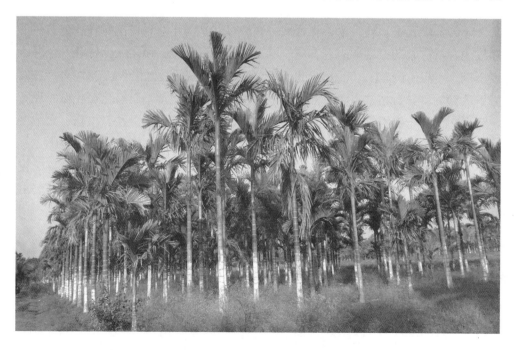

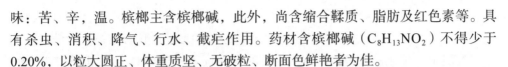

味：苦、辛，温。槟榔主含槟榔碱，此外，尚含缩合鞣质、脂肪及红色素等。具有杀虫、消积、降气、行水、截疟作用。药材含槟榔碱（$C_8H_{13}NO_2$）不得少于0.20%，以粒大圆正、体重质坚、无破粒、断面色鲜艳者为佳。

槟榔为热带植物，生于高温热带雨林，多生长于海拔300 m以下的山谷、河边、田头地角，宜于土层深厚而湿润的沙质壤土或黏质壤土生长。

槟榔原产于马来西亚，1500年前我国海南岛已有引种栽培。现在海南全省各地均有种植，主产于琼海、万宁、屯昌、定安、陵水、琼中、保定、三亚等县（市）。

20世纪80年代末以前，国产槟榔年产量常在5万～10万千克，年销量在40万～50万千克，药用货源主要依靠进口。80年代初，在海南岛等地大量栽种槟榔，80年代末进入开花盛期，90年代国产槟榔年产量达200万千克，绝大部分加工为副食品槟榔干，药用自给有余。2020年，产量超28万吨，但需求量在10万吨左右。要巩固现有槟榔生产基地，应重点发展槟榔树的全株综合利用，果实以加工副食品槟榔干为主，控制药用槟榔的产量，以免造成产品长期积压、市场价格的波动。

（6）白木香

异名：土沉香。来源于瑞香科沉香属白木香含有黑色树脂的木材。性味：辛、苦，温。白木香以其含有黑色树脂的心材入药。主要成分含挥发油。具有行气止痛、温中止呕、纳气平喘的功能。

白木香是一种热带、亚热带常绿乔木，高可达10 m，甚至30 m，胸径达30～40 cm，是我国特有的珍贵药用植物。

白木香喜高温，在年平均温度在20 ℃以上，最高气温达37 ℃以上之地，才能生长发育良好；最低气温在3 ℃，冬季有短暂低温、霜冻也能适应。海南屯昌药材场的白木香比湛江南药场生长的白木香好，而湛江南药场的白木香又比陆丰陆河生长的白木香好，则是气温不同所致。

白木香幼苗幼龄期比较耐阴，不耐暴晒，在日照较短的高山环境或山腰密林中均有生长优势，但荫蔽也不能过大，一般40%～50%适宜，到成龄则喜光，须有充足的光照，才能正常开花结果。种子饱满粗壮，也只有充足的光照条件下，才能促进结高质量的香。据调查，凡荫蔽度大，水分过于充裕，白木香结香很慢，甚至不会结香。

白木香对土壤要求不严、不高，在酸性的沙质土、黄壤土和红色土中均能生长。白木香在野生状态下、瘠薄的黏土中，生长缓慢，长势稍差。而木材在水肥条件优越的土壤能结香，香味也浓，油脂也多，还易于结香，香的质量也较佳。而在土层深厚、过于肥沃的条件下，木材及皮部组织疏松，分泌树脂少，结的香极少，质量也差。

白木香喜湿润、耐干旱，要求年降水量在1 500～2 000 mm。在比较湿润的环境下，白木香高、粗，生长都快；而在干旱瘦瘠的坡地上长势较差，但仍生存下来。在陆丰市陂洋镇种的白木香，种了20年，高不超过6 m，胸径也不过20 cm，生长虽然差，但结香质量好。

我国北纬24度以南的山区、丘陵，从海拔100 m至低海拔的丘陵平原都有白木香野生分布和栽培。如广东省陆河县全县8个乡镇，大部分海拔在500 m以上，都有野生白木香，而且长势良好，多数与竹及常绿阔叶林混生。

白木香是我国沉香生产的唯一植物资源，是海南开发历史最悠久的珍贵道地药材。据古籍记载，宋、明、清代，源源不断的海南沉香通过各种途径运往内地，当时海南岛可谓香岛。由于长期掠夺式砍伐，白木香生存环境遭受严重破坏，加上自然繁殖率低及病虫害等原因，现仅有零星散生的残存植株。1987年，国家将白木香列为二级重点保护植物。海南各级领导对白木香发展十分重视，加强对原有野生白木香抚育管理，同时建立新的白木香生产基地。现在白木香主产于文昌、琼海、乐东、昌江、东方等县（市）。

采收沉香，要选择树干直径30 cm以上的大树，距地面1.5～2 m处砍数刀，深口深有3～5 cm，伤面处被真菌侵入感染而使木质部分分泌出黄褐色渐变棕黑色的树脂。数年后采割有黑色树脂的木材。

除上述之外，海南省还有海南砂仁（由野生砂仁引种变种，产于琼海、文昌、澄迈），山奈（产于屯昌、琼山、琼海、定安），巴戟天（产于万宁、屯昌、琼海），高良姜（产于陵水、万宁、儋州），蔓荆子（产于文昌、陵水、琼海、东方），草豆蔻（产于万宁、陵水、崖县、乐东、文昌、琼海、屯昌、儋州），以及北沙参、毛叶四君子、八角茴香、千年健、栀子、南板蓝根、姜黄、红豆蔻等。

3. 中药资源开发利用及保护状况

海南省是我国唯一属于全热带海陆区域的省（区）。这里气候终年炎热温暖，长夏无冬，日照充足，雨量丰沛，拥有丰富的热带陆地和海洋生物资源，也是我国发展热带生物产业和研究生物资源的重要区域，又是引进国外热带物种资源非常成功的区域。国家为了开发热带生物资源，在海南建立农垦局，并建了许多热带作物农场、热带作物科技院校和科研研究所。中央有关部委如中科院、水产部、林业部也在海南相继设立热带生态系统，水产、林业等试验站，经过数十年研究，为海南发展热带生物建立了生产、科研基地，培养出一大批科研和技术人才，并且成功引进一批如丁香、白豆蔻、苏木、儿茶、藤黄、胖大海等热带中药植物品种。海洋药材资源已开采有玳瑁、海龙、海马、海蛇、珍珠、海参、珊瑚、牡蛎、石决明等。陆上动物药材有鹿茸、猴膏、牛黄、穿山甲等。此外，海南少数民族药有海南粗榧、木蝴蝶、山芝麻、五指毛桃等。

　　虽然海南生态环境和濒危野生动植物得到一定的保护，但随着海南经济开发与发展，尤其是旅游业经济活动的发展，动植物资源保护面临新的挑战。经济要发展，生态环境要保护，发展与保护是个对立面，有矛盾。解决办法是要提倡科学旅游，如在保护区内划分出一部分作为旅游区，并增加导游路标、宣传画、录像、幻灯等节目，使旅游者不仅享受到大自然的美景，又可增加科学知识，进一步扩大自然保护的宣传面。

二　广东省与香港特别行政区、澳门特别行政区中药资源

1. 自然与社会地理环境

（1）广东省

　　广东省简称"粤"，位于我国内地的南部。北依南岭，南濒热带海洋，邻近港澳。全省陆地部分东西长、南北窄，土地面积约18万km²。

　　地势北高南低，山地、丘陵、平原、台地交错分布。山地、丘陵约占全省面积的三分之二，与广西丘陵合称两广丘陵。主要山脉有南岭、云雾山、云开大山、九连山、罗浮山、莲花山、凤凰山等。其中与湖南交界的石坑崆是广东最高峰，海拔1902m。山地之间分布有兴宁盆地、梅州盆地、罗定盆地等。平原集中在南部沿海，珠江三角洲面积最大，潮汕平原（韩江三角洲）次之。台地以雷州半岛一带分布最多。河流大多自北向南流，主要有珠江、韩江、鉴江等。其中珠江由西江、北江、东江汇流而成，是广东省最大水系，也是我国第三大河流。海岸线曲折，岛屿众多，有川山群岛、高栏列岛、万山群岛、横琴岛、南三岛、东海岛等。

　　广东省位于热带、亚热带地区，北回归线横贯境内，大部分地区属于热带湿润季风气候，气候温和，雨量充沛，夏长冬暖。年平均气温在19℃以上，其中1月平均气温8～16℃，7月平均气温27～29℃，北部山区气温略低。年降水量1300～2500mm，降水分布南多北少，季节变化明显，4—9月雨季占全年降水的80%以上。灾害性天气主要有春季的低温，夏季的台风、暴雨，冬季的寒潮、霜冻，局部地区冬春会发生干旱。

　　自然土壤主要有砖红壤、红壤，还有小面积的燥红土、山地黄壤、山地灌丛、草甸土、紫色土、石灰土、滨海盐土、沼泽土等。耕作土壤以水稻土为主，旱地土壤次之。砖红壤是热带地区性土壤，主要在雷州半岛地区，一般分布在海拔200m以下的丘陵台地，土层深厚，风化强烈，呈强酸性反应，pH为4.5～5.0，有机质变化大，土壤腐殖质组成以富啡酸为主。赤红壤是热带砖红壤和亚热带红壤

间的过渡类型，发育于南亚热带季雨林下，土层也较深厚，发生层次明显，呈强酸性反应，pH为4～4.5，土壤有机质含量为4%～6%，适于马尾松、桉树等生长。红壤分布于广东省北部大面积的丘陵山地，土层深厚，酸度略高，pH为5.0～5.5，表土有机质在2%～9%，适宜于亚热带常绿阔叶林生长。

广东省气候温暖，四季常青，植物种类繁多。野生植物资源占全国植物种类的五分之一。药用资源有2 600多种，其中植物药2 500种左右、动物药120种、矿物药25种。

岭南温病学是岭南医学的一个重要分支，也是岭南中医中具有鲜明的地理、气候、环境特点的一个学术流派。其形成和发展既受到江浙温病名家学术体系的影响，又结合岭南的具体情况，具有鲜明的岭南医药特色，因而也丰富了我国温病学的内容，为完善温病学说做出了贡献，也使广东中药资源得到更好的利用。广东为华侨之乡，是我国华侨最多的省份，旅外华侨遍布世界各地，也促进了中药资源的交流与合作。

（2）香港特别行政区

香港特别行政区简称"港"，地处我国南海之滨，珠江出海口东侧。包括香港岛、九龙半岛和新界以及所属离岛岛屿。总陆地面积1 104 km²。地貌上属于岭南丘陵的延伸部分。境内山地以花岗岩构成岩石为主，地势起伏，平地很少，海拔50 m以下土地面积仅占17%。香港地区的山丘在古代有一部分已没入海里，形成很多山势陡斜的石山、岛屿和海湾。海岸线曲折、岸线漫长，位于新界中部的大帽山是境内最高峰，海拔957 m。大屿山是境内最大的岛屿，次为香港岛，北隔海峡与九龙半岛相对，其间有著名的维多利亚港。

香港属南亚热带湿润季风气候，春季潮湿多雾，夏季炎热多雨，秋季干燥爽朗，冬季气候干冷，四季分明。年平均气温23 ℃左右，其中1—2月平均气温15 ℃，7月、8月平均气温28 ℃。年降水量2 200 mm，80%降水集中在5—9月，多台风暴雨。

香港土壤分为山地土壤和冲积土两大类。香港植被由于受人类活动影响，原生植被早已不复存在，现在植被多为近半个多世纪以来恢复的次生林。

香港动植物园是香港历史最悠久和设施最完备的公园。一些珍稀动物如水獭、罗文氏树蛙、香港蝾螈、金钱龟等，也已进驻动植物公园。其中罗文氏树蛙为香港所独有。金钱龟原生在泰国、越南和我国南方一带，因其药用价值高，已被大量捕捉，而香港的河流被公认为尚有野生金钱龟分布的地方。金钱龟已被列为《濒危野生动植物种国际贸易公约》一级濒危物种。

作为国际商贸中心，香港是中药材进出口重要集散地，起着连接国内市场与国际市场的重要桥梁作用。

（3）澳门特别行政区

澳门特别行政区简称"澳"，位于我国南海之滨，珠江出海口之西侧，与香港特别行政区隔海相望，距香港约60 km，西北由一条宽约200 m的狭长地带与广东珠海市相连。由澳门半岛、氹仔岛和路环岛组成，行政区陆地总土地面积29.5 km²，特别行政区总部驻澳门半岛。

澳门属南亚热带湿润海洋性季风气候。高温多雨，炎热潮湿，年平均气温22℃左右，其中1月平均气温14℃，7月平均气温29℃。年降水量2 000 mm以上，雨量充沛，80%降水集中在4—9月，常出现暴雨，夏秋之际有台风，有时会造成灾害。

澳门地处南亚热带，邻近热带北缘，也有部分热带植物种类的分布。根据《澳门植物名录》记载，岛内有173科668属1 153种植物，植被大多为人工林。

澳门是个对外完全开放的自由港，基础设施完善，人文古迹保存完好，税收低，生活指数不高。但工业基础薄弱，主要以博彩业及旅游业为主。澳门应充分利用葡语特色开展亚洲与欧洲国家之间经贸活动，促进中欧中药资源交流与合作。

2. 道地药材与各种中药资源

本区域地处热带、亚热带，背山靠海，夏长冬暖，干湿季分明，水热资源丰富，是南药主要的集中产区，道地药材和各种中药资源具有浓厚的岭南特色。

（1）巴戟天

异名：巴戟、巴戟肉、鸡肠风、兔仔藤。来源于茜草科巴戟天属巴戟天的根。以其干燥根入药。性味：辛、甘，温。归肝、肾经。巴戟天含维生素C、多糖、树脂等成分。具有补肾阳、强筋骨、祛风湿作用。有调整免疫平衡、降压、抗衰老功能。质量以条粗壮、皮细洁、连珠状、肉厚、木心细、色紫、味甜者为佳。

巴戟天为缠绕或攀缘藤本。热带、亚热带植物，野生于海拔300～800 m的向阳山谷、溪边或灌木林下。

栽培巴戟天一般在海拔200～500 m的向阳山坡，以排水良好、土质疏松、土壤湿润，富含腐殖质的斜坡地为宜。巴戟天幼苗喜荫，后期喜阳，怕冷耐旱。栽培以扦插为主，种子、压条均可育苗。过去种植7～8年可收，1～3年只长须根，第4年后才有肉质根，7～10年鲜根直径可达4～6 cm，长60～100 cm。现在栽培技术进步，种植3～4年即可采收。全年可挖，但以秋、冬季挖根部为好。

巴戟天主产于广东西江流域各地，东江地区亦有产。广西东南部、海南东部、福建东南部也产。江西有少量种植。海南省五指山、广西十万大山有野生分布。

据考证，我国使用巴戟天有200多年的历史。我国广东、广西、海南都有野生资源的分布。长期采挖及毁林开荒，使野生巴戟天资源逐渐减少，货源不足，主要靠进口。20世纪60年代中期人工种植取得成功，到1987年仅广东种植面积达6.8万亩，年产量达48万千克。现在90%的产量为家种，广东的产量占全国巴戟天总量70%以上，故巴戟天为广东的特产药材。1980年前，正常年景巴戟天需要量在20万～30万千克，1980年后，因药厂发展，为满足中成药原料的需要，年需量也因此而翻倍。但因巴戟天生产周期长，市场货源又紧缺，产地收购价从1983年每千克25元到1988年最高价达每千克60～70元。连续提价刺激了产地盲目扩种。1989年后，巴戟天年产量达100万千克，连续高产3～4年，供过于求，使1991—1995年市场价格回落到每千克10～14元。农民见种药无利可图，广东西江沿岸农民弃药种果。在20世纪90年代至21世纪初十余年间，巴戟天产量逐年减少，靠库存供货；2005年后，库存也逐年减少，产地上市量又迅速减少，价格也随之上扬。从2007年开始，农民因药价上升，开始种植巴戟天，2011年后，大量的家种巴戟天陆续应市，由于其产能过大，加上进口资源补给，巴戟天行情出现断崖式回落，从2012年的每千克110元回落至2014年45元，之后又上涨至2017年的79元，之后几年，开始震荡上行。

（2）砂仁

异名：春砂仁、阳春砂仁。来源于姜科植物阳春砂、绿壳砂或海南砂的干燥成熟果实。性味：辛，温。缩砂（进口砂仁）种子含挥发油1.7%～3%。主要成分为d-樟脑、一种萜烯（似柠檬烯，但非柠檬烯）、d-龙脑、乙酸龙脑酯、芳樟醇、橙花叔醇。具有行气宽中、健胃消食、安胎的功能。阳春砂、绿壳砂、海南砂以果大、坚实、仁饱满、色红棕、气芳香、味辛凉、搓之果皮不易脱落者为佳。缩砂及净砂仁以个大、颗粒饱满、香气浓、味辛凉为佳。砂米（进口砂）以粒饱满、香气浓、味辛凉，无杂质及掺伪者为佳。

砂仁是多年生草本植物，中性植物。在南亚热带季雨林萌生，喜在高温、湿润、遮阴的环境生长。一般栽种于海拔100～500 m的低山山谷、丘陵盆地或平地。云南多栽培于海拔800～1 000 m向南或向东南方向的常绿阔叶林下。最适宜于在年均温19～22℃，年降雨量1 000 mm以上，阴湿、暖热、多雾、排水好、沙壤土质山坡林区生长。

砂仁一般采用种子育苗或分株繁殖，定植后三年可开花、结果。雌雄异株，开花时需昆虫传粉或人工授粉。种植后如管理不善，6～7年后植株衰退，不开花或少开花结果。一般于8月中下旬，果实呈红褐色，口尝有辛辣味时采收。

阳春砂：广东的阳春、高州、封开、信宜、广宁、云浮、怀集、罗定为栽培主产地。广西的钦州、防城、百色、武鸣、隆安、扶绥，云南的勐腊、勐海、马关、潞西、瑞丽，福建的同安、长泰有野生或栽培。四川、贵州有少量栽培。广东的阳春为著名产地。

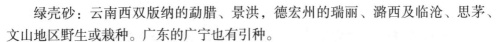

绿壳砂：云南西双版纳的勐腊、景洪，德宏州的瑞丽、潞西及临沧、思茅、文山地区野生或栽种。广东的广宁也有引种。

海南砂：海南的琼海、文昌、澄迈、儋州、三亚为主产地，野生转变为家种。广东湛江地区，广西博白、陆川也有引种。

缩砂：越南、泰国、缅甸、印度尼西亚为主产。

砂仁是中药里常用的芳香健胃药，也有少量作调味品。国产阳春砂质量最好，过去种植面狭小，仅限于广东阳春等数县，产量较少，供不应求。如1957年，我国年收购量仅1.2万千克，进口13.2万千克，全年销量达14.4万千克，当时国产砂仁自给率不足1%。

目前，我国药用砂仁野生资源已经很少，主要来源于人工栽培。我国从20世纪70年代后，在云南发现野生资源，并在广东、广西、云南三省开展大规模人工栽培，如在广东阳春种植砂仁2万亩，年产干果2万千克，云南昭通1.5万亩，年产干果4万千克，到1983年我国砂仁年产量为20万～25万千克，20世纪90年代，年产量达60万～70万千克。再加上历年我国制药工业生产的原料，每年都有数十万千克通过广西、云南的边境贸易进入我国市场（因从东南亚国家输入砂仁比国产的价格低）。根据目前我国砂仁市场需求，年销量在40万～50万千克。如供大于求，价格回落。在20世纪末至21世纪初，砂仁价格一度降到20元/千克，低于农业生产成本，压制了当地生产。在此时期，主产地云南西南部大面积砂仁种植地被改种橡胶，砂仁上市量锐减。由此历经十余年砂仁低产，库存减少，直到2005年年底价格开始回升。2008年7月每千克砂仁上升到110～120元，创下了那些年来的新高。在砂仁价格走高时，广东、广西两省主产地的药农，不断加强对原产地的砂仁管理，使植株群体得到恢复。2008年，春砂仁生长喜人，加上产地风调雨顺，是丰收之年。丰收缓解了市场的销势，但也带来价格的逐渐回落。2012年，砂仁行情开始上扬，2013年突破300元，2015—2017年均有高于400元的价位。高价刺激下，各产区生产开始扩张。砂仁一般定植后三年可开花结果，2017年，前几年扩种的砂仁进入结果期，当年产新后行情便开始下滑至330元左右；2018年继续下跌，当年年初价格330元，年末价格250元；2019年行情平稳略有波动，2020年行情跌至十年最低的160元，后期价格反弹。直到目前，砂仁均价维持在250元上下。

（3）广藿香

异名：刺蕊草、枝香、南香、广合香。来源于唇形科刺蕊草属广藿香去根的全草。以干燥地上部分入药，药材名广藿香，是我国常用的芳香化湿类中药。性味：辛，微温。其主要成分为广藿香醇、广藿香酮、苯甲醛、丁香油酚、桂皮栓、广藿香吡啶、倍半萜烯类等。具有芳香化浊、开胃止呕、发表解暑的功能。广藿香不仅是30多种中成药的主要原料，而且以其提取的广藿香油，还是医药和轻化工的重要原料（用作配制丹、香膏、丸、散及化妆品、定香剂和杀虫剂等），民间还用广藿香叶煎饮避暑温。现代药理研究表明，广藿香可提取芳香挥发油。药材质量以全株叶多、完整、叶厚柔软、茎断面发绿、香气浓厚者为佳。

广藿香为多年生草本植物，高30～100 cm，揉之有香气。茎直立，粗壮，上部多分枝。栽培在我国北回归线以南的热带、南亚热带的平原或河坝地。怕干旱和霜冻，适宜在排水良好、有一定遮阴条件、土壤湿润、深厚肥沃、比较疏松的沙质壤土中生长。

广藿香原产菲律宾，引入我国广东家种已有千年历史。在我国栽培因很少开花、结子，所以用扦插繁殖。一般选择高大粗壮、枝叶茂盛的植株，剪取主茎或侧枝带有6～7个节的嫩枝条作为插条，扦插育苗后移栽或直接扦插于大田即可。幼苗在盛夏时需搭棚遮阴，冬季则需搭棚防霜冻。从扦插育苗到产季收割需14个月。

广藿香在广东主产于广州及佛山、雷州半岛、阳春等地，在海南省主产于东北部沿海各县，在广西主产于横州、钦州、灵山等地。云南、福建、四川等省也有少量试种。

以往广藿香仅作药用商品，20世纪50年代，年产量在10万～20万千克，产销基本平衡。1960年初，广藿香除药用外，开发为提炼芳香油的原料，供不应求，引发广东湛江各地广泛种植，1964年年产量接近200万千克，以后多年忽高忽低，维持到1970年末，药用与提炼油原料的供应基本平稳。那时，广藿香油广泛用于中成药，同时作为天然香料在国外市场比较畅销，价格上升，刺激了产区农民种植积极性，1979年年产量达540万千克，而1980年提油用料和出口数量突然减少，年产量仍有490万千克，造成了广藿香大量积压，从此一蹶不振。

广藿香资源生产现状：

按商品产地的不同，可分为石牌藿香、高要藿香、湛江藿香和海南藿香四种。

1）石牌藿香：主产于广州石牌、棠下、萝岗等地。随着广州城市建设发展，广州已很少种植广藿香。

2）高要藿香：主产于肇庆地区高要等地。自20世纪50年代开始大量种植，称高要藿香，其品质与石牌藿香相近，亦供药用。

3）湛江藿香：主产于湛江地区的徐闻、雷州、遂溪和吴川、电白等地。从海南引种，并大面积种植，一度成为广东省广藿香主要产区，形成了湛江藿香。此类广藿香主要用来提取广藿香油。

4）海南藿香：主产于海南省万宁、琼海、琼山、屯昌等地。早期亦供药用，后来发现其广藿香醇含量较高，目前主要用来提取广藿香油作原料。

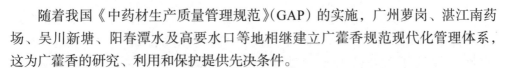

随着我国《中药材生产质量管理规范》（GAP）的实施，广州萝岗、湛江南药场、吴川新塘、阳春潭水及高要水口等地相继建立广藿香规范现代化管理体系，这为广藿香的研究、利用和保护提供先决条件。

广藿香资源生产存在问题：

1）海南省广藿香因青枯病难以种植。20世纪80年代初，海南省出现青枯病，由于一直未找到有效的防治方法，导致停止人工栽培。因而海南省广藿香资源已面临枯竭。

2）由于广州城市建设发展，广州市郊农用用地被建筑用地占用，广州市已无法发展种植广藿香。原来石牌藿香在郊区的黄村，后移到花都种植，目前面积不足一亩（约667 m²），因而也面临灭绝的境地。

解决广藿香资源生产的主要途径：

1）扩大开辟广藿香新的栽培基地。广藿香适宜在我国热带、南亚热带的地区生长，应在这地区范围内选择一些自然环境适宜、土地资源又比较多的地方进行扩大试种，待条件成熟后，建立广藿香栽培基地。

2）加强人工栽培技术研究。广藿香喜温暖、怕霜冻，生长适宜温度在年平均温度22～25 ℃，最适宜生长气温25 ℃，当气温低于17 ℃时生长缓慢。在广东、广西栽培，冬季应有防寒措施，如盖塑料膜或用稻草来覆盖，才能安全越冬。如低于0 ℃或反复出现霜冻，则大部分植株会冻死。广藿香在幼苗期需要适当遮阴。随着幼苗生长，可以增加光照，成龄植株要求在全光照下才能生长茂盛，达到茎枝粗壮、分枝多、叶片厚、含油率高的目的。广藿香喜湿润、忌干旱，适宜于年降水量1 600～2 000 mm、分布均匀、相对湿度80%以上的地区种植。它对水分十分敏感，如遇积水则易引起病虫害。广藿香喜生于排水良好、土质肥沃疏松、土层深厚的沙质壤土中，如在排水不良黏土或低洼积水地种植则生长不良。广藿香在我国产区罕见开花结果，故采用茎枝扦插或组织培养。

（3）广陈皮

异名：广皮、新会皮、柑皮。来源于芸香科柑橘属橘的栽培变种成熟果皮。主要品种有：①茶枝柑：习称新会柑、大红柑、江门柑；②行柑：习称四会柑。以其干燥果皮入药。性味：微辛，甘而略苦。广陈皮含橙皮苷（$C_{28}H_{34}O_{15}$）不得少于3.5%。质量选择以片张大，完整三瓣，外色紫褐、内色白，皮厚，质柔软，油润醇香为佳。

茶枝柑、行柑都为常绿小乔木。栽培于广东珠江三角洲的平原果园。主产于广东新会、江门、四会等县（市）。10月霜降后至12月冬至前后，采摘成熟果实，剥取果皮，晒干或低温炕干，或向食品加工厂收购剥下果皮烘干。

广陈皮与陈皮，因产地和栽培品种不同而分为两个品种。陈皮质脆而坚硬，香味较弱，有苦味。广陈皮质柔软，香气浓郁，味甘而略苦。广陈皮主产于广东新会，是广东特产药材之一。它是陈皮中质量最好，产量又少，价格最贵的一种。以往销售去大城市中有名望的药店，上等规格专供出口及供应江、浙、沪等城市。

广陈皮资源状况，决定于广东新会、江门、四会等地的柑橘种植面积。这些城市因郊区城镇、工业建筑的发展，种植柑橘面积缩小，广陈皮产量减少，供不应求，原料价格又不断提高，促使加工广陈皮的企业，改用陈皮为主要原料。随着时间的推移，人们对广陈皮也逐渐淡忘，现在大多数地区已不复经营。但广东珠江三角洲及出口，仍以广陈皮为主要原料。

（4）化橘红

异名：化州橘红、绿毛橘红、尖化红、大五爪、柚皮橘红等。来源于芸香科柑橘属化州柚或柚的未成熟或近成熟的外层果皮。以干燥的外果皮入药。性味：苦、辛，温。化橘红含柚皮苷（$C_{27}H_{32}O_{14}\cdot 2H_2O$），具有化痰、理气、健胃、消食功能。在质量上，毛橘红（未成熟的化州柚加工），以毛绒细密、色青、果皮薄、气香味苦者为佳；光橘红（未成熟的柚加工），以色青、果皮厚薄均匀、气香味苦者为佳。

化州柚或柚为常绿小乔木。化州柚栽培于南亚热带低海拔的丘陵或平原，宜于温暖、湿润、排水良好、肥沃深厚的沙质壤土园林式栽培。柚栽培于长江流域以南，海拔800 m以下的低山区溪谷地、路边、村旁、宅前。

化州柚以广东化州为主产地。广东的高州、廉江、遂溪、徐闻、汕头，广西的博白、南宁也有少量种植。柚产于广西、福建、广东、浙江、湖南、江西、台湾、湖北、四川、云南、贵州、陕西等省（区）。

橘柚药用《神农本草经》早有记载。化橘红之名始载于《本草纲目拾遗》，为广东特产药材，习惯认为化州产的绿毛橘红质量最佳。产品优质的销往国内各大城市及出口东南亚。但化州柚种植范围小、产量少，所以资源少，供不应求。估计全国年需要量在20万～30万千克，以往遇上绿毛橘红货源紧缺，也用光青橘红、五爪橘红行销。

（5）广东金钱草

异名：假花生、马蹄草、落地金钱、铜钱草。来源于豆科植物金钱草的干燥地上部分。性味：甘、淡，平。含生物碱、黄酮或酚类、鞣质。具有清热祛湿、利尿通淋功能。主治尿路感染、泌尿系结石，胆囊结石、肾炎浮肿、黄疸、疳积、痈肿。为广东、广西民间用药。

广东金钱草主产于广东、福建、广西，湖南亦有产。灌木状草本，长在荒坡草地或丘陵灌丛中、路旁边。野生或栽培均有，采集在夏、秋，洗净、晒干。

（6）青天葵

异名：独叶莲、独角莲、珍珠叶、青莲。来源于兰科植物芋兰的叶或带球茎的叶。性味：甘，凉。具有清热润肺、散瘀解毒的功能。主治肺病、痰火、咳血、瘰病、肿毒、跌打损伤。广东产商品药材，叶中多裹有球茎。以干燥、叶小、有香味者为佳。

青天葵为多年生宿根小草本，高10～27 cm，全株光滑无毛。分布在广东、广西阴湿的石山疏林下，或田边。广东采集在6—9月，广西地区采集在夏季。挖取全株，除去根茎，仅留球茎及叶，洗净暴晒，并将叶片包裹球茎，搓成球状，再晒至足干为度。

除上述之外，粤北山地丘陵的地方特色药材还有玉竹、南方红豆杉、钩藤、仙茅、栀子、罗汉果、环草石斛、骨碎补等。

广东东南丘陵台地具有地方特色的药材还有穿心莲、铁皮石斛、地黄、白木香、沙姜等。西部丘陵山地地方特色药材还有何首乌、郁金、肉桂、金银花、佛手、黄精、沉香等。

珠江三角洲地方特色药材还有泽泻、何首乌、葛根、广西莪术、山奈、姜黄、红豆蔻、佛手等。

雷州半岛台地地方特色药材还有海养珍珠、穿心莲、北沙参、泽泻、高良姜、益智仁、草豆蔻、槟榔等。

3. 中药资源开发利用及保护状况

广东省自然条件优越，种药历史悠久，在长期种药生产中，培育出了许多著名的南药，如广藿香、广佛手、化州橘红、广木香、阳春砂仁、德庆何首乌、五指毛桃、广东金钱草、青天葵等。广东是南药生产大省，也是消费大省，粤人以食为药、以药为食。南药既可以煲汤，作汤料，也可治病。经临床实践，疗效好、药材产量大的道地药材有广藿香、阳春砂仁、巴戟天、新会陈皮等，这些药材不仅销往全国各地，而且出口到东南亚许多国家。

但是广东的南药生产，现在也面临许多的问题。由于城市范围扩大，生产药材产区缩小，如广藿香、广陈皮面临资源危机。也有对市场管控不力，药材价格不稳，导致农民弃药种果的问题，如巴戟天。还有些野生药材，因只采不管，资源逐年减少，再在管理上忽视质量，导致有些中药材质量退化，含重金属超标，残留农药含量高。

为保护广东中药资源，除已经建立的国家级鼎湖山自然保护区外，在南昆山、罗浮山也建有省、市级自然保护区。为提高中药资源产量与质量，还要建立GAP生产基地的管理体系，并加大力度对中药材市场的管理。

三 广西壮族自治区中药资源

1. 自然与社会地理环境

广西壮族自治区简称"桂",位于我国华南地区西部,东南邻北部湾,西南与越南接壤,全自治区陆地面积约24万km²。

本区地处云贵高原东南边缘,山多地少。整个地势由西北向东南倾斜,四周山地环绕,呈盆地状,有"广西盆地"之称,盆地边缘多缺口,中部和南部多为平地。山脉主要分边缘山脉和内部山脉两类,边缘山脉有越城岭、海洋山、云开大山、六万大山、十万大山、凤凰山、九万大山等。内部大山有大瑶山、大明山、都阳山等,其中桂东北的猫儿山海拔2 141 m,是境内最高峰。广西在区域上属于云贵高原向东南沿海丘陵过渡地带,形成复杂多样的地貌类型。其中山地主要分布在广西东北和西部。丘陵地是仅次于中低山以外的主要山地资源类型,主要分布于中低山边缘及主干河流两侧,以桂东南、桂南、桂中一带较集中;台地约占土地面积的6.3%,主要分布于桂南、桂中、桂西南、桂东南一带;平原占全区土地面积的23.4%,主要分布于桂南沿海、桂东南、桂中及左江河谷(百色盆地、南宁盆地、郁江平原和浔江平原)。

石山是广西特殊的土地类型。石灰岩分布约占全区土地面积的一半,是我国岩溶分布最广、发育最典型的地区之一。按岩溶地貌大致有三种类型:峰林—槽谷、孤峰—海蚀平原、峰丛—洼地。这类山地自然条件差、土层浅、光照短、蓄水性差、植被少、山地高、坡度陡,约占全区土地面积的18.4%,主要分布在桂中、桂西南、桂东北及桂西北地区。

气候属于亚热带湿润季风气候,北回归线横穿本区。热量丰富、雨热同季、降水丰沛、干湿分明、日照适中、冬短夏长。全自治区年平均气温17~23 ℃,其中1月平均气温6~16 ℃,7月平均气温25~29 ℃,大部分地区年降水量1 300~2 000 mm,4—9月降水量占全年70%~85%,由于降水分布不匀,旱涝常有发生,还有低温冷害、霜冻、冰雹、雷暴、热带气旋等自然灾害。

广西地带性土壤主要为砖红壤、赤红壤及红壤。砖红壤为热带型土壤,仅分布在广西南部沿海的防城、钦州、合浦及北海一带。自此往北至贺州、藤县、田林、百色一带为南亚热带赤红壤分布范围,由砂页岩、花岗岩母质发育而成土壤深厚,有机质积累与分解都比较快,土壤呈酸性反应。再由此往北为中亚热带红壤的分布。在石灰岩地区由石灰岩成土母质发育而成有棕色石灰土、红色石灰土、黑色石灰土,土壤特点是质地黏重,呈微酸或碱性反应。

广西壮族自治区由于复杂的地理环境与特殊的气候条件，造就了丰富多样的中药资源，自古以来就有"川、广、云、贵"道地药材的说法。据调查统计资料，广西中药资源品种达7 506种，在全国位居前列，其中壮医常用药达1 000余种。广西主要特产药材有肉桂、八角茴香、广豆根、砂仁、鸡血藤、钩藤、红大戟、巴戟天、千层纸、金银花、天冬、何首乌、石斛、郁金、茯苓、草果、天花粉、罗汉果、山柰、莪术、水半夏、青天葵、葛根、千年健、安息香、吴茱萸、地枫皮、珍珠、蛤蚧、穿山甲、田七、滑石、炉甘石等。

广西是以壮族为主的多民族聚居地区，壮药尚未形成完整的体系。壮族人居住的岭南亚热带地区，动、植物资源十分丰富，由于壮族人喜食蛇、鼠、山禽等野生动物的习俗，因此，动物药应用较普遍。壮药的另一特点是善于解毒，包括蛇毒、虫毒、食物中毒、箭毒等，如广西著名的蛇药就是壮药的一大贡献。

2. 道地药材与各种中药资源

（1）八角茴香

异名：大茴香、八角香、大八角。来源于木兰科八角属八角茴香的成熟果实。以干燥果实入药。性味：辛、甘，温。归脾、肾、肝、胃经。果实含挥发油（茴香油）5%，脂肪油约22%，以及蛋白质、脂肪等。具有温阳、散寒、理气的功效。用于寒疝腹痛、肾虚腰痛、胃寒呕吐、脘腹冷痛。除药用外，广泛作调料、香料用。八角茴香为合成女性激素乙烷雌酚的主要原料，药材质量以形肥厚、个完整、色赤红、油性大、香气浓者为佳。

八角茴香为常绿乔木，主要栽种于南亚热带海拔250～800m的山谷、台地，气候温暖、潮湿的雨林、季雨林中，以排水良好、深厚、肥沃的黏质土壤或疏松的阴湿山地为宜。

八角茴香树采用种子育苗或嫁接育苗。树龄8年后开始结果，20～30年为旺生期。每年4月、10月前，果树由绿变黄时采摘；10月采的当地称之为"大造果"，果实肥大而硬呈红色，角不太尖，产量占全年90%以上；4月前采的，当地称之为"四季果"，果实瘦小而软，呈青色，角较尖，产量不大。

广西为主产地，原产区左江以龙江为中心，右江以百色为中心，有十余个县市，栽培有二三百年历史，红水河部分县也有分布。近几十年来，广西东南部，钦州、北海地区有大量种植，云南东南部、广东西部、海南、福建等省也有少量种植。

八角茴香始载于《本草纲目》，药用有400年历史。20世纪50年代前，广西有林2 668公顷左右（约4万亩），当时除自用，尚有少量出口，20世纪六七十年代产区扩大，产量增加。目前，我国广西、云南沿北回归线附近各县均有种植，年产量在1 000万千克以上，1996年、1997年年产量达1 800万千克。2017年全国产量

7590万千克，2021年回落至4510万千克。虽然八角茴香生产有大小年之分，但八角茴香是常绿乔木，若栽培管理好，其结果期可长达100年。可惜许多产地缺乏管理意识，只种不管，使八角茴香长期处于半野生状态，加上有的林地提早衰老，产量很不稳定，所以货源时紧时松。不过，八角茴香现药用数量不大，主要用作调味品及香料。

（2）肉桂（附桂枝）

异名：玉桂、牡丹、官桂。来源于樟科樟属肉桂的树皮和树枝。以干燥肉桂、桂枝入药。性味：辛、甘、热。归肾、脾、心、肝经。肉桂皮含挥发油（称桂皮油）1%～2%，主要成分为桂皮醛，含量达75%～90%，并含有少量乙酸桂皮酯、乙酸苯丙酯等。本品不含丁香油酚，尚含黏液、鞣质等。肉桂有补火助阳、引火归原、散寒止痛、活血通经功能；桂枝有发汗解肌、温痛经脉、助阳化气、平冲降气之功效。质量肉桂以皮细肉厚、片整体重、色紫油足、气香味浓、嚼之少渣为佳；桂枝以枝条细嫩、均匀、色棕红、香气浓者为佳。

肉桂为常绿乔木植物。栽培在北回归线以南，温暖、湿润、阳光充足的亚热带气候地区，海拔100～500 m的低山和丘陵、台地。以排水良好、肥沃的沙质壤土、灰钙土，呈酸性反应（pH为4.5～5.5）的红色沙壤土为宜。房前屋后，田边地角都可栽种。野生极少，海拔可高达1 500 m，生于常绿阔叶林间。

肉桂树幼树喜阴，老树喜阳。可用种子、扦插和压条繁殖。以种子繁殖、育苗移栽为主。育苗1～2年后可定植，6～8年开花结果，进入成龄期。肉桂树造林有矮林（类似灌木）和乔木林之分。矮林供采剥桂通（幼树主干皮和粗枝皮卷成圆筒状）、桂枝（肉桂树连木质部的幼枝）、桂叶之用。种植多则5～6年，少者3～5年即行砍伐采剥。留下树根二三个月就可萌芽长新枝，三年后可行第二次砍伐。树根在16～20年时为生长旺期，每株可分蘖8～14株，每株老根可反复砍伐十余次。乔木林供采剥企边桂、平板桂之用，种植10～15年以上可采剥。30～40年油足、气香的老树皮，可加工成真正的肉桂（黄瑶桂、油桂）。生长百年以上的老树皮，油性减少，气味变弱，品质下降。乔木林老树也可砍伐留根，萌芽长新枝后，选留正值粗壮的新枝，剪去其余新枝，10年后又可第二次剥皮，如此轮回可持续80～90年。

产量以广西最多，分布在桂东南及钦州地区。广东的信宜、郁南、德庆、罗定、高要等地，云南红河州为主产地。广西的东兴、广东的罗定产皮较厚，品质优良。以生长在黄泥土壤，在7、8月开剥，有5～10年树皮和树枝的"秋桂"品质较好。

肉桂始载于《神农本草经》，是我国传统的中药材，其副产品又可作调味品，有1 800多年的药用历史。商品肉桂分玉桂与官桂两类。玉桂，平板状，多由10年以上的树皮加工成各种规格；官桂，圆管状，多为由5～7年小树、幼树的树皮或成龄树的粗树皮加工成各种规格。

在20世纪50年代前，我国的玉桂货源主要依靠进口，由越南、柬埔寨、斯里兰卡等国家经香港输入，品质高，但价格昂贵，每年输入仅2万～3万千克，供国内大、中城市配方之用。50年代后，广西野生肉桂及引种南肉桂扩大栽培，形成大片乔木林。国产肉桂质量提高，价格又比进口货便宜，1960年后已能自足，不再进口，国内所需90%由广西提供。1960—1970年国产玉桂与官桂已达50万～74万千克，除上等规格货源较少外，一般可满足供应。1980年初，货运偏紧，价格上涨，产区林农盲目砍伐，年产量连年在100万千克以上，造成产量增加、质量下降、资源被破坏的局面。商品长时间积压多年，经过多年消化，渐趋平衡。1990年后，年产量约50万千克，年销量30万～40万千克。2020年，年产量达到8 540万千克。根据现有资源，如果加强造林和计划砍伐，可以做到永续利用。桂枝货源与产地生产肉桂油有关，广东西江沿岸各县生产桂枝，大多做肉桂油，出产后出口到新加坡，全国单纯药用年需量在60万～80万千克。

（3）蛤蚧

异名：蛤蟹、仙蟾、大壁虎、蛤蛇。来源于壁虎科壁虎属，动物蛤蚧除去内脏的干燥全体。性味：咸、平；有小毒。具有补肺、益肾，气喘纳定、助阳益精的功能。药材质量以体大、色鲜明、撑面平整、尾全而粗长者为佳。

蛤蚧为陆栖爬行动物，生活于热带和南亚热带地区。在我国分布于两广地区海拔500～800 m的石灰岩（喀斯特）地带，栖息于有草木生长或阴暗的岩石裂缝、洞穴、树洞、屋檐及山土坟墓内，数尾群居或独居。

蛤蚧喜干燥，怕潮湿、怕热、怕冷、怕风、怕雨，昼伏夜出。人工养殖宜选北回归线以南地区进行，以蚊、蝇、蚁、蜂、蝼蛄、蚱蜢、蜘蛛、蟑螂、蜻蜓、金龟子、土鳖虫等活的昆虫为食。

主产在广西龙州、靖西、南宁、贵县、百色、田阳等县（市），其次为广东的怀集、云浮、英德、阳春、信宜、封开等地，云南的文山、红河及西双版纳州。贵州兴义地区也有少量分布。我国周边东南亚国家，如越南、缅甸、老挝、泰国、柬埔寨、印度尼西亚也有分布。

蛤蚧入药始载于宋《开宝本草》，并有"蛤蚧药力在尾，尾不全者不效"之说。相传，雄者为蛤，皮粗口大，身小尾粗，雌者为蚧，皮细口小，身大尾细。夜间鸣叫的雄声蛤、雌声蚧，因其鸣音而命其名。

我国野生蛤蚧资源丰富，蕴藏量大，在广西分布最广、产量最多。1963年最高收购量达37万对，当时在集贸市场常常可看到鲜活蛤蚧，产量供应全国。20世纪70年代，由于生态环境的恶化，加上过度捕杀，国产蛤蚧野生资源日渐减少，年产量从20万～30万对逐步下降到10多万对。80年代，虽有少量人工养殖商品补充，但家养和野生数量相加，两者年产量一般在5万对左右。而80—90年代以后，国内市场年需蛤蚧40万～50万对。2022年，市场年需量55万对。为了解决药用需求，我国每年从越南、泰国、印度尼西亚、柬埔寨进口数万对蛤蚧，以满足市场的需要。

过度的捕捉和栖息地环境的破坏，是野生蛤蚧资源大幅度减少的原因。为了有效保护蛤蚧资源，我国已把蛤蚧列入国家二级重点保护动物。

为了使蛤蚧资源这一珍贵药材得以永续利用，除加强宣传教育之外，应采取一些有效保护与加快扩大繁育基地建设措施：第一，建立野生蛤蚧资源自然保护区。自然保护区要选择最适合野生蛤蚧生长的自然环境，如曾经是野生蛤蚧良种和栖息的地区，而且当地群众对野生蛤蚧资源合理利用和保护有一定的认识。第二，加快与扩大人工繁育蛤蚧基地的建设。

（4）罗汉果

异名：拉汗果、假苦瓜、汉果。来源于葫芦科植物罗汉果成熟的果实，是我国传统的药材，以果实入药。性味：甘，凉；无毒。果实中主要化学成分是罗汉苷即三萜烯葡萄糖苷，还有10%左右的蛋白质，15%左右的游离糖，少量的甘露醇和黄酮苷等。鲜果有丰富的维生素C，具有清热润肺、润肠通便的功能。罗汉果甜苷的甜度约相当于蔗糖的300倍，并具有降血糖的作用。因此，罗汉果被国家卫生部（现称国家卫生健康委员会）列为药食两用品，在国际市场则被誉为"东方神果"和"长寿之神果"，深受消费者喜爱。此外，罗汉果有清热凉血、润肺、滑肠排毒、消除面疮之作用，为驻颜美容、减肥健身之佳品。罗汉果除提取甜代原料之外，以它为主要原料的中成药、保健品，如罗汉果冲剂、罗汉果止咳糖浆、罗汉果饮品、罗汉茶等销量与出口也逐年增长。在选择罗汉果果品质量时，以形圆、个大、坚实、摇之不响、黄褐色者为佳。

罗汉果为多年生攀缘草本植物，由野生变家种，有100多年的历史。野生资源主要分布于亚热带地区，一般生长在海拔200～1200 m的中低山丘陵、河谷、溪边或湿润的山坡地。要求年平均气温16～19 ℃，无霜期300～310天，年降水量1500～2000 mm。生长在砂岩、页岩、花岗岩形成的酸性土壤，pH值在4.5～5.5。分布区一般植被良好，森林覆盖率较高，植被以常绿阔叶杂木林为主，有油茶林、竹林、灌木林、兰科植物、蕨类、苔藓等，这些地方通常荫蔽、凉爽，多湿、多雾，日照短，日温差大。

野生罗汉果主要分布在广西，此外，广东、江西等省亦有少量分布。广西是罗汉果植物产区，分布范围较广，东从贺州起，西至百色地区，南由钦州地区防城，北至龙胜。其中永福、临桂、龙胜三县为罗汉果起源中心，资源丰富，属于越城岭山脉的大南山、天平山自东南向西北延伸。此外，广西金秀县大瑶山的罗汉果资源也比较多。

20世纪70年代开始，广西各地数十个县均有罗汉果栽培，广东、云南、湖南、浙江、福建等省也相继引种试验。年产罗汉果1亿个左右。

2005—2008年，罗汉果收购价一直保持在0.2～0.9元/个。因为农民到城市务工人数与日俱增，罗汉果没有明显的扩种，但需求量越来越大，随着库存量的不断消化，罗汉果供不应求的状况逐渐明显。每年年销量加出口，罗汉果年需量在3亿～3.5亿个。

2008—2010年，罗汉果产地资源对市场供不应求的行情渐清晰，其价格开始逐步上升。在广西玉林市场，该品统货售价每千克48～50元，大果1.8元/个，中果1元/个，小果0.6元/个。之后又回落至每千克36元，大果1元/个，中果0.6～0.7元/个，小果0.4～0.5元/个。

近些年来，罗汉果种植采用先进栽培技术，实施规范化种植，当年种植当年收，不仅减轻了病虫害的发生，也使亩产量得到很大提高。2018年国内罗汉果种植面积达20.6万亩。其中广西桂林地区种植面积为14.4万亩，占比近70%，年产果10.9亿个。高产的每株结果率达120～150个。由于栽培技术的提高和种植面积的扩大，罗汉果的产量将得到增加，供销会逐步趋向平衡。

（5）地枫皮

异名：钻地风、地枫。来源于木兰科八角属植物地枫皮的干燥树皮或根皮。性味：微辛、涩，温；有小毒。具有祛风除湿、行气止痛功能。用于风疹、湿疹、皮肤瘙痒、风湿痹痛、腰肌劳损。地枫皮以皮厚、宽阔、外皮灰褐、内色棕红或网纹、质松脆、味清香者为佳。

地枫皮为常绿灌木，全株具有芳香气味，花期在每年4—5月，果期在8—9月。地枫皮生长环境特殊，生长在石灰岩悬崖峭壁或山顶石缝中，主产在广西德保、田阳、龙州、马山、巴马、东兰等地，云南、贵州、广东、湖南也有分布。

地枫皮过去为少常用药材，历来本草无记载。它是广西特产植物，最初在广西作芳香挥发油原料，后来做药用，至今有100余年历史。

由于地枫皮是一种药材，又是常绿灌木，生长在石灰岩山地悬崖峭壁和山顶石缝中，可以起到保护环境、防止水土流失的作用。我国已将地枫皮列为《中国珍稀濒危保护植物》一级保护树种。地枫皮还因具有药用价值，被《中华人民共和国药典》收载其中。

当前要做好种苗工作，保护母株，采种育苗，扩大人工栽培，增加资源。同时为缓和药用资源供应，保留资源生存，要改变过去砍树剥皮的做法，采用新技术——环状剥皮再生技术，这样既能收获药材，又能使原植物得以生存。除此之外，收购药材单位要控制每年收购量，各地要轮流收购，以使新种幼苗得到生长。

（6）广豆根

异名：柔枝槐。来源于豆科植物广豆根的根。性味：苦、寒。归心、肺、大肠三经。广豆根中含生物碱、苦参碱、氧化苦参碱、臭豆碱、甲基金雀花碱、各类黄酮成分柔枝槐酮。具有清火、解毒、消肿、止痛功能。药材质量以粗壮块大、粉多者为佳。

广豆根为灌木，生于石山脚下，或石灰岩缝中。宜于4—5月或8—9月间采挖，除去茎、叶及须根，洗净、晒干。分布在我国南方各省（区），主产地在广西，以田东、田阳、南宁等地品种最优。

（7）鸡血藤

异名：血凤藤。来源于豆科植物密花豆的干燥藤茎。性味：苦、甘，温。具有活血、舒筋功能，用于治疗腰膝酸痛、麻木瘫痪、月经不调。

鸡血藤为攀缘灌木。生于山地林中，灌丛或山沟。采集以深秋为最好。采收全年或秋季割取藤茎，切断或切片晒干。药材以端面色棕红，倒切处有红黑色汁痕，树脂状分泌物多者为佳。主产于广西。分布于我国南方各省（区），如广东、广西、江西、湖南、福建、浙江、湖北、四川、云南、贵州。

（8）穿山甲

异名：甲片、鳞鲤甲。来源于鳞鲤科穿山甲属的鳞甲。性味：咸，凉。具有消肿溃痛、疏风活络、通经下乳功能。药材质量以片匀、色青黑、无腥气、不带皮肉者为佳。进口的穿山甲商品，多来自越南、缅甸、印度尼西亚等国家。一般分大甲片与小甲片：大甲片灰黄色，习称"铜甲片"，品质较次；小甲片褐色，习称"铁甲片"，品质较优。

穿山甲野生于热带及亚热带地区海拔1 800m以下的丘陵山地。栖息在疏林、灌丛、潮湿地带，多在泥土山掘洞穴居。主产于广西、云南、贵州、湖南，广东、福建、海南、江西、浙江、台湾、安徽、四川也有产。

穿山甲为哺乳动物，善挖土打洞，居泥土洞穴。每年4—8月天气炎热多雨季节，常栖息于洞口，冬季蛰居洞底。昼伏夜出，活动范围广泛，视力差、嗅觉灵，主食白蚁，也食黑蚁、蜜蜂及昆虫蛹卵。能爬树、游水，行走时前脚的脚背着地，用爪背走路，受惊时蜷缩成团如球。每年4—5月交配，每胎1～2崽。野生穿山甲长年可以捕捉，于3—5月夜间穿山甲寻偶、觅食出洞活动频繁时，在潮湿草丛多白蚁处寻找，遇见时，撒泥沙于其身上，穿山甲被撒泥沙即蜷缩成团如球。

穿山甲始载于《名医别录》，原名"鳞鲤甲"，为常用中药。属热带、亚热带动物。古代，我国长江下游江南地区有较多资源，随着人口增加，生境变化，资源减少。现仅见于广西、云南、贵州暖湿地带，数量也不多。近百年来，药用商品主要靠进口，20世纪五六十年代，平均年销量5万—6万千克，我国广西、云南、贵州、湖南等省（区）自产量不足一半，依赖进口补足。20世纪七八十年代，药用配方及生产中成药需要量增加，全国平均年销量扩大至10万千克左右。因货缺，价格猛涨。国内野生资源遭到乱捕滥杀，资源逐渐枯竭。80年代初至90年代初，广西、云南两省通过边贸从邻国购入大量穿山甲片，使国内商品充裕，市场价格一度低于国家主渠道进口价。全国正常年需量10万～15万千克。1992年后，边贸流入减少，价格每千克由100多元迅速上升，1996年突飞猛涨，高达600～700元，增长幅度惊人。从长期考虑药用需要，对穿山甲人工饲养开展科研很有必要，然而面临的技术难题众多。野生穿山甲是国家一级保护动物，经营者必须遵照国家法规办事。

除上述之外，广西还有三七（主产于靖西、那坡、德保、田阳、田东、凌云等地），砂仁（主产于钦州、防城、百色、武鸣、隆安、扶绥等地），山奈（主产于横县、玉林、容县、宁明、马山、平南、桂平、武宣等地），耳环石斛（主产于石灰岩地区西林、隆林、乐业、凤山、东兰、南丹、河池、贺州、兴安、灌阳、富川等地），千年健（主产于宁明、龙州、防城、凭祥、那坡、百色），天花粉（主产于梧州、平南、玉林等地），莪术（主产于横县、贵县、灵山、平南、上思、百色等地），巴戟天（主产于苍梧、北流、博白、钦州、宁明等地），草豆蔻（主产于龙州、百色等地），草果（主产于那坡、龙州、靖西、凭祥等地），吴茱萸（主产于龙州、百色），穿心莲（主产于贵港、玉林、钦州），天冬（主产于天峨、隆林、田林、容县等地），山银花（主产于马山、忻城、天等、宜山、钦州、平乐、田阳、兴安、桂平等地），以及红大戟、青天葵、金钱草、南板蓝根、安息香、灵香草、两面针、滑石、炉甘石、珍珠、水半夏等。

3. 中药资源开发利用及保护状况

广西是我国中药资源大省（区、市），中药资源品种有4 600余种，居我国第二位。著名道地药材种类也多，有罗汉果、肉桂、八角茴香、环草石斛、蛤蚧、穿山甲等。由于以往对野生资源保护认识不足，管理不到位，许多野生资源遭到严重破坏，主要有青天葵、八角莲、七叶一枝花，金果榄、地不容、石斛等。还有如鸡血藤、草果、萝芙木、鸡骨草、过江龙、岩黄连、苦玄参、虎舌红等资源已被破坏，呈濒危稀少状态。因而加强对药用植物的保护与管理应摆在重要位置上来。

随着党和政府对中医药事业发展的进一步重视和国家西部大开发政策的影响，广西壮族自治区党委和政府也十分重视对广西中药资源产业的发展，提出了"打造八桂药谷、创建南方药都、开辟西南药道、振兴民族药业"的基本思路，要建设广西中药现代化科技产业基地，产、学、研相结合，创新珍稀名贵道地药材良种选育和快速繁殖技术，制定绿色道地药材质量标准及生产标准操作规程，大力发展加工型中药材，重点扶持道地中药材，关注濒危药用动植物的保护利用，重视中草药的可持续发展。相信未来广西在这种思路和政策引导下，中药资源的开发利用和保护会迈向新的台阶。

第二节 华东地区的中药资源

本区包括江苏、浙江、安徽、福建、江西、山东、台湾七省及上海市，地处长江下游，地跨中亚热带和北亚热带，北部还有一部分属于暖温带。本区东临东海及黄海，位于我国地势的第三阶梯，多为丘陵山地和平原，河网密布，湖泊众多，较大湖泊有太湖、洪泽湖、巢湖、千岛湖、鄱阳湖，是我国著名的鱼米之乡。该地区经济基础好、工农业发达、大中城市多，交通四通发达，人口稠密。人多地少，农业集约化程度高，野生资源破坏比较严重，人与生态环境矛盾突出。中药资源开发历史悠久，药材种植业比较发达，药材引种、驯化有一定发展，炮制加工技术比较先进，形成了在安徽亳州全国最大的中药材交易中心。在历史上，安徽南部、江苏、浙江的苏杭涌现出众多著名医药学家，中医药文化底蕴深厚。

 一 福建省中药资源

1. 自然与社会地理环境

福建省简称"闽"。地处东南沿海，东西宽540 km，南北长550 km，全省总土地面积12万km^2。地势总体西北高、东南低，以山地、丘陵为主，约占总土地面积的80%，河谷、盆地穿插其间，素有"八山一水一分田"之称。福建闽西及闽中有两大山带。闽西大山带，以武夷山为主体，并由仙霞岭、杉岭等山脉组成，其中武夷山主峰黄冈山海拔2 160.8 m，是我国大陆东南部的最高峰。闽中大山带，由鹫峰山、戴云山、博平岭等构成。两大山带均呈东北—西南走向，与海岸线相平行，长约500 km，高达1 000 m，把全省纵隔成西北山区与东南沿海两大区域。沿海一带河口冲积成海积平原，有福州、莆田、泉州、漳州四个平原。沿海海岸线曲折，港湾众多，岛屿星罗棋布。

福建省地跨中、南亚热带，属于亚热带湿润季风气候，是全国降雨量最大省份之一。具有冬无严寒，夏少酷暑，雨量充沛的气候特点。全省年平均气温17～21 ℃，其中1月平均气温6～13 ℃，7月平均气温28℃左右。年降水量1 100～2 000 mm，内陆多于沿海，山地多于平原，且降水季节分配不匀，灾害天气频繁，夏秋之际多台风、洪涝、干旱、霜冻历年可见。

红壤和砖红壤性红壤为福建地带性土壤。砖红壤性红壤主要分布在福清—莆田—仙游—永春—华安—南靖—永定一线以南和以东海拔300 m以下的丘陵、台地，约占全省土地总面积的11.34%。此线以北为红壤，分布在300～700 m的低山、丘陵，占全省土地总面积的70%，是福建省最主要的土壤。垂直地带性土壤自下而上为红壤、黄红壤、黄壤、山地草甸土或砖红壤性红壤、红壤、黄壤、山地草甸土。此外，由于受非地带性因素影响，形成非地带土壤如风沙土、沼泽土。黄壤在福建分布面积不大，在垂直带谱的土壤，分布在海拔900～1 600 m的中山，仅占全省面积的5.4%，武夷山、戴云山有较大面积分布。山地草甸土也是垂直带谱的土壤，占全省面积的3.25%，分布在山地海拔1 600 m以上的顶峰。紫色土属非地带性土壤，仅在浦城—三明一线以西，盆地四周丘陵有分布。其余非地带性土壤还有石灰性土、水稻土、滨海盐土、风沙土等。

福建植物区系最显著特点是属于亚热带植物区系。福建地处中低纬度，气候条件适宜亚热带植物和某些热带植物的生长，因而常绿阔叶林、常绿针叶林和含有热带雨林成分的常绿阔叶林（也称季雨林）成为这里的地带性植被。在福建北部发育了常绿阔叶林和落叶阔叶林，成为混交林结构；南部则发育为南亚热带常绿阔叶林及热带稀疏草原和滨海红树林。

福建海岸线曲折，优良港湾众多，有建立深水港这一得天独厚的地理条件。医药商业较为发达，自汉朝以来，福州、泉州、漳州、厦门港先后开发，成为商品药材进出口的集散地。宋朝时，泉州港成为世界著名的商港，从打捞上来的沉船舱内发现有胡椒、槟榔、没药、降香、乳香等品种。《晋江新志》引载，从泉州港口出口药材有川芎、朱砂、干姜、大黄等15种。

2. 道地药材与各种中药资源

（1）泽泻

异名：建泽泻、水泽、水泻、如意菜。来源于泽泻科泽泻属泽泻的块茎。以干燥块茎入药。性味：甘，寒。从块茎中分出成分有五种萜类化合物：泽泻醇A、泽泻醇B、乙酰泽泻醇A酯、乙酰泽泻醇B酯和表泽泻醇A；另含挥发油（内含糠醛）、少量生物碱、天门冬素、植物甾醇苷、脂肪酸，还含树脂、蛋白质和多量淀粉，具有利水、渗湿、泄热等功效。泽泻干燥块茎以个大、椭圆、饱满、质坚、色黄白、粉性足者为佳。

泽泻为多年生沼生植物，宜生于气候温和、阳光充足、水源不断的沼泽或水田中，以土层深厚、含腐殖质丰富的黏质壤土为佳，而沙土不宜栽培。建泽泻栽种于海拔较低的浅沼泽地（荷花池田）。川泽泻栽种于海拔400～800 m的冲积平原或梯地水稻田中。

泽泻主产于福建、四川、广东、广西、湖南等省（区）。贵州、云南、浙江、湖北曾有引种。商品以福建、江西、广东、湖南、广西产者称"建泽泻"，个大、圆形而光滑，以福建的建阳、建瓯、浦城，江西的广昌、石城为著名产地。四川、云南、贵州产者称"川泽泻"，个小、皮较粗糙。一般认为建泽泻品质较佳。川泽泻以四川灌县为历史著名产地。

泽泻栽培以种子繁殖，先育苗后移栽。当年种，当年可以收获。四川6月下旬育苗，福建7月下旬育苗。建泽泻8月下旬处暑前后移栽在莲池，当年12月冬至前几天起土。川泽泻8月上旬立秋前后1～2天移到稻田，当年冬至后起土。除去茎叶、须根，洗净，晒干水分，烤烘，将须根及粗皮撞去，再烘干即可。

泽泻是传统常用的药材，在《本草纲目》中被列为上品。药源主要来自人工栽培。目前年需要量约在250万千克，比以往有所增长。依据历史资料，自20世纪60年代后到2010年，泽泻生产很不稳定。它受价格刺激，产量起起伏伏，当价格涨高时，无法控制，农民见有利可图，盲目扩种，当价格低迷时，种植户见无利可图，甚至亏本，就不愿种，因而货源时多时少。但泽泻是一年生沼生植物，生产周期短，可以与水稻、莲藕套种，栽培技术比较简单，生产恢复快，这是有利的一面。2000年前后，四川采用福建泽泻引种栽培，质量可与建泽泻媲美。所以现在成都市场上，有建泽泻与川泽泻两种商品并存。因2015版药典含量要求，泽泻大量减产，导致行情持续走高，从而刺激四川产地农户扩大了种植量，2018年1月泽泻产新后，行情达到历年最低价。多年低价导致农户种植积极性降低，2020年10月的时候四川产地的存货量仅剩50万千克左右，这为2021年的历史高价埋下了伏笔，2021年1月泽泻产新，人气高涨，各厂家及商户积极备货再次推高行情。

（2）太子参

异名：孩儿参、童参。来源于石竹科孩儿参属异叶假繁缕的块根。以干燥块根入药。性味：甘、苦，微温。块茎中含果糖、淀粉、皂苷。具有补肺、健脾功能。块根以条粗壮、体重、坚实、皮细、性糯、色黄白、光泽、无须根者为佳。

太子参为多年生草本。野生分布于阴湿山坡林下或岩石缝中。人工栽培多在海拔200~300 m的向北丘陵坡地或平原。宜温和湿润气候，喜阴凉，忌强光，以肥沃、深厚、疏松、排水良好、富含腐殖质的沙质壤土为宜。重黏土及低洼积水地不宜栽培。

太子参块根繁殖，扦插繁殖，种子繁殖都可以，以块根繁殖为主，边采收边选种。种子繁殖一般利用自然落子，原地育苗，当年仅生一个圆锥根，次年可做种。清明前移苗栽种称"春播"，霜降前栽种称"秋播"。6—7月夏至至小暑，地上茎叶半数枯黄时采挖。挖起后摊凉1~2天，洗净，置沸水中烫2~3分钟，捞出后阴干或晒干，去须，称"烫参"；将鲜根直接暴晒至干，搓去粗皮及须根，称"生晒参"。

我国太子参主要产区在福建闽东山区的柘荣、霞浦、福安，江苏的句容、溧水、溧阳、江宁、江浦、赣榆、沭阳，山东沂蒙山区的临沂、临沭、莒南，安徽东南部广德、宣城、郎溪、巢湖，浙江长兴、泰顺，均为人工栽培。其中以福建产量最大。江苏句容栽培历史最久，有近百年。黑龙江、吉林、辽宁、河北、河南、山西、湖北、陕西等省有野生分布。

太子参始载于《本草从新》，据说最早发现于南京明孝陵，故名太子参。太子参原为民间草药，其功能同人参而力稍逊，常用于治疗小儿虚汗或病后补养。开始江苏为原产地，在长江中下游地区习销，20世纪50年代前销量不大，作小品经营，1950—1960年年销量2万~5万千克，1960年后至1970年初，江苏引野生为家种，扩大生产，货源充沛，后来因党参紧缺，改用太子参代替，效果较好，使太子参销量迅速上升。1970年全国收购量达100万千克。1970—1980年采用太子参为原料产品日渐增多，最高年销量达200万~300万千克，栽种地区从江苏发展到安徽、山东、福建、浙江等省。尤以福建产量最大。

现在太子参药源主要来自人工栽培，一般正常年销量在100万千克。从20世纪80年代开始，它的产销量随着价格的升降忽高忽低。2009年9月起，太子参单价从20元一路上涨，到2010年下旬已暴涨至200多元。2011年，最高价涨至近400元，之后逐渐回落。2017年价格维持在72~80元，由于年景适宜，单产量高，参农种植热情不减。2018年产新先高后低，由80余元每公斤逐步降至60余元，但种植积极性仍然较高。2019年多雨造成单产明显下降，且价格持续滑落到50多元，相当部分药农销售价低于农本价，影响了2019年秋种积极性。2020年，价格持续滑落至30余元，多数药农处于亏本销售状态。太子参原是民间草药，经过50多年的开发，成为一味知名、广泛使用的中药。

（3）乌梅

异名：梅实、熏梅、桔梅肉。来源于蔷薇科植物梅的干燥近成熟果实，以干燥乌梅或乌梅肉入药。性味：酸，温。归肝、脾、肺、大肠经。果实含柠檬酸10%，苹果酸15%，琥珀酸、碳水化合物、谷甾醇、蜡样物质及齐墩果酸样物质。在成熟时含氢氰酸。具有收敛生津、安蛔驱虫，治久咳、虚热烦渴、久疟、久泻、痢疾、便血、尿血、血崩、蛔厥腹痛、呕吐、钩虫病、牛皮癣等作用。乌梅以个大、肉厚、核小、外皮乌黑色、不破裂露核、柔润、味极酸者为佳。

乌梅为落叶小乔木，主产于福建、浙江、四川、湖南、贵州等省。此外，广东、湖北、云南、陕西、安徽、江苏、广西、河南等省（区）亦有产。福建各地有产，上杭、永泰等县居多，尤其是上杭的乌梅量大、质佳，以个大肉厚、柔软色乌、味酸后甜香、质优而闻名中外，畅销全国，远销日本、泰国等地，故有"杭梅"之称。

（4）青黛

异名：靛花、蓝露。来源于爵床科植物马蓝、蓼科植物蓼蓝或十字花科植物菘蓝的叶或茎叶经加工制得的干燥粉末或团块。本品性寒味咸。青黛药材为极细的粉末，灰蓝色或深蓝色，质轻，易飞扬，可粘手粘纸，具草腥气，味微酸。具有清热、凉血、解毒功效。青黛药材以体轻、粉细，能浮于水面，燃烧时生紫红色火焰者为佳。从青黛中提取的靛玉红，对治疗慢性粒细胞型白血病有一定疗效。

马蓝喜温和湿润、阳光充足的环境，一般栽种于海拔300~500 m的山地，以山地红壤，土层深厚为宜。

主产于福建、云南、江苏、安徽等省，江西、河南、四川等地亦有产，以福建所产的品质最佳，称"建青黛"。

青黛制法：夏、秋采收马蓝茎叶，置缸内，用清水浸2~3昼夜，至叶烂脱枝时，捞起枝条，每5千克叶加入石灰0.5千克，充分搅拌，至浸叶呈深红色时，捞取液面泡沫，晒干，即为青黛。

青黛为福建道地药材，主产于仙游县。宋代福建已大量种植马蓝药用或做染料。仙游书峰乡年产青黛4万千克，历史悠久，加工经验丰富，畅销全国，远销海外。

（5）南方红豆杉

异名：紫杉、赤柏松。南方红豆杉为红豆杉科红豆杉属中的一个种。它的根茎叶及种子均含有紫杉醇。用南方红豆杉提取紫杉醇，主要用来作抗癌药物，也可用来驱虫、消食，主治蛔虫病、食积病。对强身健体、增强肌体免疫力、防癌

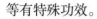

等有特殊功效。

南方红豆杉是常绿乔木，我国亚热带至暖温带特有树种之一，分布在阔叶林中，喜生于山脚腹地较为阴湿处，对气候适应性较强，年平均气温11～16℃，最低极值可达-11℃；耐阴湿力强，要求肥力较高的黄壤、黄棕壤，缓坡腐殖质丰富的酸性、中性、钙质土地也能生长。南方红豆杉具有较强的萌芽能力，树干上多见萌芽的小枝，但生长比较缓慢，病虫害少，寿命长，不耐干旱，不宜于瘦瘠及低洼积水地生长。

南方红豆杉主产于我国长江流域以南，常生长于海拔1000～1200 m以下，如安徽南部、甘肃南部、四川、贵州及云南东北部。一般比较零星分散，面积集中较少。

福建武夷山地区的梁野山地处中亚热带，南方红豆杉分布面积较大，有1万多亩，现已建为国家级南方红豆杉保护区。最大一株有600多年，树干两个人还难合围。

红豆杉生长缓慢，也难繁育，主要靠种子繁殖。由于种子外层为浆果，内层核坚硬，靠自然繁殖，由鸟吃了果，核在鸟胃中，通过胃液化核，再由鸟排粪便自然播种，所以繁殖率很低。

红豆杉由于它的外形是常绿树种，四季常青，具有独特的观赏价值，而且还是保护土壤、防止沙化的优质树种，是不可多得的药用经济树种，特别是它的提取物紫杉醇是抗癌药物，具有不可替代的药用价值。加上红豆杉生长慢，繁殖率低，因而成为国内外关注的一种植物。目前它的原料来源和紫杉醇医药产品，还远远不能满足市场需要。20世纪90年代，我国野生红豆杉遭到毁灭性采挖，在短短十几年中遭到史无前例的砍伐和破坏。据推测，每生产1千克紫杉醇，需要10 000千克树皮，要毁掉百年树龄的红豆杉300株。野生资源枯竭，存量锐减，加上很长时间采用采剥树皮这种不可再生性利用方式，使得野生红豆杉属植物面临濒危灭绝的境地。由于在自然条件下红豆杉生长速度缓慢，再生能力差，所以很长时间以来，天然的红豆杉数量稀少，世界范围内还没有形成大规模的红豆杉原料林基地。因此，保护现有资源，人工扩大红豆杉资源总量已成为当务之急。

发展种植是实现红豆杉可持续利用的根本对策，应当大规模推广人工栽培，建立人工生产基地，引入种源，建立基因库、种子繁育基地。只有这样，种植资源才能得到有效保护和合理开发利用。扦插育苗发展人工原料基地，是周期短、成本低的简单有效方法，在四川、北京等地有建立种植基地。建议组织开展资源状况调查，对分布面积、储存量和适宜采集量进行摸底，制定年度保护利用和年度采集计划，建立集种植与保护、生态功能一体化的生产与技术服务基地。原产地自然保护区内绝对严禁砍树、剥树皮，扩大人工红豆杉资源总量。另外，综合利用以发挥资源效率。有研究表明，红豆杉叶不但含有与皮相当的紫杉醇，还含有远高于皮的紫杉醇前提化合物，可作为提取或合成紫杉醇的原料。

除上述之外，福建省西北部中低山、盆谷具有地方特色的中药材还有建阳的姜黄、金银花，以及杜仲、薏苡等。中部中低山具有地方特色的中药材还有银耳（古田产）、山药、罗汉果、竹茹等。东北沿海平原丘陵具有地方特色的中药材还有霞浦的金银花、蔓荆子，闽侯福清的陈皮，以及枳壳、天麻、海漂蛸等。东南沿海平原丘陵具有地方特色的中药材还有莆田、福清的使君子，莆田的栀子，以及枇杷叶、麦冬、玳瑁等。南部沿海具有地方特色的中药材还有同安、长泰的砂仁，南靖、平和的巴戟天，晋江、诏安的北沙参，同安、晋江的蔓荆子，以及藿香、肉桂、山药、石决明等。西南部中低山、盆谷具有地方特色的中药材还有龙门湖及西坡的藕片、武平的射干、龙岩的山银花，以及荆介等。

3. 中药资源开发利用及保护状况

福建省地处亚热带，是个山多、田少、海洋辽阔的省份。独特的自然条件与丰富的山海资源，为开发利用与发展中药产业提供了有利的条件。

福建省中药资源十分丰富，有品种资源2 468个，约占全国中药资源的19.2%，道地药材和具有地方特色的中药资源有泽泻、太子参、凹形厚朴、青黛、雷公藤、古田银耳、莲子、海马、石决明、八角莲、短葶黄连、蕲蛇、穿山甲等。

但随着封闭式自然经济向开放式商品经济发展，人们对野生中药材过度采挖与滥捕。加上福建是个侨乡，又处在台海两岸经济开发前沿地区，大规模的经济开发与旅游业发展，使生态环境受到很大影响，野生中药资源遭到严重破坏，资源逐年减少，甚至有些品种出现濒危。

由于得到省及各级领导重视，自然环境得到改善，中药资源生产逐渐得到恢复。2004—2005年7月建立的建瓯泽泻生产基地和拓荣太子参生产基地，先后顺利通过国家药品监管局GAP认证现场勘查。全省太子参种植规模已达约2万亩，泽泻种植800亩，雷公藤1.2万亩，红豆杉1万亩。到2008年，全省中药材种植面积已达46.9万亩。在中药产业激烈市场竞争中，福建初步形成一定规模和生产体系，已涌现出十几家具有一定生产规模的中药材生产企业。漳州市片仔癀药业生产公司、厦门中药厂有限公司等6家企业已成为上市公司，并进入全国中药产业50强。现在福建省已将医药产业定为战略性支持产业，为推动中药材生产又快又好发展，拟采取以下建议性措施：①加强中药材品种审定工作，实施中药材良种工程。②加强中药材规范化生产基地建设，确保中药材质量。③加强中药材无公害标准化生产、病虫害监控、平衡施肥、精深加工等先进技术推广。④加强专业合作经济组织发展，提高药农组织化程度。⑤加强中药知识产权执法力度，形成对知识产权、技术转让、技术扩散等强有力的法律保护体系，严厉打击医药领域侵权行为。

台湾省中药资源

1. 自然与社会地理环境

台湾省简称"台"，位于我国东南海域。台湾岛东西狭窄，南北长，东西长20～150 km，南北长380 km，土地总面积3.59万 km²，是我国最大的岛屿，也是世界上少有的热带"高山之岛"。

台湾除西岸一带为平原外，其余占全岛三分之二的地区是高山、丘陵，地形中间高两侧低，以纵贯南北的中央山脉为分水岭，渐向东、西两岸斜落。自东而西有台东海岸山、中央山、玉山、阿里山、雪山，大致由北北东向南南西平行分布，统称为"台湾山脉"。其中玉山海拔3 952 m，是台湾省内最高峰，也是我国东部最高峰。山地之中有不少盆地和狭窄的平原，主要有嘉南平原、屏东平原、宜兰平原、沿海平原以及台北、台中、埔里盆地。主要河流大都在西岸，有浊水溪、高屏溪、曾文溪、淡水河等。湖泊较少，中部日月潭是省内最大的天然湖泊，还有人工修筑的珊瑚潭、曾文水库等。周围海域有很多岛屿，如澎湖列岛、钓鱼岛、赤尾屿、兰屿、绿岛等。

台湾气候属热带、亚热带季风气候，北回归线穿越本省南部，夏长冬暖，雨量充沛，多台风气候特征。年平均气温（除高山外）22 ℃左右，1月平均气温15 ℃左右，7月平均气温28 ℃，夏季长达7—10个月。年降水量在2 000 mm以上。北部、东部全年有雨，中、南部降水则集中在6—8月。一般地区终年无霜雪，雪线位于海拔3 000 m以上地带。台风、暴雨是境内主要的气候灾害。

土壤按其成土和分布高度，分为山地和平地两大类，山地土壤以所处高度和发育程度分为三种类型：①山地黄壤和微红化壤，分布在海拔500～1 500 m的山地，降水量在1 500～2 500 mm，含有机质较多，植物多属落叶林和阔叶林等，呈酸性反应；②山地灰化黄壤和灰棕壤，分布在海拔1 500～3 000 m，年降水量在3 000～5 000 mm，年平均气温10 ℃左右，多呈灰色，酸性，有机质含量稍多，植物以针叶林为主，以阿里山一带土壤为代表；③山地草原土和微灰化土，分布在海拔3 000 m以上，年平均气温5 ℃以下，年降水量3 000 mm以上，土壤较薄，呈灰色，含有机质不多，植被以针叶林为代表。

平地土壤分布在500 m以下的平原、盆地、台地及丘陵区。①碱性冲积土。包括水稻土、盐田、鱼塭、海埔地。分布在新竹、彰化、嘉义、台南和高雄等沿海和河流下游一带。土层较厚，受咸水入浸多呈碱性，肥力较高，改良后作农田。②酸性冲积土。包括盘层土和冲积土。分布在靠近台地、山地丘陵和河流两岸冲积地带。土层厚薄不一，黏性大、肥力不高，呈酸性。分布在嘉义、台南、高雄和屏东一带。③红壤。主要分布在100～500 m的丘陵和台地，年降水量2 000 mm左右，年平均气温20 ℃。土层较深厚，有的按其含铝、铁、磷、有机质程度不同分为砖红壤和赤红壤。分布在桃园、新竹、苗栗、台中、彰化、嘉义、高雄、屏东等地。

台湾山地面积大，兼有热、温、寒三个气候带，这为种类繁多的植物提供了优越的生长条件。按其植物生态群落划分，可分为海岸地带植物群落、平原及低丘陵地带植物群落和山地植物群落。在16—17世纪，台湾岛上山地和大部分的原野，都为茂密的森林所覆盖。经过三四百年的开发，台湾自然情况已有很大改变，整个森林面积已大为缩小，但全省森林覆盖率仍达52%，有182万公顷以上，主要植物种类分为针叶树、阔叶树和竹类。著名的针叶树种有红桧、扁柏、铁杉、冷杉、台湾杉、肖楠等。著名的阔叶树种有樟树、榕树、相思树。主要森林分布在中央山脉和部分丘陵地区。

2. 道地药材与各种中药资源

台湾地处热带亚热带，植物资源丰富，有"天然大植物园"之美誉，是研究天然药物的宝藏场所。

（1）樟脑

异名：油脑、树脑。来源于樟科植物樟树的根、干、枝、叶经提炼制成的颗粒状结晶。性味：辛，热。樟木含樟脑及芳香性挥发油。药材具有通窍、杀虫、止痛、辟秽的功能，以洁白、纯净、透明、干爽、无杂质者为佳。粗制品略带有黄色、有光泽，气芳香、浓烈刺鼻，味辛辣、清凉。

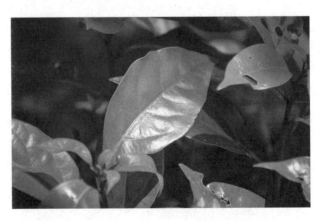

樟木为常绿树，高20～30 m，栽培或野生于河旁或生于较为潮湿的平地。宜生长于温暖潮湿的气候和肥沃、深厚的黏质土壤。一般用种子繁殖，分育苗移栽及直播两法。

樟脑主产于台湾、贵州、广西、福建、江西、四川等省（区），广东、浙江、安徽、云南、湖南亦有产。台湾是世界天然樟林的主要分布地区。樟脑主产于台湾嘉义、新竹等地，因产量大、质优，被称为"台冰"，畅销世界各地。台湾的樟脑发展有一定的历史，早在清代嘉庆、道光年间，由于国际市场的需求，台湾迅速发展起来，成为世界重要的樟脑产地，尤其北部的樟树含樟脑率较高，全年可用枝、叶及根部就地加工，成本较低。台湾樟脑产量占全世界80%以上，举世闻名，素称"樟脑王国"。

（2）槟榔

来源于棕榈科植物槟榔干燥的种子。原产于东南亚和中非一带，传入我国已有1 500年以上的历史。国内产于海南岛、台湾等地。槟榔属于热带雨林植物，喜温暖、潮湿的气候，生长于阳光充足的山谷、沟边、路旁潮湿的地方。果实秋冬成熟时采收，取果皮及其种子晒干。药材以个大、坚实、断面色泽鲜艳者为佳。槟榔是台湾特产之一，主产地为屏东、南投、台东、花莲、嘉义、云林、彰化等县，其中南投县双冬乡以出产槟榔而闻名。

（3）金线莲

金线莲生态分布较特殊，适应性较差，主要生长在海拔800～1 500 m的深山密林下或溪涧旁潮湿的草丛中或竹下，特别是阔叶林下的荫湿地带。一般呈稀疏、零星分布，很少成片密生。

台湾金线莲是传统珍贵药材，药用价值较高。据《中国本草图谱》记载，其性味：甘、平；无毒、无副作用，使用安全。归肝、肺、胃、脾诸经。具有清凉解毒、滋阴降火、降血压、消炎止痛之功效。主治肝脾病、肺痨、遗精、遗漏等诸病，对无名肿毒、发烧、腹泻、蛇伤等均有显著疗效。具有广阔的开发利用价值。

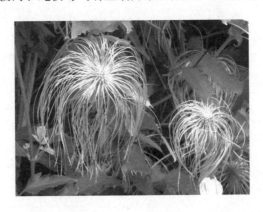

因金线莲对自然条件要求较严，且适应性较差，蕴藏量甚少，市场需求量极大，价格昂贵，台湾市场鲜草每千克达3 000～5 000新台币，干货每千克2万新台币，因此野生金线莲遭滥采，已较为罕见，被列为濒危植物。台湾金线莲生长缓

慢，栽培2～3年植株方可成熟，自然花期在每年冬季10—12月。自然和人工繁殖困难，加上山间蛇、鼠和飞禽喜食，使其变得珍贵。

台湾兰屿岛位于台湾的东南侧，生产名贵中药如海芙蓉，它是通经络、舒筋骨、祛风湿之良药，对治疗关节炎尤有效。

此外，当地著名药材还有石斛、大风子、通草、胡椒等。民间草药很多，蛇药近200种，如台湾马兜铃、天芥菜、八角莲及菊花木等。

3. 中药资源开发利用及保护状况

台湾是我国中药资源宝库之一。台湾中医药界，以台湾中药资源为主，做了大量的科研工作。如对台湾药用植物资源进行调查研究，在摸清资源品种种类、数量、分布基础上，查明基源、统一品名，为台湾中草药开发利用提供依据。实施引种试种、栽培等研究计划，搜集台湾各地稀有野生药材，以挖掘稀有种源，进行育种栽培试验，观察其适应性、生长状况等。20世纪80年代还从其他地方引进人参、黄连、川芎、杜仲、柴胡、地黄、黄柏、甜菊、肉桂、藤三七和地榆等常用中药品种试种。由于对台湾岛气候、土壤等生长条件不适应，这些"水土不服"的品种有天麻、白及、丹皮、泽泻、当归、肉桂、黄连、川芎、党参等，最终，只能从大陆进口这些药材。目前，台湾用量最大的药材为人参、当归、枸杞和黄芪。据有关资料记载，台湾农业试验所自1957年起引种试种，至今保存药用植物种源有600种以上。台湾种植成功的品种如柴胡、山药等除自销外，还销往日本、东南亚地区等。薏苡产于台南、屏东，1980年在水稻间种成功，提高了产量。台湾市场对金线莲的需要量极大，野生资源日益减少，供不应求，现组织育苗已经成功，并计划大规模企业化生产。

随着大陆与台湾地区《海峡两岸经济合作框架协议》（ECFA）的签订，两岸贸易已步入"快行期"，虽然中药类商品尚未被纳入合作框架协议，但中药材贸易一直是两岸贸易不可缺少的一环。特别是台湾地理位置特殊，中药资源有限，造成台湾对大陆中药材需求日趋旺盛，依存度日益提高。在台湾地区来自大陆的药材中，有62%用于生产中药制剂，30%用于食品加工，包括香料、调味料和保健食品原料。

三 江西省中药资源

1. 自然与社会地理环境

江西省简称"赣"，位于我国东南部，地处长江中游南岸，南北长约620 km，东西宽约490 km，全省总土地面积16.77万 km^2。

地貌以山地、丘陵为主，是江南丘陵组成部分。境内地形三面环山，层峦叠嶂，地势周高中低。中南部为红岩丘陵，北部较为平坦，为鄱阳湖及其滨湖平原。全省地势由东、南、西三面逐渐向鄱阳湖区倾斜，构成一个向北开口的不闭合盆地。江西省主要山脉有5条，怀玉山脉蜿蜒于省境东北，与浙江毗邻；武夷山位于东部，沿赣、闽省界延伸，山势雄伟；大庾岭和九连山地处南部，属南岭山的东段，盘亘于赣南与粤北之间；罗霄山脉为万泽山、诸广山、武广山脉总称，耸立于赣、湘边境；九岭山脉与幕阜山脉展布于赣西北。幕阜山脉是江西省与湖北省、湖南省交界的山脉。江西省水资源丰富，水系发达，赣江、抚河、信江、饶河、修水为境内五大河流，从东、南、西三面顺地势汇集于鄱阳湖，形成以鄱阳湖为中心的向心水系，水流经湖口流入长江。

江西省属于中亚热带气候，气候温和，雨量丰沛，四季分明。全省年均气温16～20℃，其中1月平均气温4～9℃，7月平均气温28～30℃。年降雨量在1400～1900 mm，南多北少，东多西少，山区多，盆地少。气候总的特点是春天多雨，夏季炎热，秋天干燥，冬季阴冷。灾害天气主要为夏有短暂高温及暴雨。

江西省地带性土壤以红壤及黄壤为主，分为亚类红壤、红壤性土及黄红壤土。亚类红壤面积分布大，广布丘陵地区，以低丘陵最为集中。由于植被被破坏，土壤自然肥力低。在坡度平缓地区，土层较深厚，缺乏有机质及磷，呈酸性反应。红壤性土主要分布在赣南及赣西，海拔500 m以下丘陵地区，由于自然植被较茂盛，有机质含量较多。黄红壤主要分布于全省500～800 m的低山地区，面积较小。山地土壤呈垂直分布，由红壤向山地黄壤、黄棕壤过渡，黄壤占全省分布面积10%，主要分布在800～1 200 m的山区，与黄棕壤交错分布，植被茂盛，有机质达4%以上，土层厚薄不一。此外，还有山地黄棕壤和山地草甸土：前者分布在1 000～1 400 m的山区，有机质达8%，呈酸性、微酸性反应，自然肥力高；后者主要分布在武夷山、武功山、庐山等顶部，海拔1 400～1 700 m，有机质高达10%，潜在肥力高。

江西省植物资源丰富，属于中亚热带常绿阔叶林带，自然条件复杂，植被类型多样，是亚洲东南部热带、亚热带区系的起源中心之一。全省药用植物有1 900余种。江西药业历史上自成体系，在诸药帮派中，"樟树派"力量较强。江西省樟树经营历史已有1 700余年，至今是我国四大药都之一，习称"南国药都"。

2. 道地药材与各种中药资源

（1）栀子

异名：山栀子、黄栀子、红栀子、药栀。来源于茜草科栀子属栀子的成熟果实。性味：苦，寒。归心、肝、肺、三焦经。栀子果实中含有栀子苷、番红花素、山栀子苷、栀子素等，为常用中药材，具有泻火解毒、凉血散瘀、清热利湿、解热除烦等功能。外用可治疗扭挫伤引起的瘀血肿痛，消肿效果良好。栀子黄色素也是天然染料和食用色素的重要原料，在饮料、糖果、酒类、糕点等行业中被广泛应用。栀子质量以果小、均匀、皮薄、饱满、内外色红、完整不碎者为佳。

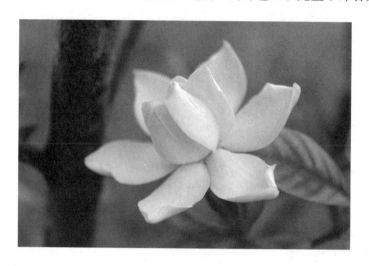

栀子为常绿灌木。分布于我国长江以南，海拔1 000 m以下的丘陵或低山地带的疏林下或林缘空旷地。栽培在温暖湿润的气候地区，以排水良好、肥沃疏松而较湿润沙质壤土或黏质壤土为佳。也可利用田边路旁、房前屋后、菜地、果园作绿篱种植。

栀子分布地广，江西中部宜春、丰城、萍乡、吉水、吉安、东乡、玉山，湖南东部，四川宜宾地区，重庆市西南部各县，福建东部沿海地区，湖北咸宁地区及西部宜昌地区，广东的北部，浙江中北部及东南部，桂东南地区县市为主产地。江苏、安徽、海南、云南、贵州、河南、台湾等省也有分布。其中江西为道地药材产区，也是我国最大的栀子产地，占全国总产量的60%。

野生栀子因各地气候不同，成熟有早有迟。一般10月上旬寒露后至11月上旬立冬前为采摘期。果实外皮由青黄转黄红时适宜采摘。栽培栀子用种子繁殖、扦插繁殖、分株繁殖都可以。种子育苗定植后3～4年开花结果；扦插及分株繁殖定植后2～3年开花结果，一般在10月下旬霜降前后采摘。

栀子又名卮子，始载于《神农本草经》，被列为中品。既为常用中药，又是无毒天然黄色色素的原料。20世纪70年代以前主要商品来源于野生。60年代末，人工栽培成功，是农民乐于栽种的绿篱植物。60年代中期以前，全国栀子的年销量在50万～100万千克，而年产量在100万～120万千克，药用资源很丰富。70年代初，大多数地区改造低山、丘陵、荒地、绿化造林，使栀子野生资源减少。1970年，栀子收购量93万千克，比前20年的年产量有所降低，而销售量随着中药资源的发展而增长。1970年销售量为130万千克，货源一度显得紧张。但不久，四川等地家种取得成功，产量倍增，供应趋于缓和。1978—1983年，全国各地家种栀子进入结果盛期，年产量猛升为250万～300万千克，年销量达150万～200万千克，库存积累逾量。从1984年通过调控手段减少种植和收购，80年代中后期产销渐趋平衡，价格也保持稳定。90年代以后，栀子年销量70万～100万千克，年产量则在100万千克以上，供大于求，价格有跌无升，每千克在8～10元之间。价格偏低，农民依然还要种植，原因是栀子适应性强、果期长。栽培技术改进后，产量提高，产区又分散，货源充沛。

栀子既是药用植物，又是无毒天然食用色素的重要原料。进入21世纪后，除了药用外，作为食用色素在工业原料方面将得到广泛开发与利用。此外，除内销外，还有大量出口的任务。

2010年，我国主产栀子的江西省冬季遭受极端天气的影响，正在生长的栀子因冰冻灾害，枝头嫩叶变黑、枯死，影响第二年开花结果，造成严重的减产，减产70%～80%。由于江西余下的栀子货量不多，库存量也不大，2011年市场价格也猛升到每千克26～28元，较20世纪90年代后期每千克8～10元，升幅达2倍。

2017年产新时，栀子产量突破1000万千克，因产量严重过剩且库存积压，该品种行情在随后的几年一路走低。

2020年，产区减产明显，但市场关注度不够，行情依然没有太大起色。2021年上半年，栀子行情低迷，在12～13元之间运行，下半年开始，随着减产情况明朗，行情再次开始上扬。

（2）枳壳

来源于芸香科柑橘属酸橙及其栽培变种未成熟果实。变种、变型的主要品种有黄皮酸橙、代代花、朱栾、塘橙。性味：苦、辛、凉。成分为各种枳壳均含挥发油和黄酮苷等物质。具有破气、行痰、消积功效。质量以个大、肉厚瓤小、外皮青色、切口白色、翻边卷口、质坚硬、气清香、味苦酸者为佳。

酸橙及其栽培变型品种为常绿小乔木。栽培于长江流域以南，海拔800m以下气候温暖湿润、阳光充足的丘陵、山坡或江河湖泊沿岸及平原地。

酸橙树种子繁殖，育苗2～3年，定植后7～10年开花结果。空中压条或嫁接繁殖，定植后4～5年开花结果。管理得好，结果期可长达50年。每年小暑至大暑采摘未成熟的果实。由里往外，从上到下的采摘，头伏开摘，二伏收完，最迟不过大暑。过早影响产量，过迟肉薄瓤大，气味淡薄，影响质量。

枳壳以江西、四川、湖南、浙江为主产地。陕西、湖北、云南、福建也有产。

按不同产地，可分为江枳壳、川枳壳、湘枳壳、浙枳壳。

1）江枳壳：以江西新干、清江所产的江枳壳最为闻名。据新干县志记载，新干县三湖镇，已有千余年的栽培历史。如今新干县每户农家几乎都栽有酸橙，主要是香橙和臭橙两个品种。质量以外皮色绿褐、果肉厚、质坚硬、香气浓者为佳。

2）川枳壳：以重庆的江津、黔江、永川、万州、开县、綦江、酉阳，四川的东北部达州、通江、巴中、苍溪、安岳，贵州的都匀、水城为主产地。

3）湘枳壳：主产于湖南、沅江、益阳、双峰、衡东、耒阳、常宁、安仁、辰溪、龙山等地。

4）浙枳壳：主产于浙东南温州、瑞安、禾清及浙西衢州等地。

枳壳始载于唐《药性论》，已有1 000多年应用历史，为我国传统的常用药材。酸橙应该是正品枳壳，但因栽培地区不同、气候不同，变型、变种甚多，所以药材质量有差异。习惯认为四川种纯、质优，江西道地著名，湖南产量最大。

全国枳壳年销量200万～250万千克，历年高产年为400万千克。产大于销，产区种植成本价高于市价。农民压缩生产，自动调节，使产销平衡，价格回升，趋向合理。

（3）钩藤

异名：钓藤钩、钩钩、双钩、鹰爪风。来源于茜草科钩藤属钩藤、华钩藤、大叶钩藤、毛钩藤、无柄果钩藤的干燥带钩茎枝。性味：甘，凉。钩藤中约含19种生物碱，如钩藤碱、赛鸡纳碱等成分，有明显的镇静与降压作用。中医为儿科要药。近代用于成人血压偏高、头晕目眩。质量以茎细、质嫩、色紫红、光滑、双钩多者为佳。灰白色枯枝死钩和黑色粗壮木质老钩不可药用。

钩藤为常绿木质藤本。野生分布在我国长江以南，生长在海拔250～1 800 m的山谷、丘陵、溪边疏林中或林缘、灌丛中。栽培宜在气候温暖湿润，地势阴凉，光照充足，排水良好的荒山坡、杂木林间或地角、沟边、房前屋后种植。

野生钩藤一般在春季4月清明前，或秋季10月寒露前后采收。采时割带钩的枝条，去除叶片和干枯枝，趁鲜时将钩平头剪下、晒干。栽培钩藤采用种子、分根、扦插方式繁殖。育苗1～2年后定植，定植后1～2年就可采收。前后过程需3～4年。栽培钩藤一般在初冬季节采收。钩藤分布于江西、浙江、湖南、福建、广东、广西、四川、贵州等省（区）。钩藤主产于江西，分布在宜春、清江、金溪、铅山、南康、兴安等县（市）。华钩藤分布于湖南、湖北、广西、四川、贵州、云南等省（区）。大叶钩藤分布在广西、广东、云南、海南等省（区）。毛钩藤分布在广东、广西、福建及台湾等省（区）。无果柄钩藤分布在广东、广西及云南等省（区）。

钩藤为较常用药材，始载于《名医别录》，具有清热平肝、息风定惊的功效。

20世纪50—60年代，全国钩藤年销量平均30万～40万千克。因为钩藤野生，自然更新周期长，资源分散，采收费工，所以货源长期紧缺。70年代后，年需量不断增加，货源较难解决。为此，不得不从调查资源、扩大使用品种、发掘新产地入手。经过做了大量调查研究，1977年版《中华人民共和国药典》增加了华钩藤、大叶钩藤、毛钩藤和无果柄钩藤4个品种。商品来源扩大后，收购量明显上升，1978年全国收购各种钩藤达121万千克，满足了当时市场年销量约100万千克的需要。1983年曾收购达170万千克，说明我国钩藤野生资源尚有一定的潜力。

目前，我国钩藤资源主要来源于野生，栽培量不大。从长远角度考虑，钩藤野生变家种工作一定要进行，至少人工种植、自然生长半野生方式要推广。

（4）蔓荆子

异名：蔓荆实、都荆子、京子、蔓青子。来源于马鞭草科植物单叶蔓荆或蔓荆的干燥成熟果实。性味：苦、辛，凉。单叶蔓荆果实和叶含挥发油，主要成分为莰烯和蒎烯，并含有微量生物碱和维生素A；果实中尚含牡荆子黄酮、紫花牡荆素。具有疏散风热、清利头目功能，用于治风热感冒，正、偏头痛、齿痛、赤眼、目睛内痛、昏暗多泪，湿痹拘挛。质量以粒大、饱满、被灰白色粉霜，气芳香、无杂质者为佳。

蔓荆为落叶灌木或落叶小乔木，植株与单叶蔓荆近似，茎蔓匍匐生。野生分布在黄河以南海拔较低、气候温暖的地方。单叶蔓荆幼枝方形，密生细柔毛；老枝渐变圆形，毛亦脱落。单叶对生，多生长在海滨、沙滩、湖畔处。蔓荆多生于平原草地、河滩和荒地处。栽培宜选靠近水源、土质疏松、排水良好的向阳河滩、圹边、荒地、路边、房前屋后的地方。

野生蔓荆一般在8—9月采收，但海南、云南气温较高地区5—6月果实成熟即可采收。山东地区气温较低，要在10月份采收。家种蔓荆子用种子繁殖，移栽后2～3年开始结果；扦插繁殖1～2年后开始结果，栽培结果5年后植株退化，应及时挖除老根，剪砍老茎，留下新根嫩枝，使植株更新复壮。栽培蔓荆子，通常在8—10月成熟时采摘。

单叶蔓荆主产于江西省的都昌、星子、永修、南昌、新建、丰城、临川、进贤等县（市）。山东半岛及山东西部平原、安徽西南部、浙江东部沿海、湖南东部、湖北麻城也有产。蔓荆主产于云南西南部、海南沿海、广东东部沿海、福建东南沿海、广西、河南、河北、江苏、辽宁等省（区）也有分布。

蔓荆子在我国南北均有产，资源比较丰富，但由于对野生资源失于管理，乱砍滥伐，资源逐年减少，野生资源供不应求。现在主产区的江西、山东、江苏、浙江、广西等省（区）进行人工栽培，在20世纪80年代开始各地迅速发展。广西在20世纪末21世纪初短短几年里，蔓荆子种植面积由1 500亩已发展到近万亩。江西省仅九江市已种植6000亩。蔓荆子以"蔓荆实"之名始载于《神农本草经》，被列为上品。一般用于配方，中成药少用。虽然蔓荆子有一次种植多年收获的优点，但是目前单产不高，个别年份供应仍有不足，不过很快被扩大产区、加强收购等措施补足。蔓荆子产量受市场经济影响较大，价格低了无人种，价格高了盲目种。价格高了不仅刺激本地生产，连国外的产品也流入，如1999年云南边贸就有不少蔓荆子进口。因此在蔓荆子的发展中，要调控好市场的经济，尽可能做到产销平衡。

（5）香薷

异名：香菜、香菜、香茸、蜜蜂草。来源于唇形科植物石香薷或江香薷的干燥地上部分，以其干燥的茎叶入药。性味：辛，微温。含挥发油3%，其中主要成分为香薷二醇，还含甾醇、酚性物质和黄酮苷等。具有发汗解暑、行水散湿、温胃调中功能。药材为干燥全草，以质嫩、茎淡紫色，叶绿色、花穗多、香气浓烈者为佳。

香薷为多年生草本，喜温暖气候，以肥沃、疏松、排水良好的沙质壤土最宜。香薷栽培以种子繁殖，春播在4月上、中旬（即清明、谷雨间），夏播在5月下旬至6月下旬（芒种左右），条播及撒播均可，采收在夏、秋。当果实成熟时，割取地上部分，晒干或阴干。

香薷主产省为江西、河南、河北等省。辽宁、安徽、江苏、浙江、四川、贵州、陕西等省亦有产。其中以江西产量最大、品质佳，商品习称"江香薷"。

江西省香薷主产于分宜县，据1988年的《分宜县志》记载："江香薷栽培时经几百年，历经由采集到种植，由野生变家种的发展过程，始种于大岗山铜岭地区（即南乡铜岭），分宜镇昌田、昌山一带。"说明江西分宜是江香薷的道地产区。

（6）信前胡

来源于伞形科前胡属白花前胡的根，具有散风清热、降气化痰的功效。用于风热咳嗽痰多，痰热喘满，痰略黄稠。白花前胡又名鸡脚叶前胡，多年生草本，高30～120 cm。野生于我国秦岭及黄河以南山区，海拔500～2 000 m的山谷、丘陵、林缘或草地，常生于草丛、灌丛、路边、沟旁。前胡喜光照充足，温暖气候，能耐寒、耐旱，适宜在高寒、湿润肥沃深厚的腐殖质或沙质土栽培。

野生前胡春季采肉虚瘪瘦，早秋采质硬肉少，宜深秋或初冬采收，立秋前后最为适宜，挖出主根，除去茎叶和泥沙，日晒或低温烘干，在干燥过程中除去须根及尾梢，晒至足干。家种前胡采用种子繁殖，出苗后40天或翌年3—4月移栽。春季挖出的老前胡，择有新芽的剪下，可作分根繁殖的种苗。栽培定植后1～2年可采挖，一般在10月霜降后采挖。前胡始载于《名医别录》，被列为中品，是散风清热、降气祛痰常用药。历史上以浙江、安徽、江西三省所产白花前胡为正品。据记载，江西信江流域所产前胡条粗壮、质柔软、肉薄、味香，被称为"信前胡"，

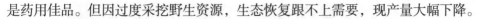

是药用佳品。但因过度采挖野生资源，生态恢复跟不上需要，现产量大幅下降。

除上述之外，鄱阳湖平原具有地方特色药材还有瑞昌、武宁的抚芎，永修的绵茵陈，修水的白术、龟板、鳖甲等。

东北山地丘陵具有地方特色药材还有防己、夏天无、蕲蛇、乌梅等。

西北山地丘陵具有地方特色药材还有白术、枳实，半城的鸡血藤、陈皮、淡竹叶等。

中部丘陵山地具有地方特色药材还有山药、车前子、荆芥、黄精、乌药、枳实，以及崇仁县的金礞石等。

南部山地丘陵具有地方特色的药材还有泽泻、穿心莲、葛根、罗汉果等。

3. 中药资源开发利用及保护状况

江西省山地丘陵面积广布，野生中药资源品种较多，资源丰富。据数据统计，野生中药资源蕴藏量大，有栀子、野菊花、益母草、夏天无、夏枯草、蔓荆子、钩藤、金樱子、半夏、前胡、南山楂等。

随着国民经济发展，人民生活水平提高，医药、保健、食品、化工业对中药资源需要量增加，以及受市场需求和经济利益驱使，对野生中药资源保护不够重视，造成对中药资源乱采滥伐，以致许多中药资源种类处于濒危，甚至灭绝状态。如石斛，过去在井冈山有分布，现已难找到。

江西省各级政府部门，重视对中药资源开发利用和保护。如都昌县引导农民在管好野生蔓荆子的同时，在鄱阳湖沿湖的沙山种植蔓荆子，到2009年9月已实现种植蔓荆子3万亩，成为全国最大的蔓荆子基地。又如永新县森源中药材万亩金银花种植加工基地，该项目一期工程约1 000亩金银花种植园，以及日加工2 000千克鲜花加工厂和成品存放仓库，在2009年底完工。该项目投资1.2亿元，用3～5年时间建成达1万亩的集金银花GAP种植、加工于一体的农业产业化基地，基地建成后，每年可生产加工一级金银花2 000吨，生产值可达1.5亿元以上，成为当时全国最大的金银花GAP标准药材种植和加工基地。还有江西樟树市，在2008年7月成立三皇中药材种植农民专业合作社，这是江西省首个中药材种植农民专业合作社。该合作社是服务性组织，建设理念为"带着农民干、帮助农民销、实现农民富"。该合作社的中药材种植面积13.8万亩，主要种植品种为吴茱萸、黄栀子、金银花、枳壳、车前子、玉竹等。合作社将本着积极为药农服务思路，做好产前的统一廉价物资供应、低价物资资源与信息共享，产中技术指导，产后市场销售服务，促进樟树道地药材走出国门。

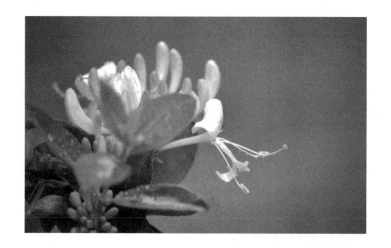

四 浙江省中药资源

1. 自然与社会地理环境

浙江省简称"浙"，位于我国东南沿海，地处太湖以南，东临东海，海域辽阔，海岸线总长居我国各省首位。全省总土地面积约10万km²。浙江省地形起伏较大，地势西南部高，西北部低，自西南向东北倾斜，呈阶梯状下降。低山丘陵广布，有"七山一水二分田"之说。地形属于浙闽丘陵的北部，主要山脉有雁荡山、天台山、天目山、括苍山、会稽山、仙霞岭等，平均海拔800m左右，其中西南部的黄茅尖海拔1 921 m，是境内最高山峰。中东部为平原、盆地，包括杭嘉湖平原、宁绍平原、温州平原、金衢盆地、东阳盆地等。河湖众多，主要河流有钱塘江、瓯江、椒江、苕溪、鳌江等，其中钱塘江是全省第一大河，还有杭州西湖、绍兴东湖、嘉兴南湖、勤州东钱湖四大名湖，以及人工湖千岛湖。海岸线曲折，有杭州湾、象山港、三门湾、台州湾、温州湾等众多海湾。沿海有大小岛屿3 000多个，其中舟山岛是我国第四大岛。

浙江省属亚热带湿润季风气候，日照充足，雨量丰沛，四季分明，季风气候特征显著。全省年平均气温15～18 ℃，其中1月平均气温3～8 ℃，7月平均气温28 ℃左右。年降水量1 100～1 900 mm，南部山区可达2 200 mm。3—7月初以春雨、梅雨为主，降水量丰富；7—8月盛夏干旱少雨，仅沿海有台风雨补充；9月份有短暂秋雨。由于季风的不稳定性，冬季低温、寒潮，夏季高温、干旱，雨季暴雨、洪涝，夏秋季台风、龙卷风，春夏季冰雹等，均是经常出现的灾害性天气。

浙江省广大丘陵山区为山地黄壤及红壤分布区。北部和沿海平原以水稻土为主。山地黄壤分布很广，在地势较高、森林覆盖良好的山地，表层含有机质丰富；在低处山坡森林被砍伐已成耕地地区，因受雨水冲刷，表土有机质很快消失，pH值小于7，呈酸性反应。在河谷和低丘陵地区有红壤分布，其中土壤中所含物质Fe及Al较多，碱类已大量消失，酸性反应较显著。

平原地区水稻土发育于石灰性冲积土，呈中性及微酸性反应。湖沼沉积区和河漫滩多为黏土和壤质黏土。杭州湾沿岸一带（特别是南岸）粉砂性较多，通透性较强。

由于自然地理环境的综合影响，浙江省虽然省境面积不大，却滋生着相当丰富的中药资源。全省中药资源共有2 385种，其中植物药1 785种，动物药162种，栽培药材以东北地区较多，主要集中于金衢盆地、杭嘉湖平原及浙东低山丘陵，其中以磐安中药材种植面积最大。还具备全国性的药材交易市场——浙江省中药材交易市场，全省有70%的中药材通过市场销往各地，药材出口量位居全国第三位。浙江产的"浙八味"和薏苡等道地药材享誉国内外。

2. 道地药材与各种中药资源

浙江省地貌类型多样，气候条件优越，适宜于多种中药材的生长，加上栽培历史悠久，积累了丰富的种植和药材加工技术经验，从而出产的中药材产品质量好，有效成分含量高，疗效显著，深受各地群众的称道。浙江省形成了具有地方特色的道地药材，如浙贝母、延胡索、麦冬、玄参、白菊、白术、白芍和温郁金，这八种中药材被称为"浙八味"。

（1）浙贝母

异名：象贝、大贝母、浙贝、元宝贝。来源于植物百合科贝母属浙贝母的鳞茎。鳞茎主要成分含有浙贝母碱、去氢浙贝母碱、贝母醇，还含有极少的贝母丁碱、贝母辛碱、贝母替丁碱。贝母以只大、肥厚、色白、质坚实、粉性足者为佳，具有清热散结，化痰止咳的功能，是著名药材"浙八味"之一。

浙贝母为多年生草本植物，茎高50～80 cm，地下鳞茎扁球形，鳞茎基盘下丛生须根。浙贝母现均为家种，喜湿润气候。浙江沿海低山区，海拔500 m以下的山坡林地适于栽种。栽培分为种子田和商品田。种子田宜选在凉爽、湿润的山坡，阳光充足，排水良好，有桑树或其他树木遮荫的土地。商品田可在开阔平坦的水稻田轮作，但宜首选在土层深厚、肥沃、疏松、排水良好的冲积土或沙壤土种植。

浙贝母用种子繁殖率低，从育苗至采挖需时4年，因此一般不采用。为了保证种栽来源和质量，产区在山坡地建立种子田，选择抱合紧密、没有伤害、中等大（直径3～5 cm）的鲜鳞茎作种栽，深栽土中。其他大小鳞茎作商品田种栽，浅栽土中。9月下旬至10月上旬下种，先种种子田，后种商品田，最迟在10月下旬下种完。种后翌年2月上旬出苗，为了保证鳞茎的营养，3月下旬摘除花蕾。5月上旬至中旬，立夏前后茎叶逐渐枯萎时，商品田的浙贝母可择晴天采挖；种子田的浙贝可在大地过夏休眠，待9月下旬至10月上旬边挖边种。

浙贝母种植有300多年历史，居我国五大类贝母（浙贝母、川贝母、伊贝母、平贝母、湖北贝母）之首，中医处方以浙贝和川贝为主，占贝母总量的70%以上。同时，浙贝母占全国贝母产量的70%左右，勤州、磐安为传统产区。药农有传统种植经验和模式，所以种植面积比较稳定。目前浙贝母磐安县，产量已超过勤州。其他省（区）如江苏海门、大丰和安徽广德、宁国，以及湖南、湖北、四川都有引种，但产量很少，未形成气候。

（2）杭菊

异名：小汤黄、小白菊，是我国"四大名菊"之一，为菊科菊属植物菊的干燥头状花序。质量以花朵完整、不散瓣、花样鲜艳、香气浓郁、无梗者为佳。本品含黄酮类、挥发油、绿原酸、维生素及微量元素等化学成分。性味：苦、甘，微寒；无毒。具有散风清热、平肝明目功能，用于风热感冒、头痛眩晕、目赤肿痛、眼目昏花。也是浙江省八大名药材"浙八味"之一。

杭菊为宿根草本植物，株高60～150 cm，茎直立，分枝，茎部有时木质化，具细毛或绒毛，叶有柄。秋季开花，头状花序大小不等。杭菊喜温暖气候和阳光充足的环境，能耐寒，稍能耐旱，怕水涝。生长期要求土壤湿润，尤其近花期，但水分过多易造成烂根。喜肥，在肥沃、疏松、排水良好、腐殖质丰富、pH中性至微酸的土壤生长良好，属短日照植物。

历史上杭菊产地处于不断变化中。明代最早记载在海宁，明末清初首次记载桐乡产菊花，而后本草记载转移到杭州一带，其后又转移至桐乡一带，并有一定小规模生产。至20世纪30年代，载产于杭州、海宁等地。目前杭嘉湖平原的桐乡已成为杭菊的主要产区，杭菊年产量在1万吨以上，占我国总产量的十分之一。全国引种杭菊现象仍普遍，苏、皖、闽、粤、赣、鄂、湘、川等地都有种植。

（3）温郁金

异名：黑郁金。姜科姜黄属植物的干燥块根。含有挥发油、姜黄素类化合物，20种微量元素，还有生物碱、多糖、木脂素、脂肪酸等。性味：辛、苦，凉；无毒。

温郁金按不同部位或不同加工方式可加工成3种中药。原植物温郁金块根鲜品蒸煮后作"温郁金"入药，其主根茎鲜品蒸煮后则作"温莪术"入药，其侧根茎鲜品直接切片则作"片姜黄"入药。温郁金药材以个大、长圆形或卵圆形、表面灰褐色灰棕色、质坚、肥满、气香、黄丝郁金者为佳。具有行气化瘀、清心解郁、利胆退黄的功能，主治经闭通经、胸腹胀痛、热病神昏、癫痫发狂、黄疸尿赤。温莪术以个均匀、质坚、体重、表皮光滑、断面线棕色或淡绿色、气香、口味辛苦者为佳，具有行气破血、消积止痛功能，用于症瘕痞块、瘀血经闭、食积胀痛、早期宫颈癌。片姜黄以片大、厚薄均匀、土黄色、质坚实硬脆、有粉性者为佳，具有破气行血、痛经止痛，用于血滞经闭、行经腹痛、胸肋刺痛、风湿痹痛、肩臂疼痛、跌打损伤。

植物形态为多年生草本，高80～120 cm。主根茎陀螺状、侧根茎指状，断面柠檬黄色。块根纺锤形，断面浅黄白色或白色（黄白丝郁金）。叶基生，2列，4～7片。温郁金喜阳光和湿润，适宜在土层深厚、疏松、排水良好的沙质土壤中生长。在海拔较低的山区，丘陵缓坡地及溪边栽种。药用温郁金主要为人工栽培。分布于浙江的瑞安、乐清、瓯海、文成、苍南，福建的安溪、南安、华安、同安、莆田、龙海、平和。以瑞安为著名产地。

温郁金为我国传统药材，有一千多年的栽培历史。因质量上乘享誉国内外，其块根、根茎供药用。

科研人员从温郁金挥发油中分离出一种新型抗癌活性物质β-榄香烯，已研制开发出疗效好、副作用小的新型抗肿瘤药物，促进了当地温郁金产业的发展。

（4）杭白芍

异名：芍药，为毛茛科芍药属中一个主要品种。药用部位为干燥的根。芍药根含芍药苷（$C_{23}H_{28}O_{11}$）不得少于1.20%，还有牡丹酚、芍药花苷等。味苦、平。芍药以根粗长、两头匀、质坚实、皮细洁、粉性足者为佳，具有平肝止痛、养血调经、敛阴止汗功能。

植物形态为多年生草本，高60～80 cm。根粗壮，长圆柱形或略呈纺锤形。茎直立，圆柱形。

现在的商品白芍全部为栽培品，多采用分根繁殖。芍药喜温暖湿润气候，需阳光，宜选土层深厚、通风向阳、排水良好的肥沃壤土和沙质壤土种植。杭白芍主要分布在浙江中部丘陵、河谷平原地区，东阳为著名产地，其他地区如磐安、缙云、永康、仙居、临安、安吉也有产。从最近几年供求关系上来看，白芍正常年需求量在1 500万千克左右，2019年是这几年的产量最大年，达到2 000万千克左右，2020年总产量在1 000万～1 200万千克。杭白芍产地人多耕地少，种植模式以粮药间种方式，精耕细作，故单产较高。

白芍是我国原产观赏花卉，已有3 000年的历史。历史上浙江白芍久负盛名，医药界在白芍前冠以杭白芍，以区别于浙白芍与其他产区白芍的质量。《中华人民共和国药典》规定，白芍的有效成分药苷不得低于1.6%。这样就限制了其他地区的白芍生产，也给杭白芍发展提供了机会，如北京同仁堂产品乌鸡白凤丸就指定用浙产杭白芍。因此，专家建议，在杭白芍种植上应积极推广粮药间种，以增加药农收益，稳定种植面积。同时，实行企业订单保价生产，体现优质优价，以满足厂家对高质量白芍的需求。

（5）延胡索

异名：玄胡、元胡。为罂粟科紫堇属延胡索的块茎，块茎主要含有延胡索甲素等20多种化学有效成分。块茎呈不规则扁球形，以粒大、体圆、质坚、饱满、色黄、皮细、断面蜡样光泽者为佳，具有活血、散瘀、利气的功能，是中药里止痛的要药。

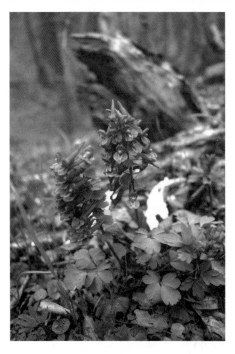

延胡索为多年生草本，高10～20 cm，全株无毛。地下块茎扁球形，走茎、茎节膨大呈连株状数个叠生。地上茎纤细，丛生，稍带肉质，易折断。茎基有一卵状鳞片。延胡索野生很少，分布于长江中下游海拔300～500 m的山坡、丘陵，常生于荫蔽、潮湿的疏林、草丛或背阴石缝中。

家种栽培宜在温暖湿润的气候地区，怕干旱和强光。宜在海拔300～500 m，沿溪或山脚边向阳、肥沃、排水良好的沙质壤土栽种。地势较高、排水良好、富含腐殖质的平原沙壤土也可栽种。

延胡索以栽培为主。采用块茎繁殖，每年9月下旬至10月上旬，选用小块茎种植，次年5月上旬植株枯萎后采挖，尤以立夏后5天起土最适宜。

据浙江《东阳县志》记载，延胡索在唐代末年开始种植，东阳产者个大黄亮，质坚饱满，后来历代为道地药材。延胡索是浙江名产"浙八味"之一。20世纪60年代以前，只有浙江有产，年产销量在20万～32万千克。1957年，江苏、上海将浙江山区的延胡索引种在平原地带，获得成功。60年代末期，四川、湖北、安徽也引进成功。后来，湖南、陕西、福建等地也种植，东北与华北地区曾种植齿瓣延胡索。至90年代，浙江老产区年产量占全国三分之二，江苏、四川、陕西新产地占三分之一，上海等部分产地退出生产圈。

（6）玄参

异名：元参、乌玄参、黑参、角参、浙元参。为玄参科玄参属植物玄参的干燥根，根以粗壮、体重坚实、皮细、性糯、断面乌黑而有光泽者为佳。玄参化学成分含生物碱、糖类、甾醇、氨基酸、微量挥发油、胡萝卜素等。味苦咸、性凉。是凉血滋阴、泻火解毒的重要药材，广泛应用于中医临床和中成药配制，又是我国传统出口药材。根据近代研究，玄参有降血压、降血糖的作用，还有抑制癌细胞增殖的功能，作为营养保健的自然药物有一定的前途。

玄参为多年生草本植物。野生玄参分布在我国黄河以南海拔1 700 m以下的山坡、山谷阴湿草丛下，资源零星分散。栽培玄参选择在温暖潮湿气候环境下，多栽培于海拔300～500 m的低山丘陵向阳的低坡地或溪滩平坝地，平原地区也可种植。玄参适宜生长在疏松、肥沃的沙质壤土，但不适宜连栽，一般要隔3年以上。玄参用子芽繁殖，也可用种子或分株繁殖。

传说玄参在浙江栽培有数百年历史，以近代来说，杭州湾最早，以后向浙中磐安、仙居转移。当前玄参主产地在磐安，东阳、天台为次产区。由于玄参种植管理方便，近几年价格又比较高，加上金陵药业在磐安建立规范化种植基地，实行保护价收购，使磐安药材有了可靠稳定的销售渠道，在一定程度上降低了药农种植的风险。但是，受土地的限制影响了玄参种植的扩大。同时，玄参适应性强，近二三十年来，我国四川、湖南、湖北比较贫困的山区引进种植浙江玄参，改变了以往浙江唯一产区的地位，因而使浙江的玄参发展也受到一定的限制。

（7）杭白术

异名：浙术、平术、于术、冬术、生晒术。白术原名为术，过去商品名称繁琐，现在仅保留"生晒术""冬术片"之名，白术为菊科苍术属植物，药用部位是它的根茎。含挥发油1.4%，主要成分为苍术醇、苍术酮等，并含有维生素A。性味：苦、甘、温。根茎以个大、体重、质坚实不空、外皮细、色黄、香气浓者为佳。白术具有健脾、益气、燥湿利水、止汗、安胎的功能，是我国传统常用药材。

杭白术为多年生草本植物。野生白术资源极少，分布在我国东部暖温带、亚热带地区海拔800～1 800 m的山坡、林缘、灌木林中。现以栽培为主，宜选在气候凉爽、半湿润地区。水渍容易烂根，较耐寒、耐旱。要求土质疏松、肥力较高的土壤。据杭州药材试验场观察，白术在气温30 ℃以下时，植株生长的速度随气温升高而加快，如气温升至30 ℃以上生长受抑制，而地下部的生长以26～28 ℃为最适宜。白术对土壤水分要求不严格，但在苗期适当浇水，如此时干旱，幼苗生长迟缓，但高温季节应注意排水，否则容易发生病害。生长后期，根状茎迅速膨大，这时需保持湿润，如土壤干燥对根茎膨大有影响。白术对土壤要求不严格，酸性的黏壤土、微碱性的沙质土都能生长，以排水良好的沙质壤土为好，而不宜在低洼地、盐碱地种植。

白术不能连作，种过之地须隔5～10年才能再种，其前作以禾本科为佳，因禾本科作物（小麦、玉米、谷子）无白绢病感染。不能与花生、玄参、白菜、烟草、油菜、附子、番茄、萝卜、白芍、地黄等作物轮作。

白术为我国传统常用药材，原为浙江特产"浙八味"之一。在20世纪50—60年代间产量占全国80%～90%。到20世纪70年代中期至80年代，湖南、江西、四川、湖北等省相继引种，所产鲜产量、质量与浙江产品相媲美，浙江产量在全国的占比退缩为三分之一。唯加工技术不及浙江，多数地区因烘、晒不透而形成"潜水"时久回软泛油，内色不佳。浙江省新昌、嵊州、磐安、东阳、天台为主产地。浙产白术质量好，在市场上很受欢迎，也是浙江省药材主要出口商品之一。

（8）杭麦冬

异名：麦门冬、沿阶草、苏冬。麦冬为百合科沿阶草属植物麦冬的干燥块根，含多种甾体皂苷，还含β-谷甾醇、豆甾醇、β-谷甾醇-β-D-葡萄糖苷。性味：甘、微苦，寒。为中医常用的清热、养阴、润燥药，是传统的常用药材。药材质量以粒细大、色黄白、中柱细硬、香气浓、嚼时发黏者为佳。

麦冬是多年生常绿草本植物。野生麦冬为亚热带常见植物，生于海拔2 000 m以下的山坡阴湿处，常生于林下、溪边、路旁、灌丛下。家种麦冬喜种在温暖、湿润、荫蔽的环境，栽培在海拔600 m以下，土壤肥沃、疏松，排水良好的夹沙壤土平坝或者缓坡地。杭麦冬多栽培在靠近海滩，土质稍含盐碱的地带。

麦冬原名"麦门冬"，在我国栽培已有1 200多年的历史，药用商品主要靠家种。杭麦冬是道地药材，质好，在药材界有良好的声誉，浙江省品牌药"生脉饮""青春宝"均用杭麦冬。杭麦冬分布在慈溪、余姚、杭州等地，尤以慈溪为著名产地。杭麦冬主产地慈溪市，以三年生栽培为多，年种植面积约2 000亩，以间种黄豆、棉花为主。

浙江省除了在历史上形成最为著名药材"浙八味"外，根据历代本草记载，浙江省有名的道地药材还有杭白芷、杭萸肉、台乌药等，并且在中药发展中涌现出新的道地药材，如三叶青等。

（9）杭白芷

异名：香白芷、芳香。来源于伞形科当归属植物杭白芷的干燥根。全株含挥发油，根含数种香豆素及呋喃香豆素衍生物。杭白芷还含香柑内酯，而其他白芷则不含此成分。性味：辛、温；无毒。药材以根条粗大、皮细、粉性足、香气浓者为佳。

白芷为多年生草本，高1～2 m，喜温暖、湿润、阳光充足的环境。种植在土层深厚、疏松、肥沃、湿润而排水良好的沙质壤土，则生长好；在黏土、土壤过沙、土层浅薄中种植，主根小分叉多，也不宜在盐碱地栽培，又不能重茬。白芷抽薹后，根部变空心，会腐烂，不能作药用。

野生白芷资源很少，分布在我国东北及华东半湿润、湿润季风气候区的低山丘陵平原地带。白芷以栽培为主，用种子繁殖，分秋布及春布两种。各地白芷因产地分布地区不同，播种时间和收获有一定的差异。浙江在10月寒露前后播种，翌年大暑至立秋茎叶枯黄时采收。

目前，杭白芷主产区从杭州转移到磐安、东阳一带。

（10）三叶青

异名：金线吊葫芦、金丝吊葫芦、三叶对。来源于葡萄科崖爬藤属植物三叶青干燥块根，其主要成分是黄酮类化合物。性味：微苦、辛，凉；无毒。其功能是清热解毒，活血祛风，主治高热惊厥、肺炎、哮喘、肝炎、风湿、月经不调、咽痛、瘰疬、痈疔疮疖、跌打损伤。目前临床上主要用于抗癌及抗艾滋病毒，并能治疗病毒性脑炎、乙型脑炎、病毒性肺炎、慢性乙型肝炎、急性支气管炎、肺炎、肠炎、胆道等感染性疾病。药材性质硬而脆，断面平坦粗糙，类白色，粉性，可见淡棕色形成层环，水浸液有明显的黏性。

三叶青为多年生草质攀缘藤本，长3～6 m。块根纺锤形、椭圆形、卵圆形，单个或数个相连呈串珠状。茎细弱，具纵棱。喜凉爽气候，温度在20 ℃左右生长健壮，冬季气温降至10 ℃时生长停滞。耐旱，忌积水，对土壤要求不严，以含腐殖质丰富或石灰质的土壤种植为好。由于三叶青对生长环境要求苛刻，生长速度极其缓慢，野生资源稀少，且因人为狂采滥挖，已濒临灭绝。

三叶青主要分布于浙江、安徽、江西、福建、湖南、湖北、广东、广西等省（区）。不同地区具有不同生态环境，对三叶青中总黄酮含量产生影响是必然的。现代运用紫外可见分光度法测定不同产地三叶青总黄酮含量，浙江省内采集的三叶青总黄酮含量要高于广西产，浙江产三叶青野生的总黄酮量高于家种药材。浙江省内野生药材，以建德产黄酮含量最高，常山次之，天台第三，兰溪最低。

为了保护三叶青野生资源，提高其人工驯化栽培水平，实现三叶青产业化发展，浙江已开展三叶青试管组培苗研究。据报道，30～35 ℃是三叶青试管组培苗最适宜生长温度，平均鲜重增加达到4.4～5.1 g，明显优于其他各处理，其SOD酶活性增强，MDA含量偏低，膜修复能力增强，可溶性蛋白含量增加。而40 ℃以上高温或10 ℃以下低温则不利于三叶青试管组培苗的生长。

除上述之外，浙西北丘陵山地具有地方特色的药材有淳安、临安的白花前胡，长兴的玫瑰花，天目山的银杏叶。杭嘉湖平原具有地方特色的药材有蚕沙、僵蚕、薏仁、桑白皮、地鳖虫、百合，萧山的铜丝荆芥，桐乡的牛蒡子等。中部丘陵、盆地具有地方特色的药材有诸暨、东阳的榧子，衢州的橘皮、青皮、橘核等。南部山地具有地方特色的药材有丽水地区的凹叶厚朴、永和的茯苓、永嘉的白墙钩藤。东部沿海平原具有地方特色的药材有浙江富阳半夏、平原地塘的莲子、丝瓜络等。

3. 中药资源开发利用与保护状况

浙江省中药资源发展战略构想，是把该省建成我国医药大省，并把该省道地药材走向世界。为达到这个目标，浙江省区在按国家药监局制定的《中药材生产质量管理规范》规定要求，逐步实施。

要建立稳固的浙江药材生产基地，必须在深入调查研究基础上划分出其种植地域范围，以形成其稳固的生产基地，并在各区域范围内确立其优势品种的种子种苗基地和药材生产基地。此工作早已完成。

从2003—2004年开始，由浙江省农业厅投资534万元，建立杭菊、延胡索、杭白术、浙贝母、杭白芍、浙玄参等道地药材生产示范基地，具体从生产基地、基础设施、良种繁育、规范化栽培、无公害生产技术培训、提高种植组织化和品牌建设等方面进行扶持。并在调查和试验研究基础上，制定了延胡索等道地药材种子种苗质量标准、药材产品质量标准，为GAP的实施和地方标准建立奠定基础。

浙江省农业厅提出并组织制定了省级无公害中药材，如玄参、浙贝母、白术、延胡索等系列地方标准。同时认定了一批浙贝母、延胡索、白术等道地药材无公害产地和标准化示范区，推动了道地药材标准化管理体系和质量保证体系的建设。

浙江省成立了中药材产业协会，由中药材管理、科研、生产、加工、流通等82家单位参加，通过技术培训、研讨会、组织考察、信息服务和参观各特优新农产品展销会等形式，发挥协会的桥梁和纽带作用。协会建立信息网，为会员与单位进行产品宣传、刊登信息、难题咨询、购销服务提供了平台。

此外，浙江省成立了中药材繁育中心，建立了生产中药材的种植资源库，开展中药材品种选育研究，还开展科技攻关和规范种植研究。

总之，浙江省正在按照省中药资源发展战略设想，结合本省现状，有计划、有步骤向建设"医药大省"迈进。

五 安徽省中药资源

1. 自然与社会地理环境

安徽省简称"皖"，地处我国东南部，长江、淮河中下游，南北狭长，东西距海洋150 km，全省总土地面积14万km^2。

地势西南高、东北低，地貌以平原、山地、丘陵为主。长江、淮河自西向东横贯境内。将全省大致分为淮北平原、江淮丘陵、皖西大别山区、沿江平原、皖南山区五个自然区域。主要山脉有大别山、黄山、九华山、天柱山等，其中黄山的莲花峰海拔1 864.8 m，是境内最高峰。全省有河流2 000多条，分属长江、淮河、新安江三大水系；湖泊110个，尤以长江水系湖泊众多，较大的有巢湖、龙感湖、大官湖、南漪湖等。其中面积最大的巢湖约800 km²，是我国五大淡水湖之一。

地处暖温带与亚热带过渡地区，季风气候明显，四季分明，气候温和，雨量适中，但地区差异明显，淮北属于暖温带亚湿润季风气候，淮南属亚热带湿润季风气候，全省年平均气温为14～17 ℃，其中1月平均气温淮北为-1～2 ℃，淮南为0～3 ℃，7月平均气温淮北27～28 ℃，淮南多在28 ℃以上。年降水量800～1 800 mm，但降水年际变化大，常有旱涝等自然灾害发生。

安徽省地带性土壤基本上分为三大类：棕壤；黄棕壤；红壤与黄壤。非地带性土壤，有水稻土、沼泽土及潮土，其他面积不大。棕壤主要分布在淮河平原及其以北淮北区。黄棕壤是北亚热带地带性土壤，分布在江淮之间低山丘陵地带及东南部长江沿岸地区，淋溶作用明显，一般是酸、微酸、中性，pH5～6.5。红壤与黄壤主要分布在皖南山地丘陵区及大别山南部低山丘陵、岗地和沿江西部地区。

由于安徽省地处暖温带与亚热带过渡区，安徽成为南北植物区系的汇集带。由于境内复杂地形，优越的自然环境与多样的气候为动植物生长繁衍创造了有利条件。全省有中药资源3 482种，居全国第六位。

在历史上，安徽中医药学家人才辈出，促进了地方中医药事业的发展。淮北平原的亳州为历史上重要的中药材集散地之一，在明末清初达到鼎盛。中药材集散为促进当地的中药引种和栽培，使亳州成为我国药用植物和栽培种类比较集中地区之一。江淮丘陵地区的滁州在宋代也已成为著名药材集散地。深厚的文化底蕴，使安徽中药资源具有浓厚的地方特色。

2. 道地药材与各种中药资源

安徽省皖南山区及大别山区蕴藏着丰富的野生中药资源，江淮之间和沿江丘陵盛产多种常用中药资源，淮北平原有悠久栽培中药资源的习惯。古今逐渐形成安徽多种道地药材与各种中药资源。

（1）板蓝根

异名：北板蓝根、菘蓝根、靛蓝根、大青根。来源于十字花科菘蓝属菘蓝的根，性味：苦，寒。主要化学成分为靛蓝、靛玉红、吲哚苷、腺苷、氨基酸以及多种有机酸。药材具有清热解毒、消肿、凉血利咽之功效，质量以条粗长、体肥实、外色浅灰、内色黄白、粉性足者为佳。

板蓝根为一年生草本植物。生态适应性较强，喜温暖、湿润气候，耐寒耐旱，从黄土高原、华北大平原到长江以北的暖温带为最适宜生长地区，长江流域南部是它的南缘地区，东北平原和南岭以南地区不宜栽种。板蓝根为深根性植物，在排水良好、土层深厚肥沃、疏松的沙壤土生长较好。

商品来源于栽培。用种子繁殖，分春播和夏播两种。春播于4月上旬进行，夏播5月下旬进行。春播的应在9月下旬秋分后至10月下旬霜降前采挖；夏播的宜在霜降前后采挖。以春播根粗、条长、粉性足者质量好。留种的板蓝根，选主根粗壮的根，移栽到肥沃的留种田中，翌年3月抽薹、现蕾，5—6月间种子成熟采收。

板蓝根主产于安徽淮河以北的太和、宿州、蒙城、阜阳、亳州等地。河北中南部、江苏苏北地区、河南东南部、山东胶济铁路以南地区、湖北东部、山西中南部、辽宁西部以及北京、上海等市均有种植。湖南、四川、陕西、甘肃、宁夏、新疆、广东等省（区）部分县也有种植。2000年后，甘肃、新疆栽种板蓝根产量很大。

板蓝根以"蓝"之名始载于《神农本草经》，列为上品，"蓝"广义是指我国古代染料植物，各地种源不一，有菘蓝、蓼蓝、木蓝、吴蓝，也就是《本草纲目》所说的"蓝凡五种，各有主治……"。板蓝根主要有南、北两种。南板蓝根为爵床科板蓝属马蓝，野生或零星栽培于我国长江以南的西南、华南地区，分布在湖南、江西、福建、浙江等地。当地生产，就地供应，产销量很大。北板蓝根为十字花科菘蓝属菘蓝，主产于长江以北的辽宁、河北、河南、山西、山东等省，西北的新疆、甘肃以及安徽、江苏、湖北的北部，供全国大多数地区，是商品的主流。

20世纪50年代，板蓝根用量不大，全国年产销量30万～50万千克，主要靠安徽阜阳、宿州、河北安国和江苏海门、如皋等地栽培供应。到20世纪六七十年代，经临床实验，板蓝根具有抗病毒作用，是防治脑炎、肺炎、肝炎、腮腺炎及流感等疾病的良药，受到医药界的高度重视。后来又逐步用于中成药制剂，使销量逐年上升。板蓝根栽培地也扩充到河南、山东、山西、北京、上海等省（市），河北、江苏等老产区也大面积扩种。70年代末，全国年产量上升到400万千克，到1983年又增加到1 800万千克。当时因药厂少、用量小，也曾出现产大于销局面。但以板蓝根为原料的中成药，在80年代销售旺盛，产品年年出新，促使板蓝根产量继续发展。到80年代末90年代初，板蓝根年销量达到1 000万千克以上。据统计，2020年板蓝根年产量达5 420万千克，2021年达到7 214万千克。板蓝根是一种适应性较强的作物，我国大部分地区都可以种植，生产周期性短，经济效益高，生产潜力大。而板蓝根对突发性流行性病如流感、脑炎、SARS等特别有效。如遇上这些年份，板蓝根销量剧增，价格猛升，高的时候每千克22元。但在平常年间，销量较低，价格每千克仅2.5～3元，因而板蓝根的生产要保持谨慎态度。

（2）菊花

异名：白菊花、甘菊花、药菊花、真菊花。为多年生草本植物，来源于菊科菊属的头状花序，药材名为"菊花"。性味：甘、苦，微寒。归肺、肝经。主要化学成分为挥发油、菊苷、萜烯类及其含氧的衍生物、黄酮、氨基酸、维生素K等。具有疏风散热、清肝明目的功效。用于风热感冒、头痛眩晕、目赤肿痛、眼目昏花。以花朵完整、不散瓣、色泽鲜艳、香气浓郁、无梗叶者为佳。

药用菊花品种很多，以产地命名的商品名称有亳菊、滁菊、杭菊、怀菊、贡菊、川菊、祁菊等。其中安徽产有三种。

1）亳菊：来源于菊科植物亳菊的干燥头状花序，为药用佳品。分布于淮北平原的亳州，传统产区为涡河沿岸，海拔约50m。亳菊栽培至今已有240多年，在地理分布上位于安徽三个药用菊花基地的最北端，无霜期短，雨量少，温度低。亳菊产地处于暖温带，秋冬气候干燥。亳菊在收获时，秋末空气湿度小。花开放后期冻害严重，菊花的花期迟，易遭冻害，气温下降时，舌状花变红，影响质量。严霜摧残后，花则枯萎而不能药用。因此，在花处于开花盛期时，将枝条一起收割，连同枝条折下的花序悬挂阴干。在阴干过程中，同时促进了营养物质的输送和后熟。正是由于当地气候干燥，亳菊因地制宜采用了阴干的方法。

2）滁菊：来源于菊科植物滁菊的干燥头状花序，药饮皆宜。滁菊分布于亚热带北缘的江淮丘陵、东部的滁州南谯区和全椒县，居于两条丘陵之间，海拔高度为50~150m。所产滁菊已有数百年历史。该地为沙质壤土，排水通畅，是滁菊的适宜生长区域。滁菊产地比亳菊偏南，其气温略高，雨量稍多，夏秋之间常有伏暑，因此，滁菊产区一直采用硫磺熏杀青晒干的方法。熏硫可以快速杀死细胞，排出花内水分，便于干燥，同时具有漂白、不易变质和防止虫蛀等优点。

3）贡菊：来源于菊科植物贡菊的干燥头状花序，为茶饮佳品。分布于中亚热带北缘的皖南低山区域的黄山歙县金竹岭、高山一带，海拔300~600m，是药用菊花中分布海拔最高的品种。从1896年徽商从浙江德清县引菊花歙县种植至今已有100多年的历史。当地民谚曰："高山雪、低山霜。"即高山降雪而无霜，待降雪时，贡菊的花期已近尾声，不致受到冻害；而低山霜早，开花后期冻害严重，不适于贡菊生长。贡菊地处皖南山区，湿度大，不易干燥，而山区木炭资源丰富，所以贡菊采用传统的烘制技术，是全国四大菊花中唯一的烘制品。

（3）亳白芍

亳白芍与川白芍、杭白芍来源于毛茛科芍药属多年生草本植物。芍药以干燥根入药，药材名为"白芍"。性味：苦、酸，微寒。归肝、脾经。主要化学成分为芍药苷、牡丹粉、芍药花苷、挥发油、糖类、淀粉、萜类等。具有养血、敛阴、柔肝等功效。药材用于头痛眩晕、胁通、四肢挛痛、血虚萎黄、月经不调、自汗、盗汗，以根粗长、两头匀、质坚实、皮细洁、粉性足者为佳。

现在白芍商品全部为栽培品种。广泛分布在我国黄河以南及西南地区的低山丘陵、平原农田。芍药喜气候温暖、阳光充足、雨量中等的环境，耐寒、暑性强，在-20℃气温下能露地越冬，在42℃高温下能越夏，怕涝、水淹。以土层深厚、疏松肥沃、排水良好、中性至微碱性的沙壤土或壤土为好。忌连作，可与菊科、豆科作物轮作。

芍药为宿根性植物。每年早春2—3月出苗，4—8月为生长盛期，4月下旬至5月上旬开花，7月下旬至8月上旬种子成熟。秋季枯萎进入休眠期，此时植株中有效成分芍药苷含量最高。无性繁殖连续栽培七八年以上，其根常空心，失去药用价值。

白芍各地栽种方法不同。一般在10月前下种，多采用分根繁殖，采挖商品时，斩下芽头，分切数块，每块有芽苞2～4个，随切随栽，种植3～4年采挖。种子繁殖，应选单瓣芍药的种子，8—9月种子成熟时播种，翌年4月出苗，栽种2～3年后挖出来分根、定植，经3～4年种植即可采挖。

白芍主产于安徽、浙江、四川三省。安徽亳州为亳白芍的著名产地，涡阳、阜阳、临泉、界首、凤台也有产。安徽可种面积大，多种植在淮河整治后的沙质土地上，所以产量最多，质量也较好。浙江的东阳为东芍药的著名产地，磐安、缙云、永康、仙居、临安、安吉也有产。浙江产的杭白芍因种植面积小，总产量也少，但精耕细作；因可种植面积不多，许多与农作物套种间作，但质量最佳。四川的中江、渠县为川白芍的著名产地，苍溪、仪陇、宣汉、广安、余棠、达州，重庆的合州、铜梁、永川也有产。四川产的白芍种在山坡、丘陵地上，产量仅次于亳白芍。此外，我国河南、山东、湖南、贵州、湖北也有产。

芍药是我国原产观赏花卉，已有3 000多年栽培历史。药用始载于《神农本草经》，被列为中品，是传统常用药材。芍药有赤、白之分，赤芍为野生品，白芍为人工栽培品。白芍取芍药的栽培品经加工而成。一般栽培3～4年，过去为多收上等规格，浙江有栽培6～7年之货，现在也只种2年之货。

依据我国商品市场讯息，目前白芍年需要量在400万～600万千克。同时，近年来，白芍在保健饮品得到开发，为白芍的综合利用开辟新的销路。白芍生长周期长，但适应性较强，种植范围比较广，产区农民对种植白芍有一定的积极性，只要保持合理的价格，防止盲目扩大生产，可以满足商品需要。

（4）宣木瓜

异名：皱皮木瓜、酸木瓜、铁脚梨。来源于蔷薇科木瓜属贴梗海棠的干燥近成熟果实。性味：酸，温。归肝、脾经。主要化学成分含皂苷、苹果酸、酒石酸、柠檬酸、维生素C、黄酮类、鞣质、种子含氢氰酸。有平肝和胃、去湿舒经功效，可治吐泻转筋、湿痹、脚气、水肿、痢疾。药材质量以果实中匀、质坚肉厚、皮皱色紫红、内心小、味酸涩者为佳。木瓜根、叶、枝、种子均可供药用。

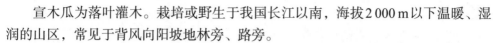

宣木瓜为落叶灌木。栽培或野生于我国长江以南，海拔2 000 m以下温暖、湿润的山区，常见于背风向阳坡地林旁、路旁。

木瓜（贴梗海棠）主要为栽培，野生极少。发展木瓜生产，采用无性繁殖，如扦插、压条、分蘖都可以，移栽定植后3～4年开花结果。有性繁殖，成熟种子经过2～3年育苗，苗高60 cm时移栽定植，3～5年开花结果。5年后进入盛果期，15～20年后逐渐衰退。木瓜采摘期，由于产区气候差异，成熟期不一致，一般以木瓜外皮呈青黄色稍带淡黄色时采摘为宜。过早水分多，肉薄；过迟果实松泡，质次。早在立秋前采摘，迟者霜降前后采摘。果实采摘后，将鲜果纵切成两半，放入沸水锅中浸烫5分钟或放入蒸笼中蒸10分钟，取出晒干或微火烘干。

木瓜主产于安徽、浙江、湖北、四川等地。此外，湖南、福建、陕西、云南、河南、江苏亦有产。安徽宣城产者习称"宣木瓜"，质量较佳。湖北产量最大，长阳产资丘木瓜较著名。

宣木瓜药用始载于1 400多年前的《名医别录》，被列为中品。在我国栽培有悠久历史，长江以南、西南地区广泛种植，主要供药用，少量加工为食品。

（5）茯苓

异名：白茯苓、松茯苓、伏灵、云苓、安苓。来源于多孔菌科卧孔菌属真菌茯苓的菌核。属于食用菌一类，多寄生在赤松或马尾松的地下根或埋在土下的松木、松枝上。菌核含β-茯苓聚糖（约占干重的93%）和三萜类化合物乙酰茯苓酸、茯苓酸、3β-羟基羊毛甾三烯酸。此外，尚含树胶、甲壳质、蛋白质、脂肪、甾醇、卵磷脂、葡萄糖、腺嘌呤、胆碱、β-茯苓聚糖分解酶、脂肪酶、蛋白酶等。性味：甘、淡，平。归心、脾、肺、肾经。具有利水渗湿、健脾和胃、宁心安神功能，可治小便不利。茯苓以个大形圆、体重坚实、皮黑光泽、无破裂、斜断面色白细腻、粘牙力强者为佳。

茯苓系腐生真菌，无根无苗。喜在气温较高、光照较长、湿度较小的山区生长。野生茯苓分布于长江流域以南，海拔300～2 500 m的松树林内，寄生在松树地下根或埋在地下的松树枝干上，也能生长在砍伐后的松树兜下。栽培茯苓多栽于海拔600～900m的松树林或原有松树林山坡地。一般选背风向阳、沙多泥少、排水良好、没有白蚁的平坦斜坡。

野生产区分布在云南的丽江、维西、宁蒗、永胜、保山、宣威，四川的德昌、米易、木里、盐源、攀枝花，浙江的天台、仙居、奉化，贵州的毕节、威宁等县市。其中以云南为著名，故有"云苓"之称。栽培老产区有安徽的岳西、金寨、霍山，湖北的英山、罗田、麻城，河南的固始、商城等县。栽培新产区有广东信宜、罗定、新丰，广西容县、岑溪、苍梧、玉林，福建龙溪、三明、沙县、古田、柘荣，浙江的云和、龙泉、景宁、庆元，云南的禄劝、武定、大姚、永仁，贵州的从江、黎平，湖南的靖州、会同、通道。其他江西、四川、陕西有少量栽培。栽培者以安徽量大、质优，故有"安苓"之称。

野生茯苓一般生长1～3年成熟，一年四季可采挖，但以立秋后采挖者质好。家种茯苓春、夏、秋三季都可下种，每年3—4月和9—10月为茯苓生长旺期，一般下窖接种后一年左右可采挖。家种茯苓栽培方法较多，有段木栽（也叫筒栽）、树蔸栽、活树栽、松树栽等数种，但以段木栽、树蔸栽为普遍。

茯苓在《神农本草经》被列为上品。是一种食用真菌，淡味中药。有2 000多年药用历史，是我国古代和现代出口的传统中药。现代药用年需量已近2 600万千克，是中药商品中的大品种之一。茯苓分布于我国南方地区松林之中。据南宋时代古书记载，当时茯苓已有人工栽培的较详细的方法。安徽大别山，是近世纪栽培茯苓主要产区。茯苓作为菌类药材，除了药用，作为保健食品开发大有前途。

（6）牡丹皮

异名：丹皮、粉丹皮、凤丹、木芍药、花王。来源于毛茛科芍药属牡丹的根皮，以干燥的根皮入药。性味：辛、苦，凉。根含牡丹酚、牡丹酚苷、牡丹酚原苷（牡丹酚苷＋阿拉伯糖）、芍药苷，尚含挥发油0.15%～0.4%及植物甾醇等。具有清热凉血、活血散瘀功效。药材质量以条粗长、无木心、皮厚、粉性足、断面粉白色、香气浓郁、亮结晶多者为佳。

牡丹为多年生落叶小灌木，栽培于气候温和、日照充足、雨量适中、海拔50～600 m的山坡、丘陵、庭园。选土层深厚、排水良好、地下水位较低的斜坡、沙质壤土，细沙土为宜。

牡丹采用种子繁殖或分枝繁殖。皖南地区的凤丹、花单瓣，结子多，繁殖快，根系发达，产量高，多用种子繁殖。种子先育苗，幼苗1～2年后可移栽，定植后头两年不开花，第3～4年开花，根肥厚可采挖。从下种至采收需生长4～6年。其他产区的牡丹，多引种观赏性的重瓣花牡丹，花大美丽，多不结子，所以用分枝繁殖。当年9—10月分根，次年少数植株可开花，为了药用使营养集中于根部，每年将花蕾摘除，第3～4年可采挖。牡丹皮一般每年枝叶黄萎时采挖，各地产季略有前后，安徽分夏季7月中旬、秋季10月中下旬两次采挖。夏季采收粉性不足，肉分薄，易变色，称"新秋货"，秋季采收质硬，肉分厚，内色粉白，可久藏，称"老秋货"。加工方法：挖起鲜根后，堆放1～2天，稍收水分后，剪去须根（丹须），用木榔头轻敲，使皮与木心自然分离，用小刀纵割根皮，抽去木心，捏紧缝口，按粗细分别晒干为连丹皮。如鲜根洗净泥土，用竹片或玻璃片刮去外表栓皮，用小刀纵割根皮，抽去木心，理直晒干为刮丹皮，细条不抽心晒干为骨丹皮。

野生牡丹分布于我国西南、华中地区。药用商品以栽培为主。安徽的铜陵、南陵、繁昌、青阳、泾县，四川的都江堰、邻水、大竹，重庆的垫江、长寿，湖南的邵东、邵阳、祁东，山东的菏泽、定陶、东明、枣庄，河南的鄢陵、洛阳、灵宝，湖北的建始为主产地。陕西、云南、贵州、甘肃、浙江、河北、山西、江苏、江西、青海、西藏也有种植或野生分布。

牡丹皮始载于《神农本草经》。我国黄河以南地区广有分布，已有1 000多年栽培历史。药用货源要靠安徽、四川、湖南、山东、河南提供。安徽的铜陵、南陵产量大，质量好，历史悠久。年销量200万～250万千克。牡丹皮中的丹皮酚毒性很小，且有清热、抗菌、防蛀作用，已有丹皮酚药物牙膏等开发，今后综合利用有一定前途。

此外，在皖南山区还有道地药材和名贵中药资源，如宣黄连，产于古代宣州的短萼黄连，在历史上作为道地药材，传承了千余年。在宁国有产白花前胡，祁门有野生白术。特色地方资源有蕲蛇、山茱萸、覆盆子、黄精、粉防己等。

沿江丘陵中药资源有贵池的殷半夏、宣城的太子参。

大别山区道地药材和重要中药资源有天麻、霍山石斛、怀宁的玉兰、潜山的凹形厚朴、舒城的半夏。其他特色资源有皖贝母、麝香、蔓荆子、鹿衔草等。

江淮丘陵道地药材有春柴胡，特色药材有紫丹参、明党参、桔梗、猫爪草、酸枣仁、南沙参、蜈蚣等。

淮北平原颍上、阜南的半夏。特色药材有辫紫菀、白芷、板蓝根、亳桑皮等。

3. 中药资源开发利用和保护状况

安徽省地处亚热带与暖温带地区，属南北植物区系交汇地带，中药资源种类比较丰富。由于种药历史悠久，逐渐形成许多著名道地药材如亳菊、贡菊、滁菊、宣木瓜、亳芍、凤丹等。但在20世纪，各地盲目引种道地药材，由于生长环境不适及种植管理不善，致使种出来的药材外形变异，质量很差。由于这些伪劣药材低价出售，冲击了优质道地药材市场，使正道产区的药农遭受很大打击，挫伤了他们的生产积极性。另外，对野生药材保护认识不足，连年采伐，只收不管，致使野生白术、霍山石斛、短萼黄连、凹叶厚朴、杜仲、细辛、天麻、安徽贝母等一些药材出现濒危。生态环境恶化，也使半夏产量迅速下降，当地著名道地药材如亳菊、贡菊、宣木瓜的种质也出现混乱。经多年的治理，中药材生产逐渐得到改善，道地药材也得以恢复。

进入21世纪，安徽省明确了中药材生产方向，要求各地有关部门重点进行种植基地的建设和市场体系的建设。同时加快中药材加工产业化和中药材研发，实现中药材持续发展。亳州市中药产业原有基础较好，但科技力量薄弱，一直制约药业经济的发展。当时国家科技部已认定，将安徽省亳州市列入国家火炬计划中药特色产业基地。亳州市已经制定了利用基地平台，发挥品牌效应，大力实施中药科技企业孵化器建设，配套建设创业咨询、资源服务、人才培训、仪器设施等服务平台，培训、引进高精药学技术人才，提高中药产业自主创业能力。又如亳菊为我国四大药用菊花之一。由于地产亳菊长期无性繁殖，种植退化，当时由安徽省农业科学院园艺研究所投资建立亳菊规范化示范基地，重点解决亳菊品种退化问题。夏天无是产于安徽余江县的中草药，它的块茎中含有能活血通络、行气、止痛的化学成分，对风湿性关节炎、跌打损伤、中风偏瘫等多种疾病有显著疗效，在当地记载用药历史可追溯到东汉年间，当时余江县已成为全国最大的夏天无种植区（人工种植2 000多亩）。由于它的地上部分一到初夏就枯萎无踪，故得名"夏天无"。国家质量监督检验检疫总局为了保护夏天无中草药材，已批准对余江夏天无实施地理标志产品的保护。安徽亳州新科种业有限公司与怀宁县港澳台侨科教园有限公司合作开发建设万亩中药材生产协议，在怀宁县种植桔梗、白术、薏仁、白芍、亳菊等。另外，对安徽民间药用资源进行挖掘与开发，使众多有效药物得以关注和应用，已开发出的止血新药"断血流"、植物抗菌药百芯草等。还有止痛药江南牡丹草、治疗老年慢性支气管炎药白毛夏枯草正在开发研究。

（六） 江苏省与上海市中药资源

1. 自然与社会地理环境

江苏省简称"苏"，位于我国大陆东部沿海中心。地处长江、淮河下游，东临上海，并与上海市相连。全省南北长、东西窄，总土地面积12.2万km²。境内平原广阔，河湖交错，是我国著名水乡地区。上海市位于我国海岸线中部，地处长江口南岸。全市土地总面积0.61万km²，是我国最大的港口城市。江苏地势低平，河湖众多，平原、水面所占比例之大，居全国之首，是我国最为低平的省，绝大部分地区在海拔50 m以下。平原辽阔，通扬运河以南，太湖周围为长江三角洲，还有江淮平原、黄淮平原、东部滨海平原等，水网密布，有大小河流2 900多条，湖泊300多个，主要河流有长江、淮河、京杭运河、沂沭河、秦淮河、新沭河、苏北灌溉总渠、通扬运河等。湖泊有太湖、洪泽湖、高邮湖、骆马湖等。低山丘陵集中分布在西部及北部，其中连云港市云台山海拔高624.4 m，是境内最高峰。

江苏省地处大陆东岸中纬度滨海的地理位置，为亚热带向暖温带过渡地带。淮河—苏北灌溉总渠以南属亚热带湿润季风气候，以北属暖温带亚湿润季风气候，具有明显的季风气候特征。气候温和，雨量适中，四季分明。全省年平均气温13～16℃，其中，1月平均气温−1～3℃，7月平均气温26～29℃。年降水量

800～1 200 mm，地区差异明显，东部多于西部，南部多于北部，春末夏初为梅雨季节。干旱、雨涝、热带风暴（台风）、霜冻、冰暴等是主要灾害天气。

江苏省的植被地带与土壤，主要在气候条件下形成有落叶阔叶林—棕壤、亚热带湿润落叶阔叶林—淋溶褐土，落叶阔叶与常绿阔叶混交林—黄棕壤和常绿阔叶林—黄壤、红黄壤。受局部环境影响而形成有滨海平原盐土—盐生植被，沿江低地沼泽土和湿生、沼生、水生植被，冲积平原草甸土等。落叶阔叶林—棕壤和亚湿润落叶阔叶林—淋溶褐土，主要在暖温带湿润季风气候和暖温带半湿润季风气候下分别形成，主要分布在淮河、苏北灌溉总渠一线以北。落叶阔叶与常绿阔叶混交林—黄棕壤，这一植被土壤形成于北亚热带湿润季风气候条件下，主要分布在淮河、苏北灌溉总渠以南，宜溧山地以北的广大地区。常绿阔叶林—黄壤、红黄壤，这一植被土壤类型形成于中亚热带湿润季风气候条件下，主要分布于江苏省最南端的宜溧山地。滨海平原盐土—盐土植被，是由于海水的浸渍，在江苏东部沿海分布着南北延伸的盐土带和相应的盐土植被带。一般在盐土脱盐为中盐土时，可种植庄稼。冲积平原草甸土，这个土壤分布在地势较低的沿江、沿河和沿湖一些冲积平原和阶地。土壤上生长着草甸植物，表层有机质含量比较丰富。在灌溉总渠以南，所有草甸土已成为水稻土；总渠以北除部分形成水稻土外，多已成为旱作土。沼泽土和湿生、沼生、水生植被在长期潮湿条件下形成，整个土层或底土层有潜育层、地表有泥炭层，主要分布在里下河平原及太湖平原的湖荡四周。由于常用沤水，一般只用于栽种水稻或其他水生生物，经水利工程措施，沼泽土得到改变，成为较好农田。

江苏省省会南京市曾为六朝古都，长期成为政治中心，积聚了众多医药名家。如南北朝陶弘景隐居茅山；《本草经集注》中记载许多药物"近道有之"，包括了江苏等地；明清时期，涌现一大批著名医药专家。江苏人口稠密，经济发达，交通便利，中药资源流通、加工、开发等都比较先进。

上海市简称"沪"，别称"申"。位于我国东部大陆海岸线中部，长江出海口南岸，东临东海、西连太湖、北界长江、南临杭州湾，全市陆地总面积6 340 km²。

全市地势低平，陆地由西向东微倾斜，境内除西南部有天马山、佘山、凤凰山等残丘外，全部为坦荡低平的平原，是长江三角洲冲积平原的一部分，平均海拔为4 m左右。河湖港众多，主要河流有黄浦江及其支流苏州河。沿海岛屿有崇明岛、长兴岛、横沙岛，其中崇明岛是我国第三大岛屿。

气候属北亚热带湿润季风气候，四季分明，日照充足，雨量充沛，年平均气温为16 ℃左右，其中1月平均气温3 ℃左右，7月平均气温28 ℃左右。年降水量1 100 mm，集中在5—9月汛期，约占全年降雨量的60%。春雨、梅雨、秋雨为三个雨期，7—9月多台风暴雨。无霜期230天。

上海是我国最大工业基地和海港城市，是人口最多的城市之一，为我国水陆交通中心，拥有优良河口港。上海自清代以来，一直是中药材集散中心，是中药材进出重要港口。野生中药资源种类不多，栽培中药品种也不多，但以生产技术高，经济价值高，少数品种为主导，中药工业规模大，技术先进，商品流通快。

2. 道地药材与各种中药资源

（1）薄荷

异名：苏薄荷、龙脑薄荷、南薄荷。来源于唇形科植物薄荷属薄荷的干燥地上部分。以干燥的去根全草入药。性味：辛，凉。主要化学成分为挥发油，油中主含L-薄荷脑、L-薄荷酮、薄荷酯类，尚含8-乙酰氧香芹艾菊酮等。其加工品薄荷油、薄荷脑是医药、食品、香料、化妆品等工业的重要原料。薄荷具疏散风热、清利头目、理气解郁、透疹之功效。质量以枝匀、叶茂、紫梗绿叶、基茎短、气味浓者为佳。本品叶不得少于30%，含挥发油不得少于0.8%（mL/g）。

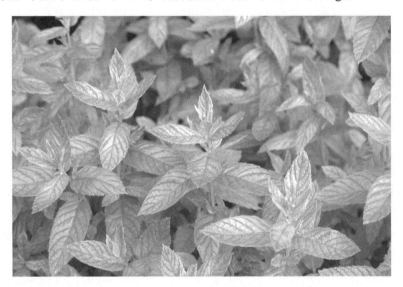

薄荷为多年生宿根草本。对环境条件适应性较强，在海拔2 100 m以下地区均可生长，但以海拔300～1 000 m栽培的薄荷精油和薄荷脑含量最高。薄荷喜温暖、湿润环境，生长适宜温度为20～30 ℃，气温在-2 ℃时，茎叶枯萎。生长期间阳光充足有利于植株中挥发油的积累，光照不足对薄荷生长不利。植株生长初期和中期要求水分较多，出蕾开花期需要晴天和干燥的环境条件。土壤以疏松、肥沃的沙质壤土种植最好，pH值在5.5～6.5较适宜。

薄荷一年下种，割茎留根，连续可收2～3年。一般采用根状茎、地上茎、种子繁殖。三种方法中，以根状茎繁殖为主；地上茎移栽费工，不常用；种子繁殖多用于培育新种或引种使用。根状茎繁殖，南方地区于秋冬播种，北方地区春季

3—4月播种。栽前挖取种子田里的根状茎，选节间短、色白、粗壮、无病虫害的根茎作种，随挖随种。采用条播或穴播下种。秋播的根状茎在地下越冬，次年2—3月出苗。如2月中下旬雨水前后播种，3月中旬出苗，7月下旬开花。在7月下旬大暑收割第一次，称"头刀薄荷"。将地上部分割后，留下地下根状茎，继续萌发新苗，待10月下旬霜降前收割第二次，称"二刀薄荷"。若初栽第一、二年新地，割取第二次后，加以中耕除草管理，翌年可以继续生长。在南方温暖无霜地区，薄荷一年可收割三次，收割季节为夏至、处暑、霜降。北方寒冷地区则一年一收。产季在9月白露至秋分。

野生薄荷分布于全国各地，现已很少。家种薄荷主产于江苏太仓、常熟，苏北南通、海门，上海的嘉定、崇明，浙江杭州湾南的余杭、上虞、余姚、镇海，江西中西部的吉安、安福、泰和、吉水、宜春及鄱阳湖畔的九江，安徽南部长江边的铜陵，淮河北的宿县，四川成都市东北面的中江、金堂、三台、广汉、射洪，成都市南面的仁寿、荣县，四川东北部渠县、开江，河北的安国等县市。湖南、湖北、广东、云南、福建、河南、辽宁等省也有种植及引种。其中以江苏太仓产薄荷质量最佳，著称"苏薄荷"。

薄荷为最常用的药材，始载于《唐本草》。薄荷除了入药，也可作消暑、清凉饮料代茶之用。其提取的挥发油，含薄荷醇（商品称薄荷脑），是广泛应用于医药、食品、家化、日化、香料等轻工业的重要原料，特别用于生产牙膏、花露水、外用橡皮膏、糖果、饮料、化妆品等。薄荷脑或薄荷油用量很大，同时也是我国出口外销优势商品。江苏南通薄荷油厂生产的"白熊牌"薄荷脑油出口世界各国，在国际市场上享有美誉。

我国种植薄荷至少有400年历史。在19世纪30年代就有薄荷油的生产，但产量不大，各地种植薄荷主要为了供应药用，多数地区自产自销。当时江苏的苏薄荷产量最大。四川的中江薄荷、江西的吉安薄荷也很有名。20世纪50—60年代，年产量100万～200万千克，药用配方干薄荷年销量不超过100万千克，多余部分由工厂收购鲜薄荷以生产薄荷油与薄荷脑。因为薄荷生长期短，种植技术简单，容易增产或停产，所以当时供销趋于平衡。60年代初，为了国内轻工业发展的需要，国家重点建设以江苏南通为主的薄荷油与薄荷脑生产基地。在20世纪60—70年代引进"68-7""海香-1""73-8"型薄荷优良品种，提高了薄荷的亩产量和出油率，所以年产量不断上翻。1978年，全国薄荷收购量以干货计达370万千克，绝大部分鲜薄荷加工为薄荷脑、薄荷油。20世纪80—90年代，鲜薄荷产量每年达3 000万～4 000万千克，每年生产薄荷脑、油20万～30万千克，无论产量或产值，由一味单独草药发展为一个产业。我国薄荷脑及薄荷油在世界畅销后，国际上竞争对手也不断增加。80年代末90年代初，受印度生产薄荷脑冲击很大。印度生产的薄荷脑不仅产量大，而且价格低，因而造成我国薄荷脑出口量的下降。除印度外，越南也在发展薄荷生产。如何经营好薄荷这一产业，应引起有关部门的重视。

（2）西红花

异名：藏红花、番红花。来源于鸢尾科番红花属番红花的柱头。以干燥的柱头入药，药材名"番红花"。性味：甘，平。主要成分为番红花苷、番红花素、挥发油等。具有活血化瘀、凉血解毒、解郁安神功效。用于经闭症瘕、产后淤阻、湿毒发斑、忧郁痞闷、惊悸发狂病症。质量以花柱头细长弯曲、完整不碎，红棕色，鲜艳滋润，黄色花柱少，香气浓郁者为佳。

西红花为多年生草本植物，无地上茎。地下球茎呈扁圆形、肥实，形如较小的洋葱头。原产于地中海及中亚，我国移栽后，根据西红花耐寒、怕涝、怕高湿的特性，在长江下游地区使用室内开花、露地增殖的栽培方法，总结出适合我国自然条件生长的新技术。如采用以上方法，气候温暖、阳光充足、土质疏松、排水良好的平原或山区也可试种。

西红花以球茎繁殖。11月上中旬到翌年5月中、下旬为大田栽培期。球茎越大，开花越多，产量越高。为了不使球茎变小，11月中旬以前，必须将开花后的球茎移栽大田，同时加强施肥管理，使球茎在大田中迅速发根展叶，吸收养分，健壮越冬。除此之外，还必须对经过夏季休眠期的西红花的球茎，从9月初开始的萌芽，每年至少除芽3次。开花前除2次，第一次在10月初，第二次在10月中旬，第三次在开花之后，将球茎侧芽及多余的花芽除净。球茎重35 g以上的留顶芽3个，25～35 g留顶芽2个，25 g以下留顶芽1个，8 g以下的一般当年不开花，如作种也要除芽。移栽大田后，11月底前，还会继续萌发侧芽，此时必须在田里把多余的芽除去。除芽是保证球茎增大、产量增加的关键，否则越种越小，产量降低。5月中、下旬至11月上、中旬为室内培育期。5月下旬以前，将种在大田、叶片已枯萎的新球茎挖回，除去残叶及母球茎的残体。分大小排列在室内搭架分层的盘或匾中，放置在南北有窗、通风、降温、保湿、有微阳光的室内。球茎经过夏天的休眠，10月下旬至11月上旬陆续开花，花期20天，每天8—11时及时采下花朵掰开花瓣取出柱头，当天以50 ℃以下的温度烘干，干燥后即为生晒的西红花。

西红花由西方传入，始载于《本草纲目拾遗》，我国作药至少有700年历史。自古进口，数量不多，历来被认为是稀贵药材，医生一般少用或惜用。20世纪80年代以前，我国所用西红花全部由国外输入。

西红花过去因自印度经西藏输入，习称"藏红花"，认为是西藏产的，实属误传。西红花原产于中东，后来东向克什米尔，西向西班牙，沿地中海扩散。日本、中国为近代引种。1979年我国从日本引进球茎1 000千克，经两年实践，试种成功；1981—1982年继续进口36 000千克球茎，获得生产发展，上海成为主产地。

西红花历来是我国短缺中药材，以往一直从印度、西班牙进口，长期供不应求。20世纪60年代，上海、江苏、浙江、四川、湖南、安徽、河南等省市相继从国外引进试种。河南、安徽等地，农民由于栽培技术不高，投入巨资，盲目引种，全都失败。上海、江苏先后进口番红花球茎试种成功，扩大生产。现单产已达国外水平，在球茎复壮、新技术研究方面成果显著，结束了番红花全部依赖进口的局面。当时上海引种的西红花不仅产量高，而且质量优良，总苷含量明显高于进口西红花。

1994年我国西红花年产量已达1600千克以上，不仅减少进口量，而且国产货花的柱头长、气浓香，质量优于进口品。近年来，我国西红花产量呈持续增长态势，2022年的产量约为2830千克。如全部内销药用，可以满足供应。国产货由于质量好，受到国际市场的欢迎，每年有一定量出口各国。西红花在国外除药用，还用作食品调味剂和着色剂以及香料，用途很广，有广阔的发展前途。今后若提高栽培技术，扩大栽培地区，西红花将会得到更大产量。

（3）明党参

异名：明党、土人参、山萝卜、山花根，生晒称"粉沙参"。来源于伞形科明党参属明党参的根。以干燥的根入药。性味：甘、微苦，凉。成分含少量挥发油，大量淀粉。明党参具有润肺化痰、养阴和胃，平肝、解毒功能。粉沙参与明党参功能相似，但偏于祛痰止咳。明党参质量以根条细长均匀、色泽黄白明亮、质坚实而重、断面黄色半透明者为佳。粉沙参质量以身干、质实、色白粉性者为佳。

明党参为多年生草本，高50～100 cm。根粗壮，圆柱形或粗短纺锤形。野生于长江中下游，海拔500 m下山坡，稀疏灌木林下、竹林下土壤肥沃的地方，或岩石缝、岩石山坡上。人工栽培适宜在气候温暖、水位低、排水良好、疏松肥沃的沙质壤土。

野生明党参4月上旬至5月下旬采挖。早采加工后色暗不明，晚采苗枯易空心，影响质量。栽培用种子繁殖，育苗移栽或直播，分春播、秋播，下种后第三年春天采挖。

明党参是我国特有的名贵中药材，主产于江苏南部、安徽东部及南部、浙江北部的县市。江西及河南南部、湖北东部有分布。安徽青阳县有种植。

明党参、粉沙参实为同种植物，区别在加工熟与生之分，始载于《本草从新》。开发历史悠久，江、浙、湖、广等地民间常作为高级礼品互相馈赠。20世纪50年代以前称常用药材，全国年销量约10万千克，主销沿海南北各省，配方较少，广东、福建等地作副食量大，并出口东南亚地区，为大宗药材。

由于多年来盲目采挖及环境破坏的影响，20世纪60年代后，野生资源量显著下降，明党参在中国珍稀濒危植物红皮书中被列为国家三级重点保护植物。近年来，野生明党参资源受到一定保护，资源量有所恢复。同时，明党参的人工栽培技术日见成熟，来源于人工栽培的商品也逐渐增多，因而市场产销状况已逐渐趋于平衡。出口仍为畅销商品。例如外贸与主产区安徽芜湖、滁州地区长期保持供销关系，并发展为家种，每年有一定数量的出口。

（4）茅苍术

异名：茅术、南苍术、赤术。来源于菊科苍术属茅苍术植物的根茎。性味：辛、苦，温。根茎含挥发油5%～9%，主要成分为苍术醇、茅术醇、β-桉叶醇等，具有燥湿健脾、祛风散寒、明目功能。茅苍术药材以个大、质坚实、念珠状、断面"朱砂点"明显、油性足、能起"霜"、香气浓者为佳。

茅苍术为多年生草本，高30～80 cm。根茎粗生，呈结节状，有细须根。茎直立，圆形具纵棱。叶互生，革质。野生于长江中下游海拔200～500 m的低山、丘陵阴坡疏林边、灌丛下杂草中。

茅苍术自古至今以野生为主。家种适宜选择气候温和，排水良好、肥沃疏松的沙质壤土，但目前苍术因生长周期长，产量低，效益差，无法推广。野生苍术从种子萌芽到药材采挖需3～4年，家种至少2年。

江苏的茅山山脉为主产地，分布于句容、江宁、丹徒、金坛、溧水、溧阳的丘陵、岗地，句容为著名产地。还有安徽、湖北、河南也是主要产地。浙江、江西、四川、陕西等省也有分布。

据有关资料记载，历史上茅苍术在江苏有着丰富的资源。20世纪60年代最高收购量达到6.6万千克，可供内销和出口。但由于山地开垦、过度采挖、盲目开发等多种人为因素影响，茅苍术所依赖的自然生存环境极度恶化，致使茅苍术的野生资源大幅减少，并仍在继续下降，1984年的收购量仅为1 200千克，近年来更是几乎收不到商品。1996年被列为江苏省地方珍稀濒危保护植物，渐危的第一批省级保护药用植物。现在除江苏茅苍术资源近于濒危，其他各地尚有一定的野生蕴藏量。

（5）土鳖虫

异名：土元、地鳖虫。来源于鳖蠊科地鳖属昆虫地鳖的雌虫干燥体，商品称"苏土元"或"苏地鳖"。该药为较常用中药，始载于《神龙本草经》，具有破血化瘀、续筋接骨的药用功效，在跌打损伤、妇女闭经病症的处方中常见。药材以体肥、质轻、完整不破碎、大小均匀、色紫褐、油润光滑者为佳。

土鳖虫喜温暖、背光的环境，常栖息在盛产谷、麦地区阴暗松湿的土中，常见于泥地、粮仓、粮食加工厂墙边谷、糠、麦麸堆下，农村泥地老屋、木地板下也有生存，野外的枯枝落叶及石块下的松土或沙土中也有少数分布。野生土鳖虫每年5—9月捕捉，夏季伏天为旺产期。如掌握温度及饲养管理技术，各地均可人工养殖。

土鳖虫主要分布在长江流域各省市如江苏、浙江、湖南、四川以及上海、重庆等省市，安徽、内蒙古等省（区）也有分布。

苏地鳖主要产于江苏无锡、江阴、宜兴、武进、盱眙、海安、句容、南通、海门、兴化等县市。以无锡产者品质优良，称"苏土元"或"苏鳖虫"。

土鳖虫在20世纪60年代由于产不足销，由江苏无锡开启了人工养殖加温快速繁殖试验，并逐步推广到全国十多个省区，到70年代产量迅速上升。80年代由于饲养技术成熟，有不少经验丰富的饲养专业户投入生产，产销矛盾很快得到克服。90年代至今，土鳖虫产销基本平衡，全国药用年销量在15万～20万千克之间。

除上述之外，太湖平原有小草药、小花果、小动物、小矿物等四小药闻名，如薄荷（太仓、上海嘉定产）、半枝莲、白花蛇舌草，灯心草、苏枳壳等。

宁镇扬低山丘陵是江苏野生药材的主要产地，有蜈蚣（产于江浦、宜兴），小百部（产于南京、句容、高淳），太子参（产于句容、溧阳、江宁、江浦），猫爪草（产于南京、句容），威灵仙（产于高淳、溧阳、溧水），天葵子（产于南京、句容）、徐长卿（镇江），南板蓝根（产于南京、江浦、溧水、镇江、句容、溧阳、宜兴、高淳），家种玉竹（产于宜兴），还有夏枯草、野马追、京三棱、连线草等。

江淮中部平原水生、湿生药用动植物种类多样。特色药材有银杏、半夏、薏苡、芡等。

徐淮平原家种和野生药材兼有白芍、白菊花、金银花、银杏、芦笋等。

沿海平原特色药材有天花粉（产于南通、滨海、泗阳），瓜蒌（产于启东、滨海、涟水），玉竹（产于启东、海门），薄荷（产于南通、海门、启东），还有白首乌、白菊花、丹参、板蓝根。

上海崇明岛上还种植延胡索、浙贝母，养殖蟾蜍等。后来，上海还成功开发霍山石斛的栽培。

3. 中药资源开发利用及保护状况

江苏省中药资源以三类小药材为主，品种较多，但分布大多零星分散，蕴藏量不大。引种品种有50多个，其中常用药材有浙贝母、玄参、白术、延胡索、白菊花、丹皮、川芎等。从20世纪50年代中期开始，江苏省有计划从野生药用动、植物转化为人工栽培、饲养品种，并对太子参、半夏、野马追、青木香开展稳产高产的研究。

多年来，由于城市道路建设和垦荒造田，许多野生药用动植物生存环境遭到破坏，生存范围减小，加上对药用动植物资源过度开发，导致茅苍术、明党参一些道地药材出现濒危。近年来，野生药材又重新得到保护，资源正在逐步得到恢复。

江苏省自然地理环境优越，又有雄厚科技力量及医学产业的优势，只要充分利用各地自然与社会环境的特点，合理布局，从中药种植源头开始，抓好GAP规范化生产管理，一定能取得高产优质的原料药材。

七　山东省中药资源

1. 自然与社会地理环境

　　山东省简称"鲁"，地处我国东部沿海、黄河下游，位于华北大平原东部，东西长约700 km，南北阔约400 km，全省总土地面积约16万km²，包括半岛与内陆两部分。山东半岛突出于渤海与黄海之中，与辽东半岛隔海相望，三面环海，是我国三大半岛之一。全省海岸线约占全国大陆海岸线的六分之一，居全国第二位。内陆部分与河北、河南、安徽、江苏等省为邻，由于在太行山之东，故称山东。黄河自西南向东北斜穿入海，京杭大运河自东南向西北纵贯鲁西北平原。

　　地形类型多样，有山地、丘陵、平原、洼地，其中平原和洼地约占全省面积65%，山地和丘陵约占35%。整个地势中间高、四周低，以中部山地、丘陵作骨架，平原盆地环列四周。鲁东主要为半岛，鲁中主要有泰山、鲁山、蒙山、沂山等山地丘陵，鲁西北为华北平原的一部分，包括鲁西平原、鲁北平原、胶莱平原等，其中泰山的玉皇顶海拔1 532.7 m，是境内最高峰，河流分属黄河、海河、淮河流域或独流入海，主要有黄河、徒骇河、马颊河、沂河、涞河、胶莱河、潍河等。较大湖泊有四湖（微山湖、昭阳湖、独山湖、南阳湖）和东平湖。沿海有近陆岛屿300个，其中庙岛群岛是境内最大岛屿群。

　　气候属于暖温带亚湿润季风气候，夏季炎热多雨，冬季寒冷干燥，春季干旱少雨多风沙，秋季天气晴爽、冷暖适中，四季分明。东西气候差异明显，胶东半岛和东南沿海为海洋性气候，鲁西北地区为大陆性气候。降水量由东南向西北逐渐减少。

　　山东土壤类型众多，自东向西有规律分布着黄棕壤（棕色森林土）和黄土（褐色土）。胶东丘陵和鲁中南山地丘陵垂直分布明显，自下而上有山地草甸土、石渣土或岭沙土、棕黄土或黄土分布。鲁西北平原分布有潮土（浅色草甸土）。平原低洼地段、黄河沿岸地区及滨海地带有盐碱土、滨湖洼地有湖洼黑土（沼泽土）。

　　境内地形类型多样，气候各地都有不同，河流湖泊纵横，这种自然地理环境为多种动植物生长提供了有利的条件，使山东成为南亚植物区系的交叉地带。据统计，山东有中药资源1 800余种，其中药用植物资源1 450种，药用动物285种，矿物药40余种。

山东有称"五岳之尊"的泰山，又是世界闻名的"孔孟之乡"。"文圣"和"儒学"的影响，促进齐鲁大地中医药的发展。鲁西北平原有着悠久的种药习惯，至今菏泽郓城的舜王城已成为全国17个中药材市场之一。中药材市场的建立促进了当地中药材生产，使菏泽成为山东省中药材栽培种类最为集中的地区之一。鲁中山地丘陵，包括沂蒙山区，也是山东重要的中药材生产地，著名的道地药材齐州半夏、东银花、东蟾酥就产自这里。这都说明山东中药资源具有悠久的历史和浓厚的地方特色。

2. 道地药材与各种中药资源

山东的鲁西北平原有悠久的中药材栽培历史，鲁中山地丘陵和东部山东半岛低缓丘陵地分布着丰富的野生中药资源，漫长的海岸线盛产有海洋药物。自古至今，山东已形成许多著名的道地药材。

（1）丹参

异名：紫丹参、红丹参、血参、赤参、红根。丹参是我国传统常用药材，来源于唇形科鼠尾草属丹参的根及根茎。以干燥的根入药，药材名"丹参"。性味：苦，微寒。具有祛瘀止痛、活血通经、清心除烦之功效，是近代治疗心血管疾病的要药。主要化学成分有丹参酮Ⅰ、丹参酮ⅡA、隐丹参酮、羟基丹参酮、丹参酚酸B、原儿茶醛等。

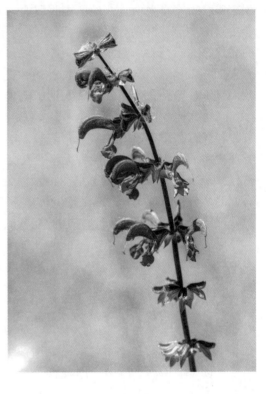

丹参是多年生草本植物，适应性强，分布于全国大多数地区。以长江、黄河中下游海拔120～1 300 m的山地、丘陵、林下草丛、溪谷、路旁、荒坡地为常见，秦岭山脉、伏牛山区海拔800～1 300 m野生资源较多。

丹参喜气候温暖、光照充足、空气湿润，较耐寒，可耐受-15℃以上的低温，最适宜生长温度为20～26℃。主产区一般年平均气温11～17℃，海拔500 m以上，年降水量500 mm以上。怕旱又忌涝。栽培条件下，种子萌发和幼苗阶段遇高温干旱，影响发芽率，或使幼苗生长停滞至死苗；若秋季持续干旱，影响根部发育，降低产量。在地势低洼、排水不良土地上栽培，会造成叶黄根烂的情况。土壤酸碱度适应性广，中性、微酸性均可生长，但以地势向阳、土壤深厚、肥沃、排水良好的沙质土栽培较好。忌连作，可与小麦、玉米、葱头、大蒜、薏苡等作物或非根类中药材轮作，不适于与豆科或其他根类药材轮作。

我国丹参主产于山东、陕西、河南、甘肃、山西等省，江苏、安徽、河北等省也有产，其中山东、陕西是生产大省。山东产区主要分布于鲁中山地丘陵和鲁东丘陵。陕西产区分布在商洛地区。

丹参是山东道地药材，历史久、产量大、产品优。野生者以泰安、临沂、烟台、潍坊为最多，家种者以济宁、菏泽、潍坊、平邑、莒县、沂水、日照、栖霞、莱阳等县市产量大。这些地区温暖湿润，阳光充足，土壤肥沃，远离污染，是丹参传统的产地，群众有传统种植的习惯。山东丹参条粗壮、色泽红、含丹参酮高的品优享誉医药界。山东尚产白花丹参，形似丹参，唯花冠白色或淡黄色，莱芜有大面积栽培，产区与丹参等同；可入药，并且尤善于治疗血栓闭塞性脉管炎，效果优于丹参，已有近百年的使用历史。

（2）北沙参

异名：莱阳参、海沙参、北条参、银条参、野香菜根。来源于伞形科珊瑚菜属珊瑚菜的根。古代本草沙参无南北之分，北沙参之名始见于明代《本草汇言》。清代张璐著的《本经逢原》把两种沙参分辨清楚，谓"沙参甘淡、微寒、无毒，有南北之分，北者质坚性寒，南者体虚力微"，所述性状完全贴合北沙参与南沙参的特征。北沙参以其根入药，有养阴清肺、益胃生津功效。

珊瑚菜为盐生指示植物。野生分布在我国北起渤海湾、南至北部湾的沿海沙滩地。珊瑚菜是多年生草本植物，喜阳光充足、温暖湿润的温带海洋性气候，有耐干旱、耐盐碱、耐寒冷的特性。栽培珊瑚菜在海滨地带宜选择土层深厚、疏松、排水良好的沙土、细沙土和沙壤土。低洼积水地、黏土地不宜栽种，也忌连作。内陆海拔较低的沙土平原也能种植。

现在珊瑚菜商品多为栽培品，用种子繁殖。山东莱阳市为著名产地。牟平、文登、即墨、昌邑、海阳、栖霞、福山、日照、黄县、蓬莱、寿光、胶南等沿海各县、市均有产。珊瑚菜在一般沙地上种植，2年可收。莱阳产北沙参根条细、质坚、表皮细洁、内色黄白、味甜。

我国北沙三年销量，包括出口量150万～200万千克，产量稳定，供销基本平衡。

（3）金银花

异名：忍冬花、银花。来源于忍冬科忍冬属忍冬植物的花蕾或带初开的花。性味：甘，寒。该药有清热解毒、凉散风热的功效，其主要成分为绿原酸、木犀草苷，对多种病菌和病毒有较强的抑制和杀灭的作用，被开发成新型中成药的生产原料。药材以花朵身长、花蕾饱满不开花、色黄白鲜艳、气香无梗叶者为佳。

忍冬为多年生半常绿藤本植物，广泛分布于我国华中、华南和华东地区。生长于海拔1 500 m以下山坡、灌丛、疏林、丘陵、乱石坡、河沟、梯田、宅旁等空地上，喜日光充足、温暖较干燥的大陆性气候。秉性耐寒、耐热、耐旱、耐盐碱，对土质要求不严，在瘠薄的土壤也可种植。

近代，由于金银花成为新型中成药原料，因而金银花产销量从20世纪50年代的40万～50万千克，发展到2008年产销量的1 000万千克，扩大了近20倍，2020年产量已达1 468万千克。但因产区的不同、各地品种的不同，全国作为商品应用植物至少有10余种。目前商品主流有忍冬，也就是有名的密银花，河南密县种植历史悠久，又称怀银花，产品特产是花蕾长，无开放花朵，色鲜艳，气味清香，品质最佳，但产量小；在山东叫齐银花，又称东银花，花蕾黄白色居多，2009年种植面积40万亩，年产量600万千克干品，居全国产量的60%。年销广东王老吉饮料200万千克干品。河南省封丘县种植面积有30万亩，河北省巨鹿种植面积也大，对山东平邑县生产金银花优势地位形成了严峻挑战。在我国南方各地，分布多种山银花，有称南银花、土银花，多为野生银花，其品种比较复杂，但有些含绿原酸成分高，大多为工厂生产做原料。

金银花的茎、叶均含有绿原酸等，可替代花蕾，大量用于食品、饮料和化工原料，促进了金银花资源的开发。金银花是消暑解热的佳品，可制作清凉饮料与糖果，产品有忍冬可乐、银花汽水、银花啤酒及银花糖果。此外，金银花不仅是中成药的生产重要原料，还是食品、饮料、日用化工的原料，因而有着广泛的用途。

金银花为忍冬科植物忍冬的干燥花蕾或带初开的花，夏初花开放前采收、干燥，只有忍冬科忍冬一个种。山银花为忍冬科植物灰毡毛忍冬、红腺忍冬、华南忍冬或黄褐忍冬的干燥花蕾或带初开的花，夏初花开放前采收、干燥。由此可见，山银花与金银花虽然同为忍冬属植物，但它们为两类明显不同的物种。其中山银花是四种忍冬的笼统叫法，只有金银花没有歧义。

两者药用化学成分不同。金银花有效成分以木犀草苷为主；山银花木犀草苷含量甚少，主要以绿原酸为主。两者成分差异较大。

（4）瓜蒌

异名：全瓜蒌、糖瓜蒌。来源于葫芦科栝楼属栝楼或双边栝楼的成熟果实或果皮。现在北方地区仍习用全瓜蒌，南方地区瓜蒌皮、瓜蒌子分开用。如遇全瓜蒌处方则以1/3瓜蒌皮、2/3瓜蒌子代之。瓜蒌子用于清热涤痰、宽胸散结、润燥滑肠。瓜蒌皮则用于清化热痰、利气宽胸。

栝楼为多年生草质藤本，以家种为主，野生者很少。黄淮平原及南方各地广有栽培或少量野生。野生分布于海拔1 000 m以下低山区及丘陵地带的山坡草丛、林缘、溪边、路旁气候温暖而环境阴凉处。家种选择向阳地块土层深厚、疏松肥沃的沙壤土。北方多栽于平原或缓坡地，搭棚栽种。南方多栽于房前屋后，树旁空地。野生资源零星，药用以家种为主。

瓜蒌是山东著名道地药材，主产于济南长清区马山镇、泰安肥城，以马山镇、焦庄为种植中心，已有300余年栽培历史。据长清县志记载，长清早在清代以前就栽培栝楼。又据光绪十七年（1891年）《肥城县志》记载：清光绪四年（1878年），县城北甲崖村李明志引种栝楼成功，栝楼遂成为县内传统药材，至今也有100多年的栽培历史。种植瓜蒌以果实及果实皮为药用。瓜蒌雄株不结果，栽培要以雌株为主，适当搭配。山东肥城、济南长清区马山镇所产的全瓜蒌个大、色红、皮厚，糖性足、质量好。瓜蒌及瓜蒌皮、瓜蒌子数十年来产销基本上平衡。

（5）阿胶

来源于哺乳纲马科动物驴的皮，经煎煮、浓缩制成的固体胶。含明胶蛋白及多种氨基酸，微量元素Fe含量高。性平、味甘，具有补血止血、滋阴润肺的功效。

阿胶特产于山东聊城、济南平阴东阿镇，称之"东阿阿胶"和"东阿镇阿胶"。山东东阿集团和山东福胶集团是我国生产阿胶的最大企业。

山东阿胶距今已有2 500余年历史。陶弘景谓："出东阿，故名阿胶。"《水经注》："东阿有井……岁常煮胶以贡天府。"《本草图经》："其胶以乌驴皮得阿井水煎成乃佳尔。"清咸丰年间，东阿镇生产的阿胶受皇封，特称"贡胶"。1915年，福牌阿胶荣获巴拿马万国博览会金奖。现代山东阿胶仍以其独特的品质驰名中外，行销海内外。

阿胶生产的主要原料是驴皮，配以冰糖、绍酒和豆油等十几种辅料，用东阿特有的含多种矿物质的井水，并用传统的制作工艺熬制而成。山东阿胶以色棕黑或乌黑、内外同色、平滑光泽、半透明、质坚易碎、气微腥、味微甜者为佳。

（6）海带

异名：海草。为大叶藻科植物大叶藻的全带。性味：咸，寒。干大叶藻含水分28.5%，灰分17%，粗纤维21.2%，氮0.71%，蛋白质4.81%，脂肪1.2%，戊聚糖8.82%。又含大叶藻素，尚含鞣质、维生素B_2、碘等。具有软坚化氮、利水泄热功能。主治瘰瘤结核、疝瘕、水肿、脚气。

海带为多年生沉水草本，分布于山东、辽宁沿海海中。山东青岛胶州湾海边常见到。现代一般称的海带，药材中作昆布使用。

（7）柏子仁

异名：柏实、柏仁、侧柏子。来源于柏科侧柏属的成熟种仁。性味：甘，平。种子含脂肪油14%，并含少量挥发油、皂苷。具有养心安神、止汗、润肠功能。因种子仁含脂肪油14%，脾胃虚弱者难以接受，故使用时去油制霜，以粉末状柏子仁霜入药。

侧柏为多年生常绿乔木，温带常绿树种，树干直立，高可达20 m，粗可达直径1 m。野生分布于我国100 m以下的低山丘陵。我国黄河以南各省平原常有成片种植。在寺庙、陵园、大宅周围常见。主产于山东、河南、河北，此外，陕西、湖北、甘肃、云南亦有产。松柏类树木，生长缓慢，经历代代砍伐，至20世纪初，已无成片树林。

山东侧柏主要分布在费县、平邑、沂水、苍山、枣庄、邹县、泗水、嘉祥、蒙阴、安丘等县市。中华人民共和国成立后，把侧柏作为重要的经济树种提倡种植，从而保证了后来药用柏子仁的货源。

柏子仁面积目前还在扩大，虽生长缓慢，但柏子仁年年结果，是长期可收的药材。为充分利用资源，除积极开拓柏子仁保健品的研究外，其丰富的油脂可作其他的用途，值得研究。

除上述之外，鲁西平原有大枣、山药；菏泽、定陶、东明、曹县、枣庄的牡丹皮；菏泽、枣庄、邹县的白芍；济宁、济阳的济菊；金乡的金红花；济宁的猪牙皂；菏泽的猴头半夏；南四湖的芡实、红莲；菏泽、济宁的蝉蜕等。

鲁东丘陵有老鹳草、滑石；栖霞、乳山、文登、威海、福山等地产东黄芩；胶州湾的单叶蔓荆子；烟台、栖霞的白鲜皮；文登的西洋参；海洋药材有大叶海藻、小海马（海蛆）等。

鲁中南山地丘陵地区，比较重要的药材还有沂蒙山区的徐长卿、酸枣仁、北山楂、侧柏叶、东全蝎；临沭的太子参；临朐、临沂的桔梗；泰山的白首鸡、灵芝；沂南的东蟾酥；淄博板蓝根、连翘等。

3. 中药资源开发利用与保护状况

山东省是我国中药材生产大省，由于省中药深加工产业尚未完全开展，目前主要以原料药提供市场。20世纪70—80年代，由于引种种苗来源渠道比较混乱，种植方法又不规范，致使金银花、瓜蒌等道地药材品种混乱，质量下降。野生中药资源，由于过度采挖，造成自然环境破坏及污染，使药用动植物赖以生存的环境受到严重破坏，如泰山著名的白首乌、四叶参、黄精、紫草四大名药在泰山已少见踪影。珊瑚菜、单叶蔓荆、华细辛等被国家列为重点保护的野生药用资源。狭叶瓶尔小草、玫瑰、山茶、天麻等野生药用植物资源被列入省一级重点保护植物。品种退化、野生药用植物资源锐减、栽培技术落后、对中药材加工技术不够重视、中药材生产集约化低等问题，制约着山东省中药材产业的发展。

经过多年的清理、整顿，山东道地药材得到逐年的恢复。当前山东省平邑县已经发展金银花65万亩，年产金银花1 500万千克，面积和产量均占全国60%以上，并被国家农业部、林业局命名为"中国金银花之乡"。平邑县因有10万亩金银花，成为全国第一个通过农业部绿色食品认证的金银花标准化生产基地。鲁南建立了中药现代化科技示范园，该园区着手进行金银花、丹参、全蝎、黄芩等道地药材GAP种植基地建设工作，该产业示范区包括中药材种植、中药炮制、中药研究和生产现代化等，经国家科技部专家组验收并获得通过。除此之外，在临朐建立丹参基地，在"中国桔梗之乡"的淄博建桔梗出口基地，推进了山东道地中药资源的可持续发展。

海洋药用植物资源开发也引起人们的重视，山东沿海水域辽阔，海生药用资源丰富，现在被认识和开发利用的品种有石莼、海带、石花菜、马尾藻属、海参、海胆等。螺旋藻属的开发研究已进入全国前列。

第三节　华中地区的中药资源

华中地区包括湖南、湖北、河南三省。位居我国中部，该地区地势属于我国第三阶梯，西、南、东南面均为山地所环绕，北面及东北面为黄河中下游平原和淮河平原，在这地区范围内，北部的黄淮平原是我国重要的农业产区和中药材产区，中药材品种数量和产量位居全国前列。中部是长江中游江汉平原和洞庭湖平原，面积宽广，河流密布，湖泊星罗棋布，较大湖泊有洞庭湖、洪湖，是我国鱼米之乡，也是我国水生药材重要产区，由此往南是湘中株洲以及湘南衡阳盆地和丘陵河谷地区常用中药材产区。

本区地跨中亚热带、北亚热带及暖温带地区，是我国东西与南北植物的过渡地带，植物种类较多，中药资源丰富。湖北神农架是我国古代神农氏搭架采药的地方，这地区由于地理环境特殊，至今保存着300万年前免遭冰川气候浩劫的许多古老树种。

华中地区人口稠密，是东西、南北来往的交通枢纽，水陆交通方便，加上工农业和水产业比较发达，经济基础较好。本区中药材种植历史悠久，中药材品种较多，种植面积大，每年能为国家提供较多的中药材产品。该地区有湖南邵东县廉桥、岳阳花板桥中药材专业市场以及河南禹州、湖北蕲春中药材市场。

一　湖南省中药资源

1. 自然与社会地理环境

湖南省简称"湘"，位于我国长江中游南部，南北长约650 km，东西宽约

532 km，全省土地总面积21.18万km²。从全国三级阶梯的地势格局来看，湖南地处我国第二级阶梯和第三级阶梯交替的位置，即处于从云贵高原向东南丘陵过渡地域。境内地形以中低山和丘陵为主，东、南、西三面山地环绕，中部丘陵、岗地起伏，北部湖泊、平原密布，呈朝北敞口的不对称马蹄形盆地。主要山脉东部为罗霄山，南部为南岭，西南部为雪峰山，西北部为武陵山，海拔从500～1 500 m，其中武陵山主峰壶瓶山为境内最高峰，海拔2 099 m，衡山是五岳之南岳。湘中为衡阳盆地、株洲盆地，湘北为洞庭河平原及河湖冲积平原，海拔多在50 m以下。河流有湘水、资水、沅水、澧水四水，均汇注于洞庭湖。其中湘江是省内第一大江，洞庭湖为我国第二大淡水湖。

湖南省属于中亚热带湿润季风气候。热量丰富，降水丰沛，冬冷夏热，四季分明。全省年平均气温16～18 ℃，东南高于西北部，其中1月平均气温4～6 ℃，7月平均气温27～30 ℃。年降水量1 300～1 700 mm，是我国降水较多省（区）之一。降水量集中在春末夏初，由于湿热分配不均，容易出现伏旱、秋旱，夏季会有暴雨，冬季多寒潮。

全省主要地带性土壤为红壤及黄壤。大致从武陵山、雪峰山划一条线，其东部以红壤为主，红壤面积占61%；西部以黄壤为主，黄壤占各类土壤总面积的61.9%。从土壤的垂直带谱来看，从湘北的海拔约500 m到湘南的海拔约700 m的这一斜平面的高度以下，基本为红壤分布，以上为黄壤分布。红壤、黄壤大多质地黏重、结构性差，酸度大，表层有机质含量通常不足1%。非地带性土壤，主要有紫色土、石灰土、潮土等。

植物资源丰富，有2 000余种，名列全国第七位。全省属中亚热带常绿阔叶林带，地带性植被主要为壳斗科、樟科、木兰科、金缕梅科、山茶科、冬青科、安息香科等。湘北、湘南主要呈现出纬向变化的特点，湘北耐寒的植物种类相对要多，湘南热带成分的比重大。以雪峰山、武陵山为界，西部大致属于华中植物区系，东部属华东植物区系，是典型的中亚热带性丘陵植物景观。

丰富的热、水条件，有利于药用动、植物的生长。气候因素既适合温带药用动、植物，又适合亚热带药用动植物的生长，因而湖南省药用资源丰富，共有4 123种，其中植物药3 604种，动物药450种，矿物药69种。

在历史上，湖南省中医药家人才辈出，中药资源开发历史悠久。长沙市郊马王堆一号汉墓与三号汉墓，距今有2 000多年历史，三号汉墓内发掘出有保存完好的中医药珍贵资料。其中一号汉墓内有杜衡、高良姜、桂皮、佩兰、干姜、花椒、辛夷等九种药材。这是迄今世界上发掘出的最早植物药。五十二病方亦为我国最早的方剂，方中使用的200余种药物，有一半载入其后的《神农本草经》中。史称"医圣"的张仲景，系东汉长沙太守，他著述的《伤寒杂病论》，奠定了中医辨证施治的基础，成为我国四大医典之一。

2. 道地药材与各种中药资源

湖南西部有武陵山、雪峰山，南部是五岭山脉，东面是湘赣交界的罗霄山，湘中部分由丘陵、盆地及河谷两岸构成冲积平原，北部为洞庭湖，沿岸是平坦的河湖冲积平原和人工围垦平原，与北面的湖北江汉平原相接。优越的地形与气候条件、蕴藏丰富的中药资源，为湖南省中药资源开发利用提供有利的条件。

（1）玉竹

异名：萎蕤、地节、尾参、玉参。来源于百合科黄精属玉竹植物的根茎。以干燥的根茎入药。性味：甘，微寒。归肺、胃二经。根茎含铃兰苦苷、铃兰苷以及山柰酚苷、槲皮醇苷和维生素A，也含淀粉25.6%～30.6%及黏液质。叶及根茎又含-吖丁啶-2-羧酸。具有养阴润燥、生津止渴功能。用于肺、胃阴伤，燥热咳嗽，咽干口渴，内热消渴。玉竹药材以根杂肥壮、黄白色、光泽柔润、无僵皮、不乏油者为佳。

玉竹为多年生植物。野生玉竹分布在我国南北各地，海拔1 200 m以下山区、丘陵的疏林灌木下或石隙间，多生于阴湿坡地、深厚肥沃的沙质土或腐殖土中，每年春、秋季节采挖。玉竹耐寒喜阴，栽培在温暖湿润的长江以南地区，宜在土层深厚疏松、排水良好的沙质壤土中种植。一般选用健壮根茎切段栽种，种后2～3年秋冬季节采挖。

野生玉竹主产于我国内蒙古及黑龙江、吉林、辽宁省（区），河北、山西、山东、安徽、湖北、河南等省也有分布，因主产于内蒙古及东北三省而得名"关玉竹"。家种玉竹主产于湖南，称"湘玉竹"，浙江、江西、贵州也有产。

玉竹原名女萎，始载于《神农本草经》，被列为上品。湖南出产的湘玉竹已有200多年的历史，因种植面积少，产量不多。20世纪60年代以前，药用商品主要来源于野生，野生资源在内蒙古及东北地区特别丰富。当时年购销量在30万～40万千克，产销比较平衡，并有一定数量出口外销。60年代后，玉竹药用量及制酒行业使用量逐渐增加，促使群众扩大种植面积和加强采挖野生玉竹资源。1970年，全国收购量达110万千克。不仅能满足当时的需要，而且有余。到90年代后期，由于野生资源多年连续采挖，关玉竹资源逐渐减少。湘玉竹资源，由于湖南各地引种，原来仅产于邵阳、邵东、新邵、隆回等地，扩大到娄底、双峰、涟源、新华、安化、宁乡、益阳、怀化、湘潭、耒阳、永州等地。浙江、江西、贵州等省也引种扩大栽培。到2008年，湘玉竹已占全国玉竹总产量的70%。现在湘玉竹家种产品主要供应国内市场的需要，而关玉竹则以野生品满足国内外的需要。

根据多年来统计资料，玉竹年销量最多年份在100多万千克，少的年份50万千克，平均年需量在70万～80万千克，玉竹比较容易种植，而且在北方有大片野

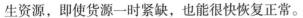

生资源，即使货源一时紧缺，也能很快恢复正常。

　　玉竹药食两用，现在食用大于药用。食用玉竹主销广州、玉林并出口东南亚，药用玉竹销往亳州、安国、成都等地，食用及茶饮还未被多数人认可。韩国在多功能食品方面，对关玉竹需求量较大，每年关玉竹进口量为70万～100万千克。韩国进口原材料用来深加工，生产关玉竹茶、玉竹面、玉竹冲剂等产品，除供应本国消费外，还出口东南亚及西欧各国。目前，关玉竹野生资源出口还难于满足需要。在无奈之下，只能以湘玉竹替代。

　　从药用量来说，货源不必担忧。玉竹能制成一种滋阴、防燥、降温、祛暑的清凉饮料和营养补品，开发前景极好。

　　（2）莲子

　　异名：莲蓬子、莲实、泽子。来源于睡莲科植物莲的干燥成熟种子。性味：甘、涩，平。归心、脾、胃经。本品含大量的淀粉和棉子糖，蛋白质16.6%，脂肪2.0%，碳水化合物62%，钙0.089%，磷0.285%，铁0.0064%，具有养心、益肾、补脾、涩肠功能，主治脾虚腹泻、遗精、白带，以个大、饱满、整齐者为佳。

　　莲子为多年生水生植物，主要分布在我国东部平原、丘陵、河网和村落地区。自生或栽培于有淡水补给的池塘、沼泽地。主产于湖南、湖北、福建、江苏、浙江、江西等，此外，山东、安徽、山西、河南、辽宁、吉林、黑龙江、云南、贵州、陕西等亦有产。其中以湖南产量最大，质量最佳，历史最为悠久。湖南种植莲子历史悠久，是湘莲的故乡。秦汉时期为长沙群名产，清道光前，历代列为贡品，被誉为"中国第一莲子"。20世纪70年代，原国家贸易部将湘潭、常德、汉寿定为"湘莲出口基地"。历年产量和出口均为全国之冠。1995年在首届中国特产之乡命名大会上，湘潭县被命名为"中国湘莲之乡"。湖南栽培莲的主要品种为"寸三莲"和"芙蓉莲"。现在湘潭市花石镇成为全国最大的莲子集散地。目前中国莲子及相关产品主要来源于人工种植，野生莲已极其罕见。

　　（3）雄黄

　　异名：石黄、黄金石、鸡冠石、明雄、腰黄。来源于硫化物类矿物雄黄族雄黄。性味：辛、温；有毒。归肝、大肠经。主含二硫化二砷（As_2S_2）的自然矿石。具有解毒杀虫、燥湿祛痰、截疟的功效。本品有毒，不可久用。质量以色红、块大、有光泽、质疏松、无泥及石者为佳。

　　雄黄为单斜晶体矿物。产于低温热液矿脉中，温泉及火山附近也有存在。我国武陵山区及贵州省内泥板岩或千页岩中常有分布，单生或与雄黄、砒石、辉锑矿、铅矿、银矿共生。

　　常年可采。因雄黄易燃，矿中不能点火爆破，常年用人工锄、镐采挖，挖出后见风变硬，用竹刀剔取，除去泥土、沙石。熟透片块称熟块雄黄，如有夹石称生块雄黄，碎如粉末者称雄黄末。低品位矿石，可采用浮选法制成雄黄精粉。

雄黄主产于湖南北部的石门、慈利、津市、常德，中部的浏阳、邵阳、洞口一带；贵州东北部思南、印江、铜仁、沿河，南部的惠水、三都、凤冈、余庆、册亨、贞丰等县（市）。湖北、甘肃、云南、四川、安徽、陕西、广西等省（区）也有少量分布。以湖南石门贮量大、品位高，最为著名。

雄黄始载于《神农本草经》，被列为中品，是我国较常用的矿物药材。除了入药，尚有制作炸药、农药、杀虫剂等用途，销量远胜药用。近代，湖南石门为主产地，因产大于销，往往一年生产，多年使用。药用雄黄在中成药牛黄解毒丸（片）使用，牛黄解毒丸销量决定着雄黄的用量。

（4）吴茱萸

异名：吴萸、米辣子。来源于芸香科吴茱萸属吴茱萸植物的近成熟果实。性味：辛、苦，温；有小毒。本品含吴茱萸碱和吴茱萸次碱，具有温中、止痛、理气、燥湿的作用。药材质量以颗粒均匀、饱满坚实、开口少、色碧绿、香气浓、枝梗净者为佳。

吴茱萸为落叶小灌木或小乔木。分布于秦岭以南，海拔200～1 000 m 的低山丘陵地带，适宜于温暖湿润的气候，栽培多种在300～500 m向阳山坡，溪边、地角、宅角。土壤以肥沃、排水良好的沙质壤土和腐殖质土为宜。

我国南方和西南各省都有分布。湖南省主要分布在新晃、保靖、永顺、慈利、凤凰、沅江、湘阴、芷江等县市。其中新晃、永顺、凤凰等县是历史上传统的吴茱萸道地产区，清道光五年（1825年）的《晃州厅志》亦有生产吴茱萸的记载，可见商品吴茱萸在湖南省至今有190多年的历史。湘产吴茱萸质量优良，商品名历史上习称"常吴萸"，其品质纯净，无枝梗，粒圆、饱满、均匀、色灰绿，香气浓郁。

吴茱萸主要以伤根分株法育苗，枝、根扦插法也可应用。定植后3年开花、结果，植株寿命一般5～20年，10年为旺盛期，健壮植株可结果20～30年。一般在8—9月寒露以前，果实当未转红、未成熟时选择晴天采收。各地因气候、品种不同，早熟者小暑采摘，晚熟者立秋后可采摘，太早质嫩产量低，过迟果实开裂质量差。

吴茱萸为常用药材。因药性峻烈，医家控量使用，并以陈久者入药为宜。20世纪50年代前，商品依靠野生，当时货源极度紧缺。50年代末，主产地发展种植，产量迅速提高。70年代末80年代初，因中成药麝香虎骨配料用量年年上升，形成货少价昂之势，有价无货，逼使麝香虎骨膏生产厂改方。改方后，用量少了。1990年起，黔、川、湘、鄂四省毗邻地区重点扶持发展吴茱萸生产基地，造成产大于销，吴茱萸无新的用途，造成产品积压。全国各地以销小花吴茱萸为主（常

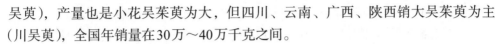

吴萸），产量也是小花吴茱萸为大，但四川、云南、广西、陕西销大吴茱萸为主（川吴萸），全国年销量在30万～40万千克之间。

（5）杜仲

异名：思仲、杜丝皮、丝绵皮。来源于杜仲科杜仲属杜仲干燥树皮。性味：甘、微辛，温。杜仲树皮含杜仲胶6%～10%，根皮含10%～12%，易溶于乙醇，难溶于水，具有补肝肾、强筋骨、安胎的功效。药材质量以皮厚块大、去净粗皮、断面白丝多，内表面暗紫色者为佳。本品含松脂醇二葡萄糖苷（$C_{32}H_{42}O_{16}$）不得少于0.1%。

杜仲为落叶乔木，高15～20 m。树皮棕灰色、粗糙，树皮、叶、果折断后均有白色胶丝。杜仲生于山地林中或栽培，主要分布在长江中游及南部各省，河南、陕西、甘肃等省也有栽培。杜仲对气候、土壤适应性强，并能耐寒，喜阳光充足、雨量丰富的环境。主要产区海拔多在300～1 300 m的中低山和丘陵，800～1 200 m地带最多，海拔2 500 m以下直至平原地区都可栽培。土壤以湿润、肥沃、深厚、含有腐殖质的沙质壤土、黏质壤土及酸性或微酸性壤土为宜。

杜仲始载于《神农本草经》，被列为上品，为我国特有的著名药材。因过去野生资源少，生长期长，国内药用及出口量大，中华人民共和国成立后一直把杜仲列为国家计划管理品种。20世纪70年代前，平均年产量约40万千克，而年销量60万～70万千克，属于长期供不应求的紧缺产品。70年代初，国家重点扶持主产地发展杜仲林，作为经济林优先发展。老产区四川大巴山南麓、贵州娄山山脉、重庆等地尽量扩种，新产区如湖南、河南、安徽、江西也积极扩种。到80年代中，栽培的杜仲陆续到达成龄期，产量大幅度上升。现在全国杜仲主产区资源面积200 000公顷（300万亩），其中湖南43 350公顷（约65万亩），陕西40 000公顷（约60万亩），贵州40 000公顷（约60万亩）。2020年全国年产量27.1万吨，其中湖南11.9万吨。

从杜仲资源储存量及产量来看湖南居全国首位。主要分布在湘西的慈利、桑植、保靖、黔阳、靖县等地。

长期以来，对杜仲利用砍树剥皮，过量砍伐，造成野生资源严重枯竭，应采取保护措施。

杜仲为地质史上第三纪冰川运动残留下的古生树种。杜仲科杜仲属仅杜仲一种被列入《中国珍稀濒危保护植物》和《国家重点保护野生药材物种名录》稀有种，属国家二级保护珍贵树种。除树皮入药外，叶和果实也供应用。杜仲叶具有与杜仲皮相似的化学成分和药理作用，故可作杜仲皮代用品，且可开发制成降压茶及滋补保健饮料。杜仲的市场需求量很大，资源紧缺。杜仲叶、皮和果中含有丰富的胶质，杜仲属硬性橡胶，可塑性强，有高度绝缘性、耐水性和对酸碱等化学物质的稳定性，不仅可以代替弹性橡胶，还具备热塑性、黏结性和透射雷达电波等特殊性能，用于制作优质海底电缆、输油管、轮胎等，拓宽了用途。

由于乱砍滥伐和不合理的剥皮，加上杜仲自然繁殖力弱，因此野生植物少见，资源紧缺。凡有种杜仲自然分布区，都应当重点保护，建立母树林。应严禁乱砍滥伐，改进剥皮技术，现采用大面积环状剥皮再生技术，既收获了药材，又使原植物依旧生存，解决药材紧缺的困难，控制树皮收购数量，生产单位应积极开发育苗造林，扩大种植面积。

（6）蕲蛇

异名：白花蛇、百部蛇、响尾蛇。来源于蝰科蝮蛇属五步蛇尖吻腹去除内脏的干燥体。性味：甘、咸，温；有毒。蛇毒中含有凝血酶样物质、酯酶及三种抗凝血物质。具有祛风、通络、止痉功能。质量以条大、肉厚、花纹明显、整条撑开盘圆、头尾齐全、腹壁色白、无虫蛀者为佳。

野生分布于长江以南，海拔100～1 350 m温暖湿润的山区或丘陵，栖息在常绿阔叶林茂密阴湿处。夏季常盘居于密林水涧岩石下或草丛阴处。秋季多在向阳乱石、倒树、草丛下盘居。冬季寻找适应的洞穴越冬。气温20～30 ℃为蕲蛇最适宜生长、活动的温度。20世纪50—60年代，浙江、江西、安徽、福建为主产区。70年代后，湖南、贵州、四川、湖北产区野生资源利用开发，特别是湖南湘西地区，仅泸溪、花垣、保靖三个县，最高年产量可超过1万千克，产量跃居全国之首。

蕲蛇原名白花蛇，始载于《开宝本草》，为我国特产药材。我国用蛇作药材有2 000多年的应用历史，蕲蛇至今仍是治疗风湿、瘫痪、疥癣等常见病要药，也是传统出口的中药材。全国年销量由20世纪50—60年代的1万千克左右，上升到80—90年代的2万千克左右，属于长期产不足销的紧缺品种。蕲蛇现在虽有家养，但因饲养技术难度大，尚无大量商品可提供，所以目前仍然依靠野生资源。

除上述之外，湘西北武陵山地道地药材还有川黄柏（产于龙山、古丈、保靖、慈利）、女贞子（产于慈利）、续断（产于龙山、桑植、石门、慈利）、天门冬（产于保靖、慈利、石门），以及黄精、何首乌、金樱子、盾叶薯蓣、玄参、猪苓等。

湘西雪峰山有天麻（产于沅陵、会同）、半夏（产于新化、安化、溆浦）、茯苓（产于靖州、会同、通道）、川黄板（产于安化），以及牛膝、黄连、鱼腥草、陈皮、绞股蓝等。

湘北洞庭湖平原有泽泻、芡实、芦根、蔓荆子、蒲黄、夏枯草、益母草、三棱、蜈蚣、苦参（产于岳阳）等。湘中长衡岗地丘陵有金银花、桔梗、薏苡、薄荷、乌药、乌梅、白茅根等。

湘东罗霄山地丘陵有太子参、玄参、香附子、延胡索、香薷、白花蛇舌草、白扁豆等。

湖南南岭山地丘陵有天门冬（产于江华、永州）、藁本（产于桂东、茶陵）以

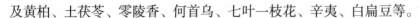

及黄柏、土茯苓、零陵香、何首乌、七叶一枝花、辛夷、白扁豆等。

3. 中药资源开发利用及保护状况

湖南省大宗道地药材具有悠久的历史，在20世纪50—70年代已经建立一定规模生产基地，并且有较好的基础设施，如邵东县玉竹、慈利县杜仲、龙山县百合、新晃县吴茱萸、桑植县木瓜、道县的茯苓，其中慈利县曾被定为国家级杜仲生产基地。道县、双牌县、江华县曾被定为国家级厚朴种植基地，沅江被定为国家枳壳生产基地。

到20世纪70—80年代，由于毁林开荒、围湖造田、滥伐森林，植被遭受破坏，水土流失严重，大面积形成荒山秃岭，加上过度使用农药、化肥，一些名贵道地药材出现濒危。

但由于当地农民形成种植习惯，许多老的基地保存下来，有的还得到壮大，如慈利县杜仲基地从80年代初6万亩，发展到现在16万亩；隆回、龙山县百合基地发展到10万余亩。道县、江华、双牌原厚朴基地，从7万亩发展到12万亩。同时，随着中药材市场需求量变化，新的药材基地不断出现，如隆回、溆浦20万亩金银花基地，临湘、安化万亩黄姜基地，浏阳、涟县万亩栀子基地，新晃县万亩龙脑樟基地，其中隆回县被国家林业部授予"中国金银花之乡"。

二 湖北省中药资源

1. 自然与社会地理环境

湖北省简称"鄂"。位于我国中部，长江中游。东西最长处约780 km，南北最宽处390 km，略呈东西狭长地形，土地总面积18.47万 km²。湖北省地处我国第二阶梯的东部边缘，地貌类型多样，山地、丘陵、岗地、平原兼备，但以山地、丘陵为主，约占70%，平原占23%，河湖水域占7%。境内地形复杂，高低悬殊，差异很大。综观全省地势，略呈三面高起，中间低平，向南敞开的不完整盆地。西、北、东三面被武陵山、巫山、大巴山、武当山、荆山、大洪山、桐柏山、大别山等山地环绕，其中神农架最高峰神农顶，海拔3 105 m。山前丘陵、岗地广布，中南部为江汉平原。河流以长江及支流汉江为主。湖北省湖泊众多，素有"千湖之省"之称，主要湖泊有荆北四湖（长湖、三湖、白露湖、洪湖），还有汈汊湖、梁子湖、斧头湖、西凉湖等，其中洪湖是省内最大湖泊。

湖北省属亚热带湿润季风气候，日照充足，热量丰富，降水丰沛，雨热同季。春季天气复杂多变、阴晴不定，夏季湿热，秋高气爽，冬季干燥寒冷，四季分明。

全省平均温度15～17℃，其中1月平均气温2～4℃，7月平均气温27～29℃，其中武汉是长江沿岸三大火炉之一。年降水量800～1600mm，降水自东南向西北递减，且集中在夏季。6—7月中旬雨量最多，强度最大，是湖北梅雨季。由于温度和降水的年际变化大，故常出现干旱、洪涝、低温霜冻的自然灾害。

土壤分布自南而北，从中亚热带的红壤与黄壤向北亚热带黄棕壤过渡，呈水平地带分布。红壤主要分布在鄂东南海拔500m以下的低山丘陵和坻岗地，鄂西南多零星分布在海拔700m以下的山间谷地和盆地，红壤约占全省土地面积的14%，成土母质主要有花岗岩、片麻岩和砂页岩。黄壤主要分布在鄂西南山地，包括鄂西自治区绝大部分和宜昌地区一部分。鄂东南低山地区的黄壤土分布在海拔500～800m，面积较小。黄壤覆盖约占全省面积18.8%。黄棕壤是北亚热带性土壤，主要分布在鄂西北地区、鄂北岗地、鄂中及鄂东地区，约占全省总面积的41%。黄棕壤的自然肥力较高，适宜多种作物生长。

湖北省植被属于亚热带常绿阔叶林地区，长江以北为亚热带落叶阔叶、常绿阔叶混交林，长江以南为中亚热带常绿阔叶林。全省有种子植物170科，3717种，以壳斗科、山矾科、竹亚科为主。神农架林区处于我国东、西、南、北植物的过渡地带，有"天然植物园"之称，是湖北面积最大的原始森林，也是全国著名的原始林区之一。

药用资源丰富，经普查及有关部门药源调查统计，湖北省中药资源达4457种，知名道地药材16种，优势特色药材30种。

地处荆楚大地的湖北省，中草药学源远流长。相传远古时代炎帝神农氏，诞生于今湖北省随州市历山镇，后在巴东、兴山、房县三县交界的崎岖山区定居耕田，搭架上山尝百草，迄今神农架由此得名，我国第一部《神农本草经》即托名神农氏。明代伟大医药学家李时珍，湖北蕲州人，他编写的药学巨著《本草纲目》收录药物1892种，其中近半药物都是在神农架发现的。

2. 道地药材与各种中药资源

（1）续断

异名：川断、万断、接骨草。续断因具有续折接骨之功，故名续断。始载于《神农本草经》，被列为上品。来源于川续断科植物川续断属川续断的根。川续断则是明清以后药用的正宗续断，又名和尚头、滋油菜、六汗。续断又名小血转。**性味：**苦、辛，微寒。川续断根含生物碱、挥发油，具有补肝胃、强筋骨、续折伤、止崩漏功能。续断干燥的根以条粗、质软、皮细、筋少、内色绿褐者为佳。

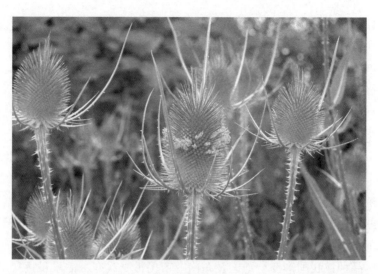

续断为多年生草本植物。野生分布于我国西南高原地区及三峡南北山区，海拔1 500～3 400 m的中高山地。常生于山坡林缘或灌丛草地。续断喜较凉爽、湿润的环境，耐寒，忌高温，适宜在海拔1 000 m以上的地区栽培。以土壤肥沃疏松、含腐殖质丰富的黑灰色土为好，积水地、黏土地则不宜种植。

一般用种子繁殖，春季3月下旬至4月上旬直播或育苗栽移，播后第二年8—9月采挖，如秋播则在第三年采挖。野生和栽培加工方法相同，都是除去芦头及根须，洗净泥沙，用微火烘至半干，堆置发汗，使内色变绿色，再行烘干或阴干。如若栽培断续，斩下的芦头（根头）可作种栽，秋季下种，次年秋季可收。

续断产地分布较广，产于湖北西南部恩施、鹤峰、长阳、巴东、宜昌，重庆的万县、涪陵，四川西南部山地、川西高山峡谷区，云南西南部、北部、东北部，贵州西部、东部，湖南西北部，广西东北部等县（市），陕西、江西、广东也有分布。以湖北鹤峰所产的条粗、性糯、色绿，品质最佳。

续断货源主要是野生品，人工栽培品比较少。20世纪50年代前，全国货源来自湖北恩施、宜昌；重庆的万县、涪陵地区，均为野生品，续断年销量30万～50万千克。60年代以后，补肝肾、强筋骨、治跌打损伤的中成药大量投产，续断年销量上升很快，原有产地跟不上需要，贵州野生资源得到开发，而且产量很大。70—80年代，年销量100万～150万千克，货源供应比较平衡。但因用量大，产区扩展到云南及四川凉山地区，续断货源来源更广。80年代末90年代初，中成药销量下降，续断用量随之减少。90年代后，全国年销量80万～100万千克，每年出口量约在30万千克。在20世纪，续断野生资源还比较丰富，进入21世纪，由于过度采挖，野生资源正在逐年减少，如贵州遵义一带，上山挖药是近年当地山民谋生手段之一。包括续断在内的野生中药资源遭到掠夺性的挖掘，药材资源被严重破坏。如今海拔2 000 m以下的山地已很难见到续断，采挖难度增加，加上劳动工资提高，以往产地年购量在10万千克左右的续断，现在年收购量不到原来的三分之一。即收购3万千克都相当困难。在质量上也大不如前，根条细小、芦头杂多，即使这样，当地货源也显紧张。

续断人工种植发展比较缓慢。其原因是多方面的，如价格较低、生长环境不适宜、生长期比较长等。如云南地区虽然环境适宜续断的种植，但由于续断种植对土地要求严格，生长期长，产量又不高，价格低迷，相对种其他药材或农作物收益高，种植续断并不是理想选择项目。因此在野生资源进一步减少的情况下，市场要依靠人工栽培来补充需求量是很困难的。

续断对强筋骨有独特的药用功效，也因能"续折接骨"而名扬天下，为国内中成药的"骨折挫伤散""跌打丸""大活络丹"等品种的重要原料，用量逐年增加。这些品种在我国港澳台地区及东南亚市场很受欢迎，需求量逐年增加。

综上所述，我国目前续断药源主要依赖于野生资源，人工栽培很少，但从长远来说，要根本上解决续断的药源，必须要依靠人工栽培，具体措施如下：

1）对现有断续野生资源，应做好合理规划，有计划、有步骤地进行合理的利用，做到开发与保护相结合，以达到资源可持续利用，防止水土流失、保护环境的目的。

2）要建立续断资源保护区。选择自然环境较适合，资源比较集中，品种优良，交通方便，群众对资源保护意识较好的地方作为保护区。

3）建议建立带有示范性的规范化人工种植基地。目前人工栽培续断都是一些零散的农户，规模小、产量少，栽培方式落后。如若建立一些具有一定规模、集中、科学化栽培基地，对推动续断发展可以起到示范作用。

（2）独活

异名：独摇草、长生草、香独活。来源于伞形科当归属重齿毛当归的根。性味：辛、苦、温。本品含蛇床子素（$C_{15}H_{16}O_3$）不得少于0.5%。具有祛风除湿、通痹止痛功能。药材以根粗壮、体结实、质柔滋润、内色黄白、香气浓者为佳。

重齿毛当归为多年生草本植物，主根粗壮，肉质，多支根。野生分布在我国秦岭以南的大巴山、巫山、武当山、武陵山以及浙皖交界的天目山区。性耐寒，适宜在海拔1 000 m以上的高寒山地、山坡林缘生长。这些地区地势高耸，地形复杂，立体气候差异大，为独活生长创造条件。

人工栽培适宜在长江三峡南北两岸海拔1 400～2 600 m的寒冷山区，种在山坡林间的开阔地。适宜在气温低、湿度大、阴坡地、土层深厚、肥沃疏松、含腐殖质多的沙质壤土栽种。重齿毛当归原系野生，现在商品基本上为栽培，主要用种子繁殖，3年后可收获。根芽繁殖较少，但2年可收获。冬播10月霜降前后，春播

4月清明前后。种子直播的在苗高20～30 cm时进行间苗或移栽。定植后2年可采挖。重齿毛当归的产季在10月霜降后至翌年春前未抽苗时。

独活主产于湖北西南山区的长阳、五峰、巴东、鹤峰以及湖北西北山区的竹山、竹溪；重庆市北部的巫溪、巫山、城口、万源、奉节；陕西东南部平利、镇坪、旬阳等地。其中以湖北长阳县资丘镇为道地产地。野生品在浙江临安、淳安，安徽的绩溪、歙县，江西的吉安、遂川，湖南的郴州等地有少量出产。

独活为我国传统的常用中药材，始载于《神农本草经》。《中华人民共和国药典》已确认重齿毛当归品种为独活主流商品。湖北长阳县种植重齿毛当归历史源远流长，自隋唐时期就有农户种植和应用的习惯，到明末清初，长阳县资丘镇作为水陆交通交汇处和鄂西南进出口物资重要集散地，并以资丘药材而闻名。

目前，我国重齿当归资源主要以人工栽培为主，野生较少。20世纪初，我国主产重齿毛当归药材的长阳县资丘镇开始将野生独活引为家种后，成为公认的独活道地产区。20世纪50年代，在长江三峡南北两岸，湖北、四川、陕西三省交界的山区各县引种试种，家种重齿毛当归逐步发展，当时年销量在25万～40万千克，常处于产不足销局面。60年代后，全国药用货源基本上为栽培品。野生独活仅浙江、安徽省有少量收购。

依据历年资料统计，现代独活年需要量为120万～150万千克。我国种植的独活都在经济贫困的山区，气候、土壤适宜独活的生长，种植技术比较简单，管理粗放，生产成本不高，只要市场价格合理，生产发展则快。如1978年年产量达181万千克，90年代初，每年独活年产量达到300万千克，2020年年产量394万千克。这说明独活生产潜力很大，可以满足市场的需要。但若遇到市场价格过低，农民无利可图，连劳动工成本都达不到，则年产量下降。如1983年年产量只有105万千克，产不足销，因而必须做好市场经济的调控工作。

（3）射干

异名：汉射干、寸干、金蝴蝶。来源于鸢尾科射干属射干的根茎。性味：苦，寒。根茎主含异黄酮类和三萜类成分。具有清热解毒、消痰功效。质量以断面色黄、无须根及泥土者为佳。射干为多年生草本，分布于长江中下游海拔1 000 m以下的低山及丘陵地带，野生在向阳山坡。

沟谷、干草地、灌丛、河滩地。射干适应性强、耐干旱、较耐寒、夏季怕烈日直射，种植宜选择肥沃土壤，排水良好的耕地。

野生多在春初3—4月刚发芽或秋末9～10月叶茎枯萎时采挖。栽培以种子繁殖，从育苗、定植至采收需2～3年；根茎繁殖需2年采收。定植后次年与当年就可开花。凡不留种的植株，应及时摘去花茎，以利根茎生长。栽培品多在秋冬10—11月，地上茎叶枯萎时采挖。

射干主产于湖北、河南的桐柏山、大洪山低山丘陵、坡地，江苏苏南西部江宁、高淳、句容，安徽东南部涂县、芜湖、黄山一带，四川的绵阳、甘孜、阿坝等地。此外，浙江、福建、湖南、陕西、云南、广西也有分布。

射干为较常用药材，始载于《神农本草经》，被列为上品。20世纪70年代以前，射干货源主要来源于野生。60年代以前，年销量10万～20万千克。因蕴藏量不丰，连年采挖，产量下降，货源紧缺，供不应求。70年代后，湖北、河南主产地引野生为家种，试种成功，逐年扩大种植面积，缓和了供需矛盾。80年代，年产量已达45万千克，基本上达到满足供应。产区继续扩大种植，90年代初，年产量达100万千克，市场供大于求，价格下跌，不足农本，药农亏损，后经产地停种、少种，调整生产，逐渐趋向平衡。到2021年，射干年产量达321万千克。

（4）龟板

异名：龟甲、龟壳。来源于龟科动物乌龟的甲壳（背甲及腹甲，主要为腹甲）。性味：咸、甘、平。含胶质、脂肪及钙盐等。具有滋阴、潜阳、补肾、健骨功能。药材以血板、块大、完整、洁净无腐肉者为佳。

龟多群居，长栖息在川泽湖池中，肉食性，常以蠕虫及小鱼为食，生活力很强，数月断食，可以不死。龟板主产于湖北、湖南、浙江、江苏、安徽等省，河南、广东、四川等省都有分布。

湖北省气候条件适宜，江湖众多，为龟主产省。全省各地均有产，以江汉平原为多。龟一直是野生，因野生资源日渐减少，湖北省于1985年和1986年分别在江汉平原的嘉鱼县及鄂东北地热资源丰富的英山县建立了龟养殖场，并取得了初步成效。

（5）蜈蚣

异名：百足虫、百脚。来源于蜈蚣科蜈蚣属少棘巨蜈蚣的干燥虫体。性味：辛，温；有毒，归肝经。含二种类似蜂毒的有毒成分，即组胺样物质及溶血性蛋白质；尚含脂肪酸油、胆甾醇、蚁酸等。具有祛风、定惊、攻毒、散结功效。质量以条大、头红、足赤、腹瘪、背墨绿、光亮、脚须完整者为佳。

野生分布在我国长江中下游温暖、湿润地区，海拔500 m以下的丘陵、低山区。栖息于阴湿地带腐木、石隙间。常见于路边、沟坎的土穴、树洞、落叶下，泥、瓦、木屋的墙基、墙缝、地板及柴堆下也有。在适宜环境下，蜈蚣可在室内人工饲养，主产于湖北、浙江、江苏、安徽、河南等省，江西、湖南、陕西、广西、广东、四川、贵州、云南等省也有分布。

湖北省是全国蜈蚣主要产区省，年产量约3 200万条，且都为野生，居全国第一位。蜈蚣在湖北省广布，主产在鄂中的随州、广水、安陆、京山，鄂北的襄阳、枣阳和鄂西南的宜昌、枝江、枝城等地。春、夏二季捕捉，用片插入头尾，绷直，

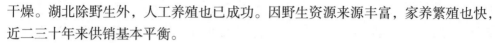

干燥。湖北除野生外，人工养殖也已成功。因野生资源来源丰富，家养繁殖也快，近二三十年来供销基本平衡。

（6）鳖甲

异名：上甲、鳖壳。为鳖甲动物中华鳖的背甲。性味：咸，平。主含成分为动物胶、角蛋白、碘质、维生素D等。具有养阴清热、平肝息风、软坚散结功能。药材以个大、甲厚、无残肉、洁净无腐臭味者为佳。

原动物为中华鳖，又名甲鱼。体呈椭圆形，背面中央凸起，边缘凹。腹背均有甲，头尖，颈细长，吻突出，吻端有一对鼻孔。多生活于湖泊、小河及池塘旁的沙泥里。分布很广，我国山东至海南岛以及湖北、安徽、四川、云南、陕西、甘肃等地均有产。主产于湖北、安徽、江苏、河南、湖南、浙江、江西等省，其中以湖北、安徽两省产量最大，湖北江汉平原是最大产地。现以人工养殖为主，建立了稚鳖培育、产卵、孵化等一整套技术。

除上述之外，鄂东北低山丘陵区中药资源有：英山、罗田、麻城的茯苓；罗田县南苍术；麻城市杭白菊；红安、英山、罗田、麻城、大梧、黄冈、随州、应城、谷城、孝感等地的桔梗。

鄂西南山地中药资源有：产于长江以南的利川、恩施、咸丰、建始、来凤的黄连；产于恩施、利川、宣恩、鹤峰、建始、五峰、咸丰、巴东、兴山、神农架区的紫油厚朴（川朴）；产于恩施、建始、巴东、利川、鹤峰、宣恩等地的川党参（条党参）；产于长阳、五峰等地的宣木瓜。

江汉平原有：荆州—江铃一带的半夏；汉川、天门产的蟾蜍。

鄂东南低山丘陵有：通山、通城百合科菝葜属金刚藤。

3. 中药资源开发利用及保护状况

湖北省位于我国中部，是中药资源大省，境内有武陵山、神农架、大别山三大药库。中药资源种类丰富，有4000余种，居全国第五位。但长期以来，由于对道地药材的道地性认识不足，各地区道地药材一直没有形成较大规模的生产。在野生药材管理上不够严，一些地区出现乱采滥伐、只采不种现象，造成野生药材种源锐减，对天然种植资源的良种选育极为不利。

由于人们对中医重要性质认识上有很大的提高，因而对天然药物生产也摆到当前议事日程上来。湖北省各级政府部门，对GAP管理中药生产高度重视，强化措施，狠抓落实，湖北食品药品监管局选择在恩施麻城、京山分别种植黄连、菊花、植苍术三个品种，种植认证面积分别为5 000亩、3 000亩、2 000亩，可辐射带动上千万亩中药材种植面积，惠及周边几十万药农。同时，定期派出技术人员现场指导、组织培训，并在第一时间协调解决种植基地建设中遇到的各种问题及困难。

湖北省鄂西自治州及神农架民间药材种类多、产量大，并且有其地方特色品种，如"头顶一棵松""文王一支笔""江边一碗水"，还有禹白附、三变脸、逼血雷、铜锣七、紫金砂、一口血、麻布七、金腰带等。其中许多药材在民间治病使用上已有一定的疗效，有待采用现代科学方法研究这些民间药材的化学有效成分，经动物药理实验和临床考察治疗效果，以便逐步进行开发。

三 河南省中药资源

1. 自然与社会地理环境

河南省简称"豫"，位于我国中原地区，黄河的中下游。自古居九州之中，故有"中原"之称。全省东西长约580 km，南北宽约530 km，全省土地总面积17万km²。地势西高东低，西部海拔高，且起伏大，东部地势低，较为平坦。北、西、南三面由太行山、崤山、熊耳山、外方山、伏牛山、桐柏山、大别山等沿省界呈半环形分布，其中登封市嵩山是五岳之中岳，著名少林寺所在地，灵宝市老鸦岔脑是境内最高峰，海拔2 414 m。中东部为黄淮海平原，西南部为南阳盆地。全省山地面积占26%，丘陵占18%，平原河谷和盆地占56%。境内较大的河流都发源于西部山区，除卫河入海河，唐白河入长江支流汉江外，主要属于黄河、淮河水系。天然湖泊较少，建有多个水库，主要有三门峡、小浪底、白龟山、鸭河口、宿鸭湖等。

河南省地跨北亚热带和暖温带地区，具有明显的过渡性特征，是我国南北气候的分界线。春季干旱多风沙，夏季炎热而多雨，秋季晴朗日照长，冬季寒冷少雨雪，四季分明，属于大陆性季风气候。全省年平均气温13～15 ℃，其中1月平均气温-2～2 ℃，7月平均气温26～28 ℃，大体上东高西低，南高北低。年降水量600～1 000 mm，南部及西部山地较多，大别山降水量可达1 100 mm以上，且各地降水集中在4—10月。由于境内季风性显著，年降水量时空分布不均匀，极易引起旱涝灾害。此外，还有干热风、冰雹、霜冻等自然灾害。

河南省地带性土壤，主要是棕壤、黄棕壤及褐土。黄棕壤是北亚热带土壤，分布在河南西南部低山丘陵地区，是南方黄壤与北方棕壤的过渡类型。棕壤是暖温带落叶阔叶林下发育的土壤，酸碱度适中、肥力较高，分布在河南东部。褐土是旱生森林灌木条件下，分布在河南西南盆地。

河南省地貌类型多样，各地气候差异较大，孕育了种类繁多的天然药物资源。据河南省中药资源统计资料，全省有中药资源品种2 773种，其中植物药1 963种，动物药270种，矿物药44种，其他25种。河南省药材资源丰富，种植业发展较快，

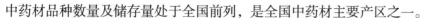

中药材品种数量及储存量处于全国前列，是全国中药材主要产区之一。

河南省地处中原地区，是中华民族发祥地之一。我国八大古都河南就有4个，即殷商古都安阳、九朝古都洛阳、七朝古都开封和五代都城郑州。河南长期成为全国政治、经济、文化中心，陆地交通发达，九州腹地、十省通衢，人称"医圣故里、怀药之乡"。自明朝以来，辉县的百泉等地，在古庙会基础上演变成为现今规模较大的药材集散地。

2. 道地药材与各种中药资源

（1）地黄

异名：生地、熟地、怀地黄。来源于玄参科地黄属地黄的新鲜或干燥块茎。前者习称怀鲜生地，后者习称生地黄，经蒸煮后习称熟地黄。地黄是我国最常用药材之一。生地黄味甘苦，性寒凉。根茎含多种苷类成分，其中以环烯醚萜苷类为主，它的成分为主要活性成分，也是使地黄变黑的成分。具有清热凉血、养阴、生津的功效。熟地黄味甘，性微温，具有滋阴补血、补精填髓作用。鲜地黄味甘、苦、性寒，具有清热生津、止血、凉血之功效。药材质量生地黄以块大体重、皮细身圆、质柔而韧、断面乌黑者为佳；熟地黄以块大制透，内外乌黑，有光泽、黏性大、味甜者为佳；鲜地黄以粗壮鲜硬、红黄色、无软烂者为佳。

地黄为多年生草本，高25～40 cm，全株密披白色长柔毛及腺毛。野生或栽培于我国南温带、亚热带湿润地区。地黄喜气候温和、阳光充足的环境，常生于海拔300 m以下的平原、河边或丘陵坡地，以河南、山西、山东、陕西、安徽的黄河、淮河中下游地区为常见。主要栽培区为太行山南端，黄河以北的冲积扇平原。地黄在生长发育期怕旱、怕涝和病虫害，应栽于地势较高、干燥向阳、土层深厚、疏松肥沃、能灌溉、排涝的沙质壤土中。酸碱度以微碱性为佳。河滩地、荒坡地也适宜种植。黏性大的红壤、黄壤或水稻土不宜种植，不宜连作。

河南省的温县、武陟、博爱、沁县、孟县为主产地。以上各县古时归属怀庆府，故名"怀庆地黄"，为"四大怀药"之一。生地黄以温县、孟县所产最著名，具有支大、皮细、色褐、油润、菊花心明显的特点，质佳。

现在商品地黄都是栽培品，用块茎繁殖。种子繁殖主要用于提纯复壮、杂交育种，选择良种之用。早地黄一般在4月上旬清明后栽种，至迟5月下旬小满前种毕。晚地黄5月小满后至6月上旬芒种间栽种。选取新鲜、健壮如手指粗的根茎，折成5～6 cm长的小段，每段至少有3个以上的芽根，折断后稍凉半天，待伤口愈合后下种，宜选择晴天进行。定植出苗后，应加强灌溉排水、施肥、中耕除草等管理工作。6—7月间，地上茎苗生长很快，出现花蕾时，应及时摘除，以防结子消耗养分，有利于地下块茎的生长。地黄生长期140～160天。10月上旬或下旬，叶枯茎萎，停止生长，块茎进入休眠期时，便可采挖。

10—11月间，采挖根茎，除去茎叶、须根，洗净泥土，即为鲜地黄。干地黄（不用水洗）直接置焙床上缓缓烘干，须经常翻动，至内部直接干燥而颜变黑，全身柔软，外皮变硬时即可取出。也可用晒干法，即为生地黄。生地黄加黄酒50%，使酒没过地黄、密封，加热至酒被吸尽，取出晒至上皮稍干即为熟地黄。

地黄为我国常用药材之一，早在2 700多年前已作为向黄帝进贡和馈赠亲友的珍品。《神农本草经》列为上品，有"久服轻身不老，生者优良"之说。600年前，明代开始出口，远销国外，是国内外长期繁销的中药药材。据考证，地黄原出咸阳，后来河南怀庆府发展家种，成为有名的道地药材。古代怀庆府，是现在河南新乡地区，地黄主产地至今不变。但数十年来，地黄产销很不平衡，忽高忽低，大起大落。其主要原因是长期以来缺乏对市场调查研究，没有做好短期和长期对地黄需求量的预测。因此，今后应加强对市场产销调查，防止产销过大的脱节。

（2）山药

异名：淮山药、淮山、菜山药。来源于薯蓣科薯蓣属的根茎。性味：甘，平。根中含淀粉16%，并含皂苷、黏液质、胆碱、糖蛋白和自由氨基酸等多种药用成分，还含止权素、多酚化酶、维生素等。具有补脾养胃、生津益肺、补肾涩精作用。

山药为多年生缠绕草本植物，耐寒，喜温暖、湿润、阳光充足的环境。喜肥，耐旱，怕涝。

山药多为栽培，系深根性植物，一般栽于海拔500 m以下平原，在排水良好、土层深厚、肥沃、疏松的沙质壤土上，尤其以河流两岸冲积土、山坡下沙质壤土生长最好。在黏重的土壤不宜种植，山区、丘陵、平原地区均可生长。忌连作，宜隔3～5年再种。

山药整个生长期为230～240天，从栽种直到根茎收获，可分为发芽期、发棵期、根茎生长盛期、枯萎采收期4个时期。山药种子不易发芽，采用芦头（龙头）或零余子（叶腋间珠芽）育苗栽种，南方3月、北方4月下种。出苗后搭架，蔓茎攀缘生长，用"芦头"栽种当年收获，用"零余子"种植次年收获。北方一般在10月下旬采挖，南方在霜降后至次年2月都可采挖。挖出后，切去根头（长6～10 cm留作第二年作种），洗净泥土，用竹刀刮去外皮，晒干或烘干，即为毛山药。选择粗大的毛山药，用清水浸匀，再加微热，并用棉盖好，保持湿净闷透，然后放在木板上搓揉成圆柱状，将两头切齐，晒干打光，即为光山药。质量以条粗壮、质坚实、体沉重、粉性足、色洁白、无虫蛀者为佳。

我国以河南、山西、陕西、河北为主产地，山东、江苏、浙江、江西、贵州、四川等省也有产。其中以河南怀庆府（今河南沁阳）栽培的山药历史悠久，产量大，为"四大怀药"之一。

山药为药食两用植物，始载于《神农本草经》，被列为上品。中医认为山药有补脾养胃、有益肺气、治肾虚、治消渴之功效。药用或食用都以家栽品为主，野生品资源极少。1958年，卫生部公布光山药与毛山药疗效相同，国内可以使用毛山药入药。此后，毛山药成为商品主流，光山药虽有生产，但主要供出口。山药的另外三个品种——参薯、山薯、褐苞薯蓣，过去和现在都有相当产量，各地药用名或食用名称为淮山，以淮山或淮山粉行销全国，全国许多地区作正品山药同等使用。山药近些年来全国药用量约600万千克，而年产量常不稳定。全国年产量充裕供应时，在800万～1300万千克之间，70%为参薯等其他品种，真正的薯蓣产量不足一半。河南产的山药质量、产量、价格与其他杂路山药有一定的差别。

（3）怀牛膝

异名：淮牛膝、山苋菜。来源于苋科牛膝属牛膝的根。牛膝为我国常用药材，始载于《神农本草经》，被列为上品。牛膝因茎节膨大如牛膝盖而得名。性味：苦，平。主要化学成分为三萜皂苷。其有补肝肾、强筋骨、逐瘀通经、引血下引等功效。药材质量以气特殊、味微甜而涩、根粗长、皮细坚实、色淡黄者为佳。

牛膝为多年生草本，全国药用货源均为家种。牛膝生长适应性强，喜温和气候，不耐严寒，生长期如遇低温，则生长缓慢。栽种于我国暖温带湿润气候区，黄河以北，海拔200 m以下的冲积平原最适宜。种在向阳较干燥、地势高、水位低、土层深厚肥沃、排水良好的肥沃沙质壤土。野生牛膝除东北及内蒙古外，全国各地零星分布。生于海拔200～1 750 m的山坡林下、平原、丘陵、路边、田埂、宅旁。

河南省是我国牛膝主产区，栽种已有2 000多年历史，产于古代怀庆府，即今河南武陟、沁阳、温县、博爱一带，还有孟县、辉县、西华、夏邑等地，产地自古至今未变。近代河北、山东等省虽有引种，但因土壤、气候、栽培技术的差异，产品根条短、分枝多而细、木化程度高，纤维重，质量无法与道地产品相比。

怀牛膝为当年生植物，又是种子繁殖，产销调节变化快，基本上能满足市场的需要。以20世纪80年代正常年销量100万～120万千克分析，河南主产区正常年产量在70万～100万千克，加上周围省（区）河北、陕西等地副产区，怀牛膝货源基本可以稳定。2000年以后，怀牛膝年生产量超过120万千克，而年销量已达200万千克。只要生产与销量、价格合理，怀牛膝生产量可以迅速增长，保持产销之间的平衡。

（4）山茱萸

异名：山肉萸、萸肉、枣皮。来源于山茱萸科山茱萸属山茱萸的成熟果肉。以成熟果肉入药。性味：酸、涩，微温。主要化学成分为山茱萸苷、皂苷、鞣质、熊果酸、没食子酸、苹果酸、甲酯等。具有补益肝肾、收敛固涩之功效。用于眩晕耳鸣、腰膝酸痛、阳痿遗精、遗尿尿频、崩漏带下、大汗虚脱、内热消渴。药材质量以皮肉厚、色枣红、柔软、油润、核净、无白霜、味酸者为佳。贮存时间久，表面变为紫黑色。本品含熊果酸（$C_{30}H_{48}O_3$）不得少于0.2%。

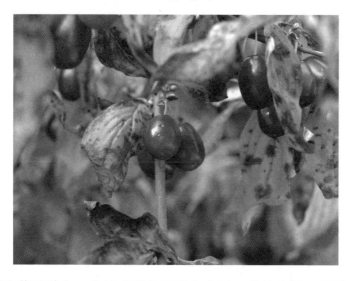

山茱萸为落叶乔木，栽培或野生于伏牛山区、秦岭山脉、天目山区，海拔200～1 400 m的山沟、溪边、路旁，适宜生长于温暖、湿润的气候，畏严寒。正常生长发育、开花结果要求气温为5～16 ℃，冬季最低温度一般不得低于-8 ℃，夏季最高温度不超过38 ℃，花芽萌发最适温度为10 ℃左右。如果温度低于4 ℃则受危害，花期遇冻害是山茱萸减产的主要原因。喜光、不耐荫蔽，怕干旱，忌积水；对土壤要求不严，耐瘠薄，但在土壤肥沃、湿润、深厚、疏松、排水良好的沙质壤土中生长良好。冬季严寒、土质黏重、低洼积水以及盐碱性强的地方不适宜种植。

山茱萸从播种到挂果，一般需要7～10年，利用嫁接苗繁殖，2～3年就开花结果。其生命周期根据树龄，可分为幼龄期（实生苗长出至第一次结果，一般为8～10年）、结果初期（第一次结果至大量结果，一般延续10年左右）、盛果期（大量结果至衰老以前一般持续百年左右）、衰老期（植株衰老到死亡）4个阶段。

我国山茱萸以河南、浙江为主产地，陕西、安徽、四川、湖北也有产，甘肃、山西、山东、江西、湖南、河北有少量栽培。河南省山茱萸主要分布在西峡、宝丰、内乡、南召、淅川、嵩县、栾川、卢氏、洛宁、鲁山、桐柏、济源等地。

山茱萸为常用药材之一，始载于《神农本草经》。历代医药家认为山茱萸补力平和，壮阳而不助火，滋阴而不腻膈，收敛而不留邪，其功效显著。常见于临床处方，也是我国主要出口的药材。著名的六味地黄丸、金匮肾气丸等传统调理中成药，都以山茱萸为主要原料。货源少时，商家抢货抬价，囤积居奇；货源多时，压级压价，无人收购。由于价格跌到低位，农民见无利可图，不管田间、不除草、不施肥、不修枝、不培土，甚至毁树。人为减产，挫伤了药农种药积极性。因此必须从制度上、管理上解决出现的问题，以保持山茱萸的稳定与发展。

（5）辛夷

异名：春花、望春花、迎春花、木笔花。来源于木兰科木兰属望春花、玉兰或武当玉兰的花蕾。花蕾主要化学成分含有挥发油，主要是柠檬栓、丁香油酚-1，8-桉叶素。性味：辛，温。具有祛风、通窍功能。药材质量以花蕾均匀完整、内瓣紧密、茸毛黄绿、花柄短、香气浓者为佳。一般认为望春花品质最好。

望春花为落叶乔木，高6～12 m。栽培于海拔200 m以上的平原、丘陵、低山区阔叶混交林或沟坎田地，房前屋后都可种植。河南产区一般种在海拔350 m左右的阴坡地。

望春花用种子繁殖，育苗2年后移植。插条育苗1年后移植。定植4年后可开花结果，一般每年开花1次。各地因气候不同、品种不一，产季有前后。11月至翌年2月（立冬至立春）花蕾未开放时为采摘期。温暖地区开花较早；山区或寒冷地区开花较迟。花芽未萌动前，含油量高时采摘。采摘时要逐朵齐花柄处摘下，切勿损伤树枝。采摘后要及时摊放在通风干燥处，白天晒、晚间堆，连续20多天，达到里外干燥一致。如遇阴雨，可用无明火设备低温烘干。

辛夷被《神农本草经》列为上品，是中药里自古至今治疗鼻窍疾病的重要药材，也常用于风寒头痛。不仅配方需要，而且还是生产中成药的原料。历史上辛夷品种很多，主要货源来自安徽、湖北、河南、浙江、江西、陕西。近代家种以河南、安徽、江西、浙江为主。湖北、陕西、四川分布虽然很广，但处于半野生状态，产量不大。

河南产望春花，不仅产量多，而且质量好，主产于南召、芦氏、栾川、鲁山、嵩县、洛宁等地。其中以南召产望春花最为著名，它的产量占全国的80%，全省的70%。

辛夷过去依靠野生资源，长期供不应求。后来人工栽培，因产量低、周期长、费工费时，经济效益不大，发展缓慢。从20世纪50年代至今，产销一直有一定缺口。正是这个因素，各地使用同属的类似品种情况时有发生。好在辛夷用量不大，年产量15万～20万千克，年需要量20万～30万千克。全国野生资源分布广，栽培也有不少基地，只要经过努力，可以满足药用发展的需要。

（6）密银花

异名：忍冬花。为忍冬科多年生半常绿藤本植物。以忍冬的花蕾为药材，它是金银花中质量最佳的一个品种。药材质量以花蕾长、有茸毛、无开放花朵、色鲜艳、气味清香者品质最佳。密银花从孕育到开放需5～8天，大致可分为幼蕾、三青、二白、大白、银花、金花各期。采收最好在二白期和大白期，花蕾入药质量最好。商品以朵头大小、色泽好坏分等级。

产地以河南密县为中心区，巩县、新县、荥阳、登封、新郑、民权、鄢陵、原阳、封丘、濮阳为主产栽培县市。种植历史悠久，但产量少，生产产品除主销全国各大城市外，还出口到日本、朝鲜、新加坡等国家。

国家药材公司确定河南封丘县为密银花生产基地，在河南省乃至全国的密银花生产具有十分重要的地位。

除此之外，豫东平原药材还有产于汝南县的玄参；许昌、延津、汲县、夏邑、虞城、鄢陵、西华、长垣、宁陵的淮红花；濮阳的槐米；产于嵩县、长葛的禹南星（又名虎掌南星）、禹白芷。

豫西山地药材还有伏牛山、嵩山山区各县所产的柴胡；嵩县、卢氏、宜阳、栾川、洛宁的款冬花；卢氏灵宝的桔梗。

豫北山地药材还有安阳的蔓荆子、天花粉等。

豫南山地药材还有信阳的猫爪草；商城、桐柏、新县的桔梗；固始、商城的茯苓。

3. 中药资源开发利用与保护状况

河南省是我国中药资源大省，中药材品种数量和储藏量位居全国前列，在全国中医药市场占有一定份额。在漫长的中医药发展历史中，形成许多有名的道地药材和独特的药材，如怀地黄、怀牛膝、怀山药、怀菊花"四大怀药"。太行山南部还发现有冬凌草。

河南省又是我国种粮大省，但与种植中药材相比，经济效益不高。因而以"四大怀药"为主的中药资源，相继被引入许多地区。但被引入地区由于并不适宜于这些中药资源生长，加上栽培技术条件差，因而生长出来的"四大怀药"个头小、质量差。这些冒牌出来的药材以低价销售，致使正宗四大药材受到很大的冲击，影响其产品的声誉，也伤害了药农生产积极性。

因此，加强道地药材保护势在必行。现在已采取建立区域性道地药材种质资源库或种质资源圃来保存种质资源，确保道地药材可持续性发展，以有利于中药资源的发展。

河南省已选择优质中药材如"四大怀药"、金银花、辛夷等在原产地建立优质化种质示范基地。如在武陟、温县建立山药基地，建立封丘的金银花基地、南召的辛夷基地，西峡的山茱萸基地等10个优质中药材规范化示范基地。还有16个特产品种获国家原产地保护认证，其中中药品种9个，如西峡的山茱萸，方城的丹参，焦作的怀山药、怀牛膝、怀地黄、怀菊花，南召的辛夷，卢氏的连翘，嵩县的柴胡。

第四节　西南地区的中药资源

西南地区包括四川、云南、贵州三省，以及重庆市和西藏自治区。地势高峻，山地纵横，地貌类型复杂多样。气候上大部分地区属于中亚热带，在南部地区有部分属于南亚热带，还有小部分属于热带地区，在高山峡谷尚有高寒气候类型。

本区以山地、高原、丘陵为主，其间有大小山间盆地。在山地日照较强，光辐射量大。自然环境复杂，生物药用资源众多，野生药用资源丰富，是我国中药资源重要产地。名贵中药材品种以及道地药材区也多。

这一地区是少数民族较多聚居地区，少数民族有本民族医药，具有悠久历史，在各民族内发挥防疾治病的作用。重庆解放路、成都荷花池、昆明菊花园等中药材专业市场均为西南地区重要的药材集散贸易市场。

 云南省中药资源

1. 自然与社会地理环境

云南省简称"滇"或"云"。位于我国西南边疆，云贵高原西南部，南部临近辽阔的海洋。全省东西跨越885 km，南北相距915 km，全省土地总面积38万 km²，属低纬度的内陆地区。

云南位于青藏高原南延部分，是一个高原山区省份，山地丘陵占全省土地面积的90%以上，断陷盆地（俗称"坝子"）散落其中。整个地势西北高、东南低，以元江河谷为界分为两大部分：东部为滇东红色丘陵高原区，滇中断陷湖高原区、滇东南石灰岩岩溶高原区；西部为横断山脉纵谷区或滇西纵谷区，相对高差大。怒山、云岭、高黎贡山等南北纵列，其中梅里雪山海拔6 740 m，是境内最高峰。江河纵横，有怒江、澜沧江、金沙江、元江、南磐江、伊洛瓦底江六大水系，分别注入太平洋和印度洋。湖泊众多，是我国湖泊较多的省（区）之一。主要有滇池、抚仙湖、洱海、程海、泸沽湖等，其中滇池是全省最大的湖泊。

云南气候类型多样，北回归线横贯本省南部。西北部属湿润高原气候，气候垂直变化明显。滇南低河谷属北热带湿润季风气候区外，其余地区均属亚热带湿润季风气候。冬暖夏凉,冬干夏湿,四季如春,因而昆明有"春城"之称。北部高寒山区,终年积雪,南部低热河谷长夏无冬。受季风影响,干湿两季明显。

土壤分布以红壤较广。蒙自、思茅、沧源一线以南以热带土壤砖红壤为主(铁质红色砖红壤),此线以北以砖红化土壤为主(赤红壤)。土壤垂直分布差异很大,在平原和盆地底部为红褐土、潮积土和河流冲积土,海拔1000m以下高原和山地地区为红褐土,1500m以下为砖红壤,1500m以上为山地红壤、山地红棕壤、山地棕壤。在滇西横断山地和滇东北高山地区,除3200m以下的土壤垂直分布和上述相似外,3200m以上为灰棕壤、山地灰化土和山地泥炭化土。4000~4200m为山地草甸土。

云南山峦起伏,地形复杂。滇西为横断山区自西北向东南倾斜,滇东、滇中为高山区,山体比较完整,仅滇东南部石灰岩充分发育,多为不足百米高的石灰岩小丘和下陷20~30m的溶蚀斗林;滇中局部有石灰岩山岭和石灰岩地形,高原之间、丘陵之间构造盆地比较发达。气候干湿季分明,四季温差不大,低纬度的垂直变化地形形成多样气候,使云南成为我国的生物资源大省,享有"植物王国""药材宝库""动物王国"的美称。

随着汉文化传入云南后,应用中药理论方法研究本地的疾病和开发云南药物资源,创造了具有云南地方色彩的中医药学。明代以后,云南的中医药学达到兴盛时期,出现了一代中医名家,编写出具有地方特色和学术价值的中医药著作《滇南本草》《医门览要》《玉龙本草》等。1957年后,全省广泛搜集中医验方、秘方2万多个。曲焕章的夫人向国家贡献出享有中外的"云南白药"秘方。中国云南素有"药材之乡"的称誉,发现了皮氏马钱、绿壳砂仁、诃子等63个珍稀以及长期依靠国外进口的品种。人工引流熊胆汁,培育牛黄,引种人参、西洋参以及野生变家种引种等工作也取得显著成效。民族传统医药逐步形成了各自特色的民族医药,如傣、藏、彝、纳西、拉祜、布朗等民族医药体系。其中较有影响为傣、藏、彝三族的医药。

2. 道地药材与各种中药资源

(1)三七

异名:田七、参三七、旱三七、金不换。来源于五加科人参属三七根及根茎,药材名三七。性味:甘,苦;温。归肝、胃经。三七是我国名贵中药,与人参同科同属,产自我国南方,也可谓是南方人参。三七始载于《本草纲目》,云:"味微甘而苦,颇似人参之味。"《本草纲目拾遗》中详载:"人参补气第一","三七补血第一",味同功亦等,故称"人参三七",为药品中最珍贵者。三七,长期以来,医家作为治血要药,凡止血、活血、补血、和血都离不开它,特别是跌打损伤、瘀血淋漓，三七能起散瘀止痛、消肿定痛的功效，是近古时期金疮要药。经过近代研究，开发三七又成为治疗心血管病的重要药物。它的主要成分有三七皂苷、人参皂苷、三七素、挥发油、三七多糖A、黄酮类等。药材质量以个大头圆饱满、体重坚实，无"花"子（疙瘩七）、无"长条"（萝卜七），断面灰绿色、无裂隙者为佳。

三七为多年生草本植物，栽培在北亚热带及南亚热带，海拔800～1 500 m（现多栽培在800～1 000 m）的山麓开阔缓坡地或山原丘陵间。适宜在冬暖夏凉，四季温差不大稍湿润的气候环境中生长。年平均气温在15～17 ℃，最冷月均温8～10 ℃，最热月均温20～22 ℃，全年无霜期大于300天，年降雨量1 000～1 300 mm，忌严寒与酷暑。应选择地势较高、向阳、背风、靠近水源、排水良好、含腐殖质多的黑色沙质壤土或棕红色沙质壤土。三七喜温凉而稍湿润，有散弱阳光照射，故需搭棚遮阴种植。

三七用种子繁殖，先育苗，后定植。定植后次年可开花结子。一般种植3年可采挖，但三七生长周期长，3～4年正是生长旺期，是主根膨大、增重最快时期。如种四五年三七个头大，产量高，过去甚至种7年的，但种植到后期，病虫害越多，田间管理难度越大，所以现在大个头三七产量很少。

三七原产于广西，《本草纲目》云："生广西南丹诸州番峒深中。"《药物出产辨》称："近日云南多种，亦可用。"自清初云南引种至今有三百多年的历史了，它生产的三七无论是质量和产量均超广西，成为主要产地。现云南三七主要分布在文山州（文山、砚山、广南、西畴、富宁、马关、麻栗坡）。其次是广西百色市（包括靖西、那坡、德保、田东、田阳、凌云等），其中以云南文山州生产的三七历史久、产量大、质量优，文山成为著名的道地产品。除此之外，贵州、湖北在20世纪80年代初引种成功，曾有少量产品。

三七原为野生，资源不多。但据云南《开化府志》（开化府即现在文山）记载，早在200～300年前已引为家种。目前野生品种已极为罕见，商品全部来源于栽培。因为三七有明显生境与物候要求，种植地区有一定局限性，所以自古至今，主产区是云南的文山州、广西的百色地区。三七因为种植周期长、投资大、病虫害多、费劳动力，加上过去生产技术落后，经营管理不善等原因，历史上产量始终不高。20世纪60年代前，年产量只有2万～3万千克，长期处于供不应求状态。1968年后，国家对三七生产安排专项资金，实行奖售政策，扶持老产区，发展新产区，栽培面积迅速扩大，年产量成倍增加，1974年全国收购量达108万千克，创三七年产量历史最高纪录，但当时全国年销量只有28万千克，并且连年产大于销，造成库存积压。为此，国家又及时调整生产计划，取消奖励政策，降低收购价格，生产量直线下降。1984年只收购8万千克，而1984年销售量已发展到70万千克，销售产品绝大部分是工厂原料，销势比较稳定，库存积压也逐步减少，价格也逐渐回升。从20世纪90年代至2010年，供需矛盾十分突出，市场价格极不稳定，这样不仅影响药厂进入原料的成本，也影响产区药农的经济效益。为此，主产三七的云南文山自治州政府引进我国东部沿海地区著名制药企业，投资建立种苗和优质三七种植基地，给予资金扶持和技术指导，这样既可以保证企业产品的质量，又可以给药农稳定生产的收入。2021—2022年文山州三七产量基本稳定在1 000万千克左右，2022年数据显示产量为973万千克。

文山自治州当时最大问题是农作物耕种土地面积少，三七因缺少轮作土地，连茬种植使土壤中产生较多的有害病菌，造成三七根腐病，而且三七种植农田时间越长，根腐病越严重。过去三七可以种到6～7年，生产出来的块根个头大；现在只能种3年，种到第四年根腐病就严重，因而种出来的三七个头就越来越小了。

为了防止根腐病，可以喷施农药，但三七是药品，多施、重施农药会使三七含大量农药残毒，少施或施毒性较小农药效果比较差。为此，只能在种植前对种苗严格地消毒，对土壤用硫磺熏消毒，但工作量大，施药成本费高。

现在要在文山自治州周边毁林、开荒造田有违国家政策，是不可取的。因此，云南省政府在文山自治州的西部红河州试种三七，那里的气候、土壤是否适合种植，范围有多大，能否长期稳定生长，质量如何，需要经多年观察。

（2）重楼

异名：独角莲、七叶莲、白蚤休、白草河车。来源于百合科重楼属云南重楼或七叶一枝花的根茎。常见品种有两种：七叶一枝花，又名华重楼、七叶楼、铁灯台、草河草；云南重楼，又名滇重楼、草河车、独角莲。性味：苦、微寒。它富含多种甾体皂苷，为薯蓣皂苷元和偏诺皂苷元的二、三、四糖苷，还含β-蜕皮激素、胡萝卜苷等。具有清热解毒、消肿止痛、凉肝定惊的功效。临床研究表明，药用重楼对毒蛇咬伤、跌打损伤及无名肿毒、惊风抽搐有效。已名满全国的季德胜蛇药片，正是以重楼为主药。药材质量以根茎肥壮、质硬坚实、外皮黄棕、内色粉白、角质少者为佳。

重楼为多年生草本植物，生长过程缓慢，用种子繁殖从育苗到采挖长达5～7年。至今家种尚未成商品生产，目前仍以野生为主。重楼分布在我国长江以南13个省（区），如四川、云南、贵州、湖北、湖南、江西、安徽、浙江、广东、广西、甘肃、福建及西藏东南部地区，其中四川、云南、贵州及甘肃甘南州为主产地。

重楼喜欢在荫蔽、潮湿、含水量比较丰富的腐殖质土中生长，常常与竹子、灌木混生，对海拔有一定要求，海拔过低不适于良好的生长。云南比较多分布在海拔500～2 000 m的河谷常绿阔叶林、竹林下，四川全境及贵州、重庆的大部分地区分布在730～3 700 m的常绿针阔混合林、竹林、灌丛中，广西、广东、湖南、江西、安徽、浙江、江苏、湖北等省则分布在海拔600～2 600 m的河谷林荫下，我国台湾及越南北部也有分布。

由于重楼对环境要求比较高，具有规模化人工栽培试验场不多。现在主要分布在四川的彭州和云南的昆明、丽江、楚雄。

重楼原名"蚤休"，始载于《神农本草经》，被列为下品。历史上为少常用中药，因销量小，各地就地取材，所以使用品种比较复杂。自20世纪70年代后，重楼因根茎含多种皂苷，有平喘、止咳、抗菌作用，对流感病毒也有抑制作用，引起各地药厂重视，成为清热解毒中成药的重要原料。从此，重楼由一种不起眼的小品种，逐步发展为中西成药首选的药物。全国年销量由20世纪60～70年代的2万～3万千克，逐渐上升到21世纪初的10万～20万千克。

目前，产不足销，供求失衡是重楼市场最大的突出问题。据调查，现在重楼年采收量为170万千克，而需求方面，以四川光大制药厂和江苏南通制药厂为代表的多家国内大中型中成药厂，对重楼年需量已达160万千克，再加上医院和药店配方需求的部分，药材重楼市场供应缺口超过100万千克。大药厂应用重楼、开发并畅销于市的药品有：抗病毒冲剂、百宝丹、云南白药以及季德胜蛇药片等。随着重楼供需矛盾的突出，药品市场售价从2002年每千克20元左右，猛升至2008年的每千克140元左右，2011年5月每千克高达340元（统货）。2013—2015年市场价格上涨至每千克820元左右；2017—2018年为又一上涨期，市场价格由780元上涨至1 200元。

《我国植物志》记载，全世界共有重楼属24种（含变种），我国有19种（含变种），其中可供药用18种（含变种10种）。

近几十年来，由于重楼赖以生存的自然环境遭到严重的人为破坏，加上现在需求量与日俱增，重楼供求矛盾突出，仅靠云南重楼和华重楼的供应已不能满足市场的需要。因而本属其他品种也成为收购的对象。由于重楼价格日益上涨，产区农民对包括七叶一枝花在内的各种重楼进行地毯式掠夺采挖，这对产地重楼种类和数量都是毁灭性打击，所以有些产区部分种类已经灭绝，有的接近灭绝。因此，应及时对野生重楼产地进行有效保护。

1）建立种质资源库：世界上有重楼属品种资源24种，我国占有19种，是拥有重楼属品种资源丰富的国家。收集重楼属优良品种资源除已列入《中国药典》的七叶一枝花、云南重楼之外，其余重楼所属品种资源应列入收集之内，以方便除了选育优良品种外，还可利用生物技术在重楼属内寻找在功效上可以替代的现有品种，以减缓目前重楼资源供应不足的困难。云南省已于2004年在武定县建成了当时世界上种植资源最齐全的重楼种质资源库。

2）建立重楼资源自然保护区：选择自然环境比较好，野生重楼资源分布比较多，交通运输比较方便，划分一定范围自然保护区，有专职管理人员、规章制度以保护现有资源，避免破坏。

3）加强对现有重楼资源合理采挖管理：制定和完善现有资源的合理利用和采伐制度，建立相应的监督管理机制，采大留小，保证有一定种群密度和种群数量。

4）增强家种重楼栽培研究。特别在种子萌芽时间和出苗率上取得突破，以缩短家种生长期，减少对野生品种的采集，同时要利用生物新技术，加速重楼人工快速繁殖研究，突破目前人工种植规模化生产中种苗来源不足的问题。

（3）云木香

异名：木香、广木香、印木香、蜜香。来源于菊科云木香菊属木香植物的根。性味：辛、苦、温。归肺、肝、脾经。本品含木香烃内酯（$C_{15}H_{20}O_2$）不得少于0.6%。具有行气止痛、健脾消食功能，用于胸脘胀痛、泻痢后重、不思饮食。煨木香，实肠止泻，用于泄泻腹痛。药材质量以根条匀大、质坚实、内外黄棕色、油性大、香气浓者为佳。

云木香为多年生高大草本，茎高1.5～2 m，主根粗壮，圆柱形，稍木质，有稀疏侧根。20世纪30年代云南鹤庆籍华侨张相巨从原产地印度获得木香种子，寄给居住在云南侄子栽于丽江鲁甸。该地位于我国云南西北部，北温带气候，海拔2 800～3 000 m的高寒山区。后来移栽到长江三峡两岸的巫山、大巴山、武当山、武陵山区，海拔1 500～2 000 m左右，气候较凉爽山区和丘陵地区，适宜在气温不高、湿度较大、土质肥沃、排水良好的山坡或荒山野地栽种。

云木香主产区在云南西北部、四川东北部、重庆北部、湖北西部，其余如贵州西部、湖南西部、陕西南部以及甘肃东南部一些地区也有分布。

云木香用种子繁殖，春季或秋季用种子直播。幼苗期间怕强光，可与玉米等农作物间种，既可遮荫，又能充分利用土地。幼苗期1～2年生长缓慢，第3年生长加快，种3年后可采挖。

云木香以现在概念，进口者称"广木香"或"印木香"，国产者指"土木香"或"川木香"。50年代前云木香产量不大，国内药用基本依靠国外进口。50年代已有少量发展。60年代大量发展种植。原产地云南扩大产区，增加面积。四川、湖北积极引种，产量节节上升，国内满足供应，并有一定数量出口。70年代初，种云木香实施奖售政策。种云木香多为经济不发达山区，受到农民欢迎，新老产区一哄而上，产量由平时年产200万千克，上升到1975年的450万千克，产大于销1.6倍，造成商品积压。当时通过调整计划，一方面降低收购价格，使农民少种，产量回落；另一方面，加强推销，除药用外，提供香精行业提炼木香芳香油，使库存积压大量减少。80年代初，产销基本平衡。从80年代中期到2011年这20多年来，由于受市场价格起起伏伏的影响，云木香产量时多时少，全国国有企业尚有大量库存，加上又逢中成药销势不佳，云木香近几年内暂无转机之望。现在全国云木香种植面积在5万亩左右。

（4）云南红豆杉

为红豆杉科红豆属中的一个种。云南红豆杉在云南民间早有药用历史，它的茎、枝、叶、根皮和种子，均含有紫杉醇。用云南红豆杉提取紫杉醇，主要用来作抗癌药物，也可用来消炎、止痛、治疗糖尿病和各种炎症。

云南红豆杉是我国生产紫杉醇药物的主要树种。依据朱婉萍、孔繁智等主编的《抗癌植物红豆杉的研究与应用》，多年来对云南红豆杉林木样品中的紫杉醇及半合成原料巴卡汀（包括10-去乙酰巴卡汀Ⅲ和巴卡汀Ⅲ）含量的测定数据，并与其他红豆杉属和树种进行比较，发现红豆杉是上述3种有效成分的高含量树种，在云南红豆杉天然林木中，其树种的紫杉醇含量为0.02%，最高为0.0304%。小枝叶中，紫杉醇的平均含量为0.0102%，最高为0.0217%，巴卡汀的合计含量可达到0.0808%（树皮）和0.0845%（枝叶），均具有良好的工业利用价值。在人工种植林木根系中，出现紫杉醇含量为0.0421%～0.0460%和巴卡汀含量为0.103%的高含量样品，故已达到世界著名紫杉醇原料树种曼地余（杂种）红豆杉和欧洲红豆杉种紫杉醇和巴卡汀的高含量水平。

云南红豆杉形态上为高大常绿乔木，枝叶茂盛，生命力强，单株树龄可达千年以上，高达20m，胸径达1m。

云南红豆杉为亚热带至暖温带特有树种，在云南阳坡、半阳坡中山、亚高山缓坡、沟谷、溪流两岸暗针叶林、中山针阔叶混交林、绿阔叶林中散生或块状生长，常成为下层乔木。

云南红豆杉为珍贵树种，省一级重点保护林，分布在云南西部保山、腾冲，西北部中甸、丽江、维西一带，常生长在海拔2000～3000m的亚热带。

云南红豆杉分布分散，混生于林中，且生长缓慢，故在林木中竞争力差，应采取重点保护措施保护分布相对集中的地区，建立迁地集中保护区和种植基因库，加强繁育和造林研究，营造规模化的经济林，以顺应市场的需要，从而间接加大天然属群的保护力度。

（5）草血竭

异名：回头草。系指根茎弯曲如回头状，这是本品中药特征之一。来源于蓼科植物草血竭的根茎。性味：苦、辛、微涩、微温。具有散血止血、下气止痛的功效。主治胃炎、胃、十二指肠溃疡、食积、症瘕积聚、月经不调、浮肿、跌打损伤、外伤出血。药材质量以无须根、心红棕色者为佳。

草血竭始载于《滇南本草》，为多年生草本植物，高约40cm，根茎块根。

喜凉爽、向阳环境，土壤以肥沃深厚、排水良好的腐殖质土较好。《植物名实图考》对草血竭有比较详细的形态描述："生云南山石间。乱根细如团发，色黑，横生，长柄、长叶，微似石韦而柔，面绿，背淡，柄微紫。春发葶，开花成穗，如小白蓼花。"分布在云南、贵州高山石间或草坡。云南高黎贡山自然保护区海拔2 500~3 000 m温凉区（暖温带）有草血竭生长。那地区≥10 ℃年积温1 600~3 300 ℃，气候温凉阴湿，年均温12 ℃，最高气温22 ℃，极端最低温-5 ℃，土壤多为山地黄棕壤或棕色森林土。

草血竭在秋季采挖，去净茎叶、泥沙，晒干。栽培用分株繁殖。在冬季或早春结合采挖，取有须根和芽嘴的根茎或单株作种。

（6）雪上一枝蒿

异名：一枝蒿、三转半。来源于毛茛科乌头属短柄乌头的块根（习惯使用子根）。短柄乌头分布面窄，资源有限，实际上作雪上一枝蒿使用的为铁棒锤等多种类似品。性味："苦麻、温、大毒。"（《云南中草药选》）云南昭通产雪上一枝蒿的块根含有5种生物碱：乌头碱、次乌头碱以及一枝蒿乙素、戊素和己素。具有消炎止痛、祛风除湿功能。主治跌打损伤、骨折、风湿骨痛、牙痛、疮疡肿毒、毒蛇咬伤。产品质量以子根——根长饱满、质坚硬脆、断面白色、层环明显、粉性足者为佳。母根——细瘦皱缩、粉性小，质次。许多地区不同。

雪上一枝蒿为多年生草本植物，高30~60 cm，块根胡萝卜形，子、母2根并生，茎直立。野生分布于西南地区、金沙江下游，海拔2 300~3 500 m的高山草地、石砾山地及疏林草丛中。适合栽培于海拔3 500 m左右高山草原地带，以阴坡为多，土壤以肥沃、疏松、黑色腐殖质土为佳。以种子或根芽繁殖。种子播种每年在立夏季节，将种子均匀撒开，不需盖土，但播种和出苗期间要保持土壤湿润，为使植株生长良好，每年可追肥土粪及草木灰一次。根芽繁殖，截取根上部1/3，于11月或下雪前，按行、距各21~25 cm，将根芽埋入土中，埋深4~6 cm。

产地以云南的东川、会泽、寻甸为主产地；昭通、丽江、迪庆地区以及四川凉山州也有分布。

雪上一枝蒿历代本草没有记载。原为云南民间流传的草药，用于治疗跌打损伤、风湿疼痛，很有成效。20世纪60年代末，雪上一枝蒿受到全国研究伤药、伤膏、生产中成药的省（区）组方者重视，纷纷寻找货源。当时，称为雪上一枝蒿的品种很多，如短柄乌头、多裂乌头、铁棒锤、伏毛铁棒锤、宣威乌头等。这些品种共同特点是：①都生长于高山寒冷之处。②同科同属植物。③都含有乌头碱、一枝蒿素等多种生物碱，具有很强的毒性。哪一种是正宗的雪上一枝蒿，以当地民间习惯，就地取材，都说是正宗的雪上一枝蒿。但从发源地和实物来说，应以云南主产，使用最早的短柄乌头为正宗雪上一枝蒿，因此被收载于专业书籍。可是云南主产的短柄乌头与宣威乌头分布范围小，资源数量又少，无法满足当时20世纪70年代已经兴起的中成药工业的需要。为此，各地将习称为雪上一枝蒿的同科同属植物大量开采以填补原料的缺口。其中以铁棒锤、伏毛铁棒锤分布广、产量大，如六盘山、祁连山地区，有些地方野生资源可成群落。但经过30年的开采，原产地野生资源已大为减少。

目前雪上一枝蒿主要为中成药原料，配方极少，全国年需要量为5万～6万千克，货源主要来自野生雪上一枝蒿。为解决今后的药用问题，必须寻找现有品种资源新分布地区，以增加可开采货源量；研究新种源，扩大新品种，以替代现有资源的不足；开展人工栽培雪上一枝蒿技术研究，以解决现在野生资源日益枯竭的问题；选择一些自然环境比较好，野生资源比较多、质量好的地区建立保护区。

（7）诃子

异名：诃黎勒、诃黎、随风子。来源于使君子科榄仁树属植物诃子的干燥成熟果实。性味：苦、酸、涩，平。归肺、大肠经。果实含鞣质23.60%～37.36%，其成分为诃子酸（$C_{41}H_{32}O_{27}$）、诃黎勒酸（$C_{41}H_{30}O_{27}$），1、3、6-三没食子酰葡萄糖及1、2、3、4、6-五没食子酰葡萄糖、鞣云实精（$C_{27}H_{22}O_{18}$）、原诃子酸（$H_{41}H_{30}O_{26}$）、葡萄糖没食子鞣苷（$C_{13}H_{16}O_{10}$）、没食子酸等。具有敛肺、涩肠、下气功能，主治久咳失声、久泻、久痢、脱肛、便血、崩漏、带下、遗精、尿频。药材质量以黄棕色、有光泽、坚实者为佳。

诃子为大乔木，高达20～30 m，喜温暖、潮湿，宜于半荫蔽的山坡地种植，多栽于路旁或村落附近。诃子原产地是印度、缅甸等国，唐代传入中国。现云南省为主产，西藏、广东、广西、海南也有产。20世纪50年代初在云南永德县怒江水系的永康河流域地区发现667万km²（1万多亩）高大乔木诃子，1953年开始建加工厂，最高年产量700吨的鲜果，行销全国（云南省占全国产量一半），居全国首位。不久，又在云南保山地区发现成片诃子资源，1955年开始开发利用，逐年增加，到1961年加工诃子鲜果1 400吨。但是，由于长期对野生诃子只采不护，加上诃子树木材坚硬，不会虫蛀，当地群众大量砍伐用来做建材，诃子资源遭到严重破坏，年产量逐年下降，集中连片资源越来越少，现已被国家列为三级植物保护资源。诃子应用历史悠久，民间把诃子当茶饮用，治疗慢性喉炎，效果理想。

诃子以种子繁殖。种子外被坚硬的果核，寿命比其他南药种子长，通风保存一年发芽率降低不明显，去果核播种发芽率可达86%。诃子幼苗生长较快，粗放管理实生苗高达1 m。实生苗定植后3～6年可结果，寿命长的可达百余年。诃子耐高温，也耐霜，适应性比较强。滇西北及海南岛都有种植，海南因气温高，结果少。采收和加工随各地气候不同，采收季节有差异，一般秋冬春季采收成熟果实。晒5～7天至干或烘干都为中药诃子。初产期单株可收鲜果20～30千克，9～10年后每株可收鲜果100～150千克，15年后盛产期，单株收鲜果300～400千克，高产单株可收鲜果500千克，每100千克鲜果晒干后，可得50～60千克干果。

除上述之外，在滇东高原，主要指昭通地区，中药资源还有天麻、续断、川龙胆、川黄柏、重楼、花椒、杜仲、半夏、天冬、木香、何首乌、川吴萸、魔芋、竹节参等。

在滇中高原，主要指昆明、曲靖地区，中药资源还有苦参、香橼、川楝子、黄精、续断、白芷、仙茅、何首乌、高良姜、川牛膝、魔芋、千年健、桔梗等。

在滇东南高原区，主要指文山州、红河州地区，中药资源还有三七、滇郁金、山奈、千年健、木蝴蝶、鲜石斛、木鳖子、八角茴香、草果、耳环石斛、瓜蒌、金银花、常茱萸、红豆蔻、半夏、砂仁等。

在滇西高山峡谷区，主要指滇西北、滇西南地区，中药资源还有云连、梭砂贝母、卷叶贝母（川贝母）、大花红景天、川龙胆、滇郁金、川升麻、大黄、当归、秦艽、竹节参、重楼、白豆蔻、木蝴蝶、冬虫夏草、槟榔、益智、木香、天冬、赤芍、山慈姑、蔓荆子、高良姜、千年健、雪上一枝蒿、红花、云苓、猪苓、木瓜等。

云南高原少数民族众多，民间和民族药本地区分布有：傣族药——麻嘎喝罕（缅茄）、哥麻口拉（人面果）、埋嘎筛（龙血树）；彝族药——月乌鸡（狭叶岩爬藤）；傈僳族药——瓦兰张（雪茶）、四别棒（伸筋草）；拉祜族药——出黑拐（飞龙掌血）、突希利（澳龙胆）等。

3. 中药资源开发利用与保护状况

云南省中药资源品种居我国各省之首位。云南省中药资源品种占全国的一半以上，著名道地药材及名、特品种有三七、云木香、云白芍、重楼等。

云南省南部及西南部的红河谷地及西双版纳属于热带地区。长期以来，从东南亚及世界其他热带地区，引入多种药用植物试种，已成功的有诃子、胖大海、马钱子、大风子、苏木等。

丰富多彩的民族药也是云南的一大特色。据初步统计，彝族药1 180种，藏药598种，拉祜族药100种，佤族药200种，哈尼族药100种，德昂族药105种，基诺族药319种。

由于野生种药材无限采挖，中药资源出现严重短缺现象，为了使云南省中药资源可持续发展，云南省对野生资源采取了如下的措施：常用中药材和大宗原料中药材进行GAP规范化种植，对三七、天麻、灯盏花、滇重楼、云茯苓、石斛、薯蓣等重要品种，制定云药原生药材种植环境标准、种质资源标准、栽培标准、采收加工标准，全面实施中药材种植质量管理规范，走规范化、规模化、集约化的道路，从根本上解决当前的药材市场供货紧缺的状况。云黄连、雪上一枝蒿、大黄藤、丽江山慈姑（山慈姑）、梭砂贝母、金铁锁、大理黎芦、多种重楼等，建立重要资源的种质资源库，规范、有序、有目的地加强种质资源保护，大量生产使用或濒危种类的人工驯化栽培中药材。中药企业生产需要的暂无种植替代品种，实行重要药材资源采供计划制度，倡导先向基地种植户就地收购，再向区域性野生采集地收购，逐步实现持证采挖、经营、收购，防止滥采乱挖、无序竞争、抢购囤积、转移沉淀造成资源浪费的恶性循环。

制定了野生采集药材的质量等级标准，严格按照药农采大留小，采多不采少，采果不砍树，采叶不折枝，采根要保种，采挖要有度的资源观、经济观和可持续发展进行采收。

云南省很多地方习惯用中草药，特别是民族药尚无质量标准，导致检验无标准，监管无标准，监管无依据。为此，从2005年开始，云南省在全国率先开展地方药材标准研究，研究制订了7册《云南省中药饮片标准》（2005年版），其中，76%中药材标准具有首创性。此外，研究制定了2册《云南省中药饮片标准》，补充和完善了《云南省中药饮片炮制规范》，从根本上解决了中药材和中药饮片的质量问题。

二　贵州省中药资源

1. 自然与社会地理环境

贵州省简称"黔"。位于我国西南地区、云贵高原的东部，介于北纬24°37′~29°13′，东经103°36′~109°39′之间，东西长约570 km，南北宽约510 km，总土地面积17万km²。地势西高东低，自西向北、东、南三面倾斜，平均海拔1 000 m左右，地貌有高原山地、丘陵、盆地三种类型。其中山地和丘陵面积占全省面积的90%多，喀斯特地貌面积占全省面积的60%多，是喀斯特地貌发育最典型的地区之一。山脉众多，北有大娄山斜贯，中南有苗岭横亘。东北有武陵山入黔，西有乌蒙山高耸，其中乌蒙山韭菜坪海拔2 900 m，是境内最高峰。山间有贵阳、安顺、凯里、都匀等近20个盆地散落其中。河流较多，主要有乌江、赤水河、清水江、南盘江、北盘江、都柳江等。其中乌江是全省最大河流。气候属于中亚热带高原湿润季风气候，冬无严寒、夏无酷暑，温暖湿润，热量丰富，雨热同季，四季不甚分明。全省年平均气温15 ℃左右，其中1月平均气温3~6 ℃，比同纬度其他地方高，7月平均气温22~26 ℃，为典型的夏凉地区。年降水量1 100~1 400 mm，各地降水量年际变化大，易产生春旱及伏旱。年阴雨天日数一般超过150天，是我国阴天日数最多的省，常年相对湿度超过70%以上，有"天无三日晴"的说法。冰雹、阴雨等频繁发生，有时也可成灾。

在中亚热带气候条件下，贵州省地带性土壤为红壤、红黄壤、黄壤、黄棕壤。在不同成土母质，也形成非地带性土壤，如石灰土、紫色土、冲积土、沼泽土、草甸土等。

由于受地形与气候的影响，贵州省成为植物自北往南移动和自南往北延伸的汇集地，因而药用植物种类特别多。据统计资料，有药用中药资源7 317种，居我国各省第二位，仅次于云南省。

丰富的中药资源，使贵州成为我国四大产药区之一。天麻、麝香等品种因产量高、质量好，在历史上被列为进贡的珍品。天麻、半夏等享誉国内外。繁荣的中药材交易市场，促进了外来与本地中药资源引种和栽培。

2. 道地药材与各种中药资源

贵州省地处云贵高原，境内地形起伏，河流纵横，雨量充沛，立体气候明显。贵州省又是46个少数民族聚居地区，各民族在运用中医中药防病治病中，经过长期实践，积累了丰富的用药经验。得天独厚的自然条件和少数民族独特的用药经验，形成了许多著名的道地药材和具有特色的中药资源。

（1）天麻

异名：明天麻、赤箭、定风草。来源于兰科天麻属天麻的块茎。性味：甘，平。归肝经。主要含有天麻素、香英兰醇和香英兰醛等化学成分。具有平肝息风、止痉的功效。用于头痛眩晕、肢体麻木、小儿惊风、癫痫抽搐、破伤风症。药材以个大、短圆、肥厚、饱满、体重、色黄白、半透明、质坚实、天麻素高者为佳。野生冬麻质好，春麻空心，质次。

天麻为多年生腐生草本，无根、无绿叶，不能吸收土壤中的营养与光合作用，因此必须依靠白蘑科蜜环菌真菌共生。依赖蜜环菌的菌丝或菌丝分泌物为营养源发育生长，它对生态环境要求不同于一般植物。蜜环菌是一种好气性真菌，要求在湿润、腐殖质较多、土质疏松、通气性好、微酸性土壤、半阴半阳处生长。气温18～25 ℃是蜜环菌与天麻块根生长最佳温度。天麻可分为有性繁殖与无性繁殖。

1）有性繁殖：在夏秋间采集成熟种子，随采随播，将种子播在带有菌丝的叶子上，或将种子与菌叶拌匀，同蜜环菌菌棒一起，分层排放土窝内，上盖树叶，覆土封顶，与蜜环菌接上关系，成为营养繁殖茎。播种后，中途不能翻动。经过两年半生长发育，长成不同形态的天麻，即可采挖。

2）无性繁殖：冬栽11月，春栽3—4月，选择发育完好，色泽正常、无损伤、个体重10克以上的白麻，做商品天麻的种麻；10克以下的米麻做种子天麻的种

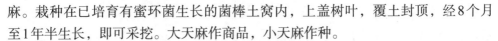

麻。栽种在已培育有蜜环菌生长的菌棒土窝内，上盖树叶，覆土封顶，经8个月至1年半生长，即可采挖。大天麻作商品，小天麻作种。

野生天麻分布于我国西南至东北及长江中游各省，西南地区较多。一般生于海拔600～3 200 m的山坡、河谷、竹林、阔叶林或灌木林下。以1 600～2 400 m的箭竹林、小竹林下为常见。

野生天麻原产地为贵州省大方县。贵州、四川、云南、陕西等省蕴藏野生量大，重庆巫溪，西藏察隅、波密也是野生天麻主产地，河南、湖北、安徽、吉林也有分布。以云南昭通质量最优。

人工栽培天麻在陕西、湖北、湖南、安徽、贵州、四川、吉林等省都有，其中以陕西、湖北、湖南、安徽、河南产量大。

天麻始载于《神农本草经》，原名"赤箭"，被列为上品。天麻之名出于《开宝本草》。天麻的生长，依赖于蜜环菌共生，生态环境不同于一般的植物。20世纪70年代前商品均为野生，产量少、销量大，一直是名贵紧缺药品。50年代年产销量10多万千克，计划分配供应，主要产区是贵州、云南、四川、陕西。70年代初，栽培天麻研究成功，经过逐步推广，生产有了基础。1980年，年产栽培天麻15万千克，1985年达到60万千克，结束了天麻长期产不足销的商品历史，并由供销平衡转向多余。自1985年以后到2010年，在这20多年里，天麻在不同时间受产、销不平衡与市场价格影响，出现3个天价与3个低价时期。1994年天麻年产量达220万千克，产多于销，市场低迷。2022年每千克只销180～200元，而野生天麻因货源少，统货每千克700～900元。天麻以往销量主要在饮片、配方等方面应用，随着现代医学的发展，天麻以其平肝、息风、止痉的功能，已广泛应用于脑震荡后遗症、老年痴呆症、高血压等疾病治疗。除药用外，天麻酒、茶、糖、化妆品等保健品也得到开发与利用。天麻药用、膳食及保健品等合计预测每年销售会超过100万千克。

（2）天冬

异名：天门冬、明天冬、大天冬。来源于百合科天门冬属天门冬的块根。以干燥块根入药。性味：甘，微苦。据测定，天冬含有19种氨基酸，是比较理想的天然营养品。根含天门冬素（天冬酰胺）、黏液质、β-谷甾醇及5-甲氧基甲基下糠醛。所含苦味成分为甾体皂苷，由菝葜皂苷元、鼠李糖、木糖和葡萄糖组成。具有养阴生津、润肺清心功能。药材质量以根条粗长、皮壳去净、黄白明亮、不粘手者为佳。

天冬为攀缘状多年生草本植物。野生于我国长江流域、南方、中部及西北部分地区，在海拔300～1 500 m的山坡林边、草丛或灌丛中生长，以石灰岩的丘陵地带灌木丛中半阴湿处为多。

天冬喜温暖湿润，忌在干燥气候下生长。以排水良好、土质湿润、疏松肥沃、沙质壤土或腐殖质土为佳。黏重土壤不宜栽培。

野生天冬或家种天冬，生长都需4～5年。野生天冬在立秋后采挖，以冬季为宜。采时应提倡挖大留小或芦头（地下茎节盘）归土，埋在原处，继续生长。栽培天冬，种子繁殖，育苗1年即可带土移栽定植。分株繁殖，采挖天冬时，将带有芽的小天冬作种苗。

天冬主产于贵州、四川、广西。此外，浙江、云南、陕西、甘肃、湖北、安徽、河南、江西等省亦有产。以贵州产量最大、品质最佳。

以药源来说，天冬栽培虽然容易，但生长周期长。现有少量种植，产量不大。商品来源主要靠野生资源，因为分布广，有一定蕴藏量。20世纪60年代前，年销量20万～30万千克，供销基本平衡，偶有个别年份产大于销，曾推销作蜜饯原料，口味颇佳。20世纪70—90年代，年销量上升到50万～60万千克，1983—1984年，年产量达到100万千克。近年来，天冬的年销量在250万千克上下。天冬因为是野生，产量受价格升降而波动：价格上升，大量采挖；商品有余，价格下降，无人采挖，商品紧缺，而且互相转化较快，没有长时间的脱销及积压。以价格而论，也不能说是暴涨暴跌，是野生药材比较稳定的品种。原因可能是天冬野生资源多，分布在我国贫困的石灰岩地区，人多、土薄、农业生产差，副业生产容易发动，转化较快。但从长远来说，发展栽培天冬是必要的，但一定要选4～5年生的大天冬，以保证质量。

（3）黄精

异名：白及黄精、玉竹黄精、鸡头参、老虎姜。来源于百合科黄精属多花黄精、黄精、滇黄精的根茎。性味：甘，平。归肾经。黄精根茎含黏液质、淀粉及糖分。具有补气养阴、健脾、润肺、益肾作用。

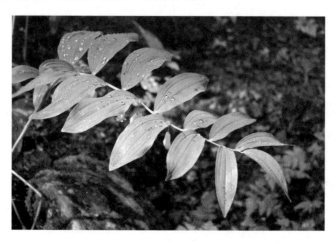

黄精分布在北温带，我国自东北至西南及东南部各省均有分布。多生长在海拔2000m以下阴湿的山坡林下、灌丛中或林缘草丛中，喜生于土壤肥沃、湿润沙质土中。黄精喜阴、怕旱，能耐旱，可在隐蔽条件，土壤湿润沙质土中种植。

贵州省是黄精主产省（区），分布在遵义、湄潭、正安、毕节、沿河、铜仁、松桃、天柱、安顺、关岭、罗甸、贞丰、兴安等县（市）。贵州土壤肥沃、雨量充沛、林木茂密，适宜黄精的生长。因而贵州生产的黄精块大、色黄、饱满、体糯、半透、味甜、赢得国际声誉，是贵州主要出口药材之一。

目前，黄精仍以野生为主，产地广、品种多，但以味甜者才能药用，味苦者不可药用。黄精采挖在春秋两季，以秋末冬初采挖的根茎肥壮，味甜滋润，质量最好。黄精也可栽培，但以种子繁育，生长期长达5～6年。根茎繁殖每年可生一段茎节，且每段茎节分生多个腋芽，经发育形成结节状的根茎体系。经2～3年后，根茎粗壮，可供药用。黄精采挖后，去掉茎叶，洗净泥沙，除去须根，晒至柔软后，边晒边搓，反复晒搓，干燥为止。也可采挖后，洗净去须根，用沸水氽过，曝晒至干。以上晒干后，呈黄色，称"生黄精"。若经蒸煮一天后，闷一夜、晒一日，再蒸煮，如此反复数次，晒干后，内外呈乌黄色者则称为"熟黄精"。

黄精始载于《名医别录》，有"补中益气、除风湿、安五脏、久服经身延年不饥"的记述。黄精更有食之可长生的传说，因价廉货多，被历代医家列为可作食品常服的滋补药物。黄精资源广布我国南北各地，商品主要来源为野生。凡味甜的品种，习惯都作黄精入药。大多地区就近地产地销，所以商品流动不大。随着黄精产品的不断开发，资源日渐枯竭。20世纪90年代开始，国家科技部支持贵州凤冈县进行规范化种植研究，目前已发展了上千亩的黄精规范化种植基地。

（4）五倍子

异名：文蛤、百虫仓、木附子。来源于倍蚜科昆虫角倍蚜或倍蛋蚜在其寄主盐肤木、青麸杨或红麸杨等树木上形成的虫瘿。性味：酸，平。归肺、胃、大肠经。盐肤木虫瘿含大量五倍子鞣酸、树脂、脂肪及淀粉。具有敛肺、涩肠、止血、解毒功能。角倍蚜的虫瘿，称为"角倍"，多于9—10月间采收。倍蛋蚜的虫瘿，称为"肚倍"，多于5—6月间采收。如采收过时，则虫瘿开裂，影响质量。采得后，入沸水煎3～5分钟，将内部幼虫杀死，晒干或阴干。

五倍子主要分布于四川、贵州、云南、陕西、湖北等地。贵州产量位居全国首位，其中以遵义为多。角倍产量大；肚倍产量显小，但质量佳。在选择产品，角倍以皮厚、色灰棕、完整不碎者为佳。肚倍以个大、皮厚、质坚、完整者为佳。

以往，我国除药用外，在1018年，已将五倍子用于印染。现在以五倍子为原料，提取单宁酸、焦性没食子酸、药用鞣酸、甲氧苄啶（TMP）等，已广泛用于医药、化学工业。

（5）木蝴蝶

异名：玉蝴蝶、千张纸、千层纸。来源于紫葳科千张纸属植物木蝴蝶的成熟种子。种子蝶形，薄片边缘薄膜似蝶翅，故名木蝴蝶或玉蝴蝶。性味：苦，寒。种子含脂肪油20%，其中油酸占80.4%，又含黄芩苷元、木蝴蝶苷A、木蝴蝶苷B、白杨素。为中药里常用的药材。具有清肺利咽、疏肝和胃功能。主要用于肝病、胃病及外科疮口不敛等症。对肺热咳嗽、喉痛音哑都有很好作用。选择以色白、张大、平整、翅柔软、光泽者为佳。

木蝴蝶为高大落叶乔木，高7～12 m，树皮厚，为亚热带作物。野生分布于我国南部及西南部喀斯特岩溶地带，气温高、降水丰富的山地、丘陵。生于海拔800 m以下的温暖湿润的山坡草地。常见于向阳的疏林、灌丛、林缘及溪边。

木蝴蝶主产于我国贵州、广西、云南三省（区），四川、广东、海南、福建等省也有分布。近三四十年来，云南、贵州、广西、福建均有人工栽培。国外缅甸、越南、老挝均有产。

"千张纸"之名始载于明代《滇南本草》，清代《本草纲目拾遗》始有"木蝴蝶"之名。20世纪80年代前，木蝴蝶货源主要靠野生资源，全国年产量不到5万千克，而年销量常在5万～8万千克，所以长期供不应求。70—80年代开始，产区重视造林，将木蝴蝶逐步由野生变为家种。80年代后期至90年代末，10年之中有较大发展，目前，全国年产量在10万千克左右，基本上可以满足各地药用的需要。本品来源于乔木植物，如果保护好，维持商品供应稳定的时期是很长的。木蝴蝶也产于越南、缅甸、老挝等国家。从开发角度来讲，木蝴蝶至今尚未有新的用途。但据传统药用经验，木蝴蝶有一定的药效，今应后会有新的认识。

（6）艾片

异名：艾纳香。来源于菊科植物艾纳香叶片的加工品。性味：辛、苦，温；无毒。叶含挥发油，主要为1-龙脑，以及少量1, 8-桉叶素、柠檬烯，1-樟脑，倍半萜烯醇，乙酰间笨三酚二甲醚等，还有糖苷。全草含黄酮苷、香豆精、三萜（或甾体）、氨基酸、有机酸、挥发油（含龙脑）。具有温中活血、祛风除湿、杀虫功能。药材质量以片大而薄、洁白纯净、半透明质冰，质酥脆，手捏成粉末，气清凉，味辛凉而浓烈，烧后无残渣者为佳。

艾纳香适宜生长在温暖潮湿的气候，以排水良好、疏松、富含高度腐殖质的沙质壤土为好。野生主产于贵州、广东、广西，栽培在贵州及广西。艾纳香为多年生木质草本，在山坡草地或灌丛中生长。贵州主要分布于罗甸、望谟、册亨、安龙、关岭、兴仁、镇宁等地。全年都在采集，但以秋季采集质量较好，采后晒干。

贵州艾粉生产已有较长历史。在清乾隆时期，罗甸民间已有艾纳香的栽培。1938年前后开始大量栽培提炼艾片，远销全国，并经广州销往海外。

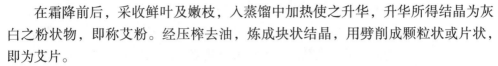

在霜降前后，采收鲜叶及嫩枝，入蒸馏中加热使之升华，升华所得结晶为灰白之粉状物，即称艾粉。经压榨去油，炼成块状结晶，用劈削成颗粒状或片状，即为艾片。

（7）朱砂

异名：丹砂、赤砂，矿山部门称辰砂。来源于汞化物类矿物辰砂族辰砂，主含硫化汞（HgS）的自然矿石精选品。性味：甘，凉；有毒。具有安神、定惊、明目、解毒的功能。主要成分为硫化汞，理论上含汞86.2%，硫13.8%，但常夹杂种物质，其中最常见为雄黄、磷灰石、沥青质等。药材以色红鲜艳、光泽透明、体重质脆、无杂质者为佳。

朱砂自然矿石属三方晶体，产于低温热液矿床中。我国贵州、湖南毗邻山区及广西西部地区的石灰岩、贡岩、砂岩、石英斑岩、板岩、白云岩地质有分布。常与天然汞、石英、黄铁矿、灰锑矿、鸡冠石共存，其他金属矿脉中也有少量夹杂。

贵州的万山地区、湖南新晃县为主要产地，重庆、广西也有产。云南、甘肃、陕西、山东等省也有少量分布。其中贵州万山地区所产朱砂色红鲜艳，品位高、质量好、产量大，为著名产地。

朱砂为我国传统常用中药材，药用始载于《神农本草经》，被列为上品。朱砂的实用早在3 000年前作为炼汞（水银）原料，应用于鎏金和炼丹。后来用于医治疾病，还作为防腐剂、防虫材料、颜料广泛使用。朱砂药用，具有清心镇惊、安神解毒之功能，尤其在中成药配料方面，如著名的安宫牛黄丸、苏合香丸、牛黄镇惊丸、七厘散、保赤散、梅花点舌丹、紫金锭、避瘟散、云南白药等都不可少。饮片处方中，朱砂拌麦冬、拌茯苓、拌灯心草也常见。不过，近代已知朱砂含硫化汞，有大毒，不可多服及久服。如藿香正气丸、脑立清等常服中成药，已更改处方，不再使用朱砂。

我国朱砂资源蕴藏量丰富，在贵州、湖南、四川都有分布。20世纪50年代后，由冶金部统一管理开发，全国年产量不足3万～5万千克，最高年产量不足20万千克。作为药用商品，70年代前供不应求，当时特别是安神补心丸、藿香正气丸畅销，常因朱砂不足影响生产。70年代后，朱砂与水银由国家计划开发，使产量逐年稳步增长，产量由70年代中的平均年产量7万吨，到后期年平均产药用朱砂12万～19万千克，80年代初期年销量为顶峰，但不超过20万千克。后来，因朱砂含汞不受欢迎，药厂减低生产量，饮片处方减少。而这个时期，正逢朱砂产量猛增，造成朱砂产大于销，商品严重积压。汞矿经调整生产后，产销略显平衡。以后，又经20余年生产，朱砂药用只降不升，没有紧缺可能。

除此之外，贵州东北部除武陵山主峰梵净山高2 493 m外，其余地区多为800 m以下低山丘陵。梵净山是贵州珍稀名贵、濒危及特有药用植物集中分布区

（呈垂直分布）。主要代表性药用植物有吴茱萸、半夏、杜仲、野生大花忍冬、天冬、麦冬、百合、枳壳、枳实、百部、栀子、骨碎补、钩藤、百部、石菖蒲等。

西北部高原山地，区内最高山地为乌蒙山韭菜坪，海拔高度2 900 m，是境内最高峰，最低海拔457 m，属高原性季风气候。代表性药用植物有杜仲、厚朴、龙胆、防己、乌梅、丹参、白术、黄柏、拳参、黄芩、党参、黄精、山楂、续断、升麻、重楼、枳实等。

黔北山原山地，区内主要有大娄山脉，海拔2 227 m，最低为221 m。主要药用植物资源有黄柏、石斛、厚朴、吴茱萸、杜仲、天麻、金银花、天冬、半夏、云木香、桔梗、五倍子、黄精、草乌、续断、决明子、红花、南沙参、银耳、雷丸等。

黔中山原地区，区内有苗岭山地，海拔1 656 m，最低为872 m，属亚热带高原湿润性气候。植被主要为常绿阔叶林、常绿栎林、马尾松林等。区内主要中药资源有天麻、苦参、地榆、金银花、前胡、杜仲、射干、半夏、鱼腥草、白茅根、贯众、白及、白薇等。

黔东南地区，区内有雷公山、月亮山，最高海拔达2 178.8 m，最低为137 m。气候温暖湿润，主要植被为常绿栎林及热带常绿阔叶林。区内主要中药资源有杜仲、茯苓、首乌、南沙参、金银花、桔梗、山药、龙胆、天花粉、淫羊藿、菊花、香附子、淡竹叶、前胡、樟脑等。

黔西南地区，属西南河谷丘陵地区。北部望谟附近山地海拔700～900 m，向东至罗甸红水河双江口为250 m。由于海拔较低和特殊的封闭地形，以及焚风效应和局部的环流作用，形成干、热的气候环境，因而分布有许多热带区系成分的药用植物。据统计，有17种珍稀名贵、濒危及特有的药用植物，其中属贵州珍稀名贵药用植物有木蝴蝶、天门冬、铁皮石斛、黄草石斛、马鞭石斛、环草石斛、金钗石斛。属于中国珍稀濒危保护植物一级的有桫椤，二级有八角莲，三级有铁皮石斛。属于国家重点保护药用植物有天门冬、华中五味子、铁皮石斛、马鞭石斛、黄草石斛、金钗石斛。属有贵州特有种有紫云小檗、刺果蜘蛛抱蛋、贵州苏铁、贵州崖豆藤、尾叶青藤、长叶龙头草、丝毛栝楼、贵州山核桃。

黔南地区，位于贵州南部。区内有斗篷山，海拔最高1 961 m，最低260 m，属亚热带湿润季风气候。植被为常绿阔叶林，河谷季雨林、常绿栎林等。主要中药资源有杜仲、首乌、桔梗、乌槟榔、木蝴蝶、龙胆、通草、鸡血藤、乌桕、栝楼、艾纳香、果上叶、苦参、山豆根、苏木、夜交藤、山乌龟、淫羊藿、狗脊、决明子、钩藤等。

3. 中药资源开发利用与保护状况

贵州省中药资源开发历史，可以追溯到明清时期，那时《贵州通志》已有中药银杏、枇杷、紫苏、薄荷、苍耳、黄精、首乌、木通、牛膝、半夏、厚朴等130余种的记载。在中药材的深加工方面，早在清康熙年间，遵义板桥的人和堂药店就开始生产化风丹，贵阳的同济堂也生产了一心膏、丹丸散。1938年贵阳组建的贵州最早的中成药厂——德昌祥制药厂，生产的产品有男用补天素、妇科再造丸等，销往全国各地，该产品至今仍畅销不衰。中药材的栽培，中华人民共和国成立前虽有人工栽培，但品种少，种植规模甚小。

20世纪50年代初，在贵州省农科院成立药材种植队，栽培了芍药、丹参等药材。20世纪末，在羊艾农场引种三七、人参、白芍、牡丹、白术、黄连等药材，并提供药材商品。此外，由开阳、修文、息烽、清镇市药材公司引进的山茱萸、白芍、丹皮、潞党参、红花等家种成功；野生的天麻、金银花、麦冬、龙胆草、半夏等家种成功。

随着对中药资源深入调查，特别是20世纪80年代中期全省中药资源普查，从品种、蕴藏量、购销量等都做了较为详细的研究，出版了《贵州省中药资源》巨著，收载了中药品种4 290种。20世纪90年代末先后出版了《苗族医药学》《水族医药》《贵州苗族医药研究与开发》等专著。

在中草药科研方面，引种了西洋参，筛出了迭鞘石斛、钩状石斛、束花石斛、铁皮石斛、细叶石斛。这些药材适应性强，可以在贵阳露天越冬，更适宜在息烽、开阳低热河谷种植。贵州省植物园还引种成功300余种蕨类植物，其中有1/3的种类可以药用。

中药材是一种特殊商品，货紧价扬，泛滥时就没有其他用途。20世纪90年代中期，贵州省中药种植与全国一样降温，盲目大规模种植天麻、杜仲、厚朴、五倍子、桔梗等，造成供大于求、价廉货贱，给药农带来较大的损失，原已建立的种植基地大多现已不存在。国家药品监督管理局为确保中药材的质量，起草了《中药材生产质量管理规范》（GAP），并已从2002年6月起执行。贵州省杜仲、石斛、淫羊藿GAP基地已通过了国家科技部的验收。天麻、天冬、黄柏、黄精、喜树、金银花、艾纳香、南板蓝根、吴茱萸、丹参、头花蓼、半夏、鱼腥草等GAP基地正在建设中。

中药制药工业方面原有基础薄弱，20世纪90年代末，得到迅速发展，年产值以25%的速度增长。当时，仅贵州省制药工业企业已发展到100余家。产品达628种，2003年产值达40亿元以上。全省已有一批骨干企业通过了国家GMP认证，已完成资本、技术、人才的原始积累，有品牌和规模优势。2003年产值突破亿元大关的企业有10家。

三 西藏自治区中药资源

1. 自然与社会地理环境

西藏自治区简称"藏",位于我国西南边疆,青藏高原西南部。南与缅甸、印度、不丹、尼泊尔等国家接壤,西南与印度、巴基斯坦克什米尔地区相接。全自治区面积约123万km²,仅次于新疆,为我国第二大省(区)。

全境为高大山原,是青藏高原主体部分,平均海拔约4 000 m,有"世界屋脊"之称。境内海拔7 000 m以上山峰有50多座,誉为除南极、北极以外的"地球第三极"。地势总体上由西北向东南倾斜。全自治区由喜马拉雅山、昆仑山、唐古拉山所环抱,分为藏北高原、藏南谷地、藏东峡谷、喜马拉雅山地四个地带。

藏北高原位于自治区的北部,在昆仑山、唐古拉山、冈底斯山和念青唐古拉山之间,是起伏比较和缓的高原,占全区总面积的三分之二,藏语称为"羌塘",是北方高地的意思。浑圆而坡度平缓的丘陵间夹着许多的盆地,高差仅在300~500 m。藏北高原之南为藏南谷地,在冈底斯山与喜马拉雅山之间,是雅鲁藏布江及其支流的河谷,还有一连串宽窄不一的河谷平原,海拔大多在4 000 m以下,西高东低,以拉萨河谷平原最为宽广,是西藏重要的农业区,其山腰、山麓有良好的牧场。谷地以南至边境为喜马拉雅山地,整个山脉平均海拔6 000 m,其中中尼边境的珠穆朗玛峰海拔8 848.86 m,是世界最高峰。自治区东部为横断山脉北段,称"藏东高山峡谷区",大致在那曲以东,由一系列由东向西逐渐转为西北走向的高山峡谷组成。山地北部海拔5 200 m左右,山顶平缓;南部海拔4 000 m左右,山势比较陡峭。山顶至谷底的高差自南向北逐渐增加,最深处可达2 500 m以上。高山顶部长年不化的积雪、山腰浓密的森林、山麓四季常青的田园,构成了南部峡谷区的奇丽景色。

西藏属于高原气候,除呈现出西北严寒干燥,东南温暖湿润总趋势外,还具有多种多样的区域气候和明显的垂直气候带。自东南向西北有热带、亚热带、高原温带、高原亚寒带、高原寒带等多种气候类型,气候特点总体来说表现为空气稀薄,含氧量少,气压低,日照时间长,昼夜温差大,气温偏低,干季雨季分明。全自治区大部分地区1月平均气温为-10~-4 ℃,7月平均气温15 ℃。藏北高原约有半年封冻期,年日照时数3 100~3 400小时,是日照时间最长的地区。年降水量700~900 mm(山南超过2 000 mm),自东南向西北递减,降水多集中在5—9月,占全年降水量的80%~90%。由于地质构造特殊、气候复杂多变,西藏自然灾害较多,如地震、雪崩、泥石流、山洪、雪灾等。

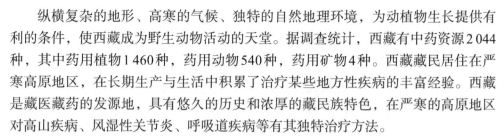

纵横复杂的地形、高寒的气候、独特的自然地理环境，为动植物生长提供有利的条件，使西藏成为野生动物活动的天堂。据调查统计，西藏有中药资源2 044种，其中药用植物1 460种，药用动物540种，药用矿物4种。西藏藏民居住在严寒高原地区，在长期生产与生活中积累了治疗某些地方性疾病的丰富经验。西藏是藏医藏药的发源地，具有悠久的历史和浓厚的藏民族特色，在严寒的高原地区对高山疾病、风湿性关节炎、呼吸道疾病等有其独特治疗方法。

2. 道地药材与各种中药资源

西藏地区南面为藏南谷地，东面为横断山脉峡谷区，北面为藏北高原。连绵起伏的高大山地，还有深切的河谷，蕴藏着丰富多样的野生中药资源。

（1）胡黄连

异名：割孤露泽、胡连。来源于玄参科植物胡黄连或西藏胡黄连的根茎。性味：苦，寒。归肝、胃、大肠经。胡黄连根含胡黄连素3.4%、D-甘露醇0.5%、香荚兰酸0.1%、胡黄连醇、胡黄连甾醇0.18%，以及香荚兰乙酮。具有清热、凉血、燥湿功效，尚有健肠胃、消眼疾、抗菌消炎作用，是治疗阴虚低热的良药。药材质量以条粗长、无叶基、细根、折断时有粉尘、体轻质脆、苦味浓者为佳。

20世纪60年代前，胡黄连都是进口。1960年，西藏南部喜马拉雅山的山口，发现有胡黄连的野生资源，与过去进口的印度胡黄连分布同一山区，仅为南北之差别。现在市场上销售的货，基本上来源于西藏，成为西藏的特产。

胡黄连耐寒喜湿，要求海拔高、低气温、多阴雨、生长地山头阴霾多雾的生境。喜马拉雅山山口是印度洋季风暖湿空气吹入的通道，与西藏高原寒冷气流交锋形成常年雾腾腾的特殊气象，适宜胡黄连的生长。海拔4 500～5 000 m的喜马拉雅山，阴湿多雾的高山草地或砾石堆中表土层，野生胡黄连有成片的生长。

在西藏，胡黄连有两个品种，一是胡黄连，另一是西藏胡黄连，都是多年生草本，仅是分布地区生境略有不同。

胡黄连分布在西喜马拉雅山区，生于高山草地。胡黄连产地以行政地区划分，主要在错那、洛扎、亚东、定结、定日、聂拉木等地。喜马拉雅山西部仲巴、普兰，东部的波密、察隅也有分布。

西藏胡黄连，又名"假黄连"，分布在西藏南部、云南西北部，生于高寒地区的岩石上及石堆中。采集均在地上部分枯萎时采挖，去净泥杂及地上部分，洗净、晒干。

胡黄连始载于《开宝本草》，性寒味苦，为常用中药。1961年西藏开始收购，在境内20年共收100万千克，平均年产量5万千克，基本上可满足年销量3万～5万千克的需要。20世纪80年代，国家进口一批数量较大的胡黄连，使西藏产品销路吊滞，迫使停止收购将近10年。1995年后，进口品库存减少，胡黄连价格上涨。

四川药商深入西藏产区，收购西藏产胡黄连应市，每年有3万～5万千克产量。现在市场上销售的货，基本上来源于西藏。

（2）绿绒蒿

异名：蓝罂粟、喜马拉雅山罂粟。来源于罂粟科绿绒蒿属多年生草本植物。药用部位主要为花。性味：甘涩，寒；有小毒。具有清热利湿、镇咳平喘功能。在藏药里，用量虽不多，但却是不可缺少药材之一。

绿绒蒿高25～90 cm，粗0.6～1.5 cm，生棕色长柔毛。种类繁多，在中国分布最多，有38种，颜色不局限于蓝色，还有黄色、红色等，在不同季节开不同颜色的花。这个属里有几种花均呈蓝色，蓝色是在空气稀薄、紫外线强烈的高原才会有的颜色。绿绒蒿为了适应高原生活，全身布满锐刺，形态与平原上的物种有很大差异。

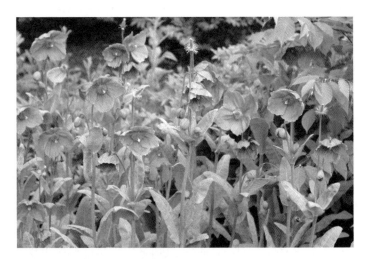

绿绒蒿是一年生还是多年生一次性开花草本植物，尚不清楚。一般植物从发芽到成长，开完花后就枯死了。如果在花期，把开的花都采了，就没有种子了。但绿绒蒿在它的花期，如先开的花被采了，后开的花苞还会把结的种子留下来，所以在第二年相同地方会发现有新的植株。

绿绒蒿主要分布在我国喜马拉雅山东部横断山脉，即西藏东部与云南、四川、青海交界地带，生长在3 000 m以上灌丛、草甸甚至5 000 m的流石滩中。

以往，绿绒蒿在传统配方里只用花朵，现在资源少了，全株也用。四川德格一家公司2006年就收了6 000千克全株，拉萨一家藏药厂同年希望收购5 000千克，还只要花，结果只收了500千克。这个数字是可怕的，因为需要五六十株甚至上百株植物的花朵才能得到1千克花的干品。现在绿绒蒿迅速减少有以下几个原因：

1）生物学上原因，如昆虫丧失，与别的物种共生或竞争关系。

2）全球气候变暖，带来空气、阳光、水分、温度和紫外线等变化的影响。

3）人类活动影响，直接导致生境的改变和破坏。

4）资源供不应求，造成采伐过度，资源减少。

当前对绿绒蒿资源保护和可持续管理已提到热点上来，建议保护措施从三个方面入手：一是就地保护，建立国家公园或自然资源保护区。二是异地保护，包括在植物园种植，建立种子库。三是控制采集，建立可持续的社区性质的管理，但必须有专业部门技术人员指导，这对高山植物来说，有着保护学上特殊之处。

（3）麝香

异名：当门子、麝脐香、香脐子、拉子（藏语）。来源于鹿科动物林麝、马麝或原麝，成熟雄麝香腺囊中的干燥分泌物。性味：辛，温。主要化学成分麝香酮（$C_{16}H_{30}O$）不得少于2.0%。具有开窍、辟秽、通络、散瘀功效。

活麝取香，选3岁以上的壮年雄麝，从麝香囊中掏出麝香。一般每年冬、春取香1次，也有每年3、4月和7、8月取香2次。

过去多猎麝取香，在冬、春季猎取雄麝，连腹地割下麝香囊，阴干。将毛剪短，即为整麝香，又称"毛香"。挖去囊中的麝香颗粒，成为"麝香仁"，又称"散香"。整麝香（毛壳麝香）质量以干燥适度、只头大、硬皮少、毛短、皮薄、有光亮、柔软有弹性、香气浓郁、肉仁饱满、油脂重者为优。麝香仁（净仁麝香）质量以"当门子"多，粉质疏松、色棕黄或紫红、油润光泽、香气浓烈、味微苦稍辣者为优。

麝体型小，长65～95 cm，体重8～13 kg，雄兽鼠蹊部有香腺囊，囊内分泌麝香。栖息于多岩石的针叶林和针阔混交林中，常独居，多于晨昏活动，食物为松树、冷杉、雪松的嫩枝叶、地衣苔藓、杂草以及各种野果等。雄麝半岁开始初泌香，一岁半出现正常泌香，3～9岁为产香旺盛期。

西藏主产为马麝种，分布于青藏高原海拔3 000～5 000 m的高山牧区。野生资源以昌都、那曲为主产，林芝、山南、日喀则也有产，阿里极少。家养投资大、产量低、死亡率高，产品成本大大超过现行价格，养麝没有经济效益，局限于国家补贴范围。

麝香因香气远射而得名，是名贵、重要的中药材，《神农本草经》列为上品。历代中医用于急病、重病，以配置成药为主。麝香药力神速，效果显著，自古至今被认为是治疗性最广的一味中药。从唐宋起，也作化妆品香料，行销世界香料市场。麝香是我国主产药材，20世纪50年代用量极少，资源丰富，全国年产销量约1 000千克，供销基本平衡。60年代后，中成药生产逐年发展，麝香年需量上升，而收购因资源和管理政策变化，产量时高时低。至80年代为止，年产量在1 000～2 500千克之间，最高年产量不超过2 500千克。80年代以后，以麝香为原料的中成药新产品不断推出，麝香销售量大增，麝香收购量受价格刺激也直线上升。1985年年产量3 600千克，1986年达4 500千克，当年年销量高达7 500千克。当时麝香掺伪风很猛，从实际检验中发现有70%以上掺假。因为生产千克毛壳麝香需50头猎麝，1 000千克需猎麝10万～15万头。由于每年过度捕猎，麝资源已经出现危机，不可能有那么高的产量。1986年国务院8号文件规定，麝香必须由医药部门统一收购、统一经营。计划年产量压缩到1 000千克，进入90年代麝香产销量趋向下降。产地加强了对麝香资源的保护，实施封山禁猎、轮流封开的管理办法。同时，含麝香的中成药有所降温，产销量明显减少，全国麝香销量在1 500～2 000千克之间。但含伪量仍然相当严重。2002年，国家已将野麝保护由二级提升为一级，不可非法捕猎，不可随意购销。

（4）西藏雪莲花

来源于菊科风毛菊属绵头雪莲花、三指雪莲花、水母雪莲花、毛头雪莲花等带花的干燥全草。性味：甘、苦，温。具有除寒、壮阳、调经、止血的功效。药材以花未开放、毛白色、个大株、形完整、手捏不刺手者为佳。

雪莲花能在风雪严寒、乱石遍地的环境中傲然挺立。以分布最广水母雪莲花为例，它生长在海拔4 000 m高的雪线上，此地时而晴空万里、阳光普照，时而云雾缭绕、风雨交加，时而冰雹飞溅、遍地明珠，但从岩石缝中伸出来的那一株雪莲花却安然无恙，并开着一朵朵美丽的花朵，对强烈的辐射和风雪严寒均无所畏惧。

水母雪莲花是多年生草本植物，株高10 cm多。根系十分发达，长1 m以上，为地上部分几倍至十余倍。茎直立。叶密集，叶上满是蛛丝状的白色棉毛，整个植株犹如一团棉球，既能抗御高山上强烈的太阳辐射，又能防止体内水分蒸腾和保温，像穿了一身厚厚的棉袄。头状花序，在茎端密集成球状，直径5 cm左右，花序的苞片极为发达，花冠紫色，像是头上戴了一顶紫色的棉帽。这些特点，是它对高山寒冷严酷生态环境的适应。洁白的植物体衬托着紫红色的花，显得格外妖娆。

在医学上，雪莲花也愈来愈成了药物中重要一员。实践证明，它有治疗腰酸背痛、关节炎，以及健身、壮神的功能。大量雪莲花滋补产品的开发以及人们掠夺性的开采，使得原本稀有的野生雪莲资源受到严重破坏，因此野生雪莲种质资源需要进一步加强保护。

（5）红景天

异名：扫罗玛尔布（藏语）。为景天科植物全瓣红景天的全草，多年生草本。高10～20 cm，常具肉质、匍匐、幼根状茎。性味：苦涩，寒。具有活血止血、清肺止咳功效。自古以来，青藏高原民间多以此药用于治疗肺病、支气管炎、月经不调、头晕目眩及神经麻痹症。西藏高原生物研究所等有关单位，对藏产多种红景天进行广泛深入调查研究，用不同种红景天研究各种制剂，用于治疗心血管疾病、高原缺氧反应、肺病、久病体弱等，均有较好效果。随着我国现代化建设和科学技术的迅猛发展，西藏地区丰富的红景天资源得到开发与利用，为人类的医疗和保健事业作出巨大的贡献。

红景天全世界有近百种，分布在东亚、中亚、西伯利亚和北美等地区。我国是主要分布区，有70多种，分布于西北、西南、华北及东北地区。除少数生长于海拔2 000 m左右的高山草地、林下灌丛或沟旁岩石附近外，大部分生长于海拔3 500～5 000 m的石灰岩、花岗岩山地，冰川、山梁草地或山谷岩石上，常几十米成片密集生长，很少零星分布。红景天属植物能在极其恶劣而多变自然环境生长，如低氧、低温、干燥、狂风、强紫外线照射、昼夜温差大等，这意味着红景天植物中积累了其他植物所没有或少有的适应性物质。正是这些特殊化学物质赋予红景天属植物特殊的护理活性，为寻找和研制新的功能性药品提供了重要而珍贵的天然资源。

我国红景天属植物有70余种，其中西藏产32种，分布在西藏各地区。资源比较丰富，种类及蕴藏量均占世界首位，有6种均为西藏所特有。

西藏属于高原气候，常年气温偏低，冬季漫长而严寒，夏季短暂而凉爽，日照充足，空气稀薄，降雨量少。西藏特殊的地理环境及复杂的自然条件，适合于各种红景天的生长。其中西藏南部、东部及东南部较多，蕴藏量丰富；北部及西北部分布较少。在30多种红景天中，柴胡、长鞭、圣地狭叶、四裂藏布红景天等10多种，分布范围广，常分布在普兰、仲巴、吉隆、索县、朗县、加查、定日、定结等地。互生红景天、卡伯红景天、藏布红景天、帕里红景天、卤叶红景天、六叶红景天、长芯红景天为西藏特产。30多种红景天多数是分布在3 000～5 000 m海拔之间，少数分布在3 000 m以下，约有10种分布在5 000 m以上。多数红景天均生长在高原及高山顶部的多石山坡、高山草甸、灌丛岩石缝中，有的呈小片群落状态。

红景天绝大多数品种生长在高寒山区的雪线以下，森林上限以上的风化作用很强的流石滩中，即分布在海拔4 000 m以上、5 100 m以下的地区，主要集中在海拔4 600～4 900 m的高海拔范围。该生态系统属于冻原植被带的高寒草甸生态系统，它是一个非常脆弱的生态系统，由于过度放牧和人为无计划采挖，该系统中作为种群之一的红景天数量呈下降趋势，分布格局受到破坏。这一方面会限制红景天种群本身的维持与发展，另一方面其数量和格局的变化，又会影响其伴生种的生存状况，使高寒草甸生态系统的稳定性下降。

导致红景天植物濒危状况的主要原因，有其内部及外部两方面：①内部原因是红景天花粉表面光滑，不利于昆虫携带和柱头接受，从而减少受精可能。②外部原因是作为植物居住的环境，包括气候、土壤、光照和地形因子。红景天分布在海拔4 000 m以上的高山，被平原和河流相间隔，呈岛状分布状态，这是形成濒危植物生态原因之一。加上酸性土壤、pH 5~6的高山草甸土，与苔藓伴生，土层薄，种子落入土壤概率小。另外，合适生境面积小，空间分布呈斑块性镶嵌的状态，因此环境具有较大程度的差异性。在生长季节内，空气湿度较大，雨量充沛，只有晴朗天气才能保证传粉的活动。人为过度采挖和放牧也是造成红景天数量下降的原因。

建议对策：

1）建立红景天物种资源库。对现状的红景天进行广泛收集，妥善保存，汇集尽量丰富的红景天遗传多样性资源。

2）采用现代生物技术手段建立红景天高效利用平台。

（6）藏羚角

来源于牛科动物雄性藏羚羊的角。藏羚羊俗称"长角羊"，雄羚的角长达六七十厘米，色乌黑，微弯而尖锐，有节状脊棱。藏羚羊分布在青藏高原，以西藏为多，栖息于4 000~6 000 m的藏北高原山谷地带及可可西里和周边无人去的高山峻岭。藏羚羊大的体重可达100多千克，它的鼻孔宽阔，心脏庞大如牛心，吼声亦如牛嗥。它的两个后腿、腋间、皮下各有一个径约2 cm的圆孔，孔边还有一个皮盖，据说当它奔驰起来便由这个孔使后腿皮下充气如皮囊，使它轻捷如飞，成为高原上最善跑的动物。以往藏羚羊一直受到偷猎者的残杀，数量急剧减少。现在藏羚羊已列入《国家重点保护野生动物名录》，禁止捕猎和贸易，并在可可西里建立保护区，藏羚羊数量很快增长。为常用藏药，藏药名"邹角"，《晶珠本草》谓"邹角可止泻"。

此外，在西藏具有道地和地方特色的药材还有冬虫夏草、大黄、川贝母、鹿茸等。其中：

藏北高原有羌活、藏黄连、甘松、马勃等。

藏东高山峡谷有熊胆、绿绒蒿（藏药）、藏茵陈（藏药）、山莨菪（藏药）、竹节三七、党参、铁棒锤、五灵脂、黄芪、川木香等。

藏南谷地有藏紫草（长花滇紫草、藏药）、藏党参（长花党参、藏药）、川西獐牙菜（藏药）、重楼、鬼臼等。

喜马拉雅山地有天麻、续断、黄柏、石斛、珠子参等。

3. 中药资源开发利用与保护状况

被称为世界"雪域奇葩"的藏医药有着2 300多年的历史，在漫长的发展过程中，一直对治疗慢性疾病、多发病和疑难病发挥着重要的作用。

西藏是中药资源以藏药为主、品种较多及储量极其丰富的地区，常用中药有诃子、毛诃子、余甘子（以上三种在藏药中称"三大果"，使用频率很高）、雪莲花、西藏龙胆、阿坝当归、藏紫草、竹节羌活、珠子参等。进口藏药中，有40个品种已找到了国产资源，如诃子、余甘子、蒲桃、榼藤子、水母雪莲花、羊角拗等。

由于藏药生长在高寒山区，它有其独特的魅力。这些药物产自高海拔、大温差、强日照、稀空气、无污染地带，其有效成分和生物活性大大高于其他同类药物，不会产生医源性和药源性疾病。为了进一步了解藏药化学成分及其疗效，国内已对70多种藏药进行本草学、生药学、植物学、化学、药剂学、药理学等化学成分分析及药理实验。

藏药产业化得到加快发展，已建立100多家藏药厂，而且还在扩建及待建。但原料供应不足，有的品种甚至无药材可用。据西藏自治区卫生厅介绍，到2010年西藏还没有出台藏药材保护的相关法律、法规，也没有形成药材保护规划，野生藏药材乱采滥挖的现象非常严重。藏药材开采无计划、无组织，盲目采挖开发导致部分常用和用量较大的藏药材短缺。目前，西藏的藏药资源日益枯竭，种植资源流失严重，致使一些物种有灭绝的危险。

据了解，在20世纪70—80年代，唐古特大黄采挖使产区近1万 km^2 绿洲变成荒野，到80—90年代，红景天掠夺性采挖，使这些多年生高原特有药材资源产量急剧下降，生态环境受到严重破坏。如今一些药材资源已濒临枯竭，已无法满足工业化、规模化生产的需求，严重影响藏医药产业可持续发展。

据西藏自治区藏医学院院长尼玛次仁介绍，藏药材都是由当地群众采集，他们常常连根一起采挖，采集方法不科学，造成藏药资源的破坏。目前红景天、乌奴龙胆、虎耳草等30多种藏药材成为濒危药材。此外，当地群众常因为不知道藏药厂所需品种，出现采挖的藏药材不是当年藏药厂所需的情况，造成了藏药资源的浪费。如今很多藏药产地将藏药作为支柱产业，这样就必然导致规模化生产的问题，因此出现了藏药材乱采乱挖的现象。

面对野生藏药材匮乏的问题，西藏自治区科技厅、藏医药研究院、农科院以及藏药生产企业等单位和部门相继实施过药材人工栽培项目，建立了藏药材种植基地，但是还处于探索阶段，还没有形成规模生产和供应机制。

许多藏医专家及藏药生产企业建议国家和地方政府部门应加大对藏药材的保护和监管力度，尽快出台有关药材保护的相关法律、法规，加大对藏药材种植技术研究和种植基地建设的投入。尽快形成藏药材的保护规划，能使藏药材得到科学、合理的开发和利用。

四 四川省与重庆市中药资源

1. 自然与社会地理环境

四川省简称"川"或"蜀"。位于我国西南地区长江上游，是我国内陆腹地省份之一。东西长约1 075 km，南北宽约921 km，全省土地总面积48.6万 km²。

四川位于我国大陆地势第一级青藏高原和第三级长江中下游平原的过渡带，西高东低，高差悬殊。全省大致可分为川西高原和四川盆地两大部分。西部为川西高原，属于青藏高原的东南翼，是大幅度隆起的高原和山地，海拔多在4 000 m以上，有沙鲁里山、大雪山、邛崃山、岷山、大凉山等，其中贡嘎山海拔7 556 m，是境内最高峰。东部为四川盆地及其边缘山地，四川盆地是我国四大盆地之一，内有成都平原。四川地貌类型多样，有高原、山地、丘陵和平原，其中平原面积占全省土地总面积的5.3%，丘陵占12.9%，山地占77.1%，高原占4.7%。河流分属长江、黄河两大水系，主要有金沙江、雅砻江、岷江、大渡河、嘉陵江、涪江等。

四川省地跨我国东部季风区和青藏高原区，气候类型多种多样。东部盆地是我国著名少日照地区，属于亚热带湿润季风气候，温暖、湿润，冬暖夏热，雨量充沛，年平均气温16～18 ℃，年降水量1 000～2 000 mm；西南山地属于亚热带湿润季风气候，干湿季分明；西北部高原气候垂直变化明显，总体上以寒温带气候为主，河谷干暖，山地湿冷，冬寒夏凉，年平均气温4～12 ℃，年降水量500～900 mm。

四川省地带性土壤属红壤和黄壤。但由于地貌结构造成水、热重新分配，土壤产生明显的区域分异和垂直变化，除荒漠土、盐碱土外，从亚热带到寒温带的土壤均有。由于成土母质的影响，岩成土种类繁多，并占有相当大的面积，突出的是紫色土、石灰土和潮土。还由于在一些低洼、排水不良的地方形成各种水成土、半水成土，如沼泽土、草甸土。此外，人类长期耕作，发育了水稻土。按全国统一的土壤分类、原则和系统，全省共划分出18个土类（即冲积土、紫色土、黄壤、红壤、燥红土、山地褐色土、灰褐土、黄棕壤、山地棕壤、暗棕壤、山地灰化土、山地草甸土、亚高山草甸土、高山草甸土、石灰土、水稻土等）。复杂多样的土壤，为发展各种药用植物种类提供了良好条件。四川生态条件复杂，南北生物交汇，东西物种混杂，生物资源繁多。全省有高等植物上万种，约占全国的1/3，其中裸子植物88种，居全国第一位，被子植物8 543种，占全国第二位；脊椎动物1 000余种，占全国的40%，居全国第二位。药用资源7 290种，常用中药品种数312种，道地药材86种。

四川省的地理环境条件非常适合中药材的生长。四川省家种和野生中药资源的种类、种植面积、产量均居全国的首位或重要地位，有"中药之库"的美称。四川省中药资源具有种类多、分布广、蕴藏量大、南北兼备的特点，它不但在我国西部居各省市之首，在全国也具有绝对优势。四川省都江堰的川芎、洪雅的黄连、松潘的贝母、阿坝的羌活、江油的附子、建平的厚朴、天全的川牛膝等多种优质道地药材在国内外享有盛名。医药产业已成为四川的六大支持产业之一。

重庆市简称"渝"，位于我国西南地区东北隅，长江上游，是我国中西部地带结合部。1997年3月重庆正式设市为中央直辖市，现辖19个市辖区、17个县、4个自治县，全市土地面积8.2万km²，人口3 259万。

全境轮廓"人"字形，地貌以丘陵、山地为主，兼有盆地，北、东、南三面分别有大巴山、巫山、武陵山、大娄山等环抱，境内有方斗山、精华山等从东北向西南延伸，山间有梁平、秀山等坝子、丘陵分布。地势总体由南北向长江河谷倾斜，起伏较大，其中大巴山的阴条岭海拔2 797 m，是境内最高峰。长江干流自西南向东北斜穿全境，嘉陵江、乌江、涪江、綦江、渠江、大宁河及其支流在山地中切出众多峡谷，其中长江横切巫山形成的长江三峡（瞿塘峡、巫峡、西陵峡）举世闻名。

气候属于亚热带湿润季风气候，冬暖夏热，春早秋短，雨量充沛，空气湿润，终年少霜雪，多云雾，年平均温度18 ℃左右，其中1月份平均气温6～8 ℃，7月平均气温27～29 ℃。重庆一带夏天气候炎热，是长江流域"三大火炉"之一。年降水量1 000～1 400 mm，自东南向西北递减。春夏之交夜雨尤甚，素有"巴山夜雨"之说；秋冬时节，雾天长达100天左右，故又有"雾都"之称。干旱、洪涝、绵雨、低温霜冻、冰暴、大雾是主要自然灾害天气。

山地森林覆盖面积广、林木蓄积量大。全市森林面积286.92万公顷，森林覆盖率34.85%，树种以亚热带常绿阔叶林为主。远郊县有成片的原始森林，有被称为植物活化石的桫椤、水杉、秃杉、银杉、珙桐等珍稀树种。

全市有植物资源4 000多种，其中药用植物2 000多种，是我国重要中药材产地之一，主要有黄连、白术、金银花、党参、贝母、天麻、厚朴、黄柏、杜仲、元胡、当归等。石柱土家族自治县是著名的"黄连之乡"，黄连产量居全国第一。还有各类动物资源600余种，其中可供药用动物有林麝、毛冠鹿、穿山甲、金丝猴、云豹、红腹锦鸡等。

到2010年底重庆市已建成黄连、丹皮等10个中药材规范化种植示范基地，及青蒿、黄连、党参等6个中药材品种种植技术规程地方标准出台。

2. 道地药材与各种中药资源

四川自古以来有"中药之乡""中药之库"的美称。全省有中药资源4 000多种，道地药材30余种，人工栽培药材200多种，中药材种植面积100多万亩，年产量达10万多吨，是我国最大中药材产区之一。

（1）川芎

异名：芎藭、抚芎、小叶川芎。来源于伞形科藁本属植物川芎的根茎。性味：辛，温。主要含有的化学成分为挥发油、生物碱、酚性成分、内酯类、阿魏酸等。具有活血行气、祛风止痛之功效。过去临床多应用于妇科调经及头痛。近代研究用于冠心病、心绞痛。药材质量以个大饱满、质硬体重、外色黄褐、内色黄白、油性大、香气浓者为佳。

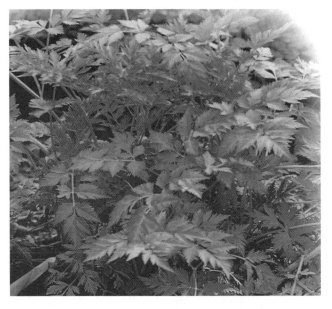

川芎原系野生多年生草本植物，后经人工栽培为越年生植物。现在均为栽培，未见野生。川芎喜温和气候，宜日光充足，雨量丰沛，环境湿润。春秋两季日间晴朗，晨有露，昼夜温差大的天气对川芎最有利。川芎多栽培在海拔500~1 000 m的平坝或丘陵，宜选择土层深厚、疏松、肥沃、排水良好、有机质丰富、中性至微酸性的沙质壤土。

川芎用茎节（称"苓子"或"芎苓子"）行无性繁殖。在立春前后10天，挖出健壮的川芎（距收获期尚有4个月左右的未成熟根茎，药农称为抚芎），作为繁殖的种苗。育苗地宜选择在海拔稍高处，气候稍寒冷，在四川海拔900~1 500 m、半阴半阳高山区，以防出苗阶段烈日曝晒。土壤以排水良好、疏松、肥沃的夹沙泥土、黄泥土栽培。

川芎为四川著名的道地药材，栽培已有1 500多年的历史，主产地都江堰市（原为灌县），都江堰市至今仍是产量最大、质量最好的道地产区。此外，贵州、

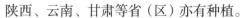

陕西、云南、甘肃等省（区）亦有种植。

川芎始载于《神农本草经》，被列为上品，为我国传统大宗药材。主要货源来自人工栽培。从20世纪50年代到21世纪初，经60多年，随着川芎在医疗用途上的扩大，对外贸易出口增加，川芎年产销量均比50年代增长6～7倍。一般正常年间川芎产量在600万千克，而实际需要量在500万～600万千克。四川省都江堰、彭州、郫都区是川芎主产地，产量占全国的90%，供全国各地及出口的需要。

（2）黄连

异名：味连、川连、鸡爪黄连、峨眉连。来源于毛茛科黄连属黄连、三角叶黄连或云南黄连的根茎。性味：苦，寒。主要化学成分为小檗碱、黄连碱、甲基黄连碱、巴马汀、药根碱等，也含酸性成分阿魏酸等。具有清热燥湿、泻火解毒的功能。黄连有三种商品：一是黄连，又名味连、川连、鸡爪连；二是三角叶黄连，又名雅连、峨眉连；三是云南黄连，又称云连。味连、雅连药材质量以条粗壮、质坚实、鸡爪形或连珠形，外表光洁，无毛须和叶柄，断面红黄色者为佳。云连以条细节密、质坚光洁、外色黄亮、内色黄绿者为佳。

黄连生长在我国秦岭以南，亚热带中高山区。不同的黄连品种，在形态、生境、分布产地、产季与产况也有一定的差异。

黄连又名"味连"，为多年生草本植物，高15～25 cm，根状茎黄色，常分枝，呈簇状或束状，密生须根。叶基生，叶片呈卵状三角形。黄连习性喜冷凉、湿润，忌高温、干旱，故需搭棚栽种，但不可连作。栽培于800～1 800 m的山区，一般栽种于海拔1 200～1 400 m的半阴半阳山沟与坡地，适宜含腐殖质多的沙壤土。产地主要在四川的北川、彭州、洪雅、乐山，重庆的石柱、城口、巫山等14个县（市）和湖北西部16个县（市）。湖南、陕西、贵州、云南省部分地区亦有产。重庆的石柱、湖北的利川以产量大而著名。黄连以栽培为主，野生黄连极少。现在峨眉也栽种味连，味连为主流商品，占商品量的90%。味连主要用种子繁殖，采收移栽4年的黄连所结种子，习称"红山种子"，搭棚播种，育苗2年移栽定植，定植后5年可采收，如3～4年采收，产量较低。子种黄连从种到收前后7年。80年代后，黄连栽种技术进行革新，采用根茎分枝法、小块移栽法，解决种苗问题，定植后2～3年就可起土，缩短了黄连生长周期，降低了农业成本，受到产区生产者的欢迎。

三角形黄连，又名"雅连""峨眉连"，与黄连不同的是根状茎不分枝或少分枝，有长节间，叶片轮廓三角形。雅连栽种于海拔1 800～2 400 m的寒湿山区，选择竹林繁茂、地形陡峻的斜坡地，以腐殖质较多的黑沙壤土为宜。雅连分布在四川的洪雅、峨眉、峨边、马边、金口河、雷波、雅安、荣经，以洪雅、峨眉所产量大为著。雅连种子不发芽，依靠移栽后3～5年的匍匐茎分枝扦插繁殖，移栽后，高海拔5年采挖，低海拔4年采挖。

云南黄连又名"云连"，与黄连不同的是植株较小，根茎单支、细小，长2～5 cm，直径2～4 cm。云连野生为主，家种极少，生于海拔2 400～3 000 m的高寒山区，长在高山密林下山谷潮湿处，腐殖质土壤肥厚的林荫下。云连主要产于云南西北部福贡、德钦、贡山、泸水、腾冲、维西、兰坪，西藏的察隅、波密，福贡、德钦有少量栽培。云连可用种子繁殖，也可用移栽2～3年的地上茎扦插繁殖，定植3年后才能形成根茎，一般需7年以上才可采收。

黄连始载于《神农本草经》，是我国著名的常用中药。黄连具清热、燥湿、解毒的功效，在中药里起抗生素的作用，所以在古代被广泛使用。它不仅是中医处方常用品，也是许多中成药的重要原料，并有一定数量的出口。据记载，600年前已有栽培的味连。20世纪30—40年代，年产量10万～20万千克，50—60年代，中医中药迅速发展，年需量随之上升。但因黄连生长周期长，产区又是缺粮地区，农民少种黄连多种粮，黄连年产量在10万～15万千克迂回，货源紧缺。当时黄连与其他药材相比，是贵重的细货。从70年代初，产区贯彻对黄连扶持政策，实施扩大产地，实行粮食奖售，改进栽培技术。自此，黄连生产迅猛发展，到1980年达80万千克，市场供应基本满足。80年代中期，年销量达100万千克，一直到90年代，中成药生产饱和。从20世纪末到现在，二十多年里，中成药产销受市场价格影响较大，产量波动很大，因此要做好市场供求调查，有计划地生产。

（3）川贝母

异名：川贝、京川贝。来源于百合科贝母属川贝母、暗紫贝母、甘肃贝母或梭砂贝母的鳞茎。性味：甘、苦，平。主要化学成分有川贝碱、西贝素、川母辛、松贝甲素、梭砂贝母碱、炉贝碱、岷贝碱甲等生物碱及甾醇。具有清热润肺、化痰止咳功效。用于肺热燥咳、干咳少痰、阴虚劳咳、咳痰带血。药材质量以粒小而匀、色白粉性、质坚体重、味微苦甜者为佳。

川贝母野生于我国西部青藏高原。卷叶贝母、暗紫贝母、甘肃贝母生于海拔2 700～4 400 m高山高原地带针阔混交林、针叶林、高山灌丛和草甸地带。土壤类型为棕壤、暗棕壤、高山灌丛草甸土和亚高山灌丛草甸土，土质层腐殖质层较厚，呈酸性。卷叶贝母喜生于向阳山坡灌丛荫蔽处；暗紫贝母、甘肃贝母喜生于草原、草地的草丛中；梭砂贝母生于海拔4 500～5 000 m的高寒地带流石滩的片石、缝隙或流沙堆中。

川贝母属高原性植物，耐寒，喜湿，怕高温，具荫蔽特性。宜栽培于气候冷凉地区，以及具有雨量较丰沛，但热量条件差，冬季严寒又漫长，风大干燥的大陆性气候特征的地区。气温超过30℃及日照过长均易导致幼苗晒死，植株枯萎。

川贝母（卷叶贝母）商品称"青贝"。主产于四川西部、西藏中南部及东北部、

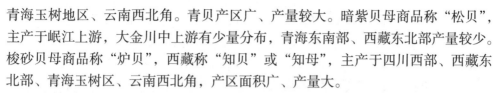

青海玉树地区、云南西北角。青贝产区广、产量较大。暗紫贝母商品称"松贝"，主产于岷江上游，大金川中上游有少量分布，青海东南部、西藏东北部产量较少。梭砂贝母商品称"炉贝"，西藏称"知贝"或"知母"，主产于四川西部、西藏东北部、青海玉树区、云南西北角，产区面积广、产量大。

目前川贝母以野生为主，栽培处于试种阶段，20世纪70年代四川红原、西藏桑日进行实验。四川红原用暗紫贝母种子繁殖，栽培4年可收获。西藏桑日用卷叶贝母种子繁殖，栽培5～6年可收获。因为种植需要一定条件，技术上有一定难度，生产周期很长，成本高，所以人工栽培发展极慢，推广也有困难。

贝母药用始载于《神农本草经》，被列为中品。川贝母之名始见于《滇南本草》。贝母为止咳化痰、清热散结药，自古使用品种复杂。200多年前，药用贝母分为川贝、浙贝两大类。临床应用，中医认为浙贝苦寒，多用于外感咳嗽；川贝甘苦微寒，多用于虚劳咳嗽。一般认为川贝味甘而补肺阴虚或肺燥咳嗽宜用，其润肺、化痰、止咳功能胜于浙贝。浙贝苦寒而开宣肺气，外感风热或痰火郁结、咳嗽宜用，其清火化痰散结功能胜于川贝。两者性味、功能、对症有异，不要混淆或替代使用。

川贝与浙贝除了性味、功能有明显的区别外，生物形态也有明显差异。川贝分布在我国高海拔、低气温地区，有性繁殖，野生为主。生长周期4年以上，7月以后采挖。鳞茎小，鳞叶薄，粉质细，味甘苦。浙贝分布于中国东部，海拔低，气温高，无性繁殖，栽培为主。生长周期9个月以内，6月以前采挖。鳞茎大、鳞叶厚、粉质粗、味苦。所以生产、经营、使用有一定界限。

川贝母主要来源于野生资源，而且都分布在人稀、山重、气候寒冷、交通不便的高原山地，人工栽培技术难度比较大，所以长期以来一直未能解决商品药材的问题。川贝母现被列为国家计划管理的品种，国家重大科技专项将川贝母野生抚育列入国家重点项目。

（4）川牛膝

异名：拐膝、肉牛膝、大牛膝、天全牛膝。来源于苋科怀苋属川牛膝的根。性味：甘、微苦，平。归肝、肾经。川牛膝与怀牛膝同科不同属。川牛膝是牛膝中一种，主要化学成分为甾醇、阿魏酸，含无机元素 Sr、Zn、Co、Ni、Fe、Mn、Ti、Cr、Pb、Ca、K 等。具有逐瘀通经、通利关节、利尿通淋作用。川牛膝与怀牛膝功能有同有异，川牛膝多用于活血化瘀，怀牛膝多用于补肝肾。怀牛膝历史久、产量大、用途广，相比之下，川牛膝分量小于怀牛膝。川牛膝药材质量以根条粗直、分枝少、皮细黑、质柔性糯、断面浅黄色者为佳。

川牛膝为多年生草本植物，分布在我国的西南地区。喜冷凉、湿润、光照充足的环境，野生在海拔1 100～3 200 m的山地阳坡林缘或草丛中。栽培在海拔

1 300～1 900 m的荒山缓坡或地形平坦、土层深厚、土质湿润、光照充足、排水良好的熟地。栽培以雅安天全县为最适宜区，位于四川盆地西缘，属中亚热带湿润气候区。年平均气温15 ℃，年降水量725.6 mm，土层深厚，富含有机质，光照充足。自古以来，川牛膝道地产区栽培的川牛膝品质优良，素有"天全牛膝"之美誉，其余地区如荥经、芦山、峨边、峨眉、洪雅也有种植。云南省的玉溪、楚雄、曲靖，贵州的毕节、盘州市，陕西省的岚皋、宁强，湖南省的尤山，湖北省的恩施、利川也有栽培。

野生分布四川的凉山州、雅安地区，云南迪庆州、巍山、大姚、镇雄，贵州省毕节、威宁、水域等地。现在川牛膝以栽培为主，野生极少，栽培以种子繁殖。在海拔1 500 m左右地区，选择发育健壮、无病虫害，栽培3～4年植株，10月果实饱满、呈黑褐色时采种。次年春播或秋播，海拔高的地区多3～4月春播。海拔低的地区，9月前后秋播（海拔低的地区，第2～3年可间种玉米）。播种后3～4年可采收。

川牛膝始载于《滇南本草》。资源分布于西南地区，药用量主要在西南地区。20世纪60年代前，年产销量在10万～30万千克，60年代后产销量同步上升。进入80年代，年需要量提高到50万～70万千克，年产量虽有高低，但供销基本平衡。80年代末到20世纪初，牛膝产销受市场价格影响而起伏。川牛膝生长期3～4年，虽然生长期长，但川牛膝产地都是高寒和贫困地区，适宜种植土地较多，生产潜力大，只要价格稍高于其他作物，农民种植川牛膝积极性则高，所以川牛膝货源不会长期紧缺。但是，川牛膝最主要问题是产品质量下降。过去四川天全、宝兴所产牛膝根长条直、粗细均匀、细皮、柔性，现在很少，据说是品种退化。另外，产地不加工，以带须及泥土、杂物做毛坯货上市，导致质量下降。

（5）附子

异名：附片、侧子。来源于毛茛科乌头属乌头的子根加工品。附子为乌头栽培品的子根经加工炮制品。性味：辛、甘，大热；有毒。归心、脾、肾经。主要化学成分为生物碱，还有附子脂酸、β-谷甾酯等其他成分。具有回阳救逆、补火助阳、逐风寒湿邪功能。四川的附片，其品种规格齐全，质地优良，片大面匀，半透明状，油润光泽。

川乌为多年生草本，茎高60～130 cm。块根子母相连，侧根（子根）较主根（母根）肥壮。附子以乌头块根繁殖，6月中旬开始采挖，夏至至小暑期间最适宜，如拖延到大暑后，块根变空，由圆形变长条形，且易腐烂受损。其他各省因气候不同，采收时间略有早迟。

采收时挖起全株，抖去泥沙，切除茎叶，分开子、母，去掉须根。子根即为泥附子，母根晒干为川乌。

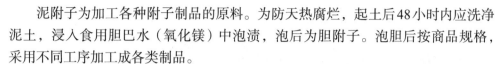

泥附子为加工各种附子制品的原料。为防天热腐烂，起土后48小时内应洗净泥土，浸入食用胆巴水（氧化镁）中泡渍，泡后为胆附子。泡胆后按商品规格，采用不同工序加工成各类制品。

1）盐附子：选取较大的泥附子，洗净泥土，浸入盐卤和食盐混合液中，每日取出晒晾，并逐日延长晒晾的时间，直至附子表面出现大量结晶盐粒，亚体质变硬为止。盐附子以个大、坚实、表面起盐霜者为佳。

2）黑顺片：选取中等大小的泥附子，洗净后进入盐卤水液中数日，并与盐卤水同煮沸捞出、水漂，切成厚片，再浸入稀盐卤水液中，并加入黄糖及菜油制成调色剂，使附片染成浓茶色，用水漂洗至口尝无辣感时，取出蒸熟，至半干，再晒干。以片均匀，表面油润光滑者为佳。

3）白附片：选取较小的泥附子，洗净后浸入盐卤水液中数日，并与盐卤水同煮，捞出、剥去外皮，纵切成薄片，用水漂洗为口尝至无辣感时，取出蒸熟，晒至半干，以硫磺熏后，晒干。以片匀、黄白色、油润、半透明状者为佳。

附子始载于《神农本草经》，被列为下品。属常用药材，又是著名出口商品。附子为四川江油特产，有1 000多年的历史，自古至今，产量大、品种齐、质量优，无论是生产经验或加工技术，都占绝对优势，享誉国内外道地药材。

四川江油附子栽培于海拔500～600 m的向阳平坝或山坡梯田。前茬种水稻、小麦、玉米、油菜等农作物，适宜在温暖湿润、阳光充足、排水方便的农田或生荒地，土壤最好是紫红泥和油沙土。现在各地引种的生境有很大的改变。

四川的江油为著名产地，栽培面积6 000亩，年产附子200万千克，最高达500万千克，产量占全国的85%。陕西的城固、勉县为传统产区。近50年，四川的绵阳、布拖、美姑，重庆的城口，陕西的汉中、洋县、西乡，云南的丽江、巍山，湖北的竹山、竹溪，以及湖南、山东、河北、河南、浙江、江苏、上海、甘肃等地有引种。

江油附子的种苗乌头，当地称乌药，来自江油附近的安县、青川、北川、平武。过去多为野生，现在有栽培，俗称"江油附子青川苗"。后来陕西的兴平、鄠邑区，建立附子种苗生产基地，专为各地提供种苗，同时也生产生晒小附子，即子根川乌。各地引种产品，个头较小，多数加工成盐附子或黑顺片。

（6）厚朴

异名：紫油厚朴、川朴、温朴。来源于木兰科木兰属厚朴或凹叶厚朴的干皮、根皮及枝皮。性味：苦、辛，温。归脾、胃、肺、大肠经。含有酚性成分、挥发油、生物碱。具有燥湿消痰、下气除满的功效。用于湿滞伤中、脘痞吐泻、食积气滞、腹胀便秘、痰饮喘咳。药材质量以皮厚、肉细、色紫棕、油性足、香气浓、味辣而甜、断面有小晶点者为佳。川朴与温朴形状相似，但川朴皮糙肉细，皮肉易分离起层，油足、气香，温朴皮细肉糙，干燥、少油。本品含厚朴酚（$C_{18}H_{18}O_2$），其总量不得少于2.0%。

厚朴为多年生落叶乔木植物，高7～20 m，树皮粗厚，外皮灰褐色，枝粗壮，开展，老枝灰棕色。厚朴以种子繁殖为主，压条或分枝也可。育苗一年后即可移栽，5～6年开花结实，15年后才可剥皮。树龄可达百年以上，年代越久质量越好，一般20～30年采播才有规格好货。每年5—6月（立夏至夏至）采播。

川朴栽培或自生于大巴山脉与武陵山脉海拔800～1 500 m的山地。属喜光树种，喜生于凉爽湿润、光照充足的亚热带气候条件的山地和丘陵。生育期要求年平均气温15～18 ℃，最低温度不低于−8 ℃，气温在15 ℃以上持续期在160～200天，年降水量在800～2 000 mm，尤其在相对湿度大（70%以上，特别在80%左右）、雾霭重重的地方最佳。厚朴的耐寒性和抗御霜雪冰冻能力较强，但怕严寒、酷暑、积水。土壤以疏松、肥沃、排水良好、含腐殖质较多的微酸性至中性黄壤土、红壤土及山地夹泥沙、细泥沙和石灰岩形成的土层深厚的冲积土较好。宜生长于海拔600～1 800 m的向阳山坡、林缘处，尤以600～1 500 m的山区生长较好。

厚朴为大宗常用药材，目前野生品种濒危。商品药材主要来源于家种。四川省早在20世纪70年代，就有50多个县市区对厚朴进行大面积的栽培，形成一定规模的厚朴生产基地。

川产厚朴主要生长适宜区为四川盆地周围边缘山区和盆地中部丘陵平原区。如广元、青州、北川、万源、南江、通江、宣汉、达州、茂县、纳溪、高县、峨眉、都江堰、大邑、彭州、雷波、美姑、宜宾、绵阳等地。

在上述川产厚朴适宜区中，最佳适宜区为都江堰和彭州，两地处盆地中央丘陵平坝区的平原亚区，属中亚热带湿润气候，年平均温度15～16 ℃，无霜期长，年平均270天，年降水量900～1 200 mm，气候温和，土壤肥沃，最适宜于厚朴生长。早在20世纪70年代，四川进行大规模人工栽培，建立以都江堰市为主的几个基地县。1973—1983年，在国家扶持下分别种植厚朴16 000亩和4 000亩，成为本区仅有的两个基地县。近年来，开展了退耕还林，大大调动了药农积极性，使厚朴种植面积大幅增加。都江堰及彭州市开发较早，农业发达，生产水平高，经济、交通、信息发达，农民在农业生产上栽培、管理经验丰富，有利于向周边适宜区辐射。这些自然、社会地理环境条件为厚朴的现代化基地建设奠定良好的基础。主产厚朴的都江堰、彭州、雅安、牙山、宜宾等地，将产品远销全国各地，并有出口。

厚朴始载于《神农本草经》，为燥湿化痰、下气除满的常用药材，不论饮片配方、中成药，出口用量较大。厚朴为生产周期较长的药材，从幼树到剥皮，至少15年以上，品质好的要40～50年，被列为国家管理四种药材之一。现在都江堰、彭州、平武、北川、芦山、宝兴等地，在当地政府有关部门支持下，以科研院为依托，开展种植基地的建设。

（7）川楝子

异名：楝实、苦楝子、金铃子。来源于楝科楝属川楝的干燥成熟果实。性味：苦，寒；有小毒，用量不能过大。含有川楝素、三萜和挥发油。具有疏肝、行气、止痛、驱虫功效。药材质量以个大、肉厚、皮肉紧贴、外皮金黄色、果肉黄白色者为佳。

川楝子植物为落叶乔木，高13～17 m。川楝树主要以种子繁殖，育苗定植或直播都可。老树根萌芽更新也能生长。定植后4～5年开花结果，8～9年进入生长旺期，10～30年盛果期，平坝、丘陵产区多在10月霜降前后果皮转黄时采收。

分布在气候温暖湿润的西南、华中地区。栽培或野生于海拔300～2 100 m的山谷、丘陵、平坝地带，山坡、路旁、宅边、地角较湿润、肥沃的壤土都可栽种。

川楝子为阳性树种，不耐荫蔽。四川川楝子主要集中在盆地中央丘陵平原区，其次在盆地边缘山区及川西南山地河谷地区均能生长，为广布品种，以宜宾、达州、泸州、乐山等地较适宜。尤其是宜宾及达州所辖地区环境地理条件优越，气候温暖、雨量充足、土壤肥沃，非常适合川楝子的生长。

川楝子为常用中药，有小毒，故被《神农本草经》列为下品，属杀虫中药，但比其他杀虫药用途广。李时珍在《本草纲目》中曰："楝实导小肠膀胱之热，因引心包相火下行，故心腹痛及疝气为要药。"此论深被后世医家重视，所以川楝子在饮片配方中为常见药。价格低廉，销量过大。

目前川楝子主要来自传统栽培品，尚未建立专门化、规范化种植基地。传统的四川种植基地在宜宾及达州。

（8）巴豆

异名：巴椒、猛子仁、巴米。来源于大戟科巴豆属植物巴豆干燥成熟果实。性味：辛，热；有毒。归肾、大肠经。种子含巴豆油34%～57%，还含一种毒性球蛋白称巴豆毒素以及巴豆苷、生物碱、β-谷甾醇等。具有泻寒积、通关窍、逐痰、行水、杀虫功效。主治冷积凝滞、胸腹胀满急痛、血瘕、痰癖、泻痢、水肿，外用治候风、喉痹、恶疮疥癣。

巴豆树为常绿乔木，高6～10 m，多为栽培植物，野生于山谷溪边、旷野，有时亦见于密林中。分布于长江以南西南、华中、华东、华南各省（区），主产于四川、广西、云南、贵州。以四川产量最大，质量较佳。

巴豆喜温暖、湿润，不耐寒冷，荒地、空地均可种植，以土壤深厚、排水良好的沙质壤土和黏质壤土为佳。

种植可育苗移栽或直播。采集在8—9月果实成熟时采收，晒干后，除去果壳，收集种子。药材质量以个大、饱满、种仁色白者为佳。

四川主产于在长宁、江安、宜宾、万县、重庆等地。

（9）川白芷

异名：香白芷、芳香。来源于伞形科当归属白芷干燥的根。川白芷从浙江杭州引入种子。性味：辛，温。主含香豆素和挥发油，也含植物甾醇、生物碱、无机元素等。具有散风除湿、通窍止痛、消肿排脓功能。药材质量以根条肥大、挺直、体坚实、外皮细、内色白、粉性足、香气浓郁者为佳。

川白芷喜温暖湿润气候，怕高温，能耐寒，对光照长短、强弱不甚敏感，白光能促进种子发芽，对水分要求以湿润为度，怕干旱。川白芷多种植于四川盆地中央丘陵、平原区。以地势平坦、土层深厚、土壤肥沃、质地疏松、排水良好的沙质壤土为宜。气候年平均温度16～19℃，最冷平均气温5℃以上，年降水量1 000～1 200 mm，年平均日照1 400小时，平均湿度81%，海拔高度290 m为宜。

川白芷分布于四川省80多个县，以四川盆地中央丘陵平原区为适宜种植区。包括以下三个亚区：一是盆中方山丘陵亚区，主要在家宁、射洪、中江、岳池、内江、仪陇、阆中、盐亭、南充等地；二是川东平行岭谷亚区，主要有达州、宣汉等地；三是成都平原亚区，主要有崇州等地，这些地区的气候、气温、降水量以及日照等生态环境适宜川白芷生长。其中遂宁、达州、南充等地气候条件、地理环境最适宜川白芷种植，故为最适宜区。

四川的遂宁、达州为主产地，南充、渠县、安岳、蓬溪、盐亭、阆中、仪陇等地，重庆的铜梁、忠县亦有产。四川白芷产量占全国商品白芷产量的7%，销往全国各地，并出口东南亚、欧洲等国家。

2000年以成都中医药大学药学院为技术依托，建立四川省遂宁白芷规范化种植科技示范区。在四川遂宁市永兴镇中脊村、钟灵寺村及南强镇三洲村等地，建有14.8公顷川白芷规范化种植基地，辐射面积达133公顷，包括良种培育区、对比实验区、辐射区的川白芷种植示范基地，主要基地接受国家食品药品监督局GAP验收认证。

白芷始载于《神农本草经》，被列为中品，是上治头面、下治肠风比较频繁的药材。除了药用，尚可作香料、调味辅料，并有一定数量出口。家种白芷，在四川、河南、浙江都有数百年历史。因适应性强、生产期短，产区很广，产销容易平衡。商品以川白芷产量大、质量佳，杭白芷、禹白芷次之，祁白芷质差。全国年销量在300万～400万千克，只要掌控产销、理顺价格，白芷生产潜力是很大的。

除此之外，四川省还有以下四个重要中药材生产区：

1）盆地中央药材生产区：属中亚热带湿润气候，海拔在200～750 m。药用资源有近3 000种，主要药材有川芎、附子、郁金、白芷、麦冬、红花、丹参、桔梗、半夏、杜仲、厚朴、白芍、牡丹皮、川明参、黄柏、石斛、麝香等。

2）盆地边缘山地药材生产区：以中低山为主，属亚热带湿润气候，海拔1 000～3 000 m。药用中药资源有2 000多种，主要中药材有杜仲、黄柏、厚朴、黄连、金银花、天麻、川牛膝、桔梗、银耳、吴茱萸、半夏、大黄、白蜡、密蒙花（广元）等。

3）攀西地区药材生产区：山地与河流相间，海拔高度高差悬殊，属中亚热带气候区。中药资源有400多种。主要中药材有黄连、川贝母、天麻、川牛膝、川续断、麝香等。

4）川西高山峡谷药材生产区：川西西北部为高原区、川西南为高山峡谷区。谷地海拔为2 500～4 000 m，山脊海拔4 000～5 500 m。药用资源有4 000余种，主要中药材有川贝母、黄连、天麻、冬虫夏草、党参、黄芪、杜仲、大黄、木通、川续断、麝香等。

3. 中药资源开发利用与保护状况

四川省是我国中药材大省，2009年人工栽培面积达50万亩，大宗产品有40余种。如川贝、川芎、川牛膝、川黄连、川楝子、川红花、羌活、大黄、麦冬、杜仲、厚朴、丹参、天麻、虫草、麝香等。这些道地药材都建有较大的生产基地，产量和质量都比较稳定，有利于进一步的发展。

但长期以来，主要对野生资源缺乏保护，乱采滥伐造成如野生虫草、川贝、羌活等资源枯竭、产量大幅度下降。在中药资源栽培方面，由于长期沿用传统技术，缺乏对优质高产综合技术研究，以致出现一些品种退化，加上一些地区滥施化肥、农药，加工技术环节薄弱，造成中药材质量变质，出口受阻。

2008年5月12日，四川发生8.0级大地震，波及范围很广，包括四川境内彭州、都江堰、什邡、绵竹、绵阳、茂县、北川等市、县，其中受地震影响最严重的为四川西北山区高原。正是这个中药材集中产区，其品种占全国品种总量的50%，产量占四川省总产量的60%。就以川芎来说，川芎主要通过苓种繁殖，在大地震前，苓种基地主要分布在彭州、汶川、都江堰、什邡等海拔900～1 500 m的山区。这些地区均为地震重灾区，震后这里的人员大多已经迁出，因此，从2008年7月下旬开始，山区的苓种收获、储存，以及2008年11月后的栽培工作都受到极为严重的影响。地震对川芎产量、质量的影响，在2008年表现并不突出，而表现在2009年后几年。灾后重建工作需要投入大量人力、物力，导致在药材种植上人力、物力不足，川芎种植面积缩减。震后，由于房屋倒塌受损，一些药农只得将抢收的回来药材装入麻袋，或任其堆放在室外，导致发霉虫蛀，影响药材的质量。都江堰市景坪镇是我国唯一进行养麝的研究所，养殖国家一类保护动物麝800余头。这次地震，办公楼、科研楼等房屋全部倒塌，两个国家一类保护动物养殖场、一个国家二类动物养殖场和实验动物中心面积达20 150 m^2 的圈舍及配套设施全部垮塌，独立的供电、供水、污水处理系统全部毁损，无法修复，大量科研仪器设备严重毁坏，不能使用，幸存500头麝无圈可养，直接经济损失达7 700多万元。

地震还使川西北山区及山脉周边地区土地严重崩塌、断裂，以致生态环境受到很大影响，很多耕地无法使用，一些生产基础被迫转移。川贝母、羌活、红毛加等许多特色的药材资源受到毁灭性的破坏，加上震前个别地区缺乏生态保护意识，过度采挖濒危药材，四川野生中药资源受到进一步严重破坏。

震后，各地重要资源基地逐渐恢复、重建、转移。如我国唯一的四川都江堰养麝研究所，在上级主管部门及社会各界关心、帮助下，四川养麝研究所已解决了人和动物的临时供给问题。恢复重建规划在原址已制定一个能发挥多功能作用的养麝研究所。对川产道地药材恢复和重建，也在国家科技部立项，并获得科技部提供的资金支持，以此为基础，种植基地进一步扩大。

四川省在中药资源科研方面做了大量工作。如川贝母人工栽培取得突破。川贝母是最具代表性的川产名贵药材之一，也是汶川地震灾区阿坝藏族自治区最具影响力的道地药材之一，是止咳润肺的"圣药"。由于供求矛盾突出，川贝母野生资源濒临枯竭，为解决川贝母资源问题，发展川贝母人工栽培势在必行。四川大学和四川新荷花中药饮片股份有限公司经多年努力，成功解决了川贝母野生变家种，良种选育，栽培退化、高效育苗等技术难题，使川贝母栽培技术逐渐成熟。瓦布贝母是最适于人工栽培的川贝母，临床应用历史悠久，品质好，且较其他品种易成活、产量高。当时四川省新荷花中药饮片股份有限公司在阿坝藏族自治州松潘县和茂县建有规模最大的川贝母种植基地。当时，适合人工栽培的瓦布贝母作为川贝母新增来源收入，2010年版《中华人民共和国药典》为栽培川贝母的合法使用提供了标准依据，为解决川贝母资源问题提供了法律保障。

除此之外，利用杜仲叶代杜仲皮入药，变废为宝，使杜仲在现有资源基础上，每年增产8%。还有如白蜡虫寄主树白蜡树，每年在生产过程中，砍下大量枝条，大部分都被废弃。经研究，这些枝条可作中药秦皮入药。现在各产蜡区，已将这部分利用起来，缓解了药用秦皮历来依靠从外省调入状况，这为四川省中药非药用部位资源利用开辟了广阔的前景。

第五节　华北地区的中药资源

华北地区包括河北、山西以及北京市、天津市和内蒙古自治区，属于黄河中下游、海河水域，东濒渤海。该地区从南部的暖温带半湿润地区到北部的寒温带亚干旱地区过渡，大部分地区为暖温带和温带地区，只有一小部分地区属寒温带，气温从南往北由温和、寒冷到高寒。境内地形西部及北部高，东部低，由山地高原、丘陵、平原呈阶梯状向海岸方向排列，大致可分为三个地带，北部内蒙古自治区主要以高原为主，中部从冀北经山西全境至豫西是广泛覆盖着的黄土高原和山地，东南部是广阔的华北冲积大平原。

该地区经济基础好，人口众多，工农业比较发达，城乡交通便利，交通网络辐射全国。但这地区由于自然条件及开发历史早晚的原因，西北部与东南部在经济建设、人口分布、交通方面都有很大的差异，有待今后逐步改变。

本区东南部中药资源开发利用早，药材栽培历史悠久，中药工业兴旺发达，中药商品市场活跃，形成河北安国著名药材集散市场，历史上河北地区出现众多著名医药专家。北京曾经是六朝古都，现在是全国政治经济中心，天津是著名的北方海港，海上运输出入门户，带动和促进华北地区中医药事业的繁荣和发展，中医药文化底蕴异常深厚，我国许多道地"北药""西药"均产此区域。

 河北省与北京市、天津市中药资源

1. 自然与社会地理环境

河北省简称"冀"，位于华北大平原北部，全省土地面积18.77万km²。东临渤海，和天津市共同环抱首都北京市，并与辽宁、内蒙古、山西、河南、山东等省（区）为邻。因位于黄河以北，故名为河北省，古属冀州而简称冀。北京市位于华北平原的北端，全市土地面积1.68万km²。天津市位于华北平原东北，河海流域的下游，面积1.1万km²，是我国北方中药的港口城市。

河北省地势西北高、东南低，高低相差悬殊，自西北向东南倾斜。地貌类型齐全，是我国唯一有海滨、平原、湖泊、丘陵、山地、高原的省（区）。河北省可分为坝上高原、燕山和太行山、华北平原三大地貌单元。高原和山地约占全省土地面积的3/5，平原约占2/5。坝上高原、燕山和太行山地位于西北部，海拔高度多在500～1 000 m，其间有盆地和丘陵，其中小五台山海拔2 882 m，是境内最高峰。中部和东南部为辽阔的河北平原，海拔都在50 m以下。主要有海河、滦河两大水系，主要河流有京杭大运河、子牙河、大清河等。湖泊较少，白洋淀是面积最大湖泊，此外有官厅、潘家口、岗南等水库。

气候上属温带、暖温带半湿润、半干旱的大陆性气候。大部分地区冬季寒冷少雪，夏季炎热多雨，春季干旱多风，秋季秋高气爽，四季分明。总的来说，气候条件尚好，热量丰富，日照充足，雨热同季。但南北之间地区气温差异大，冀北高原年平均气温低于4 ℃，中南部年平均气温逐渐升高到12 ℃。年极端最高气温出现在6月，长城以南都在40℃以上。年极端最低气温主要在冀北高原，达-30℃以下。年平均降水量在400～800 mm，分布从东南向西北递减。燕山南麓及太行山东侧迎风坡，形成两个多雨中心，冀北高原偏处内陆，降水不足400 mm，降水变率大，多雨年与少雨年相差4～5倍，个别年份相差数十倍，致使境内有些地区出现旱涝灾害。年日照时数以春季最多，夏季最少，冬季略高于秋季。再从各地年积温及无霜期来说，南部高于北部，如冀北高原年平均气温在-0.3～4℃；≥0℃年积温2 100～2 800℃，无霜期110～170天；长城以南至滹沱河以北地区，年平均气温10～12℃，≥0℃年积温4 200～4 800℃，无霜期170～190天。滹沱河以南至太行山南部低山丘陵地区，为河北省热量最丰富的地区，年平均气温在12℃以上，≥0℃年积温4 800～5 200℃，无霜期190～250天。

河北省地带性土壤以褐色土为主，分布最广。在河北大平原上是发育在冲积物上经过耕作影响的原始褐色土。燕山、太行山等山麓地带，是发育在黄土母质上的典型褐色土，而在燕山、太行山起伏不大的丘陵地带则分布着淋溶褐色土。只是在东部沿海及洼地，因海水浸渍作用与排水不良，盐分聚积而成盐土，需经人工脱盐后才可种植作物。在燕山、太行山比较湿润的山地，有棕色森林土分布，宜于林果种植。

河北省地处温带、暖温带过渡地区，植被结构比较复杂，种类繁多，是我国植物资源比较丰富的省（区）之一。全省有中药资源1 700余种，其中植物药1 442种，动物药242种，矿物药30种。资源分布种类较多的有保定、石家庄及邢台等地。北京市有中药资源977种，其中植物药901种，动物药59种，矿物药13种，其他类有4种。天津市有中药资源728种，其中植物药有621种，动物药98种，矿物药9种，燕山和太行山是中药资源比较集中的分布区。

历史上该地区中医药名家辈出。北京市政治、文化、经济地位与天津市海港位置促进了该地区繁荣与发展。河北省安国市古称祁州，中药材交易有千年的历史，始于北宋，盛于明清，素有"草到安国方成药，药经祁州始生香"之说。目前这里是全国最大的中药材集散地，中药材商业活动促进了当地植物引种与栽培制度，使安国市成为我国药用植物栽培种类比较集中的地区之一。北京、天津、河北中药加工业非常发达，北京、天津是全国中医药学、科研、教育中心，推动了本区域中药科学产业技术的发展，对区内野生变家种和道地药材栽培、管理及加工均产生重要的推动作用。

2. 道地药材与各种中药资源

（1）黄芩

异名：条芩、子芩、枯芩、山茶根。来源于唇形科黄芩属黄芩的干燥根。性味：苦、寒。主要化学成分为黄芩素、黄芩苷、汉黄芩素、汉黄芩苷等。具有清热燥湿、泻火解毒、止血、安胎的功效。药材质量以长根头少、质坚实、色黄光洁、空心少者为佳。

为多年生草本植物。喜温和气候，耐寒冷、耐干旱，适宜栽培于光照充足、通风良好的沙质壤土或壤土地。但怕水涝，在低洼积水或雨水过多地方生长不良，易烂根死亡。

黄芩野生于黄河流域或东北地区，海拔600～2000 m的较干旱向阳的山坡、旱地、荒地。主产区燕山北部，常见在海拔1000～1500 m的石砾坝地和草原，以及人烟稀少的山地丘陵。

河北省长城外承德、围场、隆化、丰宁等各县，原属热河承德地区，是最佳产地。产品根条粗长，坚实、空心少，皮色金黄、光洁，多为条芩，产量大、品质优，一向为黄芩的上品。其次为河北西部山区各县，又称西北芩，其产品质量略逊于热河货。

目前，黄芩以野生为主，春、秋两季采挖，生长3～4年品质最佳。黄芩栽培虽已成功，但产量低，种植时间长，商品量不大。一般采用种子繁殖、直播或育苗移栽，4月中旬为春播，8月中旬为秋播，出苗后苗高5～6 cm时移栽定植。种植后经2年生长，于第三年初春芽未萌动或秋后茎叶枯萎时采收。种植时间太短根条细瘦，栽种4年以上部分主根开始枯心。生长3年产量高，质量好。采挖时防止根条挖断，挖出后去掉残茎和泥土，晒至半干，用筐撞去外皮，再晒干。在晾晒过程中避免曝晒过度，以免发红，更要防止水湿、雨淋，因为黄芩遇水易变绿，甚至发黑，影响质量。

黄芩是我国常用中药材，始载于《神农本草经》，被列为中品，过去以野生资源为主。20世纪60年代起，河北、山西、山东、河南等地已有人工栽培，但产量不大。70年代年销量在200万～400万千克，产销基本平衡。70年代后，以黄芩为原料的中成药产量上升，同时从黄芩种提取黄芩苷、黄芩素，新成药开始发展，产销量超出500万千克。产不足销，发动群众收购野生黄芩，到90年代产销基本平衡。90年代后，正常产销量在400万～600万千克之间，其中有半数作新成药原料。目前，国内整体产量在主要产区种植面积扩张背景下产量已达1000万～1200万千克。

（2）西洋参

原名花旗参，产自美国、加拿大，从北美大陆输入我国引种后，该舶来品便成为西洋参。它的化学成分有皂苷、氨基酸和多种微量元素，为人体所必须，用它来做滋补强身之用。

北京市怀柔区地处燕山南麓，与美国威斯康星州纬度一致。气候、土壤、水文等条件接近。属季风温带半湿润气候，年平均气温6～12 ℃，年降水量600～650 mm，可以满足西洋参喜光怕晒、喜湿怕涝的特征。无霜期150～200天，相对适宜。土壤中有机质含量高于原产地美国的肥力水平，土质适合西洋参有效养分的积累。因此怀柔区成为全球非常适宜种植西洋参的区域之一。

西洋参20世纪70年代从美国引入，80年代引种栽培成功。2008年怀柔区西洋参种植发展到14个乡（镇）8 000多农户，种植面积1.5万亩。现在北京市郊密云、平谷、顺义、房山、延庆，还有河北、天津，甚至山东、东北等省（市），也相继建立示范基地。这些地区西洋参种植面积2.9万亩，共带动1.45万农户发展种植业，为西洋参产业持续发展打下坚实基础。现在西洋参基地规范化、标准化已全面启动。种子处理、人工模拟生态气候、鲜参贮藏和变温烘干等技术已达到国际水平。

（3）知母

异名：毛知母、知母肉、京知母、肥知母、羊胡子根。来源于百合科知母属知母的干燥根茎。性味：苦、甘、寒。主要化学成分为知母总皂苷、菝葜皂苷元、芒果苷等。具有清热泻火、生津润燥之功效。

知母为多年生草本，野生在我国华北、东北及西北中温带，海拔400～1 000 m的草原、丘陵地带。常生于向阳山坡、草地或路旁杂草丛较干燥处。知母喜温暖气候，耐旱、耐寒，适宜在土质疏松、排水良好的向阳坡地栽种。

野生知母春、秋两季采收。以10月下旬霜降前后至立冬（封冻前）采挖的根茎肥壮，质坚实，肉柔润，质量好。栽培知母种子繁殖4～5年以后采收，分根繁殖3～4年以后采收。将根茎挖出，抖掉泥土，去掉苗及须根，反复晾晒，直至干燥。或用文火烘烤，经常翻动，均匀受热，烘至半干时取出晾晒至干，即为毛知母。知母含有黏液，不易晒干，晒干过程长达2～3个月，晒时应防止雨水淋湿，如趁鲜刮净外皮，晒干或烘干，即为光知母，也称知母肉。

毛知母以根条肥大、毛色金黄、质坚而柔润、断面黄白色、味苦而发黏者为佳。

知母肉以根条肥大、质柔肉细、内外色黄白，胶质发粘者为佳。

知母主产于陕西、河北及内蒙古地区，其中以河北省产量最大。河北省野生分布在太行山东麓、熊耳山、大马群山一带，比较分散。种植以博野安图一带为多。易县为河北省著名产区，以所产"西陵知母"最著名，素有根条肥大、毛色金黄、质坚而柔润、内碴黄白油亮、无朽头、黏性大的特点。遵化、玉田所产"东陵知母"略差，以加工知母为主。燕山以北地区所产知母，统称"北山知母"。

知母为常用药材，《神农本草经》列为中品，并为我国出口特有商品。知母在20世纪50年代已有少量家种，但因生长周期长，产量低，经济效益不显著，发展不快。到目前为止，知母年产销量，大多稳定在300万千克左右，自古用于实热消渴，是滋阴降火的要药，现今此类病症甚多，若用得当，其效甚显，是一味值

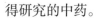

得研究的中药。

（4）酸枣仁

异名：枣仁、山枣仁、淮枣仁、棘实。来源于鼠李科酸枣属酸枣的干燥成熟种子。性味：酸、甘，平。主要化学成分有大量脂肪油和蛋白质，还有多种维生素。具有安心安神、敛汗生津的功能。药材质量以粒大、饱满、外皮紫红色、光滑油润、种仁黄白色、无核壳杂质者为佳。

酸枣树为多年生落叶灌木或小乔木、高1～3 m，野生或栽培于我国长江以北，海拔1 500 m以下，气候温暖的干旱山区、丘陵、荒地。以海拔200～500 m的向阳山坡、荒地、崖边、路旁或浅沙旱地为多，常连片丛生。由于酸枣树不择土质，耐旱、耐寒，根部萌蘗，四处延伸，茎苗钻出地面，能形成新的植株，自然繁殖力很强。但野生酸枣树结果率很低，主产区把野生树通过剪枝、修根、定干、施肥等人工管理，使产量提高。产区常将野生酸枣树作砧木，嫁接良种，培育成产量高、质量好的酸枣林。大面积发展，一般采用种子繁殖，育苗定植，前后三年可开花结果。也可刨挖酸枣老株根部，在树干下部用利刀割树皮一周，称为"开甲"，作用为阻止树木养分从树皮下运，保住开花、结果的营养，达到增产的目的。酸枣一般在9—11月果实外皮呈红色时采摘。过早采摘果实外皮青绿色，种仁不成熟，出仁率低，质量差；过晚采摘果实易脱落。

采收后果实加工分两步。第一步将鲜果用脱皮机或石碾、石磨除去果皮与果肉，将枣核洗净晒干。如不用果肉，也可用水浸泡或堆积发热6～7天，使皮肉腐烂，用水洗出枣核晒干，即为净枣核。第二步将净枣核用钢磨、石磨或破核机械碾破核皮，用水漂法将壳仁分开，把仁捞出后阴干或晒干，簸去仁中的核壳、杂质，即为净枣仁。

我国酸枣树在山东、河北、辽宁、河南、山西、甘肃、陕西、湖北等省均有一定的产量，宁夏、内蒙古、安徽、江苏等省（区）也有分布。其中以河北荆台、内丘、平山产区历史久，质量优良，最为著名。因邢台古时称为顺德，故有"顺枣仁"之称。顺枣仁粒扁而肥，新货质色紫红，过夏呈赤色，质佳。沿长城山地及承德（旧热河）地区所产质地佳，粒略小。过去向天津集散。

酸枣仁为我国传统的常用药材，始载《神农本草经》，被列为上品。过去酸枣仁商品来源主要为野生，从20世纪60—70年代开始，逐步引为家种或半家种，使国产枣仁产量有了提高。但数十年来，酸枣仁产量受收购价格的升降波动较大，产销很不平衡，使农民丧失酸枣生产积极性，放弃管理，不去采摘，硬迫产量下降，这是一个值得关注的问题。

（5）北柴胡

异名：硬柴胡、津柴胡。来源于伞形科柴胡属柴胡的干燥根。性味：苦，微寒。主要化学成分为柴胡苷类、挥发油、植物甾醇、香豆素、脂肪酸等。其中皂苷及挥发油为最重要的有效成分，柴胡皂苷A、D具有明显的药理活性。具有和解表里、舒肝、开阳功能。药材质量以根条粗长，无残留茎、叶及须根者为佳。

北柴胡野生于我国长江以北，海拔2 300 m以下干旱向阳荒山坡或沙质草原的灌缘、路边、草丛、疏林间。柴胡是旱生植物，耐寒怕涝，适宜于气候温和、湿润、阳光充足、排水良好的山坡沙质壤土地栽种。

植物形态为多年生草本，高40～85 cm。主根较粗、直立、坚硬，有少数侧根。分布很广，北方地区所产，主产于冀北燕山、内蒙古大青山及太行山东西两侧，河南伏牛山、嵩山，以及湖北、河南及陕西三省交界的武当山区各县。其中以河北的围场、赤城、隆化、丰宁、涞县等地产量大，质量好。

柴胡野生为主，栽培较少。春秋两季采挖。栽培用种子繁殖，春播在3月下旬至4月上旬，可直播，也可在5月下旬前后移苗定植。种植2年后抽薹开花，为了保持根部粗壮，开花前及时摘除花蕾和花薹，秋后即可收获。采挖野生或家种柴胡，挖出后斩去茎秆，去净泥土，晒干，即为北柴胡。

柴胡古名"茈胡"，《神农本草经》列为上品，是我国传统治疗性药材，为升阳解热、疏肝开郁、和解表里之要药。近代研究，多用于治疗流感、病毒性肝炎、急性肾炎以及结核杆菌、疟原虫所引起的疾病。据考证，历史上，柴胡主要为柴胡属多种植物如软柴胡，泛指带苗叶全株及根软性的柴胡。硬柴胡，指略带残茎根条硬性的柴胡。竹叶柴胡，指茎长叶茂或带根全株柴胡。20世纪70年代后，全国除西南地区仍习用全株竹叶柴胡，大多数地区改用柴胡根，不再使用苗叶。80年代后，改变过去使用多种源的习惯，按照《中华人民共和国药典》规定，强调使用柴胡与狭叶柴胡2个种。20世纪70年代后，柴胡为原料的中成药及柴胡注射液等新成药市场适销，柴胡年需量猛增。进入80年代，以柴胡为主料的口服液、针剂、片剂等新型成药发展更快，柴胡十分畅销。但柴胡是治疗性药材，使用范围有一定限制，不像其他滋补、调理药材面宽。再说生产柴胡制品的药厂，生产技能级别要求较高，柴胡销售量维持在400万千克左右，依靠野生资源供应尚能达到产销平衡，但日后货源必然趋向紧缺。

（6）祁紫菀

异名：软紫菀、辫紫菀。来源于菊科紫菀属紫菀的干燥根及根茎。性味：苦，温。本品含紫菀酮（$C_{30}H_{50}O$）不得少于0.10%。具有润肺下气、消痰止咳功能。药材质量以根条粗长、皮色紫红、质柔软、残茎少、无泥土者为佳。

紫菀为多年生草本。栽培于我国暖温带黄淮海河的平原、沙质壤土中。怕旱不怕涝，野生于我国温暖湿润南北各地，海拔400～2 300 m的山坡树林、灌丛、林缘、草地、沟边、路旁。

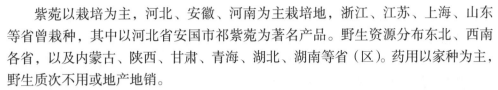

紫菀以栽培为主，河北、安徽、河南为主栽培地，浙江、江苏、上海、山东等省曾栽种，其中以河北省安国市祁紫菀为著名产品。野生资源分布东北、西南各省，以及内蒙古、陕西、甘肃、青海、湖北、湖南等省（区）。药用以家种为主，野生质次不用或地产地销。

紫菀用根茎繁殖。春季4月上旬清明前后，秋季10月下旬霜降前后边挖边种。选择粗壮、节密、鲜嫩的根状茎截段做种。经一年生长，于10月下旬茎叶枯萎或翌年4月上旬抽苗发芽前采挖。河北安国在采收前浇水，使土地湿润，可防断根。采挖时割去地上茎叶，挖出根和根茎，抖净泥土，斩去有节无须的根茎（习称母根）。晾晒至半干，趁须根柔软时，编成辫形，继续晾晒至全干。

紫菀为润肺降气、止痰止咳的常用药材。始载于《神农本草经》，被列为中品。紫菀生长适应性很强，野生资源广布全国，但质量较差。河北安国早在清朝乾隆年间已大面积栽培紫菀，其品质优良，被誉为"祁紫菀"而名扬四海。目前家种面积较大，除河北安国市之外，安平、博野、定州、清苑、里县种植面积也大。

除上述之外，河北、北京、天津地区还分布有很多药用资源。

坝上高原：宣化、张家口的甘草。张家口地区所属县——蔚县、阳原、怀来、宣化、涿鹿、崇礼、赤城、怀安、万全的麻黄，还有金莲草、防风等。

冀北山地丘陵：承德、隆化的远志，承德、围场、滦平、平泉、丰宁等地的桔梗，围场、隆化、承德的野生玉竹，承德的徐长卿、黄精、升麻，丰宁的藁本，还有地榆、防风、丹参等。

燕山山地丘陵：祁州漏芦，还有杏仁、山楂、玉竹、苦参、刺五加等。

太行山地：平山、涞县、邢台的远志，还有地榆、仙鹤草、茜草、穿山龙、黄柏、黄精、玉竹、草乌、山楂、独活等。

燕山山麓平原：安国赞皇的家种丹参、石家庄地区的野生丹参，安国、定县、赵县、藁城、安平、新平、元氏的板蓝根，安国、博野、安平、易县的北沙参，安国、定县的桔梗，尚义、阜平的潞党参，安国的白芍，安国、辛集、安平、定县、邱县的菊花，晋州市的玄参，安国定州的黄芪，安国一带的祁山药、祁荆芥、白术，还有薏苡、槐米、天花粉等。

滨海平原：北沙参、刺蒺藜、芦苇、香蒲、白茅等。

渤海：植物药以海藻、昆布为主，动物药有牡蛎、石决明、鱼脑石、海螵蛸、瓦楞子、海盘车、海狗肾、海马、海龙等。

北京地区：苍术、益母草、玉竹、瞿麦、远志、五灵脂等，还有从北美引种的西洋参，现已大规模投产。

天津地区：有桑螵蛸、板蓝根、茵陈、北沙参、红花、地黄、牛膝、菊花等。

3. 中药资源开发利用与保护状况

河北省位于华北大平原的北部，渤海之滨，环抱北京市，毗邻海港城市天津市。优越的地理位置与自然社会地理环境，加上悠久的中医药发展历史，促进了河北省中医药事业进一步发展。

河北省安国市是传统的中药材集散地，也是我国现在重要的植物药栽培区。安国市有8种道地药材品种，如祁紫菀、祁山药、祁薏米、祁花粉、祁白芷、祁荆芥、祁菊花、祁沙参，被称之为"八大祁药"。

在以往，有个短暂时间受中药材价格连年大幅上涨的影响，一些药农受"想发财、种药材"思潮侵蚀，大搞"南药北移"，从四川引种川芎到安国市种植，产后又将药材销向市场。安徽省中药材市场向安国药材市场买入一批安国市生产的川芎中药材，经安徽制药厂检验产品后不合格，后退回安国中药材市场，并亏损1万多元。其原因是川芎生长在亚热带地区，现"南药北移"到暖温带安国市种植，气候土壤不适宜，种出来的中药材产品不合格。这不足为奇，要从中吸取教训，不能乱移乱种。

当前河北省大力进行GAP的研究和建设，已在承德地区建黄芩基地，在巨鹿建枸杞、金银花基地，在安国市建栝楼示范区，在易县积极建立知母基地，带动中药材标准化种植。

山西省中药资源

1. 自然与社会地理环境

山西省因春秋战国时属晋，故简称"晋"，又因位于太行山以西，得名"山西省"。山西省地处我国华北大平原的西部、黄土高原东部，与东面河北省、东南面河南省、西面陕西省、北面内蒙古自治区为邻。全省土地总面积15.67万km^2。

山西省东有太行山作天然屏障，西、南以黄河为堑，北跨内长城，地势东、西高，中间低，有山地、丘陵、高原、盆地、台地等多种地貌类型，地表多覆盖深浅的黄土。山地丘陵众多，占2/3以上。东界有太行山，西有吕梁山，北亘恒山、五台山，南耸中条山，中立太岳山，大部分海拔在1 000～2 000 m，其中五台山的北台叶斗峰海拔3 061.1 m，是华北最高峰，中间是由大同、忻州、太原、临汾、长治、运城等一系列珠状盆地组成的晋中盆地。河流众多，以季节性河流为主，分属黄河、海河二大水系。属于黄河水系，主要河流有汾河、沁河、涑水河等，属于海河水系，主要河流有桑干河、滹沱河、清漳河等。

气候上属暖温带、温带大陆性季风气候。四季分明，冬季长而寒冷干燥，夏季短而炎热多雨，春季温差大而风沙多，昼夜温差大，南北温差也大。全省年降水量400～650 mm，从东南向西北递减。降水高度集中在6～8月，且多暴雨，降水量占全年的60%以上。全省降水受地形影响较大，山区多、盆地少。山西有三个多雨区，一是晋东南太行山区和中条山区，二是五台山区，三是吕梁山区。

山西省地带性土壤以褐土为主。分布在山西南部盆地及中条山麓，为发育于黄土高原母质的典型褐色土。向西中西部地区的黄土山坡和丘陵地，由于气候的逐渐干燥，褐色土变成灰褐土。往北到大同盆地气温较低，加上气候更加干燥，发育成栗钙土，这类土壤腐殖质2%，但土壤水分不足。此外，在吕梁山、恒山、五台山、高山山地上部有草甸土分布。

山西独特的地理、气候条件，使其拥有丰富的中药资源，共有1 788种，人工种植的有100多种。

山西省是中华民族的发祥地，历史上以傅山为代表的山西中医药名家，不仅在中医药发展史上占有重要的一席之地，至今对中医药学术也有着重要的影响。

2. 道地药材与各种中药资源

山西省是我国中药资源主要产地之一，历史悠久，产出了一批具有道地特色的中药资源。

（1）远志

异名：远志筒、小草根。来源于远志科远志属远志或卵叶远志的根。性味：苦、辛，温。远志具有安神益智、祛痰、消肿功能。药材质量以筒粗、皮细、肉厚、色黄、质软、去净木心者为佳。

远志为多年生草本植物。喜光照、耐干旱、怕水涝、忌高温，宜在气温不高、向阳干燥的山坡或路旁生长，适于排水良好的沙质壤土中栽培，黏土及低洼地区不宜种植。栽培远志用种子繁殖，育苗移栽，短根种植都可以，头两年生长缓慢，第三年生长旺盛，根粗壮者，可以采挖。因生长周期长，产量低，加工费工，难于推广。

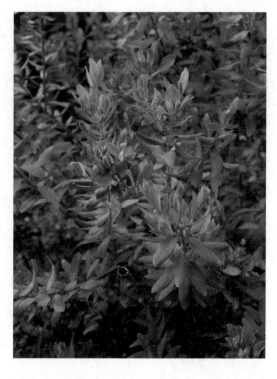

野生远志在我国除华南地区之外，大部分地区都有生长，以山西、陕西黄土

高原为多。生长在海拔400～1 000 m的干燥丘陵、砾石山坡、撂荒地、河滩沙地以及干旱的林缘灌丛、杂木林下、沙质草地。

山西远志分布在忻州、五台、石楼、平陆、临县、吉县、定襄、夏县、兴县、天镇、阳高、闻喜、榆次、芮城、运城、河津、曲沃、绛县、稷山19个县（市）。其中以闻喜县种植面积最大，远志产量占全国产量的60%，闻喜县成为全国最大的远志生产基地。

目前远志以野生为主，自然繁殖率低，生长3～4年采挖最好。野生远志，每年春、秋两季，苗前或苗枯采收，以立秋后8—10月采挖质量较好。远志采挖后，去掉地上部分，晾2～3天，趁水分未干时，用力揉搓，使皮心分离，抽取中央木心，晒干，按粗细分开，称各等远志筒。根细质硬不能抽木心的远志，用刀纵剖或用棒槌敲，使皮层脱离木心，拣去木心称远志肉，不抽心或抽不出心的称远志棍或远志梗、远志节。

远志正常的年需量为100万～120万千克，但因资源来源减少，除了个别高产年可满足外，货源供应是偏紧的。另外，货源减少，还带来质量的降低，过去一等的远志筒已少见。今后应建好远志生产基地，扩大产量，提高产品质量，以满足市场的需求。

（2）连翘

异名：连壳、黄连翘、青连翘、黄花瓣。来源于木犀科连翘属连翘的果实。性味：苦，凉。果实含连翘酚、甾醇化合物、皂苷（无溶血性）及黄酮醇苷类、马苔树醇苷类等。果皮含齐墩果酸。青连翘含苷4.89%，生物碱0.2%。具有清热解毒、消痈散结之功效。

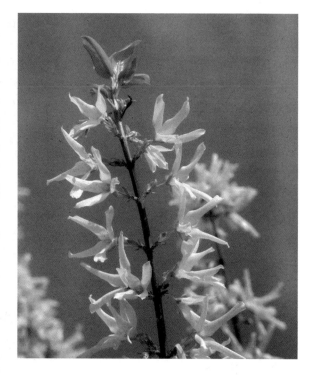

连翘落叶灌木，喜温暖湿润、光照充足的气候，具耐寒、耐旱、耐涝的特性，都丛生于荒山野坡，土质贫瘠都能生长。连翘以野生为主，也可以栽培。用种子育苗繁殖或分株、扦插、压条方法繁殖。用种子育苗至开花结果，一般需4～5年时间。成年树，每年3月气温回升，先叶开花。花期5～9

天，20天左右可以看到幼果。果实初熟或成熟时采收。一般在9月上旬白露前8～9天采收，此时初熟果实采下尚呈青绿色，采后蒸熟、晒干，尚带绿色，商品成为青翘。10月霜降后采摘的连翘，果实已熟透，采下后晒干，除去种子及杂质，成为老翘，也称连翘或黄连翘。在选择药材质量上，青翘以色青绿、无枝梗者为佳；老翘以色黄、壳厚、无种子、纯净者为佳。

连翘野生于我国长江以北，山西、河南、陕西、湖北等省海拔600～2 000 m的半阴坡或向阳山坡的疏灌木丛中，常见于海拔1 000 m左右干旱山沟地。

商品来源主要靠野生，山西、陕西、河南黄河地区黄土高原的沟谷为主产区。其中，山西产量大、分布广，在27个县、市都有产，如阳城、沁水、武乡、陵川、安泽、晋城、沁县、古县、浮山等地。

连翘始载于《神农本草经》，被列为下品。为我国传统的清热解毒常用药材，产销量大，并有一定数量出口。20世纪60年代前，产大于销，一般年份生产超过销量约100万千克，个别年份产量在200万～300万千克，所以药用基本上是满足的。60年代后，随着治疗感冒发热中成药产业兴起，连翘的药用量年年上升。70年代初，全国年销量超过200万千克，在此期间，产量跟不上销量的需要。70年代中期，国家对连翘产区野生资源采取封山育林、扶植、保护和提高收购价格措施，使产区农民重视对连翘的生产，故产量大幅提高，年收购量常在300万～400万千克，个别年份达520万千克，而年销量也在300万～400万千克，基本上产销保持平衡。90年代后，中成药销势减弱，连翘年需量也下降，常在300万千克，基本上满足货源需要。受整体环境恶劣影响，2020—2021年以来我国连翘产量出现连续下降，2022年整体产量在650万～800万千克。

（3）香加皮

异名：北五加皮、津加皮、杠柳皮、羊奶藤。来源于萝藦科杠柳属杠柳的根皮。性味：辛、苦，微温；有毒。化学成分含十余种苷类化合物，已知其结构的有强心苷、杠柳毒苷和皂苷杠柳K、H、E。此外，还含4-甲基水杨醛（$C_8H_8O_2$）等。具有祛风湿、强筋骨功能。本品有毒，服用不宜过量。质量以条细、皮薄、呈卷筒状、无木心、香气浓厚、味苦者为佳。

落叶缠绕灌木植物。野生于黄河流域及太行山区海拔500～1 500 m的干旱坡地、沙质地、砾石山坡，常生在沟边、路旁向阳处。野生春、秋两季均可采挖，挖出根部，趁鲜用木棒敲打，使木心与根枝分离，抽除木心，将根皮阴干或晒干。

杠柳主产于我国山西、陕西、甘肃、河北、河南、山东等省，辽宁、内蒙古、吉林、江苏、四川也有分布。其中尤以山西长治、榆次、运城、雁北、宁武及太行山区各县为多。

香加皮作五加皮混用历史很长。原植物杠柳在《救荒本草》中以"木羊角科"

之名有记载，但何时充作五加皮使用，无从考查。近世纪，香加皮在全国多数地区作五加皮使用，主要功能为祛风湿、壮筋骨。1977年版《中华人民共和国药典》已将五加皮、香加皮区分记载。1994年版《上海市中药炮制规范》规定，写五加皮附香加皮。而五加科五加皮是有名无实，不使用、不经营的品种。香加皮虽为野生，因分布广、货源比较稳定，全国年产销量估计达20万～30万千克，多数为成药原料。

（4）核桃仁

异名：胡桃肉、核桃仁。来源于胡桃科植物胡桃的成熟种子。性味：甘，温。核桃仁含脂肪油40%～50%（据山西省资料，含油量达58.3%～74.7%），主要成分是亚油酸、甘油酯，混有少量亚麻酸及油酸甘油酯。具有补肾固精、温肺定喘、润肠功能。药材质量以色黄、个大、饱满、油多者为佳。

胡桃是落叶乔木，喜生于较湿润的肥沃土壤中，多栽培于平地。我国各地广泛栽培，主产于河北、北京、山西、山东，其中以山西产的品质佳，河北产量大。胡桃于白露前后果实成熟时采收，将果实外壳沤烂，击开核壳，晒干。本品易返油、虫蛀，立夏前后，须藏于冷室内。核桃仁始载于《开宝本草》。苏颂谓"此果本出羌胡"。汉时张骞使西域"始得种还，植之秦中，渐及东土"。我国各地广泛栽培。

（5）苦参

异名：野槐根、地槐、地参、川参。来源于豆科槐属苦参的干燥根。性味：苦，寒。苦参含生物碱，以苦参碱（$C_{15}H_{24}N_2O$）计算，不得少于0.08%。具有清热燥湿、杀虫、利尿功能。药材质量以根条顺长、均匀、无疙瘩头、皮细、无须根、断面黄白色、无枯朽、味极苦者为佳。

苦参为落叶亚灌木，野生分布于我国除新疆、青海以外的大部分地区，海拔200～2 500 m的向阳山坡、草地、平地、路旁，也生于灌木丛、河滩边的沙质土或红壤土中。

全国大部分地区都有产，以山西、湖北、河南、河南产量大。山西又以晋南、晋东南地区主产。苦参均为野生，春、秋采收，以秋采为佳。挖出根后，去掉根头、须根，洗净泥沙，晒干，鲜根切片晒干称苦参片。以整齐、色黄白、味苦者为佳。

苦参为较常用中药，始载于《神农本草经》，因有明显的抗菌、消炎、杀虫的作用，历代中医常用于湿热、湿疮并作湿症瘙痒等皮肤病外用洗擦剂。苦参因全国大多数地区都有野生资源，各地自产自销或就近购销。全国年产销量在800万千克左右，大、中城市的货源依靠产区提供。近年来贵州、陕西产量较大。

（6）党参

异名：璐党参、辽党参、西党参、川党参。来源于桔梗科党参属党参的干燥根。性味：甘，平；无毒。党参根含皂苷、微量生物碱、蔗糖、葡萄糖、菊糖、淀粉、黏液及树脂等，是现代中医最常用的药材之一。用于补中益气、健脾益肺，有类似人参之功效。

党参为多年生草质缠绕草本，全株含白色乳汁，具油腻臭气。根肥大、肉质，呈纺锤状圆柱形。野生党参分布于我国长江以北、秦岭以西海拔900～3 200 m的山地林下、林缘、灌丛或半阴半阳山坡草地。党参喜温和、凉爽气候，怕热、怕涝，较耐寒。适宜栽种在海拔900 m以上，土层深厚、疏松、排水良好、富含腐殖质的沙质壤土的山坡地。

党参最早产地为山西长治，古称潞州。"潞党"为现著名道地商品，生产在山西的潞城、长治、平顺、黎城等地。长治一带被誉为"党参之乡"。

党参在20世纪50年代前，栽培党参与野生党参商品并存，随着中医药事业发展，推动了栽培党参的发展。现栽培品占90%～95%，野生品仅占5%～10%。野生党参采集一般在8～9月，挖出后，除去茎叶、根须，分根条粗细，用绳串透党参头部，成串悬挂晾晒，干燥后按品质分等级，即为散装野党。栽培党参最早产地也是山西长治。用种子繁殖，分种子直播或育苗移栽两种方法：种子直播，春秋两季都可进行，以10月初至封冻前秋播好；春播3月底前后进行，播后3年采挖。育苗移栽，播种季节与方法均同直播，出苗后当年秋季或翌年春季移栽。定植后2年采挖，地瘦或管理不好也可延迟1～2年采挖。党参幼苗喜阴，需套种玉米、麦子、油菜等作物遮阴；成株喜光，苗长30 cm以上，应用树枝或竹竿插在行间作支架，引茎蔓缠绕上爬，以利植物通风、透光、促进生长。栽培3年以上的党参，条粗肉厚，皮肉相连，横纹多而密，但不能超过8年。采挖后，除去地上部分，洗净泥土，晒至半干，用手或木板揉搓，使皮部与木质部紧贴，饱满柔软，然后再搓3～4次，最后晒干即成，质量以条长粗壮、皮肉相连、嚼之无渣者为佳。

山西吕梁山、五台山野生党参资源比较丰富，其中以五台、宁武、静乐所产党参芦头大，主茎粗长，环长横纹，称"台党"，为野生党参中的珍品。

党参之名始见于清代《本草从新》，距今200余年历史。据记载，党参的发现与人参有关。山西上党原有五加科人参资源，至清代已绝迹，遂将太行山所产桔梗科的党参利用起来，并发展为家种，得名"党参"，后来上党郡改名潞州，又有"潞党参"之称。潞州现为山西长治地区，是当今山西党参的主产地。

除上述外，晋东山区出产的中药材还有款冬花、黄芪、秦艽、苍术、知母、黄精、酸枣仁、柴胡、黄芩、黄柏、猪苓、小茴香等，动物药有五灵芝、鹿茸、麝香、土鳖虫等。晋西高原出产的中药材还有甘草、柴胡、枸杞、黄芪、款冬花、苍术、黄芩、赤芍、秦艽、小秦艽、酸枣仁、地黄以及大黄、杏仁、银柴胡、锁阳、山楂、沙棘等；动物药有鹿茸、麝香等。汾渭平原出产的中药材还有地黄、山药、瓜蒌、板蓝根，以及防风、红花、沙苑子等。

3. 中药资源开发利用与保护状况

山西省是中华民族的发祥地，蕴藏着丰富的中药资源，是我国中药材主产省（区）之一。近些年来，由于对野生资源的过度开采，资源正在逐年地减少。山西省政府及时采取措施，加大了对野生资源的保护和对家种中药资源的管护力度，在全省先后建立了阳城、忻州、安泽等20个县市、100多万亩的中药自然保护区，并对种植历史悠久、道地性较强的7个优良品种——黄芪、连翘、党参、远志、柴胡、地黄、山药的种植地列为山西省中成药企业的重要基地。例如，在闻喜县薛店镇建设2.7万亩全国最大的远志生产基地；山西省振东实业集团投资5.3亿元，首期目标在大同发展黄芪产业规划暨10万亩正北芪GAP基地建设；陵川县农业信用合作社发放支农贷款，支持栽植连翘1 400亩，黄芩300亩，还建设锡崖沟生态农业、观光园区。

三 内蒙古自治区中药资源

1. 自然与社会地理环境

内蒙古自治区简称"内蒙古"，地处我国北部边疆，位于华北地区西北部。北部与蒙古国交界，东、西、南三面分别与黑龙江、吉林、辽宁、甘肃、宁夏、陕西、山西、河北等省（区）接壤。总土地面积110多万km²。

境内以高原为主，自北向西由呼伦贝尔、锡林郭勒、乌兰察布、巴彦淖尔、鄂尔多斯、阿拉善等高原组成。平均海拔1 000 m以上。高原四周分布着大兴安岭、阴山（由大青山、乌拉山和狼山组成）、贺兰山等主要山脉，构成内蒙古高原地貌的脊梁。大兴安岭的东麓，阴山脚下和黄河岸边，有嫩江西岸平原、西辽河平原、土默川平原、后套平原以及黄河南岸平原。那里地势平坦、土质肥沃、光照充足、水源丰富，是内蒙古主要粮食和经济作物生产基地。在高原东部分布着辽阔草原，是内蒙古重要的畜牧业生产基地。高原西部分布着巴旦杏林、腾格里、乌兰布和库布其、毛乌素等沙漠。在山地向高平原、平原交接地带，分布着黄土丘陵和石质丘陵，其间夹杂有低山、谷地和盆地，水土流失严重。湖泊、河流星罗棋布，主要河流有黄河、额尔古纳河、嫩江、西辽河等，呼伦湖、贝尔湖、达里诺尔湖、乌梁素海等是著名的湖泊。全区高原面积占全区总面积的53.4%，山地占20.9%，丘陵占16.4%，河流、湖泊、水库等水面面积占0.8%。

气候属于中温带干旱亚干旱大陆性气候。具有寒暑变化剧烈、降水量少而不匀、风大的特点。大兴安岭北段地区属于寒温带大陆性季风气候，巴彦浩特、海勃湾、巴彦高勒以西地区属于中温带大陆性气候。总的来说，冬季漫长严寒，多寒潮天气；夏季短促凉爽，有短暂高温，降水集中；秋季气温剧降，霜冻往往来早；春季气温骤升，多大风天气。年平均气温0～8 ℃，1月平均气温-26～-10 ℃，7月平均气温18～24 ℃，日较差平均12～16 ℃。气温变化剧烈，冷暖悬殊较大。年降水量50～450 mm，降水量由东北向西南递减。日照充足，光能资源丰富，大部分地区年日照时数在2 700小时，阿拉善西部达3 400小时以上。全年大风日数平均10～40天，70%发生在春天。全年无霜期短，仅60～160天。沙暴大部分地区为5～10天。阿拉善西部和鄂尔多斯高原地区达20天以上。阿拉善盟额济纳旗的呼鲁赤古特大风日年均108天。

土壤种类多，共同特点是土壤形成过程中钙积化强烈，有机质积累较多，土壤在分布上东西之间变化比较明显，土壤带基本上呈东北向西南排列，最东为黑土壤地带，向西依次为暗棕壤地带、黑钙土地带、栗钙土地带、棕壤土地带、黑垆土地带、灰钙土地带、风沙土地带和灰棕漠土地带。

生物资源丰富，草原面积占全国的1/4，森林面积居全国第二位，大兴安岭林区是全国重要的林业生产基地之一。本区草场面积居全国五大牧场之首，东起大兴安岭山地，西至居延海，东西绵延2 000 km，占全国可利用草场面积的1/5以上。呼伦贝尔、锡林郭勒、科尔沁、乌兰察布、鄂尔多斯和乌拉特是全国著名草原。

中药材产区分为大兴安岭、贺兰山地森林药材区，大兴安岭东麓丘陵、平原家生、野生药材区，大兴安岭西部、阴山北部高原草原药材区，阿拉善西部胡杨、柽柳药材区。

蒙古族的传统医药学曾吸收了藏、汉等民族及古印度医药学理论的精华，形成了独立的医药体系，在我国民族医药中占有重要地位。我国现有蒙药2 000种，在内蒙古自治区和东北、西北的蒙古族聚集地使用。内蒙古自治区制定了《内蒙古蒙药材标准》，收载药材和成药500余种。一些蒙药也是重要的传统中医药药材。近些年来，内蒙古自治区也在积极推行中药材的野生变家种的工作。

2. 道地药材与各种中药资源

内蒙古土地类型多样，有山地、高原、盆地、山谷和平原，也有森林、草原、沙漠和沙地，生长着不同种类的中药资源。有的地方经过长期开发利用，已经形成具有地方特色的道地药材基地。

（1）甘草

异名：甜草、密草、粉草。来源于豆科甘草属甘草（乌拉尔草）的干燥根及根茎。性味：甘，平。主含甘草酸（不得少于1.8%）。具有补脾益气、清热解毒、祛痰止咳、缓急止痛、调和诸药的功能。西医用作缓和祛痰药及矫味药。近代研究，甘草中的黄酮化合物有解痉、抗溃疡、止血、降低血中胆固醇的作用。药材质量以条匀长、皮细紧、色红棕、质坚重、粉性大、味甜者为佳。甘草为多年生草本，野生，耐旱，喜干，分布在我国西北、华北、东北三大区域。乌拉尔草原为药用主流商品，分布面最广。东起科尔沁草原，西至新疆额尔齐斯河，呈东西长、南北窄的带状分布。西部产的称"西草"，生于海拔500～1 500 m向阳、干燥的半荒漠草原或黄土沙丘、碱性土壤中，多直立主根粉草。东部产的称"东草"，生于海拔150～500 m半干燥的沙丘坡地或草甸中，多横生根状茎条草。

甘草以内蒙古西部所产品质最优。甘草的质量优劣，虽决定于品种，但生境因素不容忽视。海拔低、水位高、湿度大、雨水多、盐碱重的地区，所生甘草不论何种，都有皮黑、粉少、苦味的缺点。东北草因海拔低、水分足，直立甘草少，横生根状茎多。

甘草商品来源主要为野生，但可栽培。内蒙古的伊克昭盟、赤峰市的敖汉旗已围栏保护资源，开展人工栽培。以种子繁殖，也可利用斩下的根茎（芦头）繁殖，春季4月上旬、秋季10月下旬播种。种子繁殖4年后可采挖，根茎繁殖2～3年后可采挖。野生甘草春秋两季均可采挖，以秋季采挖粉性足，质地好，易晒干。挖取后，趁新鲜时除去残茎、须根及糟朽部分，并修去枝杈，理直，按条形长度截分成段，晒至半干，然后按条形粗、细、长、短等分等级，扎成小把，再晒至全干，打成大捆，外包芦席或麻袋。

内蒙古甘草以西部河套地区周围的杭锦旗、鄂托克前旗、达拉特旗、敖汉旗为主产地。阿拉善右旗、额济纳旗、鄂托克旗、奈曼旗、土默特右旗、托克托旗、乌审旗、阿拉善左旗、固阳县、翁牛特旗、巴林右旗、开鲁旗、察右中旗、扎鲁特旗、正镶白旗、阿鲁科尔沁旗、突泉县、赤峰市、通辽市也有产。

甘草是我国最常用药材之一，能调和百药，有"国老"之称。甘草入药距今已有2 500多年历史。《神农本草经》始载称"美草""蜜甘"，列为上品。我国是世界上甘草主产国之一，生产历史悠久，产量大，除了国内自用，每年有大量出口。1970年至1990年，甘草销量呈上升趋势，年销量基本保持在1 200万～1 800万千克，货源比较稳定，可以满足需要，所以价格小幅度上升　没有出现过暴涨暴跌。甘草自1950年列入国家计划管理品种，至今仍为国家管理的4种药材之一。甘草药用，素有"十方九草"之说，而且其他非药用用途广泛，需求量大。根据我国现有野生资源，近期内虽不紧缺，但从长远考虑，过量采挖会使野生资源减少。如东北甘草，在1950年还有大批量的货源，但因采挖过度，资源破坏严重，1960年后产量和质量急剧下降，几乎没有大宗资源。为此，发展人工栽培甘草或围栏保护工作刻不容缓。甘草是世界性公认的药材，各国药典都有收载。甘草又是防沙治沙的植物，过量采挖会破坏荒漠沙地的生态。为了保护生态环境及资源，

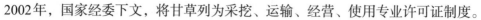

2002年，国家经委下文，将甘草列为采挖、运输、经营、使用专业许可证制度。

（2）赤芍

异名：赤芍药、木芍药。来源于毛茛科芍药属芍药的干燥根。赤芍与白芍来源于一个种。始载于《神农本草经》。中医认为赤芍与白芍性味与功能有区别，"白补而赤泻，白收而赤散"。赤芍为野生品，一般不刮皮，生晒。白芍为栽培品，需经刮皮、煮熟。赤芍含药苷（不得少于1.8%），具有清热凉血、散瘀止痛功能。药材质量以根条粗长、两端匀、不空心、质松皮宽、内色白、粉性足者为佳。

赤芍为多年生草本植物，耐寒、喜阳光，可在干燥向阳地区栽种，以选土层深厚的疏松沙质土、排水良好的平原或缓坡为宜。可用种子繁殖、育苗移栽，一般需4～5年收获；用芽头繁殖3～4年可收获。赤芍因目前野生资源丰富，栽培极少。野生多分布在我国华北、东北地区，海拔300～1 500 m的山地或平原。常见于山坡、林缘、灌丛及草甸、沙丘、草原。

内蒙古的多伦为著名产地。鄂伦春自治旗、牙克石市、额尔古纳市、莫力达瓦自治旗、扎赉特旗、扎鲁特旗、阿荣旗、鄂温克旗、扎兰屯市、正蓝旗、锡林郭勒盟、巴林左旗、科尔沁右翼中旗、科尔沁右翼前旗、赤峰市、突泉县均有产。

赤芍产销量较白芍小，野生资源又比较丰富，多年来产销基本平衡。

（3）锁阳

异名：羊锁不拉（内蒙古）、绣铁棒（新疆）、黄骨狼（宁夏）。来源于锁阳科锁阳属锁阳的全草。性味：甘，温。主要成分有花色苷、三萜皂苷和鞣质。具有补肾阳，益精血，润肠通便功能。药材质量以个肥大、色红、坚实、断面粉性者为佳。

锁阳为多年生肉质寄生草本，寄生在蒺藜科白刺属植物的根上，地下茎粗壮，具有多数瘤突起的吸收根。野生分布在我国西北和内蒙古地区。生于海拔1 000～2 500 m的荒漠草原多沙地带，多在轻度盐渍化低地、湖盆边缘、河流沿岸阶地、山前冲积扇的扇缘、有蒺藜科植物白刺成片生长地区寄生。

锁阳采收在春、秋季节，以春季采者为佳。挖出后除去花序，置沙滩中半埋半露，晒干即成。少数地区趁鲜时切片晒干。

内蒙古分布在阿拉善左旗、阿拉善右旗、额齐纳旗、乌拉特右旗、乌拉特中旗、磴口县、五原县、杭锦旗、鄂托克旗、乌拉特前旗、杭锦后旗等地。

锁阳资源比肉苁蓉丰富，货源可满足供应需要。锁阳野生资源开发潜力大，应积极研究新用途，开发新产品，前景远大。

（4）杏仁

来源于蔷薇科植物山杏、西伯利亚杏、东北杏的干燥成熟种子。杏是我国常用的药食两用的佳果。它含有人体所必需的几十种营养成分，如蛋白质、脂肪、磷、钙、镁、铜、铁、碳水化合物、粗纤维、糖类及多种维生素等。仁用杏分为苦杏仁和甜杏仁两种。栽培杏一般以甜的较多，野山杏为苦的。仁用杏为常用中药材。杏仁含有苦香仁苷、脂肪油及苦杏仁酶、樱叶酶、苦杏仁苷的酶、酸水解物及苯甲醛等多种有机物质。性味：苦，微；有小毒。能止咳平喘、润肠通便。

山杏是一种多年生灌木树种，包括西伯利亚杏、辽宁杏及野生杏。野生于山地丘陵，常常与禾草或杂草共同组成灌丛草原。杏为落叶乔木，多人工栽培，山区、平原均可，对气候、土壤适应性强，要求不严。一般用种子繁殖，育苗两年后移栽。

杏野生或栽培分布在我国东北、华北、西北、西南地区以及河南、山东、江苏等省（区）。

山杏生于山坡，间有栽培，分布在我国辽宁、河北、内蒙古、山东、山西、陕西、宁夏、甘肃、江苏等省（区）。

苦杏仁主产于北方省（区），尤以内蒙古产量最大，主要分布在中、东部山地，以大兴安岭东南麓山地最多。

据业内人士称，我国年产杏仁2万吨左右，而国内市场需求量高达5万吨左右，市场供需缺口高达3万吨左右，供求矛盾十分尖锐，这就为发展杏仁生产创造了空间。杏仁生产是产区农村生产结构调整的一个好项目，杏仁也是农民致富的一个好品种。因此，产区应以市场为导向，因地制宜发展杏仁生产，为药材、食品市场提供优质高产的杏仁，增加农民收入，让农民富裕起来。

（5）北苍术

异名：山苍术、关苍术、津苍术。来源于菊科苍术属北苍术的干燥根茎。性味：辛、苦，温。北苍术根茎含挥发油1.5%，其主要成分为苍术醇、苍术酮、茅术酮及桉叶醇等。具有健脾、燥湿、解郁、辟秽功能。药材质量以个肥大、坚实、无毛须、气芳香者为佳。

北苍术为多年生草本，喜温和、湿润气候，耐寒力强，忌强光和高温。野生于华北、东北地区，海拔300～1 000 m的山地林间，阳坡或半阴坡的灌丛、草地、草原、草甸中。

北苍术资源主要来自野生，家种很少。主产于内蒙古、河北、山西、辽宁、吉林、黑龙江，此外，山东、陕西、甘肃等地亦有产。河北各地所产多集散于天津，固有"津苍术"之称。北京怀柔、天津蓟州区也有少量产出。市场产销的商品80%来自内蒙古兴安盟、呼伦贝尔市，是我国主要的产区，年均产量在300万千克以上，占全国产量的3/5。

据有关部门的一项调查显示，从20世纪90年代末开始，野生苍术资源在

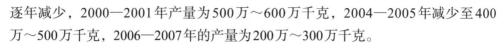

逐年减少，2000—2001年产量为500万～600万千克，2004—2005年减少至400万～500万千克，2006—2007年的产量为200万～300万千克。

由于多年来产区群众不分时节、不管成熟度地常年采挖，野生资源逐年减少，自然恢复速度远跟不上采挖速度。国家不断加强环境保护和风沙治理，特别对内蒙古及东北植被的保护力度越来越大，野生品种苍术禁采、禁运，这势必影响今后苍术市场的货源。

山西、江苏、湖北等地进行野生苍术转家种试验，由于技术未达到一定成熟度，所以单产较低，经济效益不高，也就未能大面积推广。而栽培产量甚少，也不足以影响未来苍术的产量和市场价格。

由于苍术药用价值较高，我国各大制药厂用其作为主要原料开发的药物达数十种。现代医学研究发现，苍术根茎含5%～9%的挥发油，主要成分为苍术醇、茅术醇、桉叶醇等，对肝癌有一定疗效。同时，随着饲养业的发展，苍术的适用范围日渐拓宽，牲畜饲料、兽药中的用量也在加大。广泛的应用需求必然导致苍术市场需求量的增加。据统计，苍术需求量平均每年增长10%～15%，2000—2001年需求量约为100万千克，2005年已增长至400万千克左右，目前苍术的年需求量超过1 000万千克。

（6）发菜

异名：仙菜、净池毛、地毛。以其形状细长乌黑如人的毛发而得名。它是藻类念珠藻科植物发菜中可供食用的一种蓝藻。性味：甘、寒；无毒。具有助消化、解腻、清肠胃、降血压的作用。发菜主产于我国北方草原沙漠地区，由于营养丰富，可供食用，出产少，特别名贵，被视为"戈壁之珍"。内蒙古、青海、宁夏为主产省（区），新疆、甘肃、陕西、四川、河北等省也有产。青海省将其列为"三宝"之一，宁夏将其列为"五宝"之一。近年来，在一些草原地区采集发菜现象十分严重，导致草场退化及沙化，严重破坏了生态环境，影响农牧民的正常生产和生活，在一些地方还影响民族团结和社会的稳定。为此，必须采取果断措施，禁止采集发菜，取缔贸易。

发菜不仅是一种助消化、解积腻、清肠胃、降血压的药用植物，它营养丰富，是名贵的副食品，而且也是一种保护生态环境和草原资源、防止沙漠化的野生固沙植物。现在发菜已被列入《国家重点保护野生药材物种名录》一级保护药材。随着国内需求量的增加，特别是广大民众将之当作名贵副食品，发菜的供需矛盾会更加突出，为此应大力发展发菜的人工栽培。

（7）郁李仁

异名：郁子、郁李仁、李仁肉。来源于蔷薇科植物郁李、欧李或长柄扁桃的成熟种子。性味：辛、苦、甘，平。归脾、大肠、小肠经。郁李仁种子含苦杏仁苷、脂肪油50.3%～74.2%，挥发性有机酸、粗蛋白质、纤维素、油酸、淀粉，又含皂苷0.96%及植物甾醇、维生素B_1。具有润燥、清肠、下气、利水的功能。主治大肠气滞、造涩不通、小便不利、大腹水肿、四肢浮肿、脚气。药材以颗粒饱满、淡黄白色、整齐不碎、不出油、无核壳者为佳。

郁李仁为落叶灌木，喜湿润环境，能抗寒，也能耐寒，但怕水淹。一般栽培于向阳山坡或排水良好的地方。对土壤要求不严，沙质壤土及含石灰质黏土均可。栽培可用种子繁殖，也可分株繁殖。种子繁殖是当果实成熟时，将种子和沙（1:3）混合于箱内，在0～5℃条件下，直至翌年春播或秋播，穴播或条播均可。分株繁殖掘取母株，将各个分蘖分开，一般可分3～5株，然后按行株距栽种。采集果实在秋季成熟时采摘，除去果肉、取核，再去壳，取出种仁。

上述品种商品称"小李仁"，主产于内蒙古、辽宁、河北省（区）。另外还有一种"大李仁"，为蔷薇科植物山樱桃或截形榆叶梅干燥的种子，亦作郁李仁使用。外形较大，表面黄棕色。产于甘肃、内蒙古、河北、山东、辽宁少数地方。

在内蒙古的大兴安岭、贺兰山地森林区，还出产鹿茸、麝香、秦艽、桔梗等。

在大兴安岭的东麓丘陵平原，还有杜鹃、知母、龙胆、麻黄、麦饭石等。

在大兴安岭的西部、阴山北部高原草原，还有关防风、黄芩、远志、龙骨、马勃等。蒙西高原荒漠有银柴胡、肉苁蓉、锁阳、白刺果等。

阿拉善西部有胡杨、柽柳等。

3. 中药资源开发利用和保护状况

内蒙古自治区是野生中药资源蕴藏量极为丰富的省（区）。由于地处我国北部边境地区，交通不大方便，许多野生中药资源未能得到充分开发利用，仅限于供内蒙古区内，有待进一步开发利用。

由于忽视对中药资源的保护，内蒙古野生中药资源遭受掠夺性采挖，主要为甘草、麻黄及发菜等品种。这不仅造成野生品种资源的减少，而且还造成环境的严重破坏，如采挖1千克甘草，要破坏60平方米的草原，由于野生甘草在草地生长，气候干旱，环境恢复比较困难。草地破坏，严重影响牧业生产。

政府重视对中药资源的开发利用与保护，在阴山—河套平原开展野生变家种及引种药材，可提供黄芪、党参、枸杞子、板蓝根、荆芥、伊贝母等商品药材。

蒙药种类繁多、资源丰富，以植物药为主。常用蒙药有450种，蒙区专用有260种，本区自产药材占30%。蒙药中有许多药材值得开发利用。此外，还有白龙菖菜、芯芭、小檗、紫花高乌头、金莲花等，这些资源具有一定的开发利用价值，其中部分资源已得到开发或正在开发利用。

第六节　东北地区的中药资源

　　东北地区包括辽宁、吉林、黑龙江三省，是我国最东部地区，也是纬度最北、气候最冷的地区。境内有山地、丘陵、平原多种地貌类型，西北部有大兴安岭，北部有小兴安岭，东部有完达山、哈达岭、长白山、千山山脉，中部为宽阔的东北大平原，西南有辽宁的丘陵山地。这地区江河众多，水系发达。气候属寒温带及温带湿润及半湿润地区，冬季寒冷漫长，夏季温暖短促。降水集中在夏季，东西分布差异大。北部寒温带土壤为漂灰土，温带为暗棕壤土、黑土和黑钙土。

　　中药资源种类丰富，珍稀、名贵药材多，蕴藏量大，产量高，长白山是我国药用资源三大宝库之一。中药材种植业发达，规模较大，以具有悠久历史的人参最为著名，还有道地药材"关药"多产于此。本区经济发达、交通方便，是我国重要的重工业基地。在黑龙江哈尔滨三棵树有中药材专业市场。

一　辽宁省中药资源

1. 自然与社会地理环境

　　辽宁省简称"辽"，位于东北地区南部，东南隔鸭绿江与朝鲜相望，全省总土地面积14.8万 km²。辽宁南濒浩瀚的渤海和黄海。全省地势呈鞍形，两翼高、中间低，自北向南、自东向西中间倾斜。按地貌特点大致划分为三种类型：东部山地丘陵、西部山地丘陵、中部辽河平原。东部山地丘陵有千山山脉，自东北向西南深入黄海与渤海，构成辽东半岛。千山山脉两侧丘陵起伏，北有来自吉林省南伸的哈达岭与千山山脉相接于沈阳之东，形成辽东丘陵山地，是辽宁省主要的林区。西部辽西丘陵山地，地势自西北向东南阶梯式递减，到渤海沿岸又构成了一条狭长的海滨平原，称为辽西走廊，是我国东北和华北地区沟通的主要陆上通道。中部辽河平原，是东北大平原的一部分，地势平坦，土壤肥沃，水源充足，是辽宁省主要的农业区。山地丘陵，平均海拔500～800 m。境内有大小河流300余条，还有辽河、鸭绿江（中朝界河）、大小凌河、浑河、太子河、绕阳河等。河道平缓，含沙量高，易生洪涝。辽宁海域广阔，近海分布有500多个岛礁，主要有大小长山岛、石城岛、大小鹿岛、长兴岛、菊花岛等。

气候属温带大陆性季风气候，雨热同期，日照充足，四季分明。春季少雨多风，夏季炎热多雨，秋季短暂晴朗，冬季寒冷干燥。辽宁省是东北地区降水量最多的省份，年降水量500～1 000 mm，自东南向西北递减。

辽宁省土壤主要有草甸土、褐色土、棕色森林土等，褐色土集中分布在西北部，草甸土主要分布在中部平原，东部及西部为棕色森林土。大致长大铁路以东的丘陵山地是棕色森林土分布最广泛的全地区，其中东部边境一带的牧高山地为灰化棕色森林土，低山和丘陵顶部大部分是生草棕色森林土。山地的棕色森林土经冲刷沉积在河谷及丘陵底部，转化为草甸棕色森林土，这种土壤在长大铁路东侧、东南沿海及鸭绿江各支流谷地广泛分布。较大河流谷地有冲积土分布，上述两种土壤大部已开垦利用为农田。西北部广大地区的土壤，随着气候逐渐变干，碳酸盐含量亦增多，一般地区以淋溶褐色土分布最广，河谷地带为碳酸盐草甸土，与内蒙古接壤地区亦有沙土分布，沙地以固定改造为主，不宜农垦利用。

辽宁省有中药资源约1 680种，其中植物药用资源有1 337种，动物药380种，矿物药63种。野生资源蕴藏量大的有抚顺、本溪、锦州、铁岭、朝阳等地。栽培药材产量大的有抚顺、丹东、本溪等地。大宗药材有酸枣仁、黄芪、山楂、黄芩、北苍术、白鲜皮、山豆根等。

辽宁是东北地区中药资源开发较早的省份。《名医别录》记载辽宁产藁本及细辛质量更优。辽宁道地药材种类较多，岫岩已建立北五味子栽培示范基地，并率先在全国形成北五味子种植、收购、加工、销售一体的产业链；清原县已成为关龙胆GAP基地。

2. 道地药材与各种中药资源

（1）辽藁本

来源于伞形科藁本属藁本或辽藁本的干燥根及根茎。藁本有两大类：一为藁本，又名西芎藁本、川藁本，商品习销南方；另一为辽藁本，又名北藁本、热河藁本，商品习销北方。两者均以干燥根茎或根入药。性味：辛，温。本品含挥发油，主要成分3-丁苯酞、蛇床酞内酯。具有镇痛、解热及抗炎等作用，常用于风热感冒、巅顶疼痛、风湿肢节痹痛。药材质量以根茎粗壮、大小均匀、质坚、地上茎短、香味浓者为佳。

藁本为多年生草本植物，野生及栽培均有。西芎藁本野生于我国西部地区湖北恩施，陕西汉中，甘肃天水，四川茂县、汶川，重庆，湖南茶陵、桂东，江西遂川等地，海拔700～2 500 m的向阳山坡，林缘、草地或山谷林下、水边阴湿地。辽藁本野生于我国河北北部和辽东半岛中、低山区，海拔500～1 500 m的山地、林缘、阴湿石砾山坡及林下。人工栽培宜在气候凉爽、湿润地区，藁本耐严寒，怕高温、怕涝，对土壤要求不严格，但以疏松、肥沃、排水良好的沙壤土为

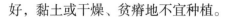

好，黏土或干燥、贫瘠地不宜种植。

野生藁本春季出苗或秋季茎叶枯萎时采挖。栽培藁本以地上茎节繁殖，春初2月下种，第二年10月下旬至11月上旬择晴天采挖。辽藁本无栽培。野生或家种藁本挖出根茎后，除去根须，洗去泥土，晒干或微火烘干。

辽宁省藁本主产地区在20个县，如朝阳、北栗、义县、北镇、凌源、建昌、漳武、抚顺、本溪、新宾、凤城、丹东、岫岩、庄河、辽阳、营口、盖州市、新金、金县等。内蒙古、河北亦有分布。习惯认为辽宁产的藁本气味香浓、质量最佳，故有"辽藁本"之称。

藁本始载于《神农本草经》，被列为中品。过去药用资源均为野生，仅在湖北恩施地区有少量种植。20世纪60年代前，年需量常在15万～25万千克，但年产量常在10万千克以下，供不足销。60—80年代，北藁本扩大收购面，西芎藁本在湖南、江西等省发展种植，年产量上升至20万～25万千克，产销基本平衡。80年代末，四川阿坝州、陕西宝鸡、湖北恩施相继建立栽培基地，使藁本资源基本保持稳定。

20世纪末，我国有关部门为了摸清藁本野生资源的家底，对全国14个藁本生产的省（区）进行调查，并汇总统计蕴藏量约3000万千克，其中东北三省及内蒙古约1200万千克。

进入21世纪，由于发现缺口大，在高利润、高效益的驱动下，人们对藁本无序滥采乱伐。在产区大行开矿、修路、建厂、开发小区，破坏了藁本赖以生长的环境，加上产区干旱、暴雨、泥石流、沙尘暴等自然灾害，导致藁本大量死亡。也有些地区，由于青壮年外出打工，家中无人采挖藁本，造成连年产量下滑。2000年产量500万千克、2004—2006年产量300万千克、2009年产量150万千克。而市场供给缺口连年加大，2007年缺口40万～50万千克，到2009年为150万～170万千克。

导致藁本近年来需求量的大幅上升原因是药用价值的提高。藁本现在广泛用于新药、特药、中成药、中药饮片生产加工、中药配伍及加工出口创汇等。

藁本野生资源枯竭，面临濒危、产地及药市少见库存、产量连年减少，供需缺口加大，拉升价格的上涨，2000年全国平均价格为5～6元/千克。2005—2006年已涨到15～20元/千克，2007—2008年再涨到26～35元/千克，截至2022年，野生藁本的价格在60元/千克。

（2）辽细辛

异名：北细辛。来源于马兜铃科细辛属北细辛的根和根茎，同科属还有华细辛或汉城细辛。性味：辛，温；有小毒。具有发表散寒、温肺化饮、宣通鼻窍等功效。主要化学成分为挥发油、甲基丁酚，还含黄樟醚、a-蒎烯、细辛醚、榄香素等。药材质量以根细、质软、色灰黄、叶小色绿、气辛香、味辛辣而麻舌者为佳。

北细辛为多年生草本植物。野生分布于我国东北地区，海拔200～1 500 m的山林地区，常生在森林中、灌丛下，山沟边阴湿而肥沃的腐殖质土中。同属华细辛野生分布在我国长江流域，海拔1 200～2 100 m的山区林下、岩石旁等阴湿地。

北细辛属阴生植物，耐寒，喜湿润、喜肥、喜阴，怕强光。北细辛根系发达，但由于上土层中营养物质丰富，根多数不向下深扎，而形成浅根系植物，吸水力弱，因此不耐干旱，却很耐寒。根系生长发育最适宜温度为20～25 ℃。

对土壤要求较为严格，喜土层深厚、有机质丰富的腐殖土，特别是林下地，土壤pH6.5～7.0为佳，土壤含水量40%～60%。这样的土壤湿润、肥沃，通气性好，保肥性能亦好。

细辛野生栽培均有。自然繁殖生长期长达5～6年。人工栽培，种子育苗1～2年，移栽后种植3年始可采收，种子直播也需4～5年采收。如用根茎切段移栽，3年可采收。因为细辛是阴生植物，不论野生或栽培，都必须具有蔽荫、湿润、土壤疏松肥沃的生长条件。野生每年5—6月采收，栽培8—9月采收。连根带叶全株挖取，去净泥土，每十多株扎成一把，根扭结成辫状，叶为扇状摊开，置阴凉通风处阴干。不能用水洗或日晒，因为水洗叶片发黑，日晒叶片发黄，根易变黑，气味降低，影响质量。

北细辛（包括汉城细辛）主产于我国辽宁、吉林、黑龙江，其中以辽宁省所产质地最优。主产以辽宁桓仁、新宾、清原、宽甸、本溪县最多，庄河、房店、兴城、西丰也有产。

细辛为常用药材，始载于《神农本草经》，被列为上品。古代药用细辛主要为华细辛，均为野生品。现代药用细辛主要为北细辛，20世纪80年代以前来源于野生。70年代末期北细辛栽培成功后，商品来源基本为家种。

细辛含有挥发油甲基丁香酚，有强烈的辛辣味，渗透力很强。根据这个特点，细辛除药用外，还用于保健品、化妆品如花露水、牙膏等配置原料。细辛的生产，近50多年来，随着中药事业的发展、新药的开发，细辛用量也在逐年增长。从20世纪五六十年代的年需要量15万千克，至90年代末上升到40万～50万千克，增长了3倍。但其间受市场的需要及价格的变化，细辛生产量也随之起伏波动。如在80年代末90年代初，当细辛年产量达75万～80万千克时，因产大于销，库存积压，迫使细辛价格猛跌，与其他农副产品相比极不相称，从而挫伤农民栽种的积极性，种植细辛面积迅速减少。1992—1996年间，细辛年产量只有35万～40万千克时，由于库存减少，价格逐步回升到70多元，2007年又回落到每千克18元，2008年又小幅回升。2020年，受细辛单产产能下降等影响，行情开始稳步上扬，2021年，行情继续走高，净根细辛价格突破90元，到了2022年，一度突破150元。

（3）关龙胆

异名：北龙胆、龙胆草、北龙胆草。来源于龙胆科龙胆属条叶龙胆、龙胆、三花龙胆或坚龙胆的根茎及根。前三种习称"龙胆"或"关龙胆"，后一种称"坚龙胆"或"滇龙胆"。性味：苦、寒。具有清热燥湿、泻肝胆火、健胃功效。本品含龙胆苦苷、龙胆碱、龙胆黄素、龙胆糖等。质量以根茎小、根粗长完整、色黄棕、有横纹、味极苦者为佳。

关龙胆喜凉爽、湿润气候，野生于我国东北三省及内蒙古，海拔200～1 700 m的低丘山地或山间平原的草地上。三种龙胆自然分布的生态环境略有差异。龙胆多生长在阔叶林下、林缘、林隙或荒山的草甸群落、山坡草地，在山间低地少见；条叶龙胆主要生长在山坡草地，半湿润草甸草原、林缘及灌丛间，常散生于盐渍化草原地区；三花龙胆的生境偏湿，多生于山间低地的杂类草甸、潮湿草甸及沼泽地的塔头墩上。滇龙胆喜凉爽、潮湿的气候，野生于我国西南地区，海拔1 000～2 700 m的中、高山区，多生于向阳山坡的林缘、灌丛间。

人工栽培龙胆，东北有些地区选原产地地势平坦、阳光充足，含腐殖质丰富的沙土地种植。到20世纪末，龙胆仍以野生为主。栽培龙胆因周期长、产量低，栽培方法尚在研究实验阶段，产量不大。野生龙胆每年4～10月间均可采挖，以秋季9～10月产根条壮满，质量较好。挖出根和根茎后，斩去地上部分，抖去泥屑，晒至半干，将根条顺直捆成小把，晒至全干。栽培龙胆用种子繁殖，一般栽种4年可摘取；分根繁殖栽种3年可采收，加工方法与野生同。

龙胆为多年生草本，在我国分布很广，东北、华北、西南、华东、西北等都有。但以东北、内蒙古产的关龙胆产量最多，质量又优于其他地区。是东北道地药材之一，野生及家种均有。辽宁是关龙胆主产省，分布在西丰、抚顺、清原、新宾、本溪、凤城、岫岩、桓仁、庄河、鞍山、海域、盖州市等县市，其中清原县是龙胆GAP基地。

龙胆药用始载于《神农本草经》，为中医常用清肝胆实火，除下焦湿热要药。以其味苦如胆汁而得名。进入21世纪，龙胆应用范围不断扩大，除药用外，还用于保健品、化妆品。价格也逐年攀升，从2003～2004年每千克15～23元，到2008年上升到75～88元，创下历史最高的纪录。同时，以人工栽培龙胆，经数十年的摸索，技术上逐渐成熟，产量有了很大的提高，种植面积也不断扩大，到目前栽培的产量已超过野生总产量。

（4）北五味子

异名：五味子、辽五味子、山五味子、山花椒。本品为木兰科五味子属五味子干燥成熟果实，同科同属还有华中五味子。前者称"北五味子"，辽宁产商品药材又常称"辽五味子"；后者称"南五味子"。《本草纲目》中记载："五味今有南北之分，南产者色红，北产者色黑，入滋补药必用北产者乃良。"药材以干燥成熟果实入药。性味：酸，温。主要化学成分有柠檬醛、a-依兰烯、维生素C等，种子含五味子素、五味子醇甲等。具有敛肺滋肾、止泻、生津、止汗涩精的功效。药材质量以粒大、色紫红、皮肉厚、油润光泽、多双核者为佳。

五味子是多年生落叶木质藤木。北五味子野生于海拔450～1 100 m的山地针阔叶混交林中，山沟、溪流两岸的小乔木和灌木丛间，缠绕于其他树木上，或生长在林缘及林中空旷的地方。

五味子喜湿润环境，但不耐低洼水浸，又怕干旱。耐寒，可难受-30 ℃的低温，生长适温20～25 ℃，高于30 ℃生长缓慢。耐阴性较强，幼苗期（荫蔽度50%）成株时喜光、喜肥，适于疏松肥沃、富含腐殖质、排水良好的沙质壤土栽培。一般采用种子栽培、扦插、压条、分株等方法都可繁殖，大致3年后可开花结果，4～5年进入旺产期。北五味子于10月霜降后果实色泽呈紫红色采摘，采后阴干、晒干或蒸后晒干，干后除去果枝杂质。如烘干，必须低温，防止挥发油挥发成焦枯粒。

在20世纪，五味子以野生为主，栽培较少。北五味子主产在小兴安岭、长白山区，南五味子以秦岭、伏牛山、大巴山为主产区。北五味子以省（区）划分，主产在辽宁、黑龙江、吉林以及内蒙古，河北及山西也有分布。

据调查，东北三省五味子野生资源较过去减少了1/3。在长白山区，由于多年来的开采，北五味子野生资源已大幅减少，依靠野生资源已远远不能满足市场的需要。自1999年以来，野生五味子价格连年上涨，但产量连续下降，年递减20%以上，其中2002—2003年，减产幅度达50%以上。

因野生资源不断减少，东北北五味子产区已开展对五味子进行人工栽培及野生资源抚育。黑龙江省安庆市从1998年开始五味子人工种植试验，2002年建成全国第一个野生五味子自然保护区，到2004年人工种植北五味子1.2万亩，产量达到10万千克。伊春市2003年栽培面积6万多亩，产量达20万千克。辽宁省北五味子2万多亩，人均增收4 000多元。使6 000多农民脱贫。岫岩为了配合五味子发展，在2010年已经形成一条可加工五味子干果生产线，在全国率先形成集北五味子种植、收购、加工、销售一体的产业链，成为名副其实的五味子生产大县。

五味子作为药用已收载于《中华人民共和国药典》，果实含有挥发油、糖类、苯甲酸等多种成分，在国外已成为新兴的食品工业和饮料行业的重要原料。用五味子果实生产果汁和饮料，除了它的医疗、保健、营养价值外，更重要的是它的果实中含有抗氧化剂，产品不用添加防腐剂就可以保存较长的时间。五味子种子含有木脂素类等多种成分，有降酶作用，为治疗肝炎新药。叶子可制成茶和香料。五味子生长在林内，由于进行森林抚育，容易遭到破坏，建议林业部门建立五味子专门栽培基地。

除上述之外，辽宁省还出产其他药材，如朝鲜淫羊藿、平贝母、酸枣仁、山楂、草乌等，这些药材品种野生数量大，蕴藏量丰富。还有些药材具有开发前景，如满山红、东北雷公藤、辽东楤木等。

3. 中药资源开发利用和保护状况

辽宁省是东北三省中药资源开发利用最早的省份，用药历史悠久，中药资源丰富，道地药材种类较多，主要有细辛、北五味子、辽藁本、龙胆草等。辽宁省加大了对中药资源的开发利用，中药材种植和养殖业得到进一步发展。辽宁省益民药材发展公司、鞍山聚缘食品有限公司等一批企业投入药材生产行列，为了做大、做强中药产业生产，在组织、技术、资金上加大投入。现在辽宁省中药材种植面积已达到40多万亩，有30多个品种，有10多个品种种植面积已经超过万亩，动物饲养已有熊、鹿及林蛙等多个品种。同时为改变长期以来辽宁省一直以原料药形式销售的方式，鞍山聚缘食品有限公司投入资金4 000多万元，建设五味子深加工产品，并聘请国家顶尖药师研究五味子保健产品配方，其中3个已通过国家药品食品监督管理局审批，每年可加工五味子干果5 000吨。

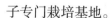
吉林省中药资源

1. 自然与社会地理环境

吉林省简称"吉"，位于东北地区中部，是东北平原的腹地，东与俄罗斯接壤，东南隔图们江、鸭绿江与朝鲜相望，南邻辽宁省，北连黑龙江，西接内蒙古自治区。东西长650 km，南北宽300 km，全省总土地面积19万 km²。地势东南高、西北低，有山地、丘陵、平原三大地貌类型。以中部大黑山为界，分为东部以长白山为代表的山地和中西部广阔的松辽平原两大地貌区，山地约占3/5，平原占2/5。

气候属于北温带大陆性季风气候，春季干燥风大，夏季高温多雨，秋季天高气爽，冬季寒冷漫长，有明显的四季更替。全省年降水量400～800 mm，自东向西呈现出明显的湿润、亚湿润和亚干旱的差异。由于降水空间分布不均，中西部地区干旱频繁发生，东南部地区经常出现洪涝灾害。

土壤东西明显可分为灰化土带与黑土带。东部随地形和植被变化可分为灰化土和生草灰化土两个亚类。另外尚有山地棕色森林土、沼泽土等。中部地区森林破坏后为草原取代，形成过渡土类淋溶黑土。两部黑土区虽属于平原区，因受微地形影响，主要形成典型黑土、碳酸盐黑土、盐土和碱土。另外，也有冲积土和风积土。

吉林省中药资源丰富，野生和栽培的药材均以低山、丘陵为多，野生药材蕴藏量较大的有吉林、延边、浑江、长白山等地。长白山四季分明，素有"世界生物资源宝库"之称，被联合国命名为"人类与自然保护圈"，又被称为"中国三大中药材基因库"之一。长白山开发历史较短，人为破坏不严重，具有良好的生态环境，中药材质量优良，驰名中外。长白山区在吉林省境内面积有9万 km²，占吉林省面积一半，药用动植物资源种类较多，蕴藏量极大。其中人参、鹿茸、刺五加、关龙胆、北细辛、林蛙油等药材道地性突出，质量优良。

自古以来，吉林省资源丰富，土地肥沃，草原广阔，中药生产条件好。尤其是长白山地区，地理位置优越，丰富的自然资源和对外往来促进了中医药事业的发展。吉林省的集安等地是边条参栽培地，紧邻的长白山抚松也成了野生和家种药材的源头。诸多优越条件使长白山地区成了重要的"关药"产区。

2. 道地药材与各种中药资源

（1）人参

异名：山参、园参。来源于五加科人参属人参的根。栽培者称"园参"，野生者称"山参"。性味：甘、微苦，平。主要化学成分为皂苷、挥发油，还含多种糖类、氨基酸、微量元素等。具有大补元气、复脉固脱、补脾益肺、生津安神的功效。

野山参以生长年久，浆足体丰满、横灵体、雁脖芦、"八"字腿、皮条须、皮细纹深、紧皮细纹，芦、纹、体、皮、须五形全美，芋帽不超过主根重25%者为佳。

园参分为生晒参、红参白糖参3种。

1）生晒参：以支大、体轻质脆、皮细纹深、表面黄白色、断面白色、粉性、气香、味苦微甜者为佳。

2）红参：以身长、芦长、腿长、体圆、无纵沟、表面红棕色、有皮肉、半透明、质坚实、气香味、苦者为佳。

3）白糖参：以支大、色白、皮老、长芦、长须、无破痕、纹深皮细、断面白色、味甜微苦、不返糖者为佳。

生晒参含人参苷 Rg_1（$C_{42}H_{72}O_{14}$）和人参皂苷 Re（$G_{48}H_{82}O_{18}$）的总量不得少于0.25%，红参不得少于0.20%。

人参为多年生宿根草本植物，以其生产分为野生和栽培两种。野山参生长在深山老林之中，一般生在背阳向阴、土质硬结、排水良好、肥源较差土壤中。生长缓慢，种子自然繁殖率很低，自然更新很差。生长期至少10～20年，多则数十年，甚至上百年。因为价格昂贵，经长期采挖，资源极为稀少，大致优质品更为罕见。栽培人参，习称"园参"，一般以种子繁殖为主，经育苗移栽3年后可采挖，经过长期培育，现有马牙、长脖、多头三个品种。

人参习性喜阴凉、耐寒，主要分布在我国长白山区及小兴安岭地区的山区林间。在最高气温28.7 ℃、最低气温-40 ℃，光照适当，排水良好的沙质或腐殖质壤土生长。野山人参在海拔800～1 800 m的针阔混交林及杂木林下、阴凉山坡或山岗腐殖质沙质土壤中。园参栽种于海拔500～1 000 m（多在700～800 m）的阔叶为主的阔针混交林，以及乔木、灌木两层树冠的林下，或者伐林开垦，搭荫棚种植，现在多采用农田搭荫棚栽种。长脖品系宜在阔叶林下，地形较陡峭、排水良好、腐殖质土较薄的棕黄色风化沙质土中栽培。

野山人参分布产区不集中，产量稀少，主要在长白山区及小兴安岭地区。园参主产于我国东北黑龙江、吉林及辽宁三省，河北、山西、内蒙古、云南、四川、贵州、陕西、湖南、湖北等省（区）曾引种，除云南丽江地区有少量产品，其他省（区）均无产量。

在主产于我国东北三省的人参中，以吉林为最主要产区。抚松、敦化栽培最早，有400余年历史。目前产量最多为抚松、集安、靖宇、安图，其余如敦化、长白、通化、临江、舒兰、延吉、桦甸、珲春、汪清、蛟河等县、市也有产。

人参是我国珍贵的中药材，历史悠久，是享誉中外的天然补益药。药用始载于《神农本草经》，被列为上品。人参对多种疾病有一定治疗功效，在我国人民心目中具有相当的威信，因而人参在明清以来得到较快的发展。随着人民生活的提高，补益类药品消费量的扩大，中成药原料需要的增长，人参市场呈上升的趋势，人参始终居畅销品的地位。现在人参除了药用，已被广泛综合利用。人参花蕾、人参叶、人参茎、人参果实都含有人参皂苷、多糖等成分，人参加工时的蒸煮汁水也有人参成分。人参除作药品、保健品之外，目前已开发的有人参糖、人参茶、人参酒、人参露、人参可乐、人参汽水、人参饼干、人参烟、人参牙膏、人参香皂、人参化妆品等，开发利用前景广阔。但在人参快速发展中，保护资源与生产产品质量方面还存在较大的问题：

1）野生人参资源已寥寥无几，成为稀世之宝。主要是森林采伐过度，还有乡民为获利，连续采伐，致使野山参资源迅速减少。

2）栽培人参质量降低。由于产地药农为了快速获利，使用激素、化肥促使人参高产快长，生产出的产品低劣。

因此，建议：

1）对野山人参：①要选择并营造出一个适宜生长的自然环境（包括温、气、水、土、肥、植物等）。将适合生长的种子用人工或机播于该地方，并加以适当的管理，以提高出苗率及促进其自然生长，增加人参资源量。②建立自然保护区。如在吉林长白山、黑龙江小兴安岭南部建立人参自然保护区，严禁采挖，使人参资源逐渐自然恢复和增加。③野山人参是国家一级保护植物，有关企业及个人要遵守国家管理制度及法规法令，严禁采挖。

2）对栽培人参：要实施GAP管理制度，从选种、选地、管理（施肥、杀虫等）到采收要实行GAP管理，以确保中药材质量。

（2）哈蟆油

异名：雪蛤油、田鸡油。来源于蛙科蛙属动物中国林蛙雌性干燥输卵管。性味：甘、咸、平。归肺、肾经。主要化学成分大部分为蛋白质，脂肪仅4%，糖类约为10%，尚含少量磷及灰分等，还含维生素A、B、C及多种激素。具有补肾益精、养阴润肺功能，用于身体虚弱、病后失调、精神不足、心悸失眠、盗汗不止、劳嗽咳血。蛤蟆油以块大、肥厚、色黄白、油润光泽、膜皮少、无黑色卵子者为佳；哈蟆干以只大、肥壮、肚内油多者为佳。

中国林蛙又称"哈士蟆"或"红肚田鸡"，野生于我国东北地区吉林、黑龙江、辽宁，四川、内蒙古也有产。吉林省产地为蛟河、桦甸、磐石、敦化、延吉、汪清、抚松、安图、珲春、长白、靖宇、集安、浑江、永吉等县（市）。在长白山及小兴安岭，林蛙多栖息于海拔1100 m以下，林区山间河流周围开阔的阔叶林和次生林间。4～9月生活在阴湿的森林中，9月下旬下山冬眠，潜入水中或深水处的树洞中冬眠，翌年4月出蛰登陆。

由于哈蟆油具有独特的营养价值和药用价值，始载于明朝《本草纲目》，先用于食用，后来转为常用滋补药物。20世纪初，远销日本、美国及东南亚各国。因产量少、需求量大，一直为极紧缺的商品，到20世纪末，货源基本来自野生。在六七十年代，由于开荒造田，许多森林遭到破坏，林蛙生境缩小，加上乱捕乱杀，林蛙资源锐减。由于野生资源濒临枯绝，从80年代开始，人工放养林蛙。经过十多年的试验，吉林省已总结出一套林蛙养殖经验，并在东北三省大面积推广，现在有3000余户农民从事林蛙养殖，人工放养林蛙产量比天然产量高15～20倍。目前，中国市场上林蛙产品主要来源于人工放养的林蛙。

林蛙是蛙科类动物，它是哈蟆油的原材料来源；同时林蛙生长在森林中，它以林中病虫害为其饵料，是防治病虫害的天敌，因而发展林蛙具有双重意义，可谓一举两得。林蛙的保护与利用应从以下两方面下手：

1）在林蛙野生资源分布区，选择森林、水源条件好的地方，划定为自然保护区，建立良种繁育基地，防止林蛙种源退化，对林蛙长远发展具有重要意义。

2）在林区，长白山区和小兴安岭南部地区是林蛙适生区，要大力恢复与发展

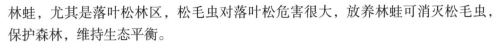

林蛙，尤其是落叶松林区，松毛虫对落叶松危害很大，放养林蛙可消灭松毛虫，保护森林，维持生态平衡。

（3）鹿茸

异名：梅花鹿茸、花茸、黄毛茸。来源于鹿科动物鹿属梅花鹿的雄鹿未骨化密生茸毛的幼角，称花鹿茸。性味：甘、咸，温。归肝、肾经。具有补肾阳、益精血、强筋骨、调冲任、托疮毒之功效。梅花鹿茸以体轻、质嫩、圆短粗壮、茸尖饱满、皮色红棕、毛细柔软、油润光泽者为佳。

梅花鹿别名花鹿、斑龙。原在我国东北、华北、华东、华南有野生，栖息在海拔400～600 m的针叶、阔叶混交林或山地草原及林缘，以青草、树叶、嫩芽、树皮、苔藓为食，夏秋季节喜舔盐。

现梅花鹿野生较少，全国多数地区有饲养，以东北地区为多。据2005年统计全国梅花鹿饲养约42万头，其中吉林省占全国70%左右。吉林省主要分布在东部地区京哈铁路以东，长白山以西14个县（市），如吉林市双阳区、东丰、东辽、通化、敦化、珲春、辉南、梅河口、永吉、靖宇、桦甸、安图、蛟龙、和龙等地。

鹿茸取自梅花鹿雄性未骨化密生茸毛的幼角。梅花鹿从一岁半到二十岁寿终，约有十八年可产鹿茸的时间，但在不同岁龄，产鹿茸量有所不同。一岁半到四岁，为产鹿茸增长期，也即是梅花鹿的青年期；五岁至十岁为壮年期，是产鹿茸最高量的时期；十至二十岁为老年期，是产量逐年下降的时期。

鹿茸为我国名贵药材，自古作为主要壮阳药物，为年老体衰的高贵补品。《神农本草经》列为中品，药用历史悠久，与人参齐名，称为"中国参茸"，名扬世界。

近几十年来统计数据显示，我国梅花鹿饲养量与鹿茸产量有了大幅增长。20世纪50年代鹿的饲养量仅数千头，鹿茸产量只有1 000多千克，现在鹿的饲养量达40万头，鹿茸产量达6万～7万千克。虽然国内自销有广阔的市场，每年还有一定数量销往欧亚及澳洲市场。依据2021—2022年鹿茸销售市场分析，我国鹿饲养量在60万头左右，鹿茸产量在60万千克左右。梅花鹿现为国家一级保护动物。

（4）平贝母

异名：平贝、坪贝。为贝母一种，来源于百合科贝母属植物平贝母的干燥鳞茎。性味：苦、甘，微寒。具有清热润肺、化痰止咳的功效。药材质量以颗粒扁平、圆形、大小均匀、色白光滑、质坚粉细者为佳。

为多年生草本，野生平贝母喜冷凉、湿润气候，分布于我国长白山区和小兴安岭南部山区，海拔1 000 m以下的阔叶林林缘、灌丛、草甸。栽培于山区林下及溪谷两岸，宜选择水分充足、土层深厚、肥沃疏松、排水良好的腐殖质土或黑油沙土。

吉林省主产平贝母在舒兰、永吉到梅河口以东，长白山以西的19个县（市）。过去供出口及销往长江流域，现在供本地区及北方地区。

平贝母为我国传统大宗药材，与川贝母、浙贝母"三分天下"。据1959年版《中药志》记载，在东北平贝母作为商品已经有100多年历史。到20世纪70年代，平贝母生产仍以野生为主，虽然吉林、抚松、临江早在50年代前已有栽培，但当时产量不大。到1975年后，特别是进入80年代，由于年需求量增大，供不应求，野生资源被大量采挖，导致分布面积减少。那时种植平贝母栽培技术有了很大提高，产量明显增加。随之种植面积迅速扩大，年产量达到5万～6万千克。1985年后，川贝母与平贝母两者差价悬殊，而有些地区两者同宗使用，选择平贝母作川贝母使用，销量扩大、价格上升，产地扩大种植。进入90年代，东北平贝母产量达到10万千克。2021年，全国平贝母总量为220万千克。

（5）桔梗

异名：苦桔梗、甜桔梗、梗草。来源于桔梗科桔梗属桔梗的根。性味：苦、辛，平。根含皂苷，总皂苷不得少于6.0%。具有宣肺、利咽、祛痰、排脓功能。药材质量以条长均匀、梗直、色白、味苦者为佳。

桔梗为多年生草本植物。桔梗分布在我国大部分省（区），除新疆、西藏、青海和甘肃西部之外，其余地区都有野生或种植。野生桔梗常生于海拔50～1 500 m的向阳干燥山坡、丘陵坡地、灌丛林缘，以及比较干旱的草甸、草原。桔梗喜温和气候，能耐寒、怕积水，宜栽培于向阳、背风、土层深厚、排水良好的沙质壤土。

桔梗产区分布南北，家种、野生都有。商品分南桔梗和北桔梗。南桔梗，又称"苦桔梗"，多为野生。栽培品为甜桔梗；北桔梗又称"甜桔梗"，多为野生，栽培品为白花桔梗。南桔梗主产于安徽、江苏、浙江、湖北、四川（包括重庆市）、贵州、云南、河南、山东、陕西、甘肃等省（区），江西、福建、广东、广西也有分布。20世纪70年代末，河南、安徽、湖北、四川、江苏、浙江、河北、吉林、辽宁等省（区）发展栽培。我国的邻近国家俄罗斯远东地区、朝鲜半岛、日本也有分布。

野生桔梗3—4月、8—9月都可采收，质量以秋季产者体重质坚为好。家种桔梗主要用种子繁殖，3月下旬至4月中旬采用直播或育苗移栽为春播。11月上旬播种为冬播，冬播翌年出苗早而整齐，比春播好。播后第2～3年采收，春天在萌芽前，秋后在茎叶枯萎时采挖。过早水分大，折干率低，过迟不宜刮皮。野生或家种桔梗，采挖后去净茎、叶、泥土，用瓷片或竹刀刮去外表灰黄色栓皮，洗净后晒干，要及时趁鲜刮皮，时久栓皮难刮。如遇雨天，不要刮皮，可用湿沙土掩埋或在水中浸泡，待晴天再刮皮晒干。

桔梗始载于《神农本草经》，被列为下品，《本草纲目》载"此草之根结实而梗直"故名。桔梗种源单一，为宣肺、利咽、祛痰、排脓的重要药材。不论在饮片配方或者成药原料，都占相当地位，也是我国传统出口药材之一。我国野生桔梗分布广，除西部高原地区，几乎遍及全国。野生品以东北、华北蕴藏量大，尤以吉林、黑龙江及华东品质佳。家种自20世纪70年代引野生为栽培，现已形成以四川、河南、湖北、山东为中心，陕西、安徽也紧紧跟上。野生以吉林、黑龙江为中心。

现在桔梗年均收购600万～800万吨，年销量在400万～500万吨。除药用外，东北地区还加工桔梗为咸菜。韩国在我国也大量收购桔梗。因而桔梗产量基本上可满足药食两用的需要。但家种桔梗甜味重，易吸潮，难保管，存久变色泛糖，所以应控制盲目生产，以免造成损失。

除上述之外，吉林省还产有中药资源薤白、关升麻、关黄柏、关木通、亚五味子、北柴胡、穿山龙、两头尖、贯众（粗茎鳞毛蕨）、灵芝等。

3. 中药资源开发利用与保护状况

吉林省位于我国东北地区中部，中药资源极其丰富，主要道地药材有人参、鹿茸、哈蟆油、平贝母，还有质量上乘的朝鲜淫羊藿，药食两用、野生蕴藏量大的桔梗。野生及栽培药材主要分布在东部的低山丘陵地区。长白山是吉林省东部中药资源的基地，有丰富的动植物资源，是我国三大药材基地之一，又是我国"关药"重要产区之一。

吉林省中药资源大多以提供原料药为主，中药资源发展势头迅速，为适应市场供需要求，吉林省有关部门把各种中药资源的储量、产量、销量归纳为三种类型，并对不同类型提出开发、利用、保护的措施。

1）已经开发过度并濒临绝迹的资源。主要有野山参、熊胆粉、野生梅花鹿、麝香等。这类药材稀少、名贵，市场价格居高不下，许多药材价格贵过黄金而需求量大。属于国家保护，严禁采挖、捕猎的资源，应特别关注。可采用人工抚养，在符合国家政策基础上进行合理开发。

2）适宜大量开发的人工种、养，并能批量生产的中药资源。如人参、梅花鹿、林蛙、甘草、桔梗、五味子、关龙胆、黄芪等。对于以往破坏严重的野生中药资源，有的需要较长时间进行抚育管理，得以逐渐恢复。有的野生资源可变为家种，应重点进行试验。

3）开展潜在市场需要的中药资源研究。如黄花乌头、返魂草、蒺藜等是吉林省正在开发的二类新药主要原料。远志、刺人参是治疗神经衰弱、安神益智的良药，这类资源主要靠野生资源供应市场。但这类资源蕴藏量有限，应靠人工抚育发展。

三 黑龙江省中药资源

1. 自然与社会地理环境

黑龙江省简称"黑",位于我国东北隅边疆,北、东分别隔黑龙江、乌苏里江与俄罗斯相望,是我国最北和最东部的省份。全省土地面积47.3万km²,占全国总土地面积的4.7%,居全国各省面积的第六位。地形比较复杂,山地、台地、平原交叉分布,山地、平原大约各占一半,地势大体上西北高、东南低,西南、东北部低平。全省山地可分为东部山地、小兴安岭、大兴安岭三部分。东部山地主要包括张广才岭、老爷岭、完达山等,其中张广才岭大秃顶子山为境内最高峰,海拔1690m。这系列山地与宽谷相间分布,是其主要地形特点。平原多系河流冲积而成,东北部的三江平原、西部嫩江平原是东北大平原的一部分,是我国著名的"北大仓"。主要河流有黑龙江、乌苏里江,为中俄的界河,还有松花江及其北源嫩江,支流牡丹江、绥芬河等。湖泊有兴凯湖(中俄界湖)、镜泊湖、五大连池等。

黑龙江南北跨越中温带与寒温带大陆性季风气候,东西横贯湿润、半湿润、半干旱三个湿度带。冬季漫长、严寒、干燥,夏季短促、温暖、多雨,春季易旱、多大风,秋季骤冷、易冻害。1月平均气温-32~-17℃,极端最低温-52.3℃(漠河),是我国最冷的省份,7月平均气温16~23℃。年降水量400~650mm,由东向西递减。年无霜期100~150天,大部分地区的初霜冻在9月下旬出现。全省光能资源较差,特别是北部地区更少。春旱、夏涝、秋霜冻为主要自然灾害。

黑龙江地带性土壤为黑土及棕壤,又因各地隐域性条件差异,形成复杂的土壤系列。暗棕壤土是该省最大的土类,土壤面积约占全省总土壤面积的37.2%,它是在中温带针阔混交林湿润条件下形成的,土壤肥力高,以粗质地为主,呈酸性反应,是优良的适林土壤,主要分布在大兴安岭、小兴安岭及东部山地区。北部大兴安岭,受寒温带灰化作用,形成我国少有的灰色针叶林土,土壤面积占全省总土壤面积的9.7%,土壤肥力不高,作林业用地。黑土分布在小兴安岭和东部山区的山前台地,松嫩平原谷地及三江平原西部也有分布,土壤面积占全省总土地面积的13.3%,土壤腐殖质达30~60cm,结构好,为优质农业用地。黑钙土分布在绥化地区西部、嫩江地区南部,土壤占全省总土壤面积的4.4%,土壤肥力不及黑土,也是优良农业土壤。草甸土在一种草甸植被下形成,主要分布松嫩平原、三江平原及各河沿岸,主要特点是土中含水分高、有机质丰富,土壤面积占全省总土壤面积的17.3%,居省内土壤面积第二位。沼泽土分布在大小兴安岭,三江平原,松嫩平原中部、西部和南部,兴凯湖平原,穆棱河流域等低洼地,排水不

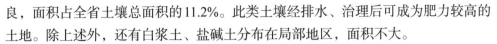

良，面积占全省土壤总面积的11.2%。此类土壤经排水、治理后可成为肥力较高的土地。除上述外，还有白浆土、盐碱土分布在局部地区，面积不大。

黑龙江省地形复杂，气候多样，土壤类型不同，适宜多种动、植物生长，中药资源丰富。大、小兴安岭和东部山地分布着多种珍贵的动、植物药用资源，如关黄柏、刺五加、关防风等。全省有中药资源1 500余种，载入中国药典的药用植物有168种。

2. 道地药材与各种中药资源

（1）关防风

异名：东防风、口防风、青防风。来源于伞形科防风属防风的根。性味：辛、甘，温。本品化学成分主要为升麻素苷（$C_{22}H_{28}O_{11}$）和5-O-甲基维斯阿米醇苷（$C_{22}H_{28}O_{10}$）。具有发表祛风、胜湿、止痛的功效。因有预防风邪之功，故名"防风"。药材质量以条粗壮、轻体、质柔软、皮细而紧、表皮棕黄色或灰黄色、断面具"菊花心"者为佳。

防风为多年生草本植物。野生于我国东北、内蒙古以松嫩平原为中心，海拔120～900 m丘陵地带的荒山草丛或田边、路旁，高山中、下部。分布除东北、内蒙古，还有河北、山东、陕西、河南、山西、湖南等地。

防风为喜夏季气候凉爽，又耐寒耐旱的植物，适宜在排水良好、疏松、高燥的沙质土壤中栽培。目前种植防风以河北、山西、内蒙古、黑龙江、吉林的面积较大，其中黑龙江、内蒙古的产量最大。

在商品中，黑龙江、吉林、辽宁和内蒙古（东部）所产的称"关防风"或"东防风"，品质最佳；内蒙古（西部）、河北（承德、张家口）所产的口防风和山西所产的西防风，品质次于关防风；河北（保定、唐山）及山东所产的称"山防风"，又称"黄防风""青防风"或"冀防风"，品质较次。除上述品种外，尚有川防风、竹叶防风、云防风和新疆防风，均为地方习惯用药。

黑龙江省是我国最大的防风产区，主产于杜蒙、安达、泰来、肇东等地，生长于草原、干草甸子、丘陵草坡、干山坡等处。《药物出产辨》记载："产黑龙江省洮南县，为最多。"

防风原以野生为主，现正在向栽培发展。野生防风生长6～8年可采挖。栽培防风一般用种子繁殖，出苗后2～4年采收。半野生防风播子出苗后4～8年可采挖。防风生长年份少，条细产量低，3～4年后开了花，根部容易木质化。过去将未抽花茎前采挖的根无木心、质松软者称"公防风"，抽茎开花后采挖其根有木心质坚硬者称"母防风"，其实防风无雄雌之分。野生防风过去多在春季花前采挖。栽培防风可打薹摘花，常在秋季采挖。采挖后去掉残茎、须根和泥沙，晾晒至八九成干时，按根条粗细长短，分档捆成小把，再晒至全干。

防风属于大宗常用药材，始载于《神农本草经》，被列为上品。野生防风古代书载出自山东、山西、陕西以及云南产云防风等，因分布广，使用品种也比较复杂。近1—2个世纪，随着交通逐渐发达，边境资源得到开发，防风主要产地转移到黑龙江西部、内蒙古东部平原、沙丘、草原地带，而且蕴藏量丰富。但防风自然更新周期需8～10年，如集中采挖也有资源危机。现在全国除西南地区习用地方产品，绝大多数地区使用《中华人民共和国药典》收载品。由于我国目前野生防风主要分布在黑龙江西部、内蒙古东部草原、干草甸、丘陵草坡，防风又属大宗常用药材，长期经常采挖对草原有一定破坏作用，使野生资源日益减少，应当予以保护。黑龙江、吉林等省份已建立起具有一定规模的种植基地。

（2）熊胆

异名：狗熊胆、熊瞎子胆。来源于熊科黑熊属动物黑熊或棕熊的胆囊内的干燥胆汁。性味：苦，寒。具有清热解毒、止痉、明目的功效。它有"药中黄金"之美誉，是我国四大名贵中药之一。由于其胆汁干燥粉作为动物药在治疗肝胆疾病、眼科疾病等方面具有独特疗效，应用日益广泛。使用以中成药为主，是梅花点舌丹、万应锭、八宝眼药等中成药的原料。近代又用于救心丹等配伍。主要化学成分为胆汁酸，其中含牛黄熊去氧胆酸约20%。

熊（黑熊、棕熊）为大型林栖兽类，我国各地动物园都有饲养。在海拔数百米至3 800 m的高山均能生活，主要在阔叶林或针阔混交林中，东北的榛树林和南方的热带雨林也都能栖息，居于石洞或大树洞中。棕熊有夏天上山、冬天下山的迁移习性，夏季在海拔4 000 m的灌丛有踪迹，冬季喜在温暖的阳坡筑洞穴。20世纪80年代中期，云南、四川、黑龙江、吉林等省已建立养熊场。

熊的分布极为广泛，我国大部分林区都有野熊。熊胆以云南滇西、四川的川西地区、西藏拉萨以东地区；黑龙江、吉林、内蒙古和小兴安岭、长白山、大兴安岭为主产区。过去以云南的兰坪、维西、丽江、中旬（今香格里拉）产量大，质量好。甘肃、陕西、青海、湖北、湖南、广西也有一定的产量。

熊胆在治病方面具有独特疗效，带动了熊的养殖业大发展。20世纪80年代中期，最多时黑熊养殖企业达480家，后经产业结构调整，资源进一步整合，当时全国黑熊养殖企业还有68家，其中大型黑熊养殖企业有黑龙江黑宝药业股份有限公司、吉林长白山制药有限公司、福建归真堂生物发展有限公司、上海凯宝药业有限公司、四川绿野生物制药有限公司等。这些养殖企业基本上满足了国内传统中成药对熊胆粉的需要，对推动和促进我国传统中药产业可持续发展起到积极的作用。

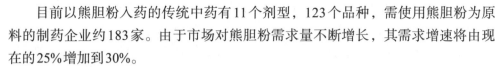

目前以熊胆粉入药的传统中药有11个剂型，123个品种，需使用熊胆粉为原料的制药企业约183家。由于市场对熊胆粉需求量不断增长，其需求增速将由现在的25%增加到30%。

（3）关黄柏

异名：黄檗、柏皮、檗木。来源于芸香科黄柏属黄檗植物的树皮。性味：苦，寒。主要含有小檗碱、黄柏碱等成分，有广谱抗菌、消炎作用，是中药里的"青链霉素"，传统的治疗性中药具有泻火、燥湿、解毒的功能。关黄柏质量以片大、皮厚、刮净栓皮、色鲜黄、味苦者为佳。

关黄柏为高大落叶乔木植物，高可达27 m，直径可达50～80 cm。树皮有内、外两层，一般将外粗栓皮刮去后，留下树皮晒干供药用。关黄柏采用种子育苗，移栽造林，实生苗10年后进入生长期，可持续50年左右。

关黄柏野生或栽培于200～700 m的低坡、河谷，或混生于阔叶混交林或针阔叶混交林中。关黄柏耐寒，喜光、湿润，主产于黑龙江、吉林、辽宁三省东部。此外，河北的北部、内蒙古的东部也有产。黑龙江省最多，主要分布在伊春—哈尔滨一线向东的19个县（市），如虎林、饶河、伊春、桦南、通河、尚志、穆棱、海林、牡丹江、五常、木兰、延寿、宝清、方正、鸡东、鹤岗、鸡西等地。

黄柏始载于《神农本草经》，为我国传统常用药材，每年有一定数量出口。20世纪60年代以前，黄柏年产量在100万千克以内，基本上处于产不足销、供应紧张状态。到70年代，四川、陕西等省开展人工种植川黄柏，到80年代成林，有一定数量供西南、华南药用的需要。从80年代到1996年间，黑龙江关黄柏资源还相当丰富，东北东部、沿长白山山脉有大量种植，且已大批成林，因产量大、价廉，成为全国药用主流商品，占全国药用商品的70%。但关黄柏的生产，主要决定于森林采伐，若恰逢砍伐，成年黄柏产量可达400万～500万千克，而那时全国黄柏年销量150万～200万千克，供大于求，库存量又大。

进入21世纪，国内外对黄柏需求量呈上升趋势，因产不足需，价格也逐年攀升。2005年前，市场每年对黄柏需求量为100万～180万千克，到2005年为220万千克。之后每年递增40万千克左右，2008年市场需求量高达340万千克，2009年增加到380万千克。2020年，黄柏市场需求量达到630万千克。

20世纪，黄柏以野生品种供应为主，家种较少。到21世纪，主产区东北三省、内蒙古、四川等省（区）大面积采剥野生黄柏，同时大量砍伐黄檗树和黄皮树，而且多伐少种或只伐不种，导致黄柏树面积缩减，每年递减20%。生长环境遭到破坏，野生资源日趋枯竭。2000年野生黄柏产量估计为800万～1 200万千克，到2008年已锐减至200万～230万千克，2009年再减少至200万千克。

由于黄柏产量不足，严重威胁我国药品生产，为保证国内急需，我国每年从朝鲜进口黄柏。2000年进口450万千克，到2005年锐减至200万千克，进口减少的主要原因是朝鲜资源锐减，同时为了保护资源。据2021年调查，市场需求量为700万千克，而国内可供量为530万千克，缺口170万千克。

野生黄柏资源日益枯竭，资源告急，家种黄柏周期长达10～15年，供给量杯水车薪，"远水解不了近渴"，加上朝鲜进口逐年递减，黄柏市场困境难以缓解，黄柏价格持续上涨成为业界不争的事实。现在为了缓解黄柏资源供应不足的问题，对现有黄柏树采用环剥再生新技术方法去剥取黄树皮，不仅可以保护资源，而且又提高黄柏树的利用率。

（4）刺五加

异名：五加参、刺枴棒、五加皮。本品来源于五加科五加属刺五加的干燥根及根茎。刺五加为五加科五加皮的一个药用品种。原为东北地区民间草药，是20世纪60～70年代新开发品种。性味：辛，温。根含多种糖苷，如胡萝卜甾醇7-羟基-6、8-二甲氧基香豆精、a-葡萄糖苷、乙基a-半乳糖苷、丁香树酯酚、葡萄糖苷、丁香苷等。有类似人参的扶正固本补益的作用。现有刺五加流浸膏及刺五加片等成品药，其原料及成品均为东北主产。药材质量以皮完整、香气浓郁、无杂质者为佳。

刺五加为落叶灌木，地下根状茎发达、横生，主根不明显，茎直立。主要产自东北黑龙江、吉林、辽宁三省的小兴安岭南麓、张广才岭及长白山山区，河北、山西、陕西也有分布。一般野生于海拔300～1 600 m的山林下或林缘、灌丛中。野生在春秋两季采挖根和根茎，去净泥土及地上茎，晒干。

刺五加为东北三省道地药材，主要以野生为主，年需求量约500万千克，但年产量仅200万千克。20世纪80年代，东北三省野生刺五加资源蕴藏量约1 000万千克，90年代末期年产量在200万千克。进入21世纪，由于产区药农采取地毯式采挖，资源急剧减少，2020年产量只有60万千克。

刺五加是东北东部山坡红松阔叶混交林下的主要灌木，原来资源丰富，但因森林过渡采伐，特别是当时发现其药效与人参相似后，山区开设了许多药厂，大量采收刺五加鲜根提取制备刺五加制剂，使资源遭到严重的破坏，分布面积急剧缩小，蕴藏量大幅度下降。如不合理开发利用、积极保护和建立栽培基地，将难以做到永续利用。在野生条件下，刺五加无胚种子较多，天然更新困难。

现在刺五加已被列入《中国珍稀濒危保护植物》《国家重点保护野生药材物种名录》，属国家二级保护、濒危和需要特别关注的药用野生植物。刺五加药效与人参相似，有重要经济价值。用于治病需求量大，加上保健品市场的用量，资源紧缺，野生种遭到毁灭性采挖，资源枯竭，面临灭绝的境地。

刺五加的药用部分为根及根茎，但其嫩叶和幼枝经分析和药理研究，其化学成分和药理作用与地下部分相似，可以考虑代用，以扩大合理利用和有利于保护资源。

（5）牛蒡子

异名：鼠粘子、大力子、蝙蝠刺、粘苍子、牛子。来源于菊科植物牛蒡的干燥成熟果实。性味：苦，凉。果实含牛蒡苷（$C_{27}H_{34}O_{11}$）不得少于5.0%，牛蒡酚，脂肪油25%～30%。具有疏散风热、宣肺透疹、解毒利咽功能。药材质量以粒大、饱满、色青灰、无泥土者为佳。

牛蒡子为二年生草本植物。野生遍布全国各地，生于海拔400～4 000 m的山地旷野，较潮湿的山坡、沟边、路旁、河滩、草地或村周。栽培于温暖、潮湿的平原、山区较疏松的土壤。适应性强，耐寒。

牛蒡子原名"恶实"，始载于《名医别录》，为常用中药，生长在黑龙江较低的丘陵和低山区温湿向阳环境。主要产自黑龙江、吉林、辽宁、湖北、四川、重庆、甘肃、陕西、新疆等省（区、市）。其中以东北三省为道地产区，尤以黑龙江的五常、尚志、阿城、富锦等地产量大、质量好，故又名"关大力"。到秋季果实成熟时，采收果序，晒干，打下果实，除去杂质，再晒干即可。

黑龙江牛蒡子的资源丰富，且多为野生。随着需求量的增加，野生资源难于满足需要，因此人工种植牛蒡子具有广阔的应用前景。

（6）满山红

异名：映山红、迎山红。来源于杜鹃花科植物兴安杜鹃的叶。性味：苦，寒。主要含有鞣质、还原性物质、强心苷、黄酮类、中性树脂、酸性树脂、油脂和挥发油等。叶中含多种黄酮类，挥发油0.135～0.94毫升/100克，对止咳、祛痰的有效成分为大牻牛儿酮。具有止咳、平喘、祛痰功能，用于治慢性支气管炎、咳嗽。

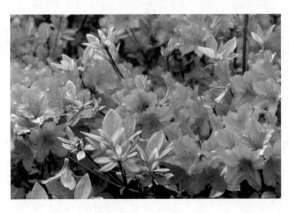

原植物兴安杜鹃，为多年生常绿灌木，生于干燥山坡、山脊或酸性土壤林中，主要产自东北、内蒙古等地。在秋冬采集，晒干。

繁殖可用播种、扦插、嫁接及压条等方法。在常绿林最好随采随播。落叶林也可将种子贮藏翌年春播，气温在15~20℃时，约20天可出苗。一般在5—6月间，选当年半木质化枝条作插穗，插后设棚遮阴，温度在25℃左右。

此外，黑龙江省分布药用资源还有党参、升麻、黄芪、知母、手掌参、远志、桔梗、关龙胆、柴胡、赤芍、威灵仙、人参、平贝母、北五味子等。

3. 中药资源开发利用与保护状况

黑龙江省是我国中药资源蕴藏量丰富的省份，除供给本省需要外，每年有部分药材调往外省，并出口到国外。主要品种有黄柏、满山红、刺五加、防风及槲寄生、车前子，其次为人参、苍术、龙胆草、赤芍、蒲公英，还有黄芩、五味子、玉竹、牛蒡子和黄芪。

为满足市场需要，保护野生资源，有计划发展中药材，已建立人参、黄芪、平贝母、党参、红花等生产基地、野生保护区。开发野生转家种，已成功的有人参、防风、桔梗、平贝母、细辛、黄芪、牛蒡子。

据2008年9月9日黑龙江政府发布对全省29种野生药材物种勘察信息，全省刺五加、五味子、防风、龙胆草等22种重点野生药材的蕴藏量为7.4亿千克，养殖梅花鹿、马鹿、黑熊等药用动物数量为38 195头，林蛙数量约为5 056万只。从野生药材资源蕴藏量来看，五味子、满山红（兴安杜鹃）、芡实、升麻、穿山龙5种资源蕴藏量增加，可适度开发利用；甘草和龙胆草2种资源蕴藏量略有下降，需限制采集利用；黄檗、刺五加、防风、黄芩、桔梗、知母、柴胡、黄芪、赤芍、苍术等10种资源蕴藏量显著下降，需加强保护管理；人参、远志、细辛3种资源濒危，必须予以重点保护。

针对大兴安岭地区丰富的野生药材资源迅速减少，特别是黄芪、苍术、赤芍三种野生药材濒临灭绝的情况，大兴安岭行政公署决定建立野生药材资源保护区，采取对黄芪、苍术、赤芍三种野生药材实行禁止采挖的强制保护措施。实施强制保护措施的主要目标是在3年内使这些药材资源得到繁育更新，恢复产量，确保该区野生药材资源的可持续开发利用。

2023年4月，黑龙江省公布《黑龙江省重点保护野生药材物种名录（试行）》，共收载67种重点野生药材物种，包括动物类共7种，植物类58种以及真菌类2种。这为构建野生药材保护制度框架体系，完善野生药材资源濒危预警制度提供了有力依据。

第七节 西北地区的中药资源

西北地区包括陕西省、甘肃省、青海省及新疆维吾尔自治区、宁夏回族自治区，地处我国北部及西北部内陆地区，远离海洋，是我国干旱、半干旱地区。气候上大部分地区属于中温带，部分属暖温带（主要分布在新疆天山以南塔里木河流域和天山东部吐鲁番地区以及甘肃敦煌一带，陕西、甘肃省渭河流域），除此之外，还有一部分属北亚热带（在秦岭以南，陕西的汉水流域、甘肃省白龙江流域）、寒温带（内蒙古大兴安岭西坡的北部）。

本区地势位于我国第一、第二阶梯，它的周围有大山所围绕，境内除高山外，有高原、盆地、沙漠、戈壁、沙地，还有较少的河谷平原，其间河流大多短促，干荒漠及干草原分布广。降水量少，大部分地区年降水量不足200 mm，相对湿度低，年蒸发量大于降水量，只有内蒙古东部、陕西中南部及甘肃东南部年降水量有300～500 mm，属于半干旱地区。

本区域宽广，人口稀少，交通不便，经济相对滞后，生态环境与野生资源破坏严重，人与生态环境矛盾比较突出，中药资源以野生为主，种植业少。野生资源品种虽然较少，但分布广、储量大。在特殊环境中，本区具有众多特殊品种的中药材。同时本区陕西南部及甘肃东南部的生态环境与华中、西南地区相似，因而其生产的药材具有南北过渡的特点。在本区南部尤其是陕西省南部，因开发历史悠久，中药材种植业发达，引种、驯化有一定发展。

本区是多民族聚居区，传统医药不仅有汉族医药，还有维吾尔族、蒙古族医药等，具有多民族医药共同发展的特殊性。

 陕西省中药资源

1. 自然与社会地理环境

陕西省简称"陕"或"秦"。地处我国西北内陆、黄河中游地区，地域南北阔、东西窄。南北长，约870 km；东西短，200～500 km。全省总土地面积21万 km²。

地势南北高、中间低，并由西向东倾斜。有高原、山地、平原、盆地等多种地形。由北山和秦岭将全省分为三大自然区域，从北到南依次为陕北高原、关中平原、秦巴山地三大地貌单元。陕北高原海拔800~1 300 m，多风沙地貌，广泛分布着黄土原、峁和丘陵，沟川地；关中平原是渭河冲积平原，号称"八百里秦川"，地势平坦，气候温和，物产丰富；陕南秦巴山地包括秦岭、大巴山和汉水谷地，其间有汉中、安康盆地。秦岭在陕西境内有许多著名山峰，如华山、太白山、终南山、骊山等，其中太白山是境内最高峰，海拔3 767 m。以秦岭为界，南北河流分属长江水系和黄河水系，主要河流有渭河（黄河最大支流）、泾河、洛河、无定河和汉水（长江最长支流）、丹江、嘉陵江等。

陕西位于从东南湿润区到西北干旱区的过渡地带。由于陕西地域范围南北狭长，自北至南分属温带半干旱季风气候、暖温带半干旱、半湿润季风气候和亚热带湿润季风气候，南北差异显著，表现为陕北冬春干旱，雨量稀少。全省年平均气温北部7~12 ℃，中部12~14 ℃，南部14~16 ℃。1月平均气温−11~3.5 ℃，7月气温21~28 ℃，山区偏低。年降水量500~1 000 mm，由南向北递减，山区则由下而上递增。7—9月降水量通常占全年一半以上，且多暴雨。由于受季风气候影响，冬春易干，且有风沙、寒潮侵袭。

陕西的土壤类型也呈南北地带性规律分布。长城沿线南北两侧为灰钙土和淡栗钙土地带，陕北黄土丘陵沟壑至渭北黄土高原为黑垆土地带，关中平原为褐色土地带，秦巴山地大部分为棕褐土地带，陕南汉江谷地及其两侧系黄褐土地带。

境内地形复杂，秦岭横亘在中南部，是我国南北气候重要分界线。由于受到不同地形、气候条件的影响，境内具有森林、灌丛与灌草丛、草原、沙生植被、草甸、沼泽及水生植被等多种植被类型。

由于优越的自然环境与气候条件为药用动植物生长提供了有利的条件，陕西省成为我国中药资源丰富的省（区）之一。据统计资料，陕西省有中药资源3 000多种，其中药用植物资源有2 200种，药用动物资源有310种，药用矿物资源有40种。

秦巴山区是陕西省最重要的野生药材与栽培药材的产区。由于地处我国北亚热带向暖温带、东部湿润平原向青藏高原的过渡地带，特殊的地理位置、多样的气候类型，加上受第四纪冰川的影响较小，为各种生物种类，特别是古老、珍稀药用植物生长、繁衍、保存、创造了优越的条件。同时，这里自然地理环境条件优越，天津市天士力医药工业公司建在该省远离交通的商洛地区，地质、水质、大气保证无污染，建立1万亩的丹参、0.2万亩的柴胡药用原料基地。现在秦巴山区有药用植物2 000余种，国家挂牌收购的中药材600余种，常年收购量占陕西全省的70%以上。因而这里是全球陆生生物多样性最丰富的地区之一，也是我国重要的药用植物资源库和中药材产区。

秦岭北麓及关中平原是陕西省第二大药材产区，特别是区内的太白山药材资源更为丰富。据统计，太白山有药用植物1 415种。

陕北黄土高原区，由于受到气候及其环境影响，药材种类相对较少，但仍然有很多重要的药材，常见有甘草、连翘、酸枣仁、穿龙薯蓣、沙棘、远志、黄芩等，尤其是穿龙薯蓣、酸枣仁、沙棘的资源量大，综合利用价值高。

陕西省是我国中药发展历史最悠久地区之一。隋唐时期的著名医学家孙思邈为陕西耀州人（即今陕西耀州区），著有《千金要方》《千金翼方》等重要医学著作，为我国医药发展起到重要的作用。

2. 道地药材与各种中药资源

（1）猪苓

异名：朱苓、枫树苓、野猪粪。来源于多孔菌科多孔菌属真菌猪苓的干燥菌核。性味：甘、淡，平。含有麦角甾醇、生物素、糖类及蛋白质。具有利水渗湿功能。经近代药理实验，猪苓中的猪苓多糖有抗肿瘤作用，对细胞免疫功能的恢复有明显的促进作用。药材质量以个大、体重质坚、外皮黑褐色光亮、内色粉白、无泥沙者为佳。

猪苓野生于海拔1 000~3 000 m的阔叶林下，以枫树为主。喜生在气候凉爽、湿润、早阳照射的南山与西山坡。寄生猪苓的树木树叶枯黄，地面隆起有裂缝，青草枯黄，下小雨后地面易干。夏季雨后，子实体生出地面，高10~13 cm。如发现以上迹象，附近地下即有猪苓。

现在有少数地区，以枫、栎、椴木作菌材，野生鲜猪苓（菌核）作菌种，栽种在枫树林下，获得成功。春秋季节下种，经1~2年可采挖。野生猪苓全年可采挖，但以秋后、初春采挖为宜。挖出后去掉泥沙，晒干，放干燥通风处。

猪苓野生产地甚广，由东北、华北、西北沿至西南，河南、湖南、湖北都有产。据《新编中药志》载，以陕西、云南产量大，陕西产量质量最佳，销全国且有出口。陕西产地为宝鸡、陇县、太白、周至、凤县、略阳、留坝、宁陕、安康、镇安、丹凤、山阳、商县等县市。

猪苓早在《庄子》一书中名为"豕零"，《神农本草经》列为中品，是利水渗湿的常用中药，药用已有2 000多年历史。商品来源于野生资源，近20~30年有少数产地进行人工栽培，但产量低、收益少，发展不快。猪苓、茯苓同为利水渗湿

343

药，但用量相差甚大，猪苓的销量远不及茯苓。宋代《本草衍义》载："猪苓，行水之功多，久服必损肾气、昏人目。"可见猪苓的药性只宜治疗，不善调理，医家慎用，销量较少。现在全国以正常年需量40万～50万千克，依靠野生资源供应，基本尚能满足。当前，国内外广泛研究猪苓多聚糖的作用，许多药厂已有成品药生产，其用量很难估计，货源时紧时松。为了货源有保证，人工栽培技术应做进一步研究。

（2）沙苑子

异名：沙苑蒺藜、沙苑藜子、夏黄草。来源于豆科植物扁茎黄芪的成熟种子。性味：甘，温；无毒。具有补肝、益肾、明目、固精功能。药材以饱满、均匀者质量为佳。

为多年生高大草本植物，高可达1m以上，全体披短硬毛，主根细长，单数羽状复叶，荚果纺锤形，内含种子20～30粒。生于山野，我国东北、西北地区的辽宁、吉林、河北、陕西、甘肃、山西、内蒙古等省（区）均有分布。沙苑子喜通风透光、耐干旱，宜栽种于排水良好的山坡地，对土壤要求不严，一般沙质壤土、壤土、黏壤土均可栽培，主要以种子繁殖。

在陕西省沙苑子主产于关中平原东部大荔县（古称为同州）、潼关县、华县等地，尤以大荔县沙苑地区所产的碧绿沙苑子质最佳，其颗粒大，且饱满、色绿褐，是陕西道地药材。《本草图经》载："又有一种白蒺藜，今生同洲（今陕西大荔县）沙苑，牧马草地最多。"

（3）桃儿七

异名：鸡素苔、铜筷子、小叶莲、桃耳七。来源于小檗科植物鬼臼的根及根茎。性味：甘，温；有小毒。具有祛风、活血止痛、祛痰止咳的功效。从根中分离出有鬼臼毒素（$C_{21}H_{22}O_2$）、槲皮素、飞燕草素成分。据近代医学报道，临床动物试验中鬼臼对恶性肿瘤有一定的抑制作用，对慢性支气管炎也有效。

桃儿七为多年生直立草本植物，高40～80cm，生长在西北、西南中山地区林下阴湿地方。我国陕西、甘肃、青海、四川、云南等省（区）及国外阿富汗、巴基斯坦、尼泊尔、印度等均有分布。

桃儿七在20世纪80年代以前，只是一种民间草药，用量不大，到20世纪90年代发现桃儿七含有鬼臼毒素可作为合成多种抗癌药物原料后，开始大规模开发，野生种类大量被采挖。现在原分布地区已难寻踪迹，只有那些生于树根、石隙之间的才被保留下来，濒临灭绝。桃儿七现残存在我国西南、西北中山地带，呈零星分布。由于其有较高的药用价值，而被任意采挖，加上它自然繁殖力弱，野生资源恢复能力低。随着植被的破坏、生境的改变，桃儿七的植株日益减少，分布区日益缩小。

桃儿七是喜氮植物，在丰富的有机质和充足的水分土壤生长茂盛。最适合桃儿七生长的土壤为森林棕壤，土壤条件越好，母株年龄越大，营养积累越充足，繁殖系数就越高。经研究，一株桃儿七母株最多可分出60余株。通过组织培养来快速繁殖桃儿七也是一条有效途径。为了保护野生资源，在陕西太白山已建立起保护区，加强对它的保护。目前各分布区应采取控制采挖、积极繁殖、扩大种植的方式保护野生资源，满足市场的需要。

（4）茵陈蒿

异名：绵茵陈、茵陈蒿、茵陈绒蒿。来源于菊科植物茵陈蒿的幼嫩茎叶。性味：苦、辛，凉。含有利胆作用的有效成分蒿属香豆精（含率因季节而异，开花期最高达1.98%）以及绿源酸、咖啡酸，全草含精油0.27%。具有清热利湿，治湿热黄疸、小便不利、风痒疮疥功能。药材质量以质嫩、绵软、灰绿色、香气浓者为佳。

茵陈蒿为多年生草本，高40～100 cm，茎直立，木质化，幼嫩枝被有灰白色的柔毛。对气候适应性较强，多生于山坡、河岸、砂砾地。全国大部分地区均有分布。

栽培以种子繁殖、育苗移栽。以排水良好、向阳而肥沃的沙质土壤为好。我国主要产自陕西、山西、安徽，此外，山东、江苏、湖北、河南、河北、四川、甘肃、福建等省亦有产。

茵陈蒿在春季幼苗高约0.1 m时采收，除去杂质，去净泥土，晒干。

（5）绞股蓝

异名：七叶胆、甘茶藤。为葫芦科多年生草质藤本植物，以干燥全草入药。性味：苦、寒。具有清热解毒、止咳祛痰功效。主治慢性支气管炎、传染性肝炎等。绞股蓝除含有三萜皂苷类物质外，还含丰富的黄酮类、氨基酸、糖类等化合物。现代药理学研究，绞股蓝有调节免疫力和降低血脂等作用。可制成茶叶，也可做保健食品和保健饮料等。

绞股蓝为草本攀缘植物，茎细弱，分枝。全世界分布在亚热带地区，我国有15个种3个变种。主要分布在陕西、四川、湖北、福建、云南、贵州、安徽及海南等省。生长于热带雨林、季雨林、针阔混交林、针叶林，海拔2 000～3 200 m的山林、灌丛林中，其中陕西秦巴山区野生蕴藏量较大。在秦岭南坡中，低山中温带和暖温带湿润气候区，以及大巴山低山温带和中山温带湿润气候区，海拔400～3 000 m之间都有分布。

我国主要产区年均气温8～14 ℃，秦岭分布区冬季最低气温可达−15 ℃，夏季最高气温不超过28℃。绞股蓝生长区≥10℃年积温为3 600～4 250℃，1月平均气温在0℃以下，极端最低气温可达-18～-14℃，无霜期185～210天。分布区年降水量一般在850 mm以上。生长旺盛区7—9月降水量占年降水量的80%以上。降水较少的地区有零星生长，坝区、干旱区未见生长。野生绞股蓝分布区，年平均日照1 000～1 400小时，其中半隐蔽地方生长旺盛，主要分布在空气湿度68%～80%、土壤湿度比较高的地区。土壤以沙壤土和腐殖质土为主，种植土层深、腐殖质厚的地方的绞股蓝茎粗，根系发达。绞股蓝生长区沙质土占40%，腐殖质土占35%，分布区pH3.0～7.5，pH最适宜6.5～7.0，人工种植稳定在pH5.5～8.0。总之，绞股蓝喜温湿，不耐旱，对生态环境适应性较强。人工栽培主要在陕西、四川、湖北、福建、云南、贵州、安徽、海南等省。

民间传说绞股蓝能强身益寿的历史源远流长。明代的《农政全书》《本草纲目》，清代的《植物名实图考》，现代的《全国中草药汇编》《中药大辞典》《实用中药手册》等，都记有绞股蓝用于清热解毒，止痛，治疗咳嗽痰喘、慢性支气管炎及传染性肝炎等。1972年云南曲靖地区中西药结合小组首次将绞股蓝用于临床成功治疗老年性慢支后，国内外学者纷纷研究绞股蓝。1976年，日本学者发现绞股蓝含有与人参皂苷化学结构相同的人参二醇。绞股蓝因多产于陕西南部及长江以南地区，被冠以"南方人参""第二人参"之美誉。

（6）穿龙薯蓣

异名：穿山龙、穿山薯蓣、爬山虎。为薯蓣科植物穿龙薯蓣、盾叶薯蓣的根茎。性味：苦、平。含有薯蓣皂苷等多种甾体皂苷，薯蓣皂苷的总含量为1.5%～2.6%。具有活血舒筋、消食利水、祛痰截疟的功能。含薯蓣皂苷元素高，为合成肾上腺皮质激素类药物的良好原料。药材质量以根茎粗长、土黄色、质坚硬者为好。

穿龙薯蓣为多年生缠绕草本植物，根茎横生。多野生于山坡林边、灌丛中或沟边，对气候和土壤适应性较强，耐寒。种植于疏松、肥沃的沙质壤土生长较好。

穿龙薯蓣分布在我国温带、亚热带地区，陕西、甘肃、东北三省、华北三省（区）、西南、华中、华东各省（区）都有生长。穿龙薯蓣主要分布在陕西北部黄土高原地区，它在这一地区是优势较大的药用植物。

盾叶薯蓣是陕西有价值的药用植物。我国分布在西南及华中地区，陕西主要在南部秦巴山区的杂木林或林缘路旁、沟边有生长。它除了为合成肾上腺皮质激素药物提供良好原料外，对治疗痈疖早期未破溃、蜂蜇、阑尾炎有疗效。

穿龙薯蓣繁殖用根茎。每年2—3月未萌芽前，将母茎的根茎挖出，切成6～10 cm小段，每段应有1～2个芽苞，将根茎放入开挖的沟内，然后覆盖土后稍

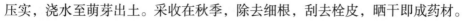

压实，浇水至萌芽出土。采收在秋季，除去细根，刮去栓皮，晒干即成药材。

（7）秦艽

异名：左秦艽、大艽。龙胆科龙胆属秦艽（大叶秦艽）、麻花秦艽、粗茎秦艽或小秦艽（达乌里秦艽）的根。前三种按性状不同，分别称"秦艽""麻花秦艽"和"粗茎秦艽"，后一种习称"小秦艽"。性味：苦、辛，平。秦艽始载于《神农本草经》，为祛风除湿要药。具有祛风湿、清湿热、止痹痛功能。产品质量以独根粗长、体坚实、色棕黄、气味浓厚者为佳。

秦艽为多年生草本。野生分布于我国北起东北大兴安岭，经华北、西北往西南方向至云贵、青藏高原东部。一般生长于海拔600～4500m的黄土高原及高原草地，如高山草甸、山地草场、林缘或灌丛间的阳坡地，以及多石山坡、洪积扇和河滩地。秦艽喜高山冷凉潮湿气候，能耐寒，怕积水，宜于疏松的腐殖质土和沙质壤土栽培。

大叶秦艽、小秦艽分布以西北、华北、东北为主。粗茎秦艽、麻花秦艽分布以甘肃、青海、四川、西藏的高原为主。以种子繁殖，南方地区如云南栽种需3～5年收获，北方地区如甘肃种植长达7～8年收获。因生产周期长，种植成本高，在野生资源没有危机之前，发展种植尚无可能，但利用高原、草地、荒坡，人工播种、半野生种植可以推广。

（8）菟丝子

异名：吐丝子、萝丝子、缠龙子。来源于旋花科植物南方菟丝子或菟丝子的干燥成熟种子。性味：辛、甘，平。菟丝子主含糖苷、维生素A类物质，按维生素计算为0.378%。具有补肝肾、补益精髓、明目功能。药材质量以颗粒饱满，无尘土、杂质者为佳。

一年生寄生草本植物。茎细柔、呈线状，左旋缠绕。喜光，耐旱、耐低温。沙生植物，寄生豆科、菊科、藜科，生于田边、荒地、灌木丛间黄土坡地。

大菟丝子分布在陕西、云南、贵州、四川等地。陕西省野生在北部长城、沿线风沙滩区的干旱、半干旱地带，降水量稀少地区也能生长。

菟丝子是我国大型制药集团和许多保健品企业生产补肾固精新药、特特药和中成药的重要原料之一。以菟丝子为主要原料生产的各类药品、保健品，大约有3000种。各地饮片公司、药材公司，各类医疗单位每年也有大量需求。

除上述之外，长城沿线风沙滩区、黄土高原、关中平原也有中药材资源。

1）长城沿线风沙滩区：位于陕西最北部，包括毛乌素沙漠南缘陕西境内长城沿线以北的全部和以南的部分地区。地带性植被为草原，具有荒漠带向温带草原过渡的性质。沙生植被分布面积较大，类型较多，因受西北大陆性气候控制，气候干燥，沙丘密布，植被稀疏。

药用植物种类较少，以沙地植物为主。有耐旱、耐低温的，如甘草。有喜光、耐旱、耐寒、耐盐碱、抗严寒的，如麻黄。其他如枸杞、柴胡、黄芪、黄芩、知母、菟丝子、防风、五加、益母草、款冬花、杏、沙柳、列当、苦豆子等均是本区分布的重要药用植物。

2）黄土高原：地处长城沿线风沙滩区以南，黄土高原北部处于草原带向森林草原带的过渡地带，南部进入暖温带落叶阔叶林带。

黄土高原北部由于气候干旱，植被发育不良，植被种类较少，药用植物大多具有耐旱的生态特性。进入延安以南的植林区后，随着水热条件的改变，植物种类逐渐丰富，药用植物种类增多。本区具有较大优势的药用植物种类主要有穿龙薯蓣、酸枣仁、连翘、党参、大黄、沙棘、秦艽、柴胡、沙参、防风、黄芩、甘草、远志、黄芪等，其中穿龙薯蓣、酸枣、沙棘资源量大。其他如枸杞、文冠果、杏、侧柏、茵陈蒿、丹参、蕤核、益母草、桃等，均有一定的优势。

3）关中平原：西起关中宝鸡、东至潼关、北接黄土高原、南至秦岭，号称"八百里秦川"。关中平原气候温和，土地平坦，土壤肥沃，自然条件优越，是中华文明重要发祥地、中医药文化发源地之一。由于农业生产活动历史悠久，关中平原已无原生植被存在，野生植物仅在沟边、田埂、路边零星生长。本区主要药用植物有沙苑子、附子、栝楼、北沙参、山药等，产量、质量在全国都占有相当重要位置。此外，黄芩、地黄、板蓝根、大黄、牛蒡子、芍药、丹参、黄精、苦参、酸枣等都是本区重要药材。大荔的沙苑子，凤翔一带的黄芩，合阳、蒲城的甘遂、远志都是享誉全国的道地药材。

4）秦巴山区：包括秦岭、巴山及其之间的汉江谷地，具有"两山夹一江"的地貌特征。境内地势南北高、中间低，地面高差大，垂直差异明显。

①秦岭山地：优势种类有丹参、杜仲、天麻、山茱萸、党参、金银花、当归、太白贝母、细辛、独活、黄柏、厚朴、桔梗、栀子、山茱萸、党参、牛膝、川芎、茯苓等。

②汉江谷地：是我国重要的家种药材栽培区。主要药材有天麻、杜仲、黄柏、厚朴、桔梗、山茱萸、党参、牛膝、川芎、茯苓等。

③巴山山地：南北药材兼备，我国四大药带之一。主要亚热带药材种类有黄连、厚朴、枫香、汉防己、阔叶十大功劳、喜树、山胡椒、大叶楠等。暖温带药材种类有细辛、升麻、独活、绞股蓝、盾叶薯蓣、杜仲、当归、葛根、猪苓、天麻、延胡索等。

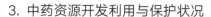

3. 中药资源开发利用与保护状况

陕西省目前生产中药材，主要以原材料供应市场，如汉中生产的山茱萸、天麻、附子、厚朴等销往全国各地，但受市场影响，价格时高时低，很不稳定，从而影响了药农生产的积极性。同时，由于对野生资源的过度开发，部分中药材如天麻、黄芩、柴胡等资源面临枯竭。

陕西省对中药材开发十分重视。陕西省科技厅设立了专门的中药材开发利用办公室，把陕西省高等院校、有关科研机构组织起来，积极开展重要资源GAP研究，已有丹参、绞股蓝、山茱萸通过了国家GAP认证，还有绞股蓝、延安酸枣申请了原产地保护。所有这些措施的实施，既规范了中药资源的种植和生产，又有力地促进了野生资源保护。

绞股蓝是陕西秦巴山区的主产中药材，由于具有调节免疫功能和降低血脂的作用，在民间有强身益寿的传说，在临床成功治疗老年性慢性支气管炎后，被誉为"第二人参"。陕西省安康市利用当地的绞股蓝资源，开发出绞股蓝总苷片、绞股蓝茶等。还有在陕西北部黄土高原地区主产的穿龙薯蓣（盾叶薯蓣）资源，从中提取黄姜皂苷。这既利用当地资源，增加了新产品，又为社会添加了财富。

陕西省商洛市对中药资源开发利用十分重视，如对具有补肾、强筋、祛风功效的淫羊藿品种进行研究，比较各种品种在商洛地区的生长、质量、分布环境、市场销售情况，为今后进一步发展做准备。

二　甘肃省中药资源

1. 自然与社会地理环境

甘肃省简称"陇"或"甘"，位于我国西北地区，黄河上游。地处黄土高原、青藏高原、内蒙古高原交汇地带。由于跨经度大、纬度短，地形呈狭长状，东西长、南北窄。全省土地总面积约43万 km^2。

整个地势自西南向东北倾斜，呈阶梯状下降，西南部海拔在3 000 m以上，东、北、西三面海拔均低于1 000 m。主要山脉有祁连山、乌鞘岭、六盘山、阿尔金山、马鬃山、合黎山、龙首山等，多数山脉属西北—东南走向，其中阿尔金山是境内最高峰。地貌类型复杂多样，有山地、高原、盆地、平川、河谷、戈壁、沙漠，类型齐全，交错分布。以高原山地为主，占全省土地总面积的70%以上。其次为戈壁与沙漠，分布在西北部，占15%。复杂多样地貌形态，可归纳为六个各具特色的地貌区域：陇南山地、陇中黄土高原、陇东高原、河西走廊、祁连山地、北山山地。在各大山地之间形成的地貌区域中，陇东高原与陇中黄土高原，海拔1 500 m左右，西高东低，以六盘山为界，陇中黄土层厚达150 m，陇东多黄土丘陵。陇南山地为秦岭西延部分，西部与青藏高原相接，山岭海拔超过2 000 m。河西走廊又称甘肃走廊，在北山与祁连山之间，是通往新疆的天然通道，长1 000 km，走廊内海拔超过1 000 m，在戈壁沙漠中有许多绿洲。乌鞘岭东南外流区，河流分属黄河、长江水系，内陆河流有疏勒河、黑河等。

甘肃省从整体来说，属于温带大陆性季风气候。主要为暖温带、温带半干旱、干旱气候，还有局部分别属于北亚热带、暖温带湿润半湿润及部分高寒气候区。光照充足，气候干燥。大部分地区冬季漫长而寒冷，夏季短暂而炎热，春季长于秋季。但由于全省跨度大，地形复杂，气候的纬度和地带性明显。年平均气温由天祝乌鞘岭向东南陇南，从−2 ℃递升到14.5 ℃；最冷月1月平均气温，从天祝乌鞘岭向东南陇南，从−12.2 ℃递升到2.8 ℃；最热月7月平均气温，从天祝乌鞘岭向东南陇南，从11.3 ℃递升到24.8 ℃。无霜期，甘南高原60天，河西走廊170天，天水180天。年平均年降水量玛曲615 mm，天水530 mm，兰州328 mm，张掖130 mm，酒泉85 mm，敦煌37 mm。

土壤分布由南向北逐渐变化。全省大致分为山地棕壤、褐色土、沼泽土、荒漠土等。渭河以南、洮河以东的白龙江流域山区，棕壤分布最广，河谷两岸则多淋溶褐色土，山地顶部气候较冷，为山地草甸土分布。山地棕壤呈中性至微酸性，土壤肥力较高。渭河以北、黄河以东的黄土高原，丘陵地带土壤，逐渐过渡到黄土性钙质土（褐色土壤），由于植被少，水土流失严重。褐色土因各地气候、植被不同，分为碳酸盐褐色土、淋溶褐色土、灰褐色土、典型褐色土4类。其中分布在正阳、庆阳、平凉一带为典型褐色土，肥力较高。分布在靖远、皋兰一带的灰褐色土腐殖质薄，肥力低。河西地区为沙漠盐渍土分布区，植被为耐寒抗旱短生灌木及多年生草本植物，成土母质多为祁连山的沉积物，石砾含量大。从南到北，从山顶到河谷，有灰钙土、盐土、沼泽土、荒漠土。灰钙土分布在南山北坡和两岸高地上。盐土和沼泽土分布狭小。荒漠土遍布全区各地。其中灰棕荒漠土分布在酒泉、玉门、安西一带为最多，土质结构差，腐殖质含量仅1%，缺氮，含磷及钾矿物质。砾质荒漠土多分布在关外三县，风蚀强烈，岩石裸露，这类土要营造防护林，防风固沙。可种植旱地农作物。甘南、临夏、天祝等地，是本省高寒地带，土壤以草甸土为主。

据数据统计，甘肃省共有药用资源3 626种，人工种植220余种，规模化种植110余种，道地药材30余种。

甘肃省自古以来就是个多民族聚居区，其中藏医药是其重要组成部分。历史上甘南地区也是名医辈出地区，敦煌中医药文献是敦煌遗书重要组成部分，敦煌遗书中保存着上千万种古代医方，仍可治病救人。敦煌保存的《辅行诀脏腑用药法要》，时至今日，仍有极高的研究价值和广阔的应用前景。

2. 道地药材与各种中药资源

甘肃省幅员辽阔，土地资源丰富，是我国中药材主要产区之一，有野生药材约1 000种，居全国第二位，还有许多道地药材与各种中药资源。

（1）当归

异名：秦归、西归、岷归。来源于伞形科当归属当归的根。性味：甘、辛，温。归肝、心、脾经。主要含有化学成分阿魏酸、藁本内酯、氨基酸等。具有补血、活血、调经、止痛、润肠、通便之功效。是中医常用的妇科要药。当归质量以根肥大、身长腿少、质坚性柔、表面黄棕色、断面粉白色、油润、气清香浓郁、味甘者为佳。

当归为多年生草本植物，株高40～100 cm，全株有特殊香气、主根肥大、肉质、多分枝、茎直立，稍带紫红色，有明显的纵直槽纹，无毛。现在当归野生资源极少，主要是人工栽培。当归性喜凉爽、湿润，所以在我国西部地区海拔1 800～3 000 m的高寒潮湿的山区种植较多；在低海拔地区，夏季炎热，难以成活。当归对水分要求也比较严格，抗旱性和抗涝性都比较弱，土壤含水量以25%左右最适宜生长，水分过多不利生长，而且易得根腐病。头年育苗地，应选择阴坡生荒地，幼苗忌烈直晒，透光率以10%为宜。人工育苗须大棚遮光。第二年耐光率增强，充足光照使植株生长健壮，产量提高。但如果在低海拔地区，气温高、光照强则会引起死亡。当归对土壤要求不严，以土层深厚、肥沃、富含有机质的沙质土、腐殖土为好，酸碱度微酸性或中性为宜。在高海拔地区，一般采用种子繁殖、育苗移栽。当归从种到收需3年时间。再有种植当归要求倒茬换地，不能连作，种一茬后必须换地，否则不仅影响产量，还会严重影响质量。

我国使用当归已有2 000多年的历史。始载于《神农本草经》，被列为中品。除了甘草，当归过去产销量是中药材中第二大宗商品，并有一定数量出口。当归现在全部为家种，主产甘肃省，产量占全国的80%～90%，尤以岷县最为著名，品质好，是道地"秦归"；其次为岩昌，其余如临潭、卓尼、渭县、漳县、武都、舟曲、西贝等地均有产。其他如云南、四川、陕西、湖北等也为主产省。

当归生产从20世纪50年代到现在已经有70多年的历史。总的来说，产销都有很大的增长，满足了国内外市场的需要。当前年产销量在1 000万千克左右，但在一些时期，产销很不协调，起起伏伏，相互脱节，造成价格时高时低，也影响药农生产积极性，这与缺乏市场信息有关。因此，要开展当归市场调查研究，建立近、中期市场需求测报工作，以有计划进行宏观调控，指导生产，避免农民遭受经济损失。

（2）南沙参

异名：泡参、四叶沙参、沙参。本品为桔梗科沙参属轮叶沙参或沙参的根。性味：甘、微苦，凉。归肺、肝经。在轮叶沙参中含有三萜皂苷和淀粉的成分。具有养阴清肺、化痰止咳功能。用于肺热燥咳、阴虚劳嗽、干咳痰黏、气阴不足、烦热、口干疾病。历代医家皆将沙参同人参、丹参、玄参、苦参视为"五参"，为治疗要药。产品质量以根条长、精细均匀、体结色白、味甘者为佳，过粗多空心、过细无肉都不好。

南沙参为多年生草本植物。野生于我国黄河流域以南，一般生长在海拔300～3 200 m的山坡草丛、岩石缝中、灌丛、林缘及林下。主产于甘肃、陕西、河南、四川、贵州、湖北、湖南、江西、江苏、浙江、安徽等省（区），云南、广西、福建、广东、山东等省（区）也有分布。南沙参喜温暖、凉爽、阳光充足的气候，又能耐寒、耐阴、耐旱。适宜在地势高燥、土层深厚、排水良好的壤土或沙质壤土中栽种。一般以种子繁殖，播种后2～3年可采收。

我国南沙参野生资源蕴藏量比较丰富，分布面也广。20世纪50年代，南沙参资源多为就地取材，流通较少。全国药用量20万～30万千克，江苏、安徽、浙江、四川产量大。60—70年代，年需求量增至40万～60万千克，主产区逐渐由华东地区分布转向湖北及贵州省。80年代后需求量增至120万～150万千克，货源主要依靠湖北及贵州省。但因需求扩大，野生资源经不住长期采挖，货源显得紧缺。80年代末至90年代初，主产区转向甘肃及陕西，特别是甘肃南部陇中、陇南数县，成为全国南沙参主要产区。到2008年全国药用有一半仍靠该地区供应，但经过长期在该地区无规划地采伐，资源面临枯竭，产量也在逐渐地减少，同时野生变家种发展缓慢。到2020年，南沙参产量为270.5万千克，家种技术已成熟，种植面积扩大。

随着西部大开发的力度加大，封山育林、林区禁入等管理措施的实行，野生药材产量也将逐年减少。

（3）黄芪

异名：北芪、蒙芪、黄耆、口芪。来源于豆科植物黄芪属蒙古黄芪或膜荚黄芪的根。性味：甘，温。归肺、脾经。主要化学成分有三萜皂苷、黄酮类化合物以及多糖等。具有补气固表、利尿排毒、排脓、敛疮生肌的功效，是我国著名的常滋补药材。药材质量以条直粗长、两段均匀、分枝少、绵性大、质坚实、粉性足、味甜、豆腥气浓者为佳。

黄芪野生及家种在我国华北、西北、东北及西南地区。喜光照、寒冷、干燥气候，可耐受-30℃低温，怕炎热。气温过高，常抑止地上部植株生长；土壤湿度过大，常引起根部腐烂。野生多见于海拔800～1 300m的高原草地和山区或半山区的干旱向阳草地上，以及向阳林缘树丛间，植被多为针阔混交林或山地杂木林，土壤多为山地森林暗棕壤土，pH7～8。栽培宜选择土层深厚、疏松肥沃、阳光充足、水位较低，排水良好的草原黄壤土。土壤黏重、贫瘠、低洼易积水，会产生主根短，侧根多"鸡爪"型黄芪。黄芪忌重茬，不宜与马铃薯、菊花、白木等连作。

黄芪是深根性植物，宜栽培在光照充足，地势高，土层深厚、疏松肥沃、地下水位低、排水良好的沙质土壤中。黄芪用种子繁殖，经催芽处理后，条播或穴播，一般生长3年可以收获，如种4～5年或6～7年产量高、质量好。但超出年限，根从头部开始，逐渐枯朽变黑心，影响质量。

黄芪作为药用，在我国已有2 000多年的历史，《神农本草经》列为上品。据《植物名实图考》载，黄芪有数种，以山西、内蒙古产者为佳。历史上黄芪品种及产地有异。唐代以前以西北地区主产，特别是甘肃产者为道地。宋代以后，产者以山西者为良。至清代除山西产之外，又以内蒙古所产的为道地药材。现今以内蒙古锡林郭勒草原北部，沿中蒙边境一带所产的蒙古黄芪、山西浑源、应县、繁峙、五台县家种的膜荚黄芪为道地。到20世纪50年代前，黄芪年产销量100多万千克，当时山西有家种产品，产量不大。药用主要货源依靠野生。50年代平均年产量在150万千克。60年代初，黄芪供不应求，为解决供应，采取粮、布票奖售政策，开发同科同种其他种的黄芪，从70年代初开始，产量年年上升，到1978年年产量达1 115万千克，年销量600万～700万千克，产销创历史最高纪录。黄芪发展过快，又经调整、控制到80年代初，年产量稳定在600万～700万千克。由于受市场经济影响，产量随价格升降，时高时低，多余与紧缺并存。黄芪种植虽需3年，但有大量野生资源存在，货源不会极端紧缺。90年代，甘肃定西市大量种植内蒙古黄芪，产量跃居全国第一。黄芪作为保健品，已被人们广泛重视，销量逐年上升。21世纪初，年销量已超过1 000万千克，且还在继续上升。2009年陇西已成为甘肃省黄芪生产基地，并且获得了国家GAP基地认可。

（4）红芪

异名：西芪、川芪。来源于豆科岩黄芪属多序岩黄芪的根。四川与甘肃交界处出产，过去经甘肃文县碧口镇运输至四川广元昭化镇集散，故名川芪。甘肃与陕西产的红芪，在陕西集散称西芪。红芪具有补气固表、利尿排毒、排脓、敛疮生肌的功效。红芪药材质量以条粗直均匀、表面棕红色、质坚硬而韧柔、内色黄白、粉性足者为佳。

野生红芪分布在我国岷山白龙江流域，海拔1 500～3 000 m的向阳山坡、灌丛、草地。现资源很少，难以形成商品，多以栽培为主。

红芪喜温和、凉爽气候。常栽培于光照充足、土层深厚的斜坡地。栽培方法与黄芪相同，一般3年可采。甘肃武都、岩昌、文县、岷县、归潭、舟曲、卓尼、武山、渭源为主产地。

红芪药用已有1 500年历史，南北朝陶弘景《本草经集注》中黄芪项下提及"又有赤色者，可做膏药贴用消痈种，俗方多用，道家不须"。20世纪80年代前，不分黄芪、红芪，红芪作为黄芪中的一个规格，等同使用。60年代黄芪紧缺，红芪行销全国各地，甘肃发展人工栽培，年产量上百万千克，并保持上等规模出口优势。1987年年产量200万千克。1977年版《中华人民共和国药典》将红芪与膜荚黄芪、内蒙古黄芪同列在黄芪项下。后来，考虑到历史记载以及黄芪与红芪来源于不同植物，1985年版《中华人民共和国药典》将红芪与黄芪项下分别另列后，许多地方红芪销量下降，甚至不再经营。因为红芪与黄芪分为两种药物，而医家只知使用黄芪，而不知红芪为何物也，处方不开红芪，备货何用？所以经营者逐渐退出经营。

（5）款冬花

异名：冬花、款花、九九花、艾冬花。来源于菊科款冬属款冬的花蕾。以干燥花蕾入药。性味：辛，温。花含化学成分款冬二醇等醇类、芸香苷、金丝桃苷、三萜皂苷、鞣质、蜡、挥发油和蒲公英黄质。具有润肺下气、止咳化痰功能。药材质量以蕾大、饱满、色紫红鲜艳、花梗短者为佳。木质老梗及已开花者不可供药用。

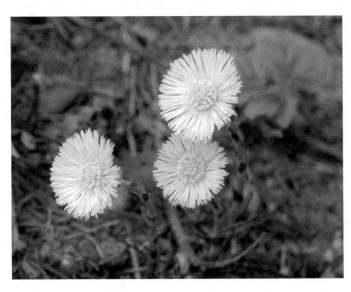

款冬花为多年生草本。野生于海拔400～3 400 m的山谷溪流、河滩沙地、沟渠旁边及潮湿山坡。款冬花耐寒、怕热、怕旱、怕涝，宜栽培于海拔1 000 m左右，气候凉爽湿润，土壤疏松、肥沃的山坡地，尤以腐殖质丰富的沙质壤土为佳。低山区宜选阴坡地，高、中山区宜选阳坡低地栽种。

款冬花多采用根状茎繁殖，分冬栽、春栽。冬栽，在冬季收花时随挖随种。春栽，冬季在收花时，将选出做种的根状茎埋在潮湿的沙土中，待翌年2—3月下种。

主产款冬花省（区）有甘肃的东北、西南部，山西中部忻州往西的静乐、娄烦、兴县一带。陕西的东北、西南部，河南的西部，四川的东北部，重庆市北部，湖北的西北部，宁夏南部，内蒙古鄂尔多斯各旗，新疆的裕民、新源县有栽培，也有野生资源。此外，河北、青海、云南、西藏等地均有分布。

在甘肃以灵台、泾川、崇位产品质量最好，临潭品质稍差，天水一带产量最丰富。

款冬花是止咳化痰平喘之要药，《神农本草经》列为中品。因应用范围广泛，我国2 000多家药厂以款冬花为主要原料生产了1 000多种（规格）中成药。如复方冬花咳片、百花定喘丸、款冬止咳糖浆、通宣理肺丸、气管炎丸、半夏止咳丸、川贝雪梨膏等。款冬花不但畅销国内市场，需求逐年增长，还是我国出口创汇的重要商品之一。2001—2003年需求量在40万～50万千克，2006—2007年增长至70万～80万千克，2009年已突破100万千克，高达120万千克左右。

据20世纪80年代野生药材资源普查，款冬花蕴藏量为200万千克以上。进入21世纪之后，产地进行大规模修路、开矿、建厂、毁林、开荒、放牧等一系列活动，极大破坏了款冬花赖以生存的环境，产量锐减50%以上。在利益驱动下，产地不少群众一哄而上，乱采乱挖，年复一年形成恶性循环，导致产量大幅下降。青壮年进城务工，缺少劳动力采挖药材，加之产地连年发生多种自然灾害，也使产量逐年减少。野生款冬花产量由20世纪80年代200万千克锐减至2005—2006年的40万～50万千克，2007—2008年再减到20万～30万千克，到2009年已下降到15万千克左右。

2009年是家种款冬花产量最少的一年。两个主要原因导致该品种减产：一是减种，二是受灾。2009年款冬花种植面积较2005—2008年减少50%～60%。减少种植原因是主要劳动力都往城里务工，家中留下多为老、弱、病、残，无力种地，种植面积减少40%，款冬花亩平均干品约30千克。收购价格偏低，仅每千克30元左右，扣除各项成本，纯收入只有600元左右。采收时费时费工，得不偿失，产地少人去种，只能减少种植面积。与此同时，2009年夏季连遭旱涝灾害。2009年家种款冬花为40万～50万千克，仅为2008年的50%左右。

款冬花市场用量逐年增长，但产量逐年下降，供需缺口持续增大，价格连年上涨，2006年每千克为40～50元，2008年为45～52元，2009年12月涨到110～115元，2023年更是达到462元。款冬花产量大幅下降，导致各地药厂与医疗单位库存已消耗殆尽。市场价格暴涨将直接拉动农民扩大款冬花的种植面积，产量将会有所增长。但款冬花生产周期较长，加上亩产量一般只有30千克左右，因此款冬花短期内产量不可能大幅增大，货源缺口继续存在，库存空虚，价格持续在高位。因此，要注意趋势的变化，及时安排，协调生产。

（6）龙骨

药用龙骨是指生活在距今1 200万年到300万年第三纪晚期和第四纪时期的三趾马、犀类、鹿类、象类、骆驼等大型哺乳动物的化石。它不同于距今1.8亿年至7 000万年时代的恐龙骨骼化石。恐龙化石虽也叫"龙骨"，但因年代久远，几乎全部石化，甚至吸附一些对人体有害的微量元素或放射性元素，不能供药用。药用龙骨性味：甘涩，平。归心、肝、肾、大肠经。它的主要化学成分有碳酸钙、磷酸钙，尚含铁、钾、钠、氯、碳酸根等。具有镇惊安神、敛汗固精、止血涩肠、生肌敛疮的作用。用于治疗惊痫癫狂、怔忡健忘、失眠多梦、自汗盗汗、遗精淋浊、吐衄便血、崩漏带下、泻痢、脱肛、溃疡久不收口。

龙骨始载于《神农本草经》，被列为上品。《神农本草经》将龙齿附龙骨后，以示两者区别。千百年来，龙骨被中医视为重要药物。

甘肃省境内埋藏龙骨丰富，发现产地、产点近百处。主产于平凉、临夏、庆阳、兰州、武威等地区，是我国重要的龙骨产区与输出省。

除上述之外，在陇东黄土丘陵地区有酸枣仁、甘草、柴胡、知母、防风、远志等中药资源。

陇中黄土高原地区为暖温带亚湿润与温带干旱区，有柴胡、防风、黄芩、远志、掌叶大黄、升麻、赤芍、九节菖蒲、百合、南五味子、苦参、羌活、半夏、猪苓等中药资源。

陇南高原为北亚热带与暖温带湿润区，主要有甘肃贝母、掌叶大黄、柴胡、酸枣仁、山茱萸、半夏、竹节参、桔梗、南五味子等中药资源。

甘南高寒湿润区主要有掌叶大黄、甘肃贝母、暗紫贝母、柴胡、重楼、羌活、秦艽等中药资源。

河西走廊温带暖温带干旱区，主要有甘草、麻黄、掌叶大黄、宁夏枸杞等。

3. 中药资源开发利用与保护状况

甘肃省是我国中药材主要产区之一。全国382个国家重点中药材品种中，甘肃省拥有276个。2011年甘肃省中药材种植面积50万亩，产量50余万吨，种植面积居全国第三位。种植大宗药材30多种，其中当归、党参、黄（红）芪、大黄、甘草分别占全国总产量的90%、60%、50%、50%、25%，5个品种出口量居全国80%以上，已经建立起以岷县、宕昌、漳县为中心区的优质当归基地，以渭源、武都为中心的黄（红）芪基地，以礼县、渭源、华亭道地产区为中心的优质大黄基地，以金塔、高台、民勤为中心的甘草基地等。重要中药资源开发已有较好基础，发展潜力比较大。但在中药资源开发过程中还存在一些问题：

1）中药资源种植面积大、生产原材料多，但中药材产品层次比较低，主要是精细深加工比较弱。如我国台湾90%的中药材来自祖国大陆，其中70%来自甘肃，但甘肃中药材没有直接销售到台湾，而是要从广东、安徽等地经过加工后才能进入台湾市场。因为增加转运环节，使得最大产值未能留在甘肃。

2）中药资源产地大规模修路、开矿、建厂、毁林开荒、建牧场等一系列活动，破坏了野生资源赖以生存的环境，致使款冬花、南沙参等野生资源减少，而人工栽培周期长，短期内又不能大幅度增加产量，仅以野生资源供应的原料药缺口将较长时期地存在。

3）药农盲目追求中药材产量，忽视质量。在中药材种植过程中，滥用化肥、农药，导致栽培药材质量严重下降。另外，在中药材仓储过程中，为了预防虫蛀，保持产品的色泽，肆意采用硫磺熏贮，造成中药材二次污染，产品中含硫严重超标，致使中药材及中成药出口困难。

针对上述问题，甘肃省把生物医药产业作为主导产业，按照规范化、标准化和开放式要求，着力构建种植、加工等体系，重视中药资源的保持和技术研发，以尽快实现由中药材生产大省向中药材产业强省转变。有如下措施：

1）将中药材生产、加工，中成药制造等行业有机结合，进入统筹和宏观调控，改出售原料为出售品牌、成药产品，延长中药材生产链，激活中药材产业经济链。

2）建立保护中药资源可持续利用系统，利用高科技手段对全省中药资源产量、蕴藏量、主产区分布及需求量进行数据库处理，形成中药材信息管理系统、中药材蕴藏的需求和决策系统。在野生资源分布较密集地区，通过人工养育和科学管理，逐步形成半野生栽培状态的资源居群，保证资源的可持续供应。

三 青海省中药资源

1. 自然与社会地理环境

青海省简称"青"，位于我国西北地区，青藏高原东北部，与四川、甘肃、新疆、西藏四省（区）毗邻。东西跨 1 200 km，南北纵贯 800 km，土地总面积 72 万 km²。本省为青藏高原主体一部分。地势高峻，由西向东、由南向北逐渐降低，并由南北向中间倾斜。全省平均海拔 3 600 m 以上，高山、盆地、高原、河谷相间分布，可分为祁连山、柴达木盆地和青南高原三个地貌区。祁连山逶迤于北，昆仑山横亘于中，唐古拉山屹立于南，三大山脉构成了地形的基本骨架，其间分布有柴达木盆地、青海湖盆地、共和盆地、可可西里盆地等。除了三大山脉，还有阿尔金山、可可西里山、巴颜喀拉山、阿尼玛卿山等。其中昆仑山的布喀达坂峰为境内最高峰，海拔 6 860 m。

气候属典型高原大陆气候，气候特点是太阳辐射强，日照时间长，日温差、年温差都比较大，冬季漫长而寒冷，夏季短促而凉爽，四季变化不明显。全省平均气温 −5~8 ℃，其中 1 月平均气温 −18~−7 ℃，7 月平均气温 5~21 ℃。气温地区分布差异大，且垂直变化明显。年降水量 50~400 mm，降水地区差异大，但主要集中在 6—9 月。由于高原空气稀薄、含氧量少、气压低，大风日数较多，沙暴灾害天气较多，地区差异大。如东部黄河谷地、湟水谷地年降水量达 700 mm，年无霜期 90 天；日月山以西降水量明显减少，气温低，如柴达木盆地，年降水量仅 50 mm，年无霜期仅 40 天。西南部高原几乎没有无霜期。

在青海广大高原山地草原上，广泛分布着山地草甸土和山地草原土，这充分反映着整个青海高原的特色。它是于茂密的禾本科草类发育生成的，腐殖质甚丰富，呈碱性反应，高处是广大牧场，低处可开垦。在干燥的柴达木盆地，怀头他拉—香日德一线以西为荒漠土，在水源缺乏、地下水位高、蒸发强烈的条件下，荒漠土经盐渍化发育为盐渍土，必须排除盐分才能利用。在东部湟水流域，主要土壤为栗钙土，其次为黑钙土。栗钙土主要在黄土母质上发育，质地松散，土壤侵蚀严重，必须采取措施防止水土流失。黑钙土是最好的土壤，团粒结构，透水性好、保持力强，有机质丰富，主要分布在脑山地带（一般把 2 700~3 200 m 左右的山地高坡和顶部称为"脑山"）。随地形变化，低洼地发育有沼泽土，河谷地带有石灰性冲积土，浅山半浅山为栗钙土。祁连山、青南高原 4 000 m 以上普遍发育有高寒土。

青海省幅员辽阔，地形复杂，高山、平原具备，河流、冰川纵横，湖泊遍布，各地气候差异较大，尽管较为干旱与荒芜，但特殊的生存环境仍然容留着许多特殊的中药资源。据调查统计，青海有中药资源1 660种，其中药用植物1 461种，药用动物154种，药用矿物45种。野生植物药材主产于青海东南部黄河上游地区，栽培药材多集中于东部农业区。野生动物主要在玉树藏族自治州可可西里。矿物药材主要分布在柴达木盆地。青海是汉、藏、蒙古、土、撒拉、满等38个兄弟民族世居地，也是藏药、蒙药发祥地之一。多种植物、动物、矿物类药材已被收载入《月王药诊》《晶珠本草》《本草图鉴》等蒙药、藏药经典书籍之中，为中医药理论与实践的发展作出贡献。多民族融合、与西亚交流背景下深厚的文化底蕴，使青海省中药资源的利用具有浓厚的地方特色。

　　2. 道地药材和各种药资源

　　（1）冬虫夏草

　　异名：虫草、冬虫草。来源于麦角菌科真菌冬虫夏草菌，寄生于蝙蝠蛾科蝙蛾属幼虫上的子座和幼虫尸体的干燥复合体。经现代医学研究，冬虫夏草性温味甘，含腺苷（$C_{10}H_{13}N_5O_4$）成分不得少于0.01%，有人体所需的多种氨基酸，对人体有补易强身、延年益寿的作用。通过进一步研究，用于抗疲劳、抗癌以及防治艾滋病等试验取得一定的效果，使冬虫夏草用途扩大。冬虫夏草质量以虫体长大粗壮、质硬、色黄光泽、子座粗短、条整不碎、断面粉白、不空心、气香味鲜者为佳。

　　冬虫夏草野生于青藏高原，海拔3 500～5 200 m的高山，开阔平缓的坡地，以高山分水山坡的草甸、灌丛边为多见。主要植被为蒿草及蚕缀、珠芽蓼、小大黄、点地梅等垫状植被，并有低矮杜鹃、金蜡梅等灌木。气候寒冷，6月常零星积雪或夜间下雪。草甸下腐殖土疏松、水分适当。虫草分布密度不一，分布多的草甸，10平方米可挖10～12条，少的数十平方米1～2条，甚至找不到。

　　随着虫草需求量增加、虫草价格上涨，研究人工培育虫草单位越来越多。在实验室里，通过培养基，可以长出菌丝，并能生成子实体和子囊泡子。在20世纪90年代，研究养虫、接种有了发展，但还没有真正虫草蝙蝠蛾幼虫用人工培育出来的虫草报道。

　　我国冬虫夏草产于西藏、青海及四省的金沙江、澜沧江、怒江三江流域的上游。其中以西藏、青海产量大，质量好，四川居次。

　　青岛省主产地为囊谦、玉树、杂多、称多、治多、甘德、班玛、达日、马沁、兴海等县（市）。西藏自治区主产地为那曲、巴青、丁青、昌都卡若区、聂荣、索县、类乌齐、江达等县（市）。

　　冬虫夏草在医疗用途上的扩大，对冬虫夏草需要量也逐年增加。由于名声大振，身价百倍，被商家炒作为包治百病的灵丹妙药，从而造成当今冬虫夏草：

1）在价格上，由原来20世纪80年代每千克200元到如今上升为几万、十几万元，已贵如黄金。

2）在资源方面，因价格越高，乱采滥伐也越来越严重。在青藏高原，与40多年前相比，资源已不足1%～3%。

3）在环境方面，因产地过量开采，已造成部分山地裸露，独蒿草等有害植物侵占，造成高原生态环境的不断恶化。

要使冬虫夏草可持续发展，应：

1）加强草地权属管理和利润管理是当务之急，将采挖区承包给村一级单位，由村民自己管理，农牧民会根据自家草场的承载力，确定合理的牲畜放养量。此外，要严禁外来人口从事虫草采挖。因为外来人口从事虫草采挖，不仅对当地农牧民收入造成冲击，而且不利于草原的生态保护。

2）对虫草的产量和价值有一个准确的科学预计，制定出合理的生产目标。这就要对虫草资源开展调查，同时还要在农牧民中建立起正确的虫草价值观，不过分渲染虫草药用价值、经济价值以及对农牧民增收的意义。否则，禁采、限采制度很难执行。

3）防止虫草生产区草原退化，使虫草资源利用步入可持续轨道，同时完善相关法律法规，并加大监督力度。

（2）大黄

异名：锦纹、将军、生军、香大黄。来源于蓼科大黄属掌叶大黄、唐古特大黄或药用大黄的根及根茎。性味：苦，寒。具有泻热毒、破积滞、行淤血的功能。药材质量以个大不糠、轻重适当、质坚实、外表细结、内色红黄、"锦纹"及"星点"明显、有油性、气清香、味苦而微涩、嚼之粘牙、有沙粒感者为佳。

大黄为多年生草本植物。野生在我国西部的高寒山区。掌叶大黄栽培或野生在海拔1 800～4 000 m的林缘、灌丛、河谷的山坡地。唐古特大黄野生在海拔3 500～5 000 m的高山灌丛或山坡草甸间。药用大黄野生在四川西部海拔2 500～3 500 m的林缘、灌丛、山谷地。栽培或野生在川、陕、鄂交界地区海拔1 300～1 600 m的山地、田埂或山坡较阴湿荒地。大黄喜干旱凉爽气候，宜栽培于海拔1 400～1 800 m，阳光充足、土层深厚、排水良好的沙质土壤。

大黄的野生资源分布在我国西部高原，以甘肃南部、青海东部、四川的北部开发较早。甘肃的岷县、礼县、武都先发展栽培。目前，野生资源渐少，只有交通不便、人迹罕至的地区还有少量野生资源。

掌叶大黄、唐古特大黄商品习称"西大黄""北大黄""香大黄"。主产于青海

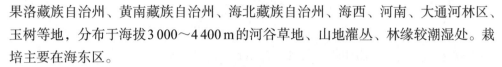

果洛藏族自治州、黄南藏族自治州、海北藏族自治州、海西、河南、大通河林区、玉树等地，分布于海拔3 000～4 400 m的河谷草地、山地灌丛、林缘较潮湿处。栽培主要在海东区。

野生大黄在高海拔地区5～6年成熟，低海拔地区及甘肃家种的药用大黄及掌叶大黄3年后开花、结果。栽培主要用种子繁殖，也可用根茎侧生的子芽繁殖。北方多用春播，南方多用秋播。自然生长的大黄生命可达20年以上。野生大黄春秋两季都可采挖。家种大黄一般在9—10月后，叶子枯黄时采挖。将根茎及根挖起后，除去泥土，切去茎、芽及细根，刮去粗皮，按规格大小要求及根茎大小横切成片或纵切成瓣，加工成卵圆形或圆柱形，粗根可切成适当长度的节，用晒干、烘干、熏干或悬挂阴干等方法及时干燥。青海高原地区海拔高，无霜期短，植物生长缓慢，物质积累丰富，药材质坚体重，且人烟稀少，资源群集度高，历史上著名的商品西宁大黄、铨水大黄即产自此区。铨水大黄，以"双鹿牌"商品出口欧洲。

大黄在我国除自用，每年有一定数量出口到世界各地。每年年产销量在300万千克左右，产销基本平衡。

（3）山莨菪

异名：樟柳参、藏茄、唐春木那布、唐冲稿乌。来源于茄科东莨菪属植物山莨菪的干燥根。性味：辛、苦，温；有毒。具有镇痛解痉和麻醉功能。外用治疗痈疖肿毒。外用取适量研细末，调凡士林敷患处。

山莨菪为多年生草本，高30～130 cm，根粗壮、质脆、茎直立，多分枝。分布在青海、甘肃和西藏等省区。

山莨菪药材主产于青海玉树、果洛、黄南、海北藏族自治州及东部农业区，四川甘孜、阿坝藏族自治州、西藏东部地区以及甘肃西南部。主要供制药厂做制药原料，民间自产自用。

由于使用量大，野生资源不断减少。2002年3月5日，卫生部公布的《关于进一步规范保健食品原料管理的通知》中，山莨菪被列入保健食品禁用物品名单。

山莨菪属，全世界有4种，分布于尼泊尔、不丹、印度，我国均有产。其中山莨菪被列入《国家重点保护野生植物名录》(第一批)二级保护植物。该品种仅限在我国西北和西南地区生长，分布地区较窄，生境特殊，要求高寒、高旱。山莨菪作为麻醉、镇痛解痉剂，久负盛名，是一种重要的藏药，目前已成为研究热点，需求量剧增，应特别予以生态环境保护和引种栽培。

（4）羌活（宽叶羌活）

异名：西羌、川羌、蚕羌、大头羌、黑药。来源于伞形科羌活属羌活或宽叶羌活的根茎及根。青海主产来源植物多取于宽叶羌活。四川主要来源多取于羌活。性味：辛、苦，温。根茎主要含挥发油、香豆素、脂肪酸、酚性化合物。具有散寒、祛风、除湿、止痛功能。药材以条粗壮、环节蚕形，断面紫红色、"朱砂"油点明显，气清香而纯正者为佳。

羌活为多年草本。野生于我国西部高原，喜凉爽、湿润气候，耐寒，略耐荫。生长在海拔1 700～4 500 m的高山灌木林、亚高山灌丛、草丛及林缘地带，以生长在疏松草甸土，土层深厚、腐殖质丰富的森林土为多见。

羌活商品根据产区分为西羌、川羌两大类。西羌，青海主产，植物来源取自宽叶羌活，规格多为大头羌、条羌。川羌，四川阿坝州主产，植物来源取自羌活，规格分为蚕羌、竹节羌、条羌。春秋两季都可采挖，以秋季9～10月茎叶枯黄时采挖为好。羌活可以栽培，种子繁殖要先育苗，根茎繁殖选有芽的根茎切段，移栽定植后3年或4年，秋季采挖。

宽叶羌活区别于羌活的是其根发达，圆柱形至圆锥形，叶片大，裂片长3～8 cm，宽1～3 cm，边缘具粗锯齿，花淡黄色，分生果近圆形，合生而有油管。

羌活主产自青海、四川、甘肃省。青海主要在南部及东部。四川分布在川西、高山峡谷和川西北高原。甘肃在陇南市。西藏东部的北面江达、丁青、昌都也有产。云南、内蒙古、河北、山西、陕西、湖北等省（区）也有分布。

羌活自古以来，依靠野生资源，人工栽培零星分散，产量极少。羌活由于科研有新突破性发展，得到广泛应用，成为祛风除湿的"灵丹妙药"，有140余种中成药要羌活作原料。在20世纪60年代前，羌活年销量仅30万～50万千克，到60—80年代销量上升到100万～150万千克，进入21世纪，高达200万千克。

由于长期依赖野生资源，加上无计划乱采乱挖，分布在海拔稍低、交通最方便地方，且生长在最适宜地区，大面积羌活被采挖。而现在可以采挖地方，大多海拔较高，生态条件较差，资源蕴藏量较少，质量也比较低。

羌活生存条件独特，生长在西部高原寒冷湿润的地方，又喜耐寒怕强光的植物，一旦环境遭受破坏，难以恢复。加上羌活生长周期长，制约了资源的发展，限制了产量，这成为影响羌活资源发展的原因。

从长远来说，羌活生产应积极研究人工栽培，发展种植基地，货源才能稳定。

（5）手参

异名：手掌参、佛手参。来源于兰科手参属植物手参干燥的块根。性味：甘、微苦，凉。具有补肾益精、理气止痛功能。

手参为多年生草本植物。高30～80 cm，地下块根肉质状肥厚，掌裂、形如手掌。手参生长于高海拔、寒冷干燥的地区，是青藏高原和其他高海拔地区特有的野生植物。手参资源量少、需求量大，供需矛盾突出，资源容易遭受破坏。例如，河北省灵雾山国家自然保护区内，海拔2 100 m的高山上生长的手参资源，遭到人为掠夺式采挖，已濒临灭绝。在青海手参产地海北、玉树等海拔3 000～4 000 m的阴坡、水边、林下或草地，手参数量稀少，十分珍贵。

手参属在我国有5种，被列入《濒危野生动植物种国际贸易公约》附录Ⅱ中。手参是补气益精的名贵中药材，需求量大。手参的生长是在高纬度、高寒、干旱的地区，目前野生资源十分稀少，人工种植没有成功。建议在栖息地加强就地保护，让自然资源尽快恢复。

（6）甘松

异名：甘松香、香松、虾松。来源于败酱科甘松属甘松或宽叶甘松的根茎及根。性味：甘，温。本品主含挥发油，但不得少于1.8%（mL/g）。具有理气止痛、开郁醒脾功能。质量以条粗壮、色紫黑、质较松、香气浓、泥土净者为佳。

甘松为多年生草本，野生于我国青藏高原，海拔3 200～4 800 m的高山草甸、山坡草丛较湿润处。

甘松野生在寒冷高原。青海、四川、西藏、甘肃、云南藏族地区都有分布。青海东南部、四川西北部开发较早，是商品集中产区，其他地区虽有资源，尚未开发。

青海的久治、河南、斑鸠，四川的阿坝、若尔盖、松潘、红原、甘孜、壤塘为主产地。青藏高原的东部和南部地区，海拔4 000m左右的高山草甸或山坡草丛间常有分布。

采挖甘松应在秋后8—9月叶枯萎、根飘香时进行。挖起后，抖净泥土，阴干或晒干，去净茎叶残茎与细须根。摊晒时要经常翻动，均匀干透。不可水洗，否则损失香气。

甘松始载于《本草拾遗》，为少常用药材。因具极浓的香气，产品大量用于香料、香精的配制和提炼，广泛用作日用品的定香剂，也有大批量出口外销。甘松在中药行业配方使用，全国年销量在20世纪60年代后为10万～20万千克，因为产区大、野生资源丰富，药用货源长期满足。甘松根据我国资源蕴藏量开发潜力大。因为药用不多，资源开发决定香料、香精的用途和出口的需要。关于甘松的质量，药用规定用根及根茎。2000年后，市场上出售很多是带青叶的全株甘松，这种情况如允许延续下去，今后药用部位可能要修改。

除上述之外，青东部季风区、西北干旱区、青南高原区均有中药资源分布。

青东部季风区主要包括青海湖以东、阿尼玛卿山北部。在地貌上属黄土高原，但黄土堆积层较薄，是青海农业区。这里中药资源有防风、粗茎秦艽、发菜（河湟谷地、坡地）、甘草、沙棘、黄芪等。

西北干旱区主要范围包括祁连山与昆仑山之间、青海湖之西，柴达木盆地。低山地势较平坦，辽阔，干旱、荒芜，仅在山前冲积平原、山脚下有珍稀少量水的滋润，才出现一丛丛植被。主要有黑果枸杞、锁阳、麻黄、罗布麻，还有矿物中药资源芒硝。

青南高原区指昆仑山、阿尼玛卿山以南，唐古拉山以北。属青藏高寒区。这一地区山海拔比西藏低、平缓，河流、湖泊众多，但气候寒冷、冬季漫长。在玉树藏族自治州东部玉树、称多、杂多、治多、囊谦等县有中药植物资源川贝母、梭砂贝母。在阿尼玛卿山以南、青南高原东部的果洛藏族自治州有大花红景天，久治县有绿绒蒿（开红花、蓝花多，呈零星分布）。玉树藏族自治州东部称多县扎朵镇赛康寺海拔5 393 m的神山分布的中药植物资源有多刺绿绒蒿、羊岩花、雪莲花、水母雪莲花、红景天等。在可可西里，是青南高原腹地，受高寒干旱、强辐射及强风对植物生长影响，可见植物多为低矮、垫状形状，有风毛菊、黄芪、棘豆、红景天等构成大面积垫状植物景观。垫状植物在对改造原始生态环境，尤其是土壤环境有着良好的作用。可可西里常见植物有千叶棘豆、多刺绿绒蒿等。

3. 中药资源开发利用与保护状况

青海省是青藏高原组成部分，地理环境与西藏相类似。它的中药资源种类与西藏也近似。主要有冬虫夏草、大黄、雪莲花、藏茵陈、羌活、红景天、手参、黄芪、甘松、甘草、绿绒蒿、黄连、麝香、羚羊角等。目前中药资源生产以采集野生药材资源为主，人工栽培比较少，以原材料供应市场。在青海，藏中药历史极为独特，既繁荣中药材市场，也丰富了中医药传统的理论。

多年来中医药业快速发展，人民生活提高，对保健品的需求日益增长。当地群众为了经济利益无序乱采乱挖，造成许多名贵中药供不应求，如红景天、冬虫夏草、山莨菪、手参已濒危。由于资源短缺，掺假乱真也不断出现，严重影响中药材的质量。乱垦乱挖还破坏生态环境，特别在高寒地区，环境一旦破坏，恢复原状比较困难。为此各地政府机关出台了一系列法规法制，使一些地区混乱现象有所改观。

（四） 新疆维吾尔自治区中药资源

1. 自然与社会地理环境

新疆维吾尔自治区简称"新"，地处我国西北边疆、亚欧大陆中心。全区土地总面积166万km²，是我国土地面积最大的省（区）。天山山脉将新疆分为南北两大部分，习惯上称天山以南为南疆，天山以北为北疆，哈密、吐鲁番一带为东疆。

新疆全区地形轮廓清晰。北部有阿尔泰山，南部有帕米尔高原、喀喇昆仑山、昆仑山及阿尔金山，天山山脉横贯新疆全区中部。天山山脉与昆仑山脉之间有塔里木盆地，著名的世界第二大沙漠塔克拉玛干大沙漠位于其中。准噶尔盆地在天山山脉与阿尔泰山之间，这里有我国第二大沙漠古尔班通古特大沙漠。山系中山间盆地众多，如吐鲁番盆地、伊犁河谷等。在中巴边界上有世界第二高峰天山山脉的乔戈里峰，是新疆最高点（海拔8 611 m），也有我国内陆地区低于海平面154.31 m的吐鲁番艾丁湖。

新疆属于典型的大陆性气候，晴天多、日照强、少雨干燥、风沙多，气候变化剧烈，年、日较差大，四季变化明显。春季气温多变，秋季气温下降迅速，冬寒夏热。全疆气候以天山为界，北疆为温带大陆性干旱、半干旱气候，南疆为暖温带大陆性干旱气候，山地气候垂直变化明显。年平均气温北疆为0 ℃，南疆塔里木盆地为7.5 ℃。1月平均气温北疆为-20 ℃，南疆为-10 ℃。全自治区年降水量为150 mm左右，分布不均，北疆多于南疆，山地多于平原。北疆平原地区年降水量200 mm，南疆平原仅50 mm。无霜期北疆为150天左右，南疆为200～220天。南北疆山地与平原相对高度达5 000～6 000 m，加上山脉对盆地的环绕与阻隔，形成地形上气候分水岭和许多特殊的局部地区小气候。

新疆水热等条件地区分布差异极大，因而各地土壤的分布也有显著的不同，尤以垂直差异更大。从高山、冰雪寒漠至山麓线，多发育成高寒土、高山荒漠土、山地草甸土、山地草甸草原土、山地森林土、山地黑土、山地栗钙土、山地棕钙土和山地灰棕色荒漠土等土类。因各山系海拔高程和暖湿状况不同，土带结构又有差异。山地森林土和山地黑土是新疆山地最好的土壤，除帕米尔高原至阿尔金山外，多分布在1 500～2 700 m地段内，有机质含量多在10%以上。该地段林草茂盛，是新疆森林集中分布区及重要的夏牧场。山地栗钙土和山地灰钙土多分布于山前丘陵地带，降水少，植被稀疏，有机质含量在2%以下，该地带多为春秋牧场。新疆平原土壤，除灌溉土壤外，主要有栗钙土、灰钙土、灰棕色荒漠土、龟裂土、草甸土、沼泽土、盐土和风沙土等。风沙土主要分布在塔里木盆地和准噶尔盆地内，沙质轻，目前无利用价值。盐土面积仅次于风沙土，主要分布于扇缘地带，地下水位高、矿化度大，植被稀少，很少能农用。荒漠林土主要分布在塔里木河及其支流两岸，地形平坦，地下水位在4～7 m，林草旺盛，是塔里木盆地最优良的土壤，以往作重点开垦，破坏大片森林植被造成生态环境恶化，今后重点在保护。草甸土和沼泽土，多分布在泉水溢出地带、河漫滩，地下水位高，植被茂密，稍加改良即可利用。

新疆野生植物资源有3 000多种，野生脊椎动物有100余种，资源非常丰富。全区灌溉面积80%。总的来说，新疆生态环境特点是地域辽阔，绿洲面积不大；气候干旱，气温变化大；水资源丰富，但时空分布不匀；土地面积大，林地面积相对小；土壤质量差，有沙化，盐碱化比较严重。

新疆地处欧亚大陆的腹地，特殊的生态环境，形成特殊、丰富多样的地方中药资源。据数据统计，新疆全区有药用资源1 917种，其中植物药用资源1 721种，动物药用资源153种，矿物药用资源43种。

新疆是以维吾尔族为主体的多民族地区。维吾尔医学源于秦汉，成于唐代，宋元以后逐步形成具有浓厚地域特色的独立医学体系，成为我国民族医药的独立分支，并在历史上为西域各族人民的繁衍和昌盛作出过重要的贡献。

维药应用基本上在新疆维吾尔自治区范围内。据调查，全区有维药600余种，较常用的有360种，其中本地产的资源有160种。常用维药中，属于民族专用有约30种，主要有巴旦杏、索索葡萄、孜然、驱虫斑鸠菊、洋甘菊、新疆鹰嘴豆、雪莲花、唇香草、胡桐泪（胡杨）等。

维药中习惯用芳香性药物，常用有麝香、薰衣草、丁香、豆蔻、海狸香、龙涎香等。此外，还较习惯用烈性或有毒药物，如马钱子、骆驼蓬、曼陀罗、天仙子等。

维药中有许多药物虽然与中药材同名，但基原不同，多为本地产种类，如药用玉竹为新疆黄精，益母草为新疆益母草，荷花为睡莲的花，白鲜皮为狭叶白鲜。

《本草纲目》《本草纲目拾遗》对新疆的民族医用药均有一定的记载。维医药在许多固症顽疾如白癜风、牛皮癣、肿瘤、风湿性关节炎、偏头痛、骨伤等方面有神奇疗效，食疗、养生等全方位辨证论治对疾病预防保健和抗衰老、长寿有明显疗效。维药来源广泛，用法特殊，本地出产药材有140种，其中植物药120多种，动物药10多种。

新疆是多民族聚居地区，传统医药不仅有中医、维吾尔医，还有蒙医、哈医等，具有多民族医学共同发展的特殊性。

2. 道地药材与各种中药资源

新疆是我国土地面积最大的省（区），地理环境复杂多样，蕴藏着丰富的中药资源，自古至今，形成了很多著名的道地药材与各种中药资源。

（1）阿魏

异名：细叶阿魏、臭阿魏。为伞形科植物新疆阿魏或阜康阿魏的树脂。性味：苦、辛、温。归脾、胃经。主要成分有挥发油、树脂及树胶等。具有消积、散痞、杀虫功效。用于肉食积滞、肢冷脉微、腹中痞块、虫积腹痛。

　　阿魏是一种多年生一次性开花的植物，每隔8～10年开花，结果后便死亡，随后根部腐烂。在开花成熟期，顺着阿魏茎秆环割取得胶，此胶具有药用价值，是治疗风湿性关节炎和胃病良药，在新疆民族医药中应用较多。

　　药材性状呈不规则的块状或脂膏状。颜色深浅不一，表面蜡黄色至棕黄色。块状者轻，质地似腊，断面稍有孔隙，新鲜切面颜色较浅，放置后色渐深。脂胶状者黏稠，灰白色。加水研磨，呈白色乳状液，具有强烈而持久的蒜样特殊臭气，味辛辣，嚼之有灼烧感。

　　我国早在唐代医书中就有对阿魏的记载，以后的历代医书中都记载了阿魏的药用价值，但直到中华人民共和国成立前新疆的阿魏资源仍然不为人知，我国制药所用的大量阿魏胶全部从伊朗、阿富汗进口。统计发现新疆有20个品种的阿魏，其中可作药用的阿魏只有两种：新疆阿魏和阜康阿魏。新疆阿魏只分布在伊犁伊宁县喀什乡什墩村一带，当时有3万～4万亩，密度很大；阜康阿魏只分布在阜康。

　　新疆阿魏和阜康阿魏都适宜在新疆温带大陆性干旱、半干旱的气候环境中生长。新疆阿魏分布在伊犁河谷地区伊宁县喀什乡，那里是个荒山草场，处于博罗科努山与喀尔勒克山之间。年平均气温在8.4℃，1月平均气温-10℃，7月平均气温22.6℃，≥10℃年积温3 310℃，年日照时数2 802小时。年降水量257.5 mm，3—7月降水量稍多，8—10月降水较少。阜康阿魏分布在乌鲁木齐北面，气温比伊宁稍低。年平均气温5.7℃，1月平均气温-15.4℃，7月平均气温23.5℃，≥10℃年积温3 063℃，年降水量277.6 mm。由于开荒、放牧、野蛮采收等原因，新疆阿魏已趋于濒危。目前新疆仅在拜什墩还有少量新疆阿魏，种群数量急剧下降。2005年在伊宁县喀什乡阿布拉勒深处建立阿魏自然保护区，委托当地牧民看护，但由于缺乏有效管理及科学采收，保护区里阿魏资源未能得到较好保护，反而面临更大破坏和毁灭危机。

　　从20世纪90年代开始，我国不得不从国外（伊朗、阿富汗）进口阿魏胶。新疆阿魏胶价格更是一路飙升，1千克卖到1 000元。目前，在《中国珍稀濒危保护植物名录》中，新疆阿魏被列为三级重点保护濒危植物；在国务院发布的《野生药材资源保护管理条例》中，新疆阿魏被列为二级保护重要野生药材物种。依据2005年在新疆伊宁县新疆拜什墩建立阿魏保护区，但野生阿魏得不到保障，今后政府的行政部门应设立专门保护区，并派出专业技术员管理。此外，要开展阿魏组织培养的研究，目的从人工组织培养中提取阿魏酸，代替野生的阿魏入药，以保护野生资源。

（2）伊贝母

异名：生贝、西贝、伊贝。伊贝母包括新疆贝母及伊犁贝母两种，为百合科贝母属多年生草本植物，药用部位为它的鳞茎。贝母质量以粒整、色白、质坚、粉性足者为佳。具有清热润肺、化痰止咳的功效。用于肺热咳嗽、干咳少痰、阴虚劳嗽、咯痰带血。

新疆产贝母作商品已有100余年的历史，旧称"古城子贝母"，后来称生贝或西贝，均为野生。1990年版《中华人民共和国药典》将新疆贝母、伊犁贝母两个品种合并称为"伊贝母"，单列收载入册。但两个品种的植物在形态和药材形状都有较大的差异。其中新疆贝母的植株与鳞茎同川贝母（卷叶贝母）有很多相似之处，以致1991年卫生部批复新疆卫生厅的报告称在没有新的调研报告前，同意新疆贝母在当地作川贝母使用。

野生新疆贝母分布在天山山脉北侧，海拔2 000 m以上的山坡林缘灌丛下。伊犁贝母野生分布在新疆伊犁河两岸，海拔1 400～1 800 m的山坡草原，灌木丛或湿润的沙石山坡中。伊贝母喜湿润凉爽气候，比较耐寒，栽培宜选择在1 000 m以上地势平坦、土质肥沃、排水良好的沙质壤土或腐殖质壤土。

野生新疆贝母在8月采挖，挖出后连膜皮晒干，干后除去膜皮及泥土，晒至干透。伊犁贝母现多栽培。用种子繁殖，种子经催芽处理，播种后先育苗1年，挖取小鳞茎移栽，定植后3～4年收获。如用带心芽的鳞茎繁殖，需2～3年后收获。据报道，伊贝母经多年栽培试验，产地已经创造出上半年、下半年两次出土长苗的栽培方法，加快了伊贝母的生产周期，使原有种子的商品周期从4～5年缩短到2～3年，且产量成倍增加。伊贝母一般在6月中旬苗倒前采挖，挖起后晒干，去净泥土。有少数地区习惯用水洗净，也有用盐水浸泡后再晒干。

新疆贝母在20世纪50—70年代处于野生，年产量2万～4万千克，销路较畅。60年代开始试种伊犁贝母，经过长期试验，虽取得成功，但伊犁贝母粒大、泡松、表面粗糙。80年代末期，家种和野生伊贝母最高产量已达20万千克。因品种、性味归属不太明确，国内使用地区不广，销路不畅，新疆产的两种贝母，90年代初上海已明确停止使用。野生的新疆贝母，有些地区仍作川贝母使用，仍受欢迎。

（3）大苞雪莲花

异名：雪荷，塔格来伊力斯（维吾尔语）。本品为菊科植物风毛菊属雪莲花中一个种——大苞雪莲花，是新疆青藏高原著名的特产。《本草纲目》中已有记载，《本草纲目拾遗》中就有"大寒之地积雪，春夏不散，雪间有草，类荷花独茎，婷婷雪间可爱"和"其地有天山，冬夏积雪，雪中有莲，以天山峰顶者为第一"的记载。雪莲在医药上应用已有数百年的历史。性味：微苦、热；有毒。有活血通经、散寒除湿、强筋助阳的功效。汉族人民多视为治疗风湿关节炎之珍品，维吾尔、哈萨克族群众则当作妇科良药。

大苞雪莲花分布在我国西北高寒山地，如新疆天山、昆仑山，青海，甘肃也有，尤以新疆天池一带的博格达峰所产者质量最佳。由于需求量上升，价格攀升，有些人为牟取暴利，乱采乱挖，导致分布于3 500 m以下的山地雪莲已被采完。现在全疆雪莲宜产量每年仅5吨，而新疆制药厂年需100多吨，供需缺口极大。在我国珍稀、濒危植物中，雪莲已被列入国家三级保护、渐危种。但是，由于雪莲目前仍属于地方重点保护野生植物，缺乏有效管理办法，保护雪莲无法可依。因此，建议在新疆大苞雪莲花分布主要的天山及阿尔泰山建立自然保护区，由专业部门及技术人员管理。另据报道，新疆人工栽培雪莲已初步取得成效。伊犁林场在温室中培育出50万株雪莲苗移栽到海拔1 500 m的天山山腰，成活率达90%左右。

（4）肉苁蓉

异名：苁蓉、大芸、咸大芸、甜大芸、梭梭大芸。来源于列当科肉苁蓉属肉苁蓉带鳞叶片的肉质茎。性味：甘、酸、咸，温。归肾、大肠经。肉苁蓉因含有肉苁蓉苷，具有补精益肾、壮阳、润肠等作用，有"沙漠人参"之美称，因而补而不峻，故有"苁蓉"之称。始载于《神农本草经》，被列为上品。甜苁蓉以条粗壮、色棕褐、鳞片密、不空心、质柔润者为佳；盐苁蓉以条粗大、鳞片细、色黑、质软、断面光泽、可见点状维管束为佳。

肉苁蓉为多年生草本植物。寄生在沙生灌木、藜科植物梭梭的根上，称为梭梭肉苁蓉，是正宗肉苁蓉。此外，还有寄生在灌木或小乔木柽柳（新疆称红柳）上的，为红柳肉苁蓉。

肉苁蓉寄生在沙生植物的根部，一生之中大部分时间生长在地下，无自养独立根系，靠吸盘吸取寄主的营养维持生长，在地下发育分化。肉苁蓉种子散落在沙层后，经过2年完成后成熟，接触寄主根部，依靠寄主营养产生芽原基，逐步发育为植株。幼期生长迟缓，2~3年后生长加快，形成一个粗壮的肉质茎。4月中、下旬穗状花序伸出地面，5、6月开花结果，种子成熟后整个植株逐渐中空枯萎。肉质茎在生长发育时，在茎下寄生部膨大处能不断产生不定芽，此种芽可形成新的肉质茎，以取代枯死的肉质茎，如无意外伤害，这种更新程序可持续至寄主植物枯死。此种现象，是肉苁蓉生息繁衍的重要方式。

采集肉苁蓉春秋均可，但以3—5月采集为好，过时则中空。春季采集，通常半埋于沙土中晒干，通常称"甜大芸""淡大芸"或"淡苁蓉"。秋采者，因水分多，不宜晒干，须投入盐湖中1~3年后取出晒干，称为"盐大芸""咸大芸"或"咸苁蓉"。

野生分布在我国西北地区轻度盐渍化的荒漠草原和荒漠区，海拔400～1 200 m、气候干旱、昼夜温差极大、地下水位较高的固定或半固定的沙地、沙丘、洪积扇冲地，以及大沙漠的边缘。旱生灌木梭梭群落多有寄生。

肉苁蓉主要分布在我国西北地区的内蒙古、新疆、宁夏、甘肃四省（区），青海省也有少量的分布。在20世纪50年代初，西北地区的半荒漠、荒漠沙地上可以见到成片成片的梭梭肉苁蓉，这表明那个时候肉苁蓉资源还是非常丰富的。

为满足国内外对中医药业的需要，在20世纪50年代，我国首先开发内蒙古西部的阿拉善盟和巴彦卓盟的梭梭肉苁蓉，接着到50年代末又开发新疆北部古尔班通古特沙漠边缘的梭梭肉苁蓉。我国大面积质量好的正宗梭梭肉苁蓉陆续开发完后，到70年代，只有新疆南部塔克拉玛干沙漠，尚有质量较次、面积较大的红柳肉苁蓉可以开发。为了解决医药上需要的燃眉之急，就立即开发了这片南疆红柳肉苁蓉。

在同时期的50—60年代，我国西北草原牧区。由于人口迅速增长，牧民为扩大牧地，从草原来到半荒漠、荒漠的梭林地放牧，那时候，我国还没有对梭梭肉苁蓉资源在管理及保护上有一套明文的规定和具体的措施。由于过度放牧，无序采薪，牧民只要见到肉苁蓉，把寄生根带苁蓉一起拔起，挖掉了肉苁蓉的花序，肉苁蓉就无法开花结实。如此几年、十几年下来，野生肉苁蓉就会灭绝。

根据调查，内蒙古阿拉善右旗附近梭梭林中，只有零星的肉苁蓉分布，额济纳旗的农民要骑着骆驼进入沙区才能找到很少的肉苁蓉。甘肃民勤沙区居民的沙地上，已多年未见到肉苁蓉。新疆北部古尔班通古特沙漠20世纪60年代初已经开发，尚有些零星分散、残存下来的肉苁蓉，通古特沙漠地区植被也惨遭破坏。由此肉苁蓉及其指示植物梭梭被国家列为二级保护植物，并被列入《国家重点保护野生植物名录》。

我国从20世纪80年代开始，在西北地区治理风沙，选择梭梭植物作物作为飞播和人工造林树种，并对梭林加以保护和抚育。当时在内蒙古飞播的梭梭树种有数百万亩，还计划人工造林10万亩。

新疆北部古尔通班古特沙漠边缘的甘宗湖林区，天然梭梭林分布有200多万亩。

宁夏贺兰山东麓的沙荒地，建成有数千亩肉苁蓉人工种植基地。经化验检测，肉苁蓉的质量和野生肉苁蓉没有区别。

今后，以国家政策为导向，科研开发为依托，企业经营为主体的规范化、规格化的肉苁蓉产业化基地建设将会获得快速的发展。

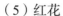

（5）红花

异名：草红花、刺红花、红蓝花。本品为菊科红花属红花的花，主含红花黄色素及红花苷。性味：辛，温；无毒。具有活血通经、散瘀止痛功效。除药用外，尚用于染料、食品、化妆品等行业。药材质量以花瓣长、色红黄、鲜艳、气香、质柔软者为佳。

红花为一年生草本，高60～120 cm。茎直立，基部木质花，上部多分枝。花序头状，30～50个生于茎顶，总苞近球形。红花以种子繁殖。新疆及北方地区多春播，一般3月中、下旬至4月上旬为播种期，当年6—7月摘花。南方地区多秋播。一般10月为播种期，次年5—6月摘花。红花的开花期分三个阶段：第一个阶段金黄色，第二阶段杏黄色，此二阶段都不能采摘，第三阶段红色为成熟期。花瓣由黄转红时应及时抓紧采摘。因红花满放后，过2～3天就会软瓣，不便采摘。红花采早色黄不红，过迟色暗、干燥、无油性，影响质量。提高红花的质量，很重要的关键在于正确掌握采摘的时机。采摘红花一般在晴天清晨露水未干至烈日当空时，此时花苞叶片潮软，刺软不太扎水。采收后将花放在阴凉通风处摊开阴干或弱阳光晒干。如在烈日下曝晒，必须上盖纸、布，防止其褪色。翻动时要用工具轻翻，不可直接用手，以免变色。如遭雨天，可用微火烘干，急火易变黑色。

红花具有耐旱、耐寒、怕湿、怕高热的特点，全国各地海拔4 000 m以下均可栽培。一般适宜栽培于长江以北、海拔1 500 m以下地势高燥、阳光充足、肥力中等、排水良好的土地，土地瘦瘠，盐碱地都可种植。

我国红花主产地新疆，其中吉木萨尔产量最大，占新疆总产量的50%。其他产地有奇台、莎车、英吉沙、呼图壁、霍城、疏勒、察布查尔、昌吉、裕民、塔城、库车、沙滩等地。

红花入药，始载于《本草图经》，原名红蓝花。红花为活血、散瘀常用中药。原产埃及，相传2 000多年前张骞出使西域，得种于西域，后在我国黄河流域栽种，逐渐扩大至全国。红花生性怕湿、怕热，除此之外很能适应自然，特别宜在生荒地、盐碱地、贫瘠地栽种，不占耕地，因此受到各地欢迎，如浙东沿海新垦的海涂地、盐碱比较严重的黄淮海、土地比较贫瘠四川盆地周围的丘陵地，都成为20世纪50年代前红花主产地，但年产量一直在50万千克左右，不能满足药用、染料工业发展的需要。后来将红花主产地转移到沙荒地较多的新疆。新疆种植红花历史悠久，但60年代以前种植红花为采种榨油。1959年新疆大力宣传扩种红花为药用，并以昌吉州各县为发展区，逐渐形成为红花生产基地。年产量达到40万～50万千克，其中仅吉木萨尔县年产量达25万千克，满足全国及出口的需要。

1979年全国红花产量达250万千克，创造历史最高纪录。80—90年代全国红花年产量在50万～200万千克，价格随产量波动，供销尚能平衡。目前，红花年需要量在500万千克左右，根据现在生产基础完全可以满足。红花生产周期短，如一时紧缺，时间也不会太长。红花的综合利用在染料、食品色素和出口方面有广阔的发展前景。

（6）马鹿角

来源于鹿科动物鹿属马鹿雄性鹿已角化的老角。以野生马鹿自然脱角为主。药用多以马鹿角熬煎为鹿角胶，用作滋补药。过去用于配方，生用鹿角上端的角尖刨片或打成粉，可以散热行血、消肿辟邪；熟用益胃补虚、强精活血。

马鹿主要分布在我国西北、东北及内蒙古等地。在海拔500～3 000 m的混交林或高山森林以及草原、沼泽、灌丛、疏林、草地等处有野生。马鹿以草、树叶、灌木、树木的嫩枝、苔藓为食，喜舔盐。现在野生、家养都有。新疆马鹿野生多，分布在伊犁、阿勒泰、塔城、昌吉、博尔塔拉、哈密、巴音郭楞、阿克苏等地区。

野生鹿冬季喜往温暖向阳、向海拔低、积雪少的地方转移；夏季迁往高山生活。

养鹿场应选在年平均气温较低、地势高燥、避风向阳、水源充足、排水良好的富有饲养地区建立。

（7）麻黄

异名：麻黄草、西麻黄。来源于麻黄科麻黄属草麻黄、中麻黄、木贼麻黄草质地上茎。本品含有麻黄碱。具有发汗散寒、宣肺平喘、利水消肿功能。用于风寒感冒、胸闷喘咳、风水浮肿，是支气管炎和哮喘有效药物，特别对兴奋心、脑、脊髓交感神经系统有疗效。

野生麻黄分布于我国西北、华北、东北及青藏高原，水位较高的干旱地区。常生在半干旱荒漠、草原或沙地。黄土高原、砾石山麓、沙丘、盐碱河滩地、海拔150～4 500 m都能生长。在人迹罕至地区常有成片生长。

野生麻黄分布很广，在北疆的阿勒泰、布尔津、富蕴，南疆阿克陶、乌恰、且末、策勒、和田、墨玉、民丰，天山南部柯坪、巴楚、阿合奇、温宿、拜城、新和、库车、轮台、吐鲁番，天山北部裕民、精河、博乐、温泉、乌鲁木齐、奇台，天山东部的哈密、巴里坤、木垒、伊吾等地均有分布。

麻黄是传统常用药材，因疗效明显、作用扩大，国内饮片销量逐年上升。同时，麻黄为生产麻黄素的原料，国际市场对麻黄碱需求极为旺盛，价格大幅度上涨。货源供应不能满足需要。目前我国麻黄素资源基本上是野生的，虽然各地资源还比较丰富，但从长远来说，对现有资源应合理利用，保护资源。麻黄的有效成分在地上草质茎上，在采收收割中应提倡刈割地上草质茎，改变过去连根拔起的生产习惯，这样有利于保种再生产，又不破坏植被，对固沙绿化有很大作用。

（8）罗布麻

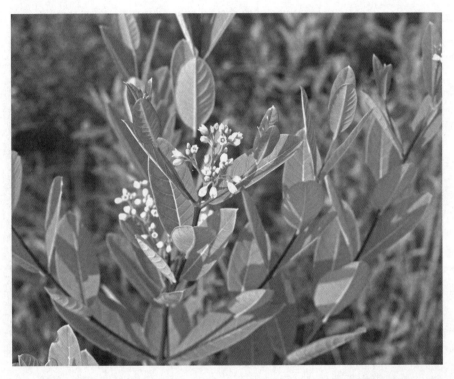

异名：吉吉麻、洋檬麻、罗布欢的尔（维吾尔名）。来源于夹竹桃科植物罗布麻的全草。性味：甘、苦，凉。罗布麻含化学成分，主根含加拿大麻苷、毒毛旋花子苷元及K-毒毛旋花子次苷-β。叶含儿茶素、蒽醌、谷氨酸、丙氨酸、缬氨酸、氧化钾等。还含槲皮素及异槲皮苷。全草含新异芸香苷。其药理成分具有降血压、强心利尿、平肝安神、镇咳平喘、抗炎、抗过敏、抗衰老、抗癌、抗辐射等功能。

罗布麻属于野生多年生宿根草本植物，分布于我国新疆、内蒙古、甘肃、陕西、辽宁、吉林、山东、河北、河南、山东、山西、江苏及安徽北部。生于河岸、山沟、山坡的沙质地。

新疆主要分布在塔里木河和孔雀河沿岸，因在新疆尉犁罗布平原生长极盛而得名。

（9）紫草

异名：软紫菜、西紫草。本品为紫草科软紫草属紫草，多年生草本，药用部分为根。紫草有凉血、活血、解毒透疹功能，用于防治麻疹、湿热斑疹等疾病。有抗炎、抗菌、抗病毒、抗肿瘤的作用。紫草中的萘醌类是天然色素，可用于日化、食品、染料等着色剂。经研究和临床试验，新疆软紫草的药理和有效成分优于硬紫草。从20世纪70年代开始，新疆软紫草成为药用主流品种。

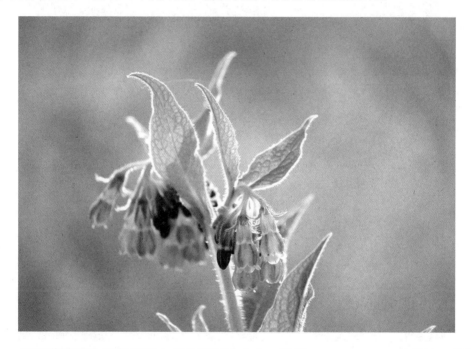

新疆紫草野生于我国天山南北及西昆仑山，海拔2300～4400 m的寒冷、干旱阳坡草原、砾石坡地、洪积扇、河滩、草甸干旱处。

产地分布于新疆的河静、阿克陶、乌恰、塔什库尔干、阿图什、和硕、马耆、昭苏、察布查尔、叶城、阿克苏、温泉、博乐、阿合奇、精河、霍城、伊宁、乌鲁木齐、玛纳斯、木垒等地。

紫草可用种子育苗。4月上旬春播，5月移栽定植，次年开花结果，种植2～5年采收，挖出根部，去泥土及地上残茎，晒干或低温烘干。忌用水洗，以免色素降低。

紫草根以条粗长、质柔软、暗紫色、皮层多、木心小、无残茎者为佳。新疆在20世纪80年代收购稳定在8万～12万千克，因分布广，生产尚有一定的潜力。在90年代，我国紫草销售量为15万千克，以此销量野生资源可以满足。

（10）赛加羚羊角

异名：高鼻羚羊。为牛科动物赛加羚羊雄兽的角。性味：咸，寒。赛加羚羊角含有碳酸钙、角蛋白及不溶性无机盐，其中角蛋白含量最多。羚羊角的角蛋白含硫只有1.2%，是角蛋白中含硫最少者之一。具有平肝息风、清热镇惊、解毒的功效。可治热病神昏痉厥、谵语发狂以及头痛眩晕、惊痫抽搐、目赤翳膜。药材质量以质坚硬、无臭、味淡、质嫩、色白、光润、有血丝、无裂纹者为佳；质老、色黄白、有裂纹者质次。

赛加羚羊分布在新疆维吾尔自治区，栖于半沙漠地区，夏季大多居于空旷的荒漠地带，晚秋至冬季在盐沼半荒漠地带。群栖分布在新疆各地。采集全年均可捕捉，捕得后角从基部锯下，一般以8—10月猎取者色泽最好。

新疆是我国地域范围最大的省（区），自北往南，随着地理位置、气候、地形、植被等自然因子的变化，中药材分布具有地区性差异。

阿尔泰山区位于新疆最北部，气候严寒，降水较多，山地植被呈垂直分布，主要药材有伊贝母、赤芍、肉苁蓉、红景天（四裂红景天、羽裂红景天）等。

准噶尔盆地气温偏低，降水少，多为干草原、半灌木荒漠。蕴藏量较大的中药资源有肉苁蓉、甘草、麻黄、鹅喉羚角、牛蒡子、菟丝子、苍耳等。

准噶尔西部山地地形复杂，气候比较温和湿润，降水量适中，光照充足，春季气候多变，分布的主要中药材有麻黄、甘草等。

天山山脉是新疆野生药材主要分布区。

1）天山南麓海拔高、气候寒冷干旱、植物种类少，但有一些特有品种，如乌恰贝母、蓝麻黄、阿魏、紫草等。

2）天山西部主要是伊犁河谷地区，河流纵横、气候温和、雨量充沛、草场丰美，有"塞北江南"之称。地带性差异突出，土壤种类繁多，植被垂直分布明显，是新疆最富有药材产地。主产伊贝母、紫草、阿魏、雪莲花、牛蒡子、秦艽、肉苁蓉、红花、新疆羌活、新疆独活、甘草、麻黄、柴胡、延胡索、马鹿茸（角）、龟板（四爪陆龟）、自然铜等。人工饲养马鹿居全疆之首。

3）天山中段山体较宽阔，冰川积雪较丰富，气候较湿润，是新疆药材较丰富的地区。著名药材有新疆一枝蒿、大芭雪莲、秦艽，还有伊贝母、狭叶红景天、赤芍、阿魏等。

4）天山东部有较大面积的森林，主要药材有龙胆、大苞雪莲花、秦艽、黄芪、紫菀、新疆党参、瞿麦、乌头、沙棘、麻黄、马鹿茸等。

昆仑山、阿尔金山地山势险峻，干旱高寒，主要中药资源有紫草、麻黄、新疆党参、红景天、大苞雪莲花、新疆独活、熊胆、鹅喉羚角、滑石、玉石（民族药）等。

塔里木盆地及其周围山前平原气候温暖、干旱，分布的主要中药资源有肉苁蓉、甘草、锁阳、罗布麻、芦根、马鹿茸等。这里还是鹰嘴豆、驱虫斑鸠菊、索索葡萄、孜然等维吾尔药材主要的种植地。

东疆盆地最著名的药材有索索葡萄、刺糖、甘草、肉苁蓉、锁阳等，还有新引种成功的枸杞子。

3. 中药资源开发利用与保护状况

新疆是我国土地面积最大的省份，地理环境与社会条件独特，蕴藏着非常丰富的中药资源。其中有许多特有品种，如阿魏、赛加羚羊角和民族药。现在已经载入国家药典的品种有百种，载入地方标准有50余种。但新疆组织收购药材品种仅150种左右，可见新疆中药资源可开发潜力很大。新疆已从民族、民间的中药资源如雪莲花、麻黄、罗布麻、岩白菜中筛选，以发现新用途、新疗效、新药材。还有新疆资源比较丰富的如红景天、苦豆子、驱虫斑鸠菊、阿里红等都有值得研究的价值，沙棘、沙枣、蒲黄已有单位正在研究。

新疆中药资源利用相对较低，但大宗药材因长期采挖，野生资源蕴藏量下降，如甘草、贝母、阿魏、麻黄、肉苁蓉（尤其是寄主）、赛加羚羊、鹅喉羚羊、紫草、雪豹、棕熊等应采取有效措施，予以保护。国务院发布的《野生药材资源保护管理条例》中，新疆有12种物种被列入保护名录，加强新疆中药野生资源保护应切实执行。

五　宁夏回族自治区中药资源

1. 自然与社会地理环境

宁夏回族自治区简称"宁"，位于我国西北地区东部，黄河中上游，地跨黄土高原与内蒙古高原过渡地带，与陕西、内蒙古、甘肃等省（区）为邻。全自治区土地总面积6.6万 km²。

地势南高北低，以山地高原为主。平均海拔1 000 m以上，自北向南分为贺兰山地、银川平原、灵盐台地、山地与山间盆地、黄土高原、六盆山地6个地貌类型区。北部和中部以干旱剥蚀、风蚀地貌为主，南部以流水侵蚀的黄土地貌为主。

贺兰山主峰敖包疙瘩为境内最高峰，海拔3 556 m。银川平原是冲积平原，地形平坦，土地肥沃，沟渠纵横。灵盐台地为鄂尔多斯高原一部分。黄土高原大部分地区海拔在2 000 m左右。黄土覆盖深厚，沟壑发育良好。六盘山是自治区三大天然林区之一。河流主要有黄河、清水河、苦水河、葫芦河等，均属黄河水系。

本区属于西北内陆地区，大陆性气候比较显著，由于受地形影响，南北气候差异比较显著。同心以北属温带干旱大陆气候。固原以南中南部地区，南北分属暖温带亚湿润和温带亚干旱季风气候，具有南寒北暖、南湿北干，冬寒漫长、夏短酷暑，日照充足、风大沙多特点。年平均气温5～10℃，其中1月平均气温-10～-8℃，7月平均气温17～23℃，年、日温差均较大。年降水量一般为180～680 mm，由南向北递减。降水量多集中在6—9月，且年变率大，故干旱威胁严重。南部山区多冰雹，中部一些山区旱灾严重，中部和北部多风沙。

在宁夏北部平原有三类土壤：一是淡棕钙土，分布于贺兰山山麓洪积扇及西大滩一带和鄂尔多斯高原一带，主要为干旱荒漠气候和植物影响下地带性土壤，有强烈碱性反应，主要耐旱植物有猫头刺、黄蒿、骆驼莲等。土壤有机质很少（低于1%），其间有流动沙丘。二是盐渍土，多分布在低平洼地和湖泊边缘，排水不良，灌溉不合理，地下水位高，盐分随强烈蒸发积聚在地表，一般经洗盐、施有机肥，这类土壤可逐步得到改良。三是浅色草甸土，灌溉区多此类土壤，受不同程度盐渍化影响，应进行合理灌溉。宁夏南部为黄土高原的土壤，分布在同心、海原东北部和固原北部，主要是在黄土母质上发育的灰钙土，矿物质养分丰富，质地比较粗重，呈碱性反应。海原南部、西吉北部主要为山地草原土，是在比较低矮的禾本科草类下发育而成的，腐殖质层带褐色，呈中性至微酸性反应，地面多长牧草。山地土壤主要是淋溶褐色土，3 000 m以上则为高山草甸土。

据调查统计，全区有药用资源1 000余种，最重要药材为枸杞子和甘草，还有大黄、银柴胡。以质量优良、产量大名列"五宝"的是红枸杞、黄甘草、蓝宝石、白羊皮、黑发菜。

2. 道地药材与各种中药资源

（1）枸杞子

异名：枸杞、甘杞子、地骨子、茨果子、明目子。来源于茄科枸杞属宁夏枸杞（狭叶枸杞）的成熟果实。性味：甘，平。主要化学成分为枸杞多糖、黄酮类、生物碱类、萜类、甾醇等多种化合物。具有滋补肝肾、益精明目之功效。药材质量以粒大、色红、肉厚、籽少、柔软滋润、味甜不苦者为佳。

宁夏枸杞野生品，灌木状多分枝，枝条斜升，细长而开展。浆果红色、卵形，皮薄肉少，种子多。

宁夏栽培枸杞，又名"狭叶枸杞"，落叶灌木经栽培或成小乔木。宁夏枸杞经过长期栽培，异地引种，植株形态、果实形状都有不同变化，因此产生10余种不同品系，产地认为大麻叶枸杞、麻叶枸杞、白条枸杞3个品系比较优良。

野生宁夏枸杞品种原多生长在海拔2 000～3 000 m的河岸、山坡、渠畔、砂砾等土层深厚的棕壤地。现已成片园林化栽培于海拔较低的平原农区。枸杞为长日照作物，在地势高、气候寒凉、昼夜温差大、地下水位低、土壤深厚的湿润地生长，通过长期移种，已成为适应性很强，在气候较干旱、土壤较瘠瘠、轻度盐碱地区也可种植的作物。

枸杞植株的生命，年限在30年以上，可分为3个生长龄期：幼龄期，树龄4年以内，此期年生长为20～30 cm树冠增幅20～40 cm；壮龄期，树龄5～20年，此期生长期与生殖生长同时进行，为树体扩大和大量结果期；老龄期，树龄20年以上，此期生长势逐渐减弱，结果量减少，生产价值降低，一般生产中要更新。

现在宁夏枸杞种子不仅在宁夏种植，已扩展到新疆西部的博乐塔拉河—艾比湖的博乐市、精河、博湖等地。内蒙古的黄河河套地区的乌拉特前旗、土默特左旗、托克托和林格尔，因自然条件适宜，又是新开发地区，所产枸杞子质量和产量都可与老产区相媲美。

宁夏主产枸杞为中宁、中卫、吴忠、灵武、银川、石咀等地，其中以中宁为最佳。中宁所产的枸杞粒大、肉厚、籽少、含糖量高、营养成分多，驰名中外。

枸杞始载于《神农本草经》，被列为上品，但所指为野生枸杞。宁夏枸杞在明代作为"贡品"开始有记载。枸杞为传统常用中药，功能滋补，药食两用，畅销国内外。原有宁夏、河北两大老产区，以宁夏产品质优，犹以中宁最著名，现在统称为西枸杞或宁夏枸杞。20世纪70年代以前，宁夏枸杞年产量还不到100万千克，由于国家重视发展，采取粮食、化肥奖励政策，到70年代产量已接近200万千克。到80年代，由于新疆、内蒙古大量引种宁夏枸杞，河北栽种大果枸杞，1983年全国枸杞产量达到490万千克，超过年需量1倍，造成产品积压。后来产区减少发展，产量有所回落。同时质量低劣的大果枸杞被淘汰，枸杞新用途开拓，销量年年上升，枸杞由积压转向平衡，一度又变为畅销，枸杞子年销量在200万～250万千克。随着药品、保健品、食品等新用途开拓，枸杞子生产商不怕货源多，怕的是价格低，产区不足成本，不愿再生产。因此要在生产与消费者之间稳价运行，使双方均能得益。现在全国年销量已超过1 600万千克。

（2）银柴胡

异名：银胡、沙参儿、牛肚根、白根子。来源于石竹科繁缕属银柴胡的根。性味：甘、苦，凉。丝石竹根含三萜皂苷，苷元是棉根皂苷元。具有清热凉血功能。药材质量以条长、外皮淡黄棕色、断面黄白色者为佳。

银柴胡为多年生草本植物。野生于我国北方海拔1 200～1 500 m的半荒漠或沙漠边缘固定或半固定的沙丘阳坡。生长于干燥的草原、悬崖的石缝或碎石中，生长环境严酷，环境脆弱，分布零星分散。

银柴胡是一种耐旱、耐寒的植物。喜在气候温暖、凉爽、向阳、干燥环境中生长。宜选择在地势高燥、土壤较厚、疏松、排水良好的沙质壤土中种植。

在20世纪70年代末，由于野生资源枯竭，银柴胡商品相当紧缺。在此情况下，在宁夏、内蒙古开展野生变家种试验取得成功，年产量从1 000～2 000千克开始，到90年代末，年产量超过10万千克，可以满足市场的需要。但是，家种银柴胡如栽培年限不足3年，药材根条纤细，直径不足1 cm，珍珠盘头不明显，与野生品有较大区别。为了达到仿生要求，家种栽培年限应该延长3年以上。

除了上述正品之外，尚有多种石竹科植物的根部亦作银柴胡入药，统称山银柴胡，品质较次，主要有以下几种：丝石竹、锥花丝石竹、灯心草蚤银、旱麦瓶草、蝇子草。

银柴胡主产于我国宁夏、内蒙古及陕西。甘肃、青海、河北、山西等省有少量分布。宁夏主产于陶乐、盐池、灵武、同心、中宁、平罗、贺兰、银川等市（县）。

野生银柴胡在每年春、秋两季采挖。以秋季9月植株枯萎，种子成熟时采挖为好。因银柴胡是深根植物，采挖时宜深刨，防止伤根。挖出后除去残茎、须根和泥沙，晾晒至七八成干，理顺头尾捆扎成小把，再晒至全干。野生变家种引种成功，用种子繁殖。家种银柴胡种植后在第3年9月或第4年4月中旬采收。

银柴胡之名始见于明代《本草纲目》，原作为柴胡伪品而记载。清代《本经逢原》中银柴胡与柴胡分开，自立一种。药用至今已有300余年。银柴胡生于我国贫瘠干旱荒漠地带，生长环境严酷，分布分散零星，野生资源几乎濒临枯竭。因此，20世纪70年代以前，未发展人工种植前，类似品银柴胡成了长期普遍和合法的代用品。真正的银柴胡货少价昂，仅为少数大中城市和出口采用。70年代末，宁夏、内蒙古家种试验成功，产量逐年上升，至90年代年产量达到10万千克，可以满足市场的需要。在20世纪80年代药材资源普查时，在内蒙古锡林郭勒盟发现一片生长比较密集的野生银柴胡群落。这对银柴胡种源和发展是个大好消息，应该加强保护，计划采挖，同时要研究生态环境，促使自然更新，建立物种基地，以利永久使用。

（3）沙棘

沙棘为胡颓子科沙棘属植物沙棘的干燥成熟果实，性喜干旱，尤其在沙漠地区生长良好。它是公认的野生灌木类固沙植物之一，是我国三北地区（西北、华北、东北）特有的植物，在20世纪80年代作为水土保持的关键树种被大量种植。据统计，1985年以来，全国共营造人工沙棘林3 000多万亩，我国已成为全球面积最大的沙棘种植园。

沙棘就其营养而言，可谓"浆果植物之王"，因为沙棘所含维生素C相当于普通柑橘的十几倍，比山楂高20倍，比草果高1 000倍，即使人们公认的"维生素C之王"——猕猴桃，其维生素C含量也低于沙棘。沙棘的营养价值不仅在于其有极高的维生素C含量，更体现在所含的各种营养成分上，如植物黄酮、植物甾醇、各种维生素（尤其是抗坏血素酸和生育酚类含量极高）、水杨酸类等有机酸类，配糖体类和多种不饱和脂肪酸类物质等。

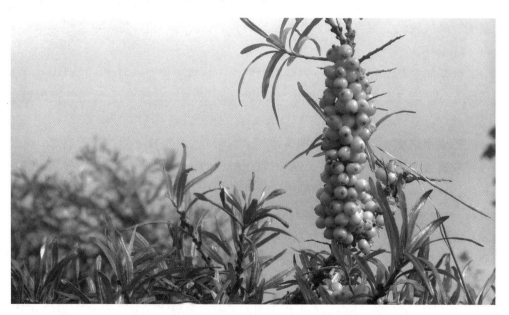

我国沙棘果产品开发至今仍处在低级阶段，即榨汁和榨油（沙棘油），并大量出口海外市场。沙棘类保健品在国内市场上著名度远不如枸杞、灵芝和冬虫草等保健产品。很多国人甚至不知道我国还有沙棘这样的天然保健型浆果植物存在，这一情况与沙棘果汁口味极酸有关（它的酸度比橙子酸高十多倍），目前很难调配出适口的饮料。

但在国外，市场上沙棘类保健品琳琅满目，如沙棘类口服保健品、沙棘油护肤产品、沙棘抗衰老保健产品和沙棘美容保健品、沙棘减肥食品，可预防心肌梗死或脑中风等急性心血管发生的沙棘油w-7软胶囊，还有治疗干眼症的滴眼剂。这些新开发的沙棘果延伸产品在国外市场上非常畅销。

与在国外欣欣向荣的沙棘保健市场相比，我国市场上绝大多数的实际保健产品仍停留在沙棘茶、沙棘胶囊等健康诉求，并不十分吸引人的老产品上。究其原因，是由于国内沙棘产业研究力量分散，资金不足，沙棘产品开发仍处于初级阶段。

令人欣慰的是，我国高校研究人员从提取出沙棘油的沙棘果渣滓里进一步提取到沙棘黄酮和沙棘多糖等重要物质。据了解，沙棘黄酮具有治疗高血压和高血脂等心血管保健作用，而沙棘多糖则是一种非常出色的天然降血糖物质。如果利用提取的沙棘多糖作为新型降糖保健产品，无疑具有巨大的市场发展空间和经济效益。

在宁夏中南部的西海固黄土丘陵及盐同干旱低缓区，多为气候干燥、雨量稀少的黄土覆盖和半固定、固定的沙丘地区，适合于沙棘的生长，以往在这些地区也种植不少的沙棘，既改造了环境，也使这些贫瘠地区资源得以开发。只要合理、有计划开发这些资源，既可以持续保护好环境，又能利用当地资源，发展地区的经济。

除此之外，六盘山区为宁夏南部的森林草原植被带，气温低、日照少，年降水量有500～650 mm，是全宁夏降水量最多地区，药用植物、动物有600余种，常见植物药有党参、杏仁、黄芩、黄芪、当归、柴胡、大黄、半夏、铁棒锤、秦艽、连翘、贝母、猪苓、细辛、款冬花、羌活等。

西海固黄土丘陵以黄土覆盖的丘陵为主，气候干燥，降水量少，植被覆盖率低，分布有比较耐旱的植物如黄芪、柴胡、远志、麻黄、甘草、知母、酸枣仁、补骨脂、银柴胡、沙棘等。

盐同干旱低缓丘陵多为固定或半固定沙丘，风多雨少，植物种类少，为半荒漠地区。分布多为旱生或沙生药用植物，有甘草、麻黄、银柴胡、远志、锁阳、苦豆子等。

宁夏平原区属于荒漠干旱地带，由于有引黄灌溉，河渠纵横，有"塞上江南"之称，是宁夏道地药材枸杞子的主要产区。野生植物药有苍耳子、车前草、蒲公英、菟丝子、地肤子、旋覆花等。

贺兰山山区境内山高林深，地形复杂。药用动植物资源丰富。主要植物药有黄芩、远志、紫花地丁、南沙参、秦艽、柴胡、骨碎补等。动物药有猪獾、刺猬、枕纹锦蛇、麻蜥等。

3. 中药资源开发利用与保护状况

据宁夏药事志资料，宁夏中药资源药材蕴藏量和年产量都比较少，由于宁夏人口少，地产中药材在本区销量少，年产量约为年需要量的3倍。其产量近2/3可供给国内外市场，从这个方面来说，宁夏中药资源还是丰富的。开发利用这些中药资源，对宁夏经济发展有一定促进作用，主要是枸杞、甘草、银柴胡等道地药材。

宁夏中药资源主要突出特点是品种种类多，资源储量小。少数品种储量较大，如枸杞、甘草、银柴胡、柴胡、麻黄、黄芪、苦豆子、芦根、地榆等。多数品种储量少，仅能提供少量商品药材，如贝母、锁阳、罗布麻、北豆根、桃儿七、北五味子等。这些资源在开发利用时要注意保护。

全区年产量在100万千克以上，仅有甘草一种，30万～100万千克有枸杞、党参、麻黄、杏仁等4种，10万～30万千克有黄芪、柴胡、地骨皮、菟丝子等4种；1万～10万千克的有升麻、秦艽等14种，1万千克以下有贝母、贯众等56种。有些药材的年产量只有几百斤甚至更低。这些药材的原植物稀有或少见，需要保护的濒危物种有桃儿七、沙冬青、羽叶丁香等。

后 记

我是一名地理工作者，现在已经退休，初次自立课题，自筹经费，从地理学角度来研究中国中药资源的分布。出于年老、安全原因，2008—2014年，在家人何锦婵、秦国宏、黄婉莹三位医生的陪同下，一起深入到我国东北、华北、华中、西南与华南一些省（区、市）的中药资源主要分布地进行实地考察，并收集近年来出版的中药资源地理专著、报纸、杂志登载的中药资源种类、数量及其生产、分布、开发利用、保护、管理、营销、外贸情况等资料，还从一些中药资源专业会议，部分省（区、市）中药资源的发展规划中获取了相关信息。2015年开始整理收集资料，并绘制中药资源和一些自然要素的分布草图，其间又去了宁夏、云南西部、宁夏与内蒙古交界的腾格里沙漠、毛乌苏沙地考察，回来后编写出《中国中药资源分布与地理环境》的大纲。按大纲规定要求，经过草稿、初稿、再稿三个阶段的编写，反复修改，到2019年完成再稿，历时5年。2022年，世界图书出版广东有限公司确定出版本书后又进行历时两个半月的补充修改，直至最后第六稿定稿。由于本人水平有限，初次入门，加上时间仓促，有些资料不足，倘若有缺漏与错误，敬请读者批评指正。

本书在编写、出版过程中，得到广州地理研究所副研究员、复旦大学博士周晴同志大力协助，帮助整理全书资料，出资打印第三、四次初稿（第一、二次为手写草稿），并且联系出版社，申请出版基金，为本书编写参考文献、重要数据资料，还协助清绘《中国药用植物资源分布图》。那时她还要出版一本自己的著作，又要做课题任务，百忙之中挤出时间来协助我的工作，实属不易，在此表示感谢。

本书第五稿是由在医药公司工作的黄颖同志负责打印，工作量大。他利用业余时间帮助及时完成，在此也表示感谢。

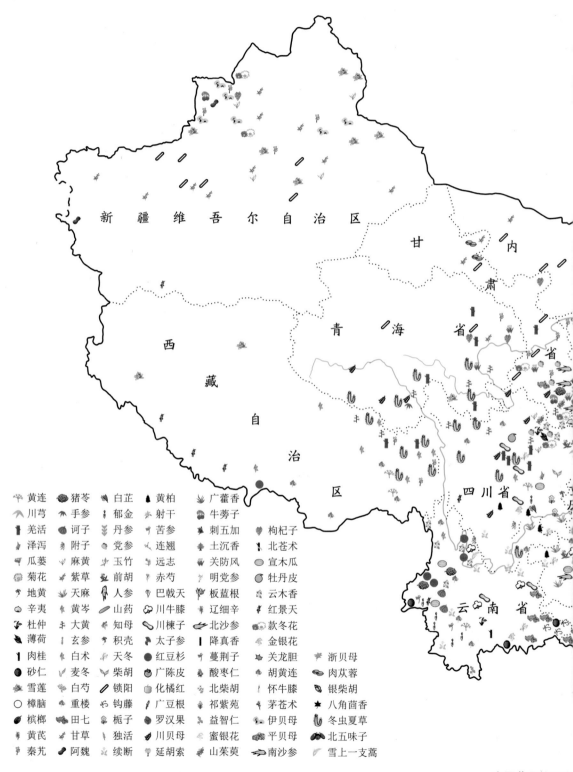

新疆维吾尔自治区　甘肃省　内　青海省　省　西藏自治区　四川省　云南省

黄连　猪苓　白芷　黄柏　广藿香
川芎　手参　郁金　射干　牛蒡子　枸杞子
羌活　诃子　丹参　苦参　刺五加　北苍术
泽泻　附子　党参　连翘　土沉香　宣木瓜
瓜蒌　麻黄　玉竹　远志　关防风　牡丹皮
菊花　紫草　前胡　赤芍　明党参　云木香
地黄　天麻　人参　巴戟天　板蓝根　红景天
辛夷　黄芩　山药　川牛膝　辽细辛　款冬花
杜仲　大黄　知母　川楝子　北沙参　金银花
薄荷　玄参　积壳　太子参　降真香　关龙胆　浙贝母
肉桂　白术　天冬　红豆杉　蔓荆子　胡黄连　肉苁蓉
砂仁　麦冬　柴胡　广陈皮　酸枣仁　怀牛膝　银柴胡
雪莲　白芍　锁阳　化橘红　北柴胡　茅苍术　八角茴香
樟脑　重楼　钩藤　广豆根　祁紫苑　伊贝母　冬虫夏草
槟榔　田七　栀子　罗汉果　益智仁　平贝母　北五味子
黄芪　甘草　独活　川贝母　蜜银花　南沙参
秦艽　阿魏　续断　延胡索　山茱萸　雪上一支蒿

中国药用植物资